Endspurt Klinik

Innere und Chirurgie

Skript 3
Verdauungssystem, Abdomen

3., vollständig überarbeitete Auflage

111 Abbildungen

Georg Thieme Verlag
Stuttgart • New York

Autoren/Fachbeiräte

Prof. Dr. med. Karsten **Junge**
Rhein-Maas Klinikum GmbH
Klinik für Allgemein-, Viszeral- und Minimalinvasive Chirurgie
Mauerfeldchen 25
52146 Würselen
Deutschland

Prof. Dr. med. Jens **Tischendorf**
Rhein-Maas Klinikum GmbH
Klinik für Innere Medizin und Gastroenterologie
Mauerfeldchen 25
52146 Würselen
Deutschland

Autoren/Fachbeiräte der Vorauflagen

Prof. Dr. med. Matthias **Dollinger**
Landshut, Deutschland

Prof. Dr. med. Hartmut **Schmidt**
Münster, Deutschland

Bibliografische Information der Deutschen Nationalbibliothek
Die Deutsche Nationalbibliothek verzeichnet diese Publikation in der Deutschen Nationalbibliografie; detaillierte bibliografische Daten sind im Internet über http://dnb.d-nb.de abrufbar.

Wichtiger Hinweis: Wie jede Wissenschaft ist die Medizin ständigen Entwicklungen unterworfen. Forschung und klinische Erfahrung erweitern unsere Erkenntnisse, insbesondere was Behandlung und medikamentöse Therapie anbelangt. Soweit in diesem Werk eine Dosierung oder eine Applikation erwähnt wird, darf der Leser zwar darauf vertrauen, dass Autoren, Herausgeber und Verlag große Sorgfalt darauf verwandt haben, dass diese Angabe **dem Wissensstand bei Fertigstellung des Werkes** entspricht.
Für Angaben über Dosierungsanweisungen und Applikationsformen kann vom Verlag jedoch keine Gewähr übernommen werden. **Jeder Benutzer ist angehalten**, durch sorgfältige Prüfung der Beipackzettel der verwendeten Präparate und gegebenenfalls nach Konsultation eines Spezialisten festzustellen, ob die dort gegebene Empfehlung für Dosierungen oder die Beachtung von Kontraindikationen gegenüber der Angabe in diesem Buch abweicht. Eine solche Prüfung ist besonders wichtig bei selten verwendeten Präparaten oder solchen, die neu auf den Markt gebracht worden sind. **Jede Dosierung oder Applikation erfolgt auf eigene Gefahr des Benutzers.** Autoren und Verlag appellieren an jeden Benutzer, ihm etwa auffallende Ungenauigkeiten dem Verlag mitzuteilen.

1. Auflage 2013
2. Auflage 2018

Rüdigerstr. 14
70469 Stuttgart
Deutschland
www.thieme.de

Printed in Germany

Umschlaggestaltung: Thieme Group
Satz: L42 AG, Berlin; gesetzt aus: PTC APP
Druck: AZ Druck und Datentechnik GmbH, Kempten

ISBN 978-3-13-243045-7 1 2 3 4 5 6

Auch erhältlich als E-Book:
eISBN (PDF) 978-3-13-243046-4
eISBN (epub) 978-3-13-243047-1

Wo datenschutzrechtlich erforderlich, wurden die Namen und weitere Daten von Personen redaktionell verändert (Tarnnamen). Dies ist grundsätzlich der Fall bei Patienten, ihren Angehörigen und Freunden, z. T. auch bei weiteren Personen, die z. B. in die Behandlung von Patienten eingebunden sind.
Um den Lesefluss zu erhalten, wird im Nachfolgenden in der Regel die maskuline Geschlechtsform verwendet. Sie bezieht alle Geschlechter gleichermaßen mit ein.

Auf zum Endspurt!

Es ist so weit: Nach den ganzen Strapazen der letzten Jahre liegt die Ziellinie jetzt vor Ihnen. Nur die letzte Hürde im Studium, die 2. ÄP, steht noch an. Doch nach den unzähligen durchlernten Nächten, der wenigen Freizeit und all dem Stress haben Sie mittlerweile wirklich keine Lust mehr, dicke Bücher zu wälzen, um sich prüfungsfit zu machen?! Dann sind unsere Klinik-Skripte genau das Richtige für Ihren Endspurt! Denn hier finden Sie **alle Fakten für alle Fächer**, die Ihnen im Examen abverlangt werden! Kurz gefasst und leicht verständlich zeigen Ihnen unsere Skripte, worauf es dem IMPP wirklich ankommt!

Lernpakete. Wir haben den gesamten Stoff für Sie in Einheiten unterteilt, die Sie jeweils an einem Tag durcharbeiten können. Mit diesem Plan sind Sie in **90 Tagen** mit unseren Skripten durch und dann bestens vorbereitet auf die 2. ÄP. Die Lernpakete sind natürlich nur ein Vorschlag unsererseits, wie Sie Ihr Lernpensum gestalten. Denn wie schnell Sie beim Lernen vorankommen, hängt natürlich maßgeblich von Ihrem Vorwissen und Ihrer persönlichen Lerngeschwindigkeit ab.

Prüfungsrelevante Inhalte. Damit Sie genau wissen, was Sie können müssen, und das auch auf den ersten Blick erkennen, haben wir alle Antworten auf die Prüfungsfragen des IMPP gelb hervorgehoben. Die Markierung umfasst alle zwischen dem Frühjahrsexamen 2008 und dem Herbstexamen 2019 gestellten Fragen. So sind Sie für die Prüfung bestens gewappnet, und Altfragen werden kein Problem mehr darstellen.

Kreuzen. Kreuzen. Kreuzen. Kreuzen ist das A und O, denn so bekommen Sie ein Gefühl für die IMPP-Fragen! Auf **viamedici.thieme.de** haben wir daher für Sie **individuelle Prüfungssitzungen** zusammengestellt, die exakt auf unsere Lernpakete zugeschnitten sind. Sie können also – nachdem Sie ein Lernpaket gelernt haben – auf examen online die passenden Fragen dazu kreuzen und so Ihren eigenen Lernfortschritt überprüfen. In den Prüfungssitzungen werden regelmäßig alle neuen Examina ergänzt, sodass Ihnen keine einzige Frage entgeht!

Mit „Endspurt" können Sie also **sicher sein**, dass Sie wirklich den **gesamten prüfungsrelevanten Stoff gelernt** haben!

PRÜFUNGSHIGHLIGHTS ✗

Die wichtigsten Infos zu den geprüften Inhalten sind noch einmal als **Prüfungshighlights** zusammengefasst. Die **Anzahl der !** zeigt Ihnen, wie oft das IMPP bestimmte Inhalte abgefragt hat:
- ! Hierzu gab es 1 Frage.
- !! 2 bis 3 Fragen wurden dazu gestellt.
- !!! Dieses Thema kam 4-mal oder noch öfter vor.

LERNTIPP !

In unseren **Lerntipps** machen wir Sie auf **IMPP-Vorlieben** und typische **„Schlagworte"** in den Prüfungsfragen aufmerksam und nennen Ihnen Tipps und Tricks, um die Labor- oder Bildbefunde schnell und richtig zu interpretieren. Daneben gibt es Infos, worauf es v. a. in der **mündlichen Prüfung** ankommt, und **Eselsbrücken**, mit denen Sie sich bestimmte Fakten noch einfacher merken können. Auch verschiedene Zusammenhänge werden noch einmal veranschaulicht, damit Sie sich die Antworten leichter herleiten können.

BEISPIEL

Mit unseren **Beispielen** zeigen wir Ihnen ganz konkret, womit Sie in der Prüfung konfrontiert werden. Hier können Sie z. B. epidemiologische Rechenaufgaben lösen und das Interpretieren von Laborwerten üben.

PRAXIS In den **Praxistipp-Kästen** finden Sie Fakten, die Sie später in der Klinik brauchen werden und die Sie sich unabhängig von den IMPP-Vorlieben merken sollten.

Damit Sie zusätzlich Zeit beim Lernen sparen und die zusammengehörigen Inhalte „an einer Stelle" haben, wurden die Fächer **Innere Medizin** und **Chirurgie** zusammengelegt. Die chirurgischen Inhalte können Sie an dem roten Strich am Rand (**OP-Technik**) sofort erkennen und so das Fach Chirurgie auch separat lernen, wenn Sie das lieber möchten. OP-TECHNIK

Auch die übergreifenden Fächer Klinische Pathologie, Pharmakologie und Radiologie sind direkt bei den jeweiligen Krankheitsbildern integriert, aber nicht extra gekennzeichnet.

Im Kleindruck finden alle, die's ganz genau wissen wollen, vertiefende Infos und Fakten.

Fehlerteufel. Alle Texte wurden von ausgewiesenen Fachleuten gegengelesen. Aber: Viele Augen sehen mehr! Sollten Sie in unseren Skripten über etwas stolpern, das so nicht richtig ist, freuen wir uns über jeden Hinweis! Schicken Sie die Fehlermeldung bitte an studenten@thieme.de oder folgen Sie dem Link www.thieme.de/endspurt-klinik. Wir werden dann die Errata sammeln, prüfen und Ihnen die Korrekturen unter **www.thieme.de/endspurt-klinik** zur Verfügung stellen. Und für den Fall, dass Ihnen unser Produkt gefällt, dürfen Sie uns das selbstverständlich auch gerne wissen lassen! ☺

Alles Gute und viel Erfolg für Ihr Examen
Ihr Endspurt-Team

Inhaltsverzeichnis

Verdauungssystem und Abdomen

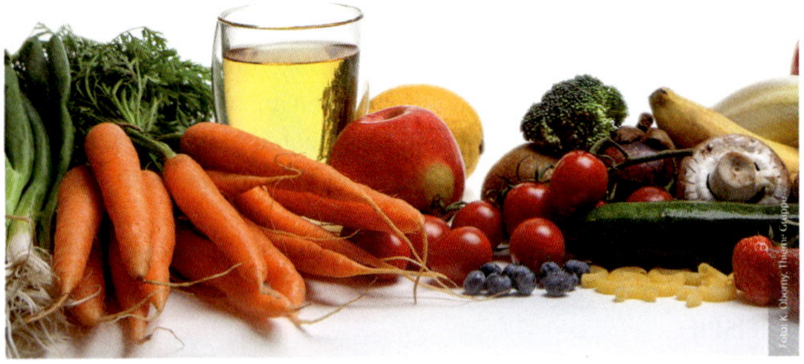

LERNPAKET 6

LERNPAKET 7

Verdauungssystem und Abdomen

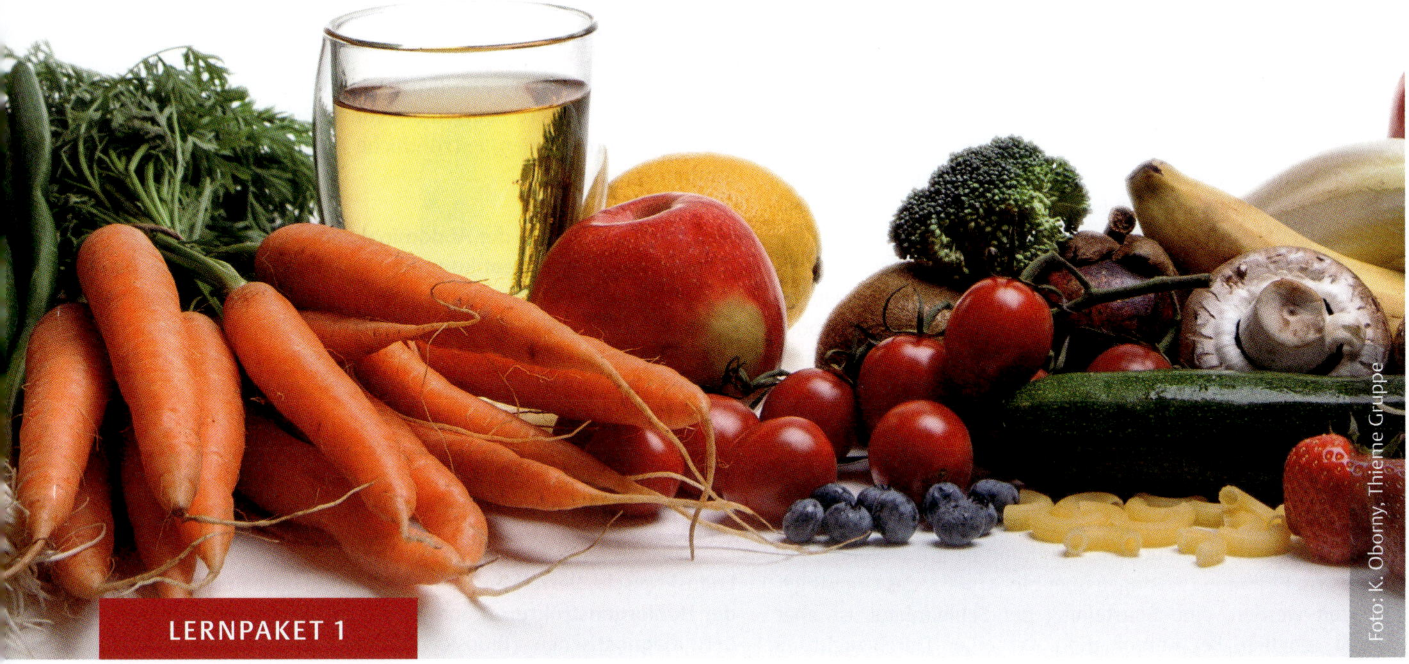

LERNPAKET 1

1 Grundlagen

1.1 Apparative Diagnostik der Abdominalorgane

Sonografie:

Die Sonografie ist die Grundlage der abdominellen Abklärung, wichtiger als jede andere Bildgebung und i. d. R. die erste Untersuchung. Einsatzgebiete sind:

- allgemeine Beurteilung von Größe und Form der Organe
- Nachweis diffuser (z. B. Verfettung, Fibrosierung, Sklerosierung) und fokaler (z. B. Abszesse, Metastasen, Tumoren, Zysten) Strukturveränderungen des Parenchyms durch Veränderungen der Echostruktur (z. B. echoarm, echoreich) und des Binnenmusters (z. B. inhomogen)
- Differenzierung zwischen flüssigkeitsgefüllten Zysten und soliden Tumoren
- Nachweis von Konkrementen (z. B. Cholezysto-/Choledocho- oder Urolithiasis) und Verkalkungen (chronische Pankreatitis, Atherosklerose)
- Nachweis von Darmwandveränderungen (Wandverdickung, Kokarde, Divertikel)
- Nachweis erweiterter Gallengänge als Hinweis auf eine Abflussbehinderung in den Gallenwegen; Differenzierung zwischen intra- und extrahepatischer Cholestase
- Nachweis eines aufgestauten Nierenbeckens als Hinweis auf ein Abflusshindernis im Harntrakt
- **Doppler- und Farbduplexsonografie:** Beurteilung von Geschwindigkeit und Richtung des Blutflusses (z. B. Flussumkehr bei portaler Hypertension), Nachweis von Strömungshindernissen (z. B. Thromben), von Kollateralkreisläufen (z. B. bei portaler Hypertension) und einer verminderten Gefäßkomprimierbarkeit (z. B. bei Thrombose)
- **Kontrastmittelsonografie (Contrast-enhanced Ultrasound, CEUS):** Differenzierung fokaler Läsionen anhand des Durchblutungsmusters (früh-arterielle und portal-venöse Phase)
- Durchführung **sonografiegesteuerter Punktionen**.

PRAXIS Der Patient sollte am besten nüchtern sein, da in diesem Zustand die Darmgasüberlagerung minimal und die Gallenblase zur besseren Darstellung gefüllt ist. Eine nichtentleerte Harnblase kann die Einsicht in das kleine Becken verbessern.

Endosonografie: Indikationen sind das lokale Staging gastrointestinaler Tumoren (z. B. Ösophagus-, Magen-, Rektum-, Gallengangs- und Pankreaskarzinom), die Tumornachsorge, die Abklärung von Abszessen und Fisteln und die Darstellung des Pankreasgangs und der Gallenwege (→ sensitivste Methode zum Nachweis von Choledocholithiasis und Pankreasveränderungen inkl. akuter [nekrotisierender] Pankreatitis). Vorteil: Nähe zur untersuchten Struktur und fehlende Überlagerung durch Darmgase.

Röntgenuntersuchungen: Die **Abdomenübersichtsaufnahme** dient v. a. dem Nachweis von freier Luft, Flüssigkeitsspiegeln und Verkalkungen sowie der Beurteilung der Psoasrandkontur. Außerdem zeigt sie verschluckte Fremdkörper und Veränderungen in den abgebildeten Skelettanteilen. **Standardaufnahmen** werden **im Stehen** oder **in Linksseitenlage** durchgeführt. Typische Befunde zeigt **Tab. 1.1**.

Computertomografie (CT): i. d. R. ergänzend zur Sonografie, wenn diese keine eindeutigen Ergebnisse liefert. Sie ist die sensitivste Methode zum Nachweis einer Divertikulitis und zur Abszesssuche (dichtegeminderte Strukturen, ggf. Gaseinschlüsse im Gewebe). Aufgrund der schnellen Durchführbarkeit hat sie einen hohen Stellenwert in der Ursachenabklärung des akuten Abdomens. Weitere Einsatzgebiete sind das Staging und die Nachsorge abdomineller Tumoren und die Durchführung CT-gesteuerter Punktionen.

Röntgenuntersuchungen mit Kontrastmittel: Kontrastmitteluntersuchungen (**Tab. 1.2**) können als Einfach- (Mono-) oder Doppelkontrastuntersuchungen durchgeführt werden.

- **Einfachkontrastuntersuchung:** Das Kontrastmittel füllt das Lumen aus. Es können Aussagen über die Struktur des Organs getroffen werden, eine Beurteilung der Schleimhaut ist aber nicht möglich. Bei Kombination mit einer Durchleuchtung können auch Aussagen über die Motilität getroffen werden. Durch intravenöse Gabe von Butylscopolamin (Buscopan) kann die Beurteilbarkeit durch Hemmung der Peristaltik und Entspannung der Wandmuskulatur verbessert werden.
- **Doppelkontrastuntersuchung:** Hierbei wird die Kontrastmittelapplikation mit einer Luft- oder Wasserinsufflation kombiniert, sodass die Schleimhaut von einem feinen Kontrastmittelfilm belegt ist (→ bessere Beurteilung der Schleimhaut, z. B. Ulzera und Tumoren). Eine sichere Abgrenzung benigner von malignen Prozessen ist allerdings nicht möglich.

PRAXIS Streng kontraindiziert sind **bariumsulfathaltige Kontrastmittel** bei V. a. Perforation, Peritonitis, Ileus, Aspirationsgefahr und in der Abklärung des akuten Abdomens (Erklärung: Bariumkontrastmittel können aufgrund ihrer fehlenden Resorbierbarkeit zu gravierenden Fremdkörperreaktionen im Sinne einer sterilen „Bariumperitonitis“ führen). In diesen Fällen muss ein **wasserlösliches iodhaltiges Kontrastmittel** eingesetzt werden.

Magnetresonanztomografie (MRT): Indikationen wie CT, allerdings deutlich bessere Beurteilung von **Weichteilprozessen** (unklare Raumforderungen, entzündliche Prozesse möglich). Keine Strahlenbelastung.

Spezielle Techniken in der Abdominaldiagnostik:

- **MR-Cholangiopankreatikografie (MRCP):** sehr sensitive Methode zum Nachweis von Gallenwegs- und Pankreasgangveränderungen (3-dimensionale Darstellung). Die MRCP ist in ihrer Aussagekraft mit der ERCP (S. 10) vergleichbar, bietet aber keine Möglichkeit zur therapeutischen Intervention.
- **MR-Enteroklysma (MR-Sellink):** Sie wird vorwiegend bei V. a. chronisch-entzündliche Darmerkrankungen eingesetzt, da mit ihrer Hilfe nicht nur das Ausmaß der Entzündung, sondern auch lokale Komplikationen wie Fistelbildung, Stenosierungen oder Abszesse sehr genau dargestellt werden können.

Endoskopische Verfahren: Vorteile sind die **gute Beurteilbarkeit der Hohlorganstrukturen** und die Möglichkeit einer **gleichzeitigen diagnostischen** (Biopsieentnahme) und **therapeutischen** (z. B. Blutstillung, Stein- und Fremdkörperentfernung, Polypektomie, Drainageeinlage) **Intervention** (**Tab. 1.3**). Komplikationen sind Blutungen und Perforationen.

Angiografie: direkter Nachweis von Blutungsquellen bei einem Blutverlust von > 1 ml/min. Nachteile sind die hohe Kontrastmittelbelastung und die Gefahr einer Perforation, Dissektion, Embolie oder arteriovenösen Fistelbildung (Alternative: Angio-CT).

Tab. 1.1 **Radiologische Befunde in der Abdomenübersichtsaufnahme**

Befund	Differenzialdiagnose
(freie) Luft	▪ subdiaphragmal (Aufnahme im Stehen) oder rechts bzw. oberhalb der Leber (Aufnahme in Linksseitenlage): Perforation intraperitonealer Hohlorgane ▪ retroperitoneal (streifige Aufhellung entlang des lateralen Psoasrandes): Perforation retroperitonealer Hohlorgane (z. B. Duodenum) ▪ in den Gallenwegen (Aerobilie): – Gallensteinperforation in den Darm – Z. n. ERCP oder Papillotomie ▪ in der Darmwand (Pneumatosis intestinalis): Mesenterialinfarkt
Verkalkungen	▪ verkalkte Konkremente (Gallen- und Nierensteine) ▪ Porzellangallenblase ▪ chronische Pankreatitis ▪ Lymphknotenverkalkungen ▪ Gefäßwandverkalkungen, Aneurysmen, Hämatome
Flüssigkeitsspiegel	▪ Ileus: Die Flüssigkeitsspiegel zeigen die Lokalisation der Lumenobstruktion an (DD: Dünn- und Dickdarmileus).
unscharfe Psoasrandkontur	▪ retroperitoneale Abszesse ▪ Tumoren ▪ Hämatome

Tab. 1.2 **Röntgenkontrastmitteluntersuchungen in der Abdominaldiagnostik**

Verfahren	Beschreibung
Ösophagusbreischluck	▪ Beurteilung von Breipassage, Ösophaguslumen, Schleimhautrelief (in Doppelkontrast) und Motilität (unter Durchleuchtung) ▪ **Indikationen:** Abklärung einer Dysphagie, Nachweis tumoröser Prozesse (wenn ÖGD nicht möglich), Abklärung von Motilitätsstörungen, Divertikelnachweis, Darstellung von Anastomosen (z. B. nach Magenhochzug) ▪ **Hinweis:** heute weitgehend verdrängt durch Endoskopie und Mannometrie
Magen-Darm-Passage	▪ **Indikationen:** Nachweis einer Magenentleerungsstörung bzw. generell bei Passagestörungen als diagnostisches und therapeutisches Mittel ▪ **Hinweis:** heute weitgehend verdrängt von der CT und der Endoskopie
Dünndarmuntersuchung nach Sellink	▪ Durchführung als Doppelkontrastuntersuchung mit Kontrastmittelapplikation über eine nasojejunale Sonde und anschließende Aufdehnung des Dünndarmlumens mit einer Methylzellulose-Wasser-Mischung ▪ **Indikationen:** V. a. chronisch-entzündliche Darmerkrankungen, Abklärung einer Diarrhö unklarer Genese, Nachweis intestinaler Fisteln, Tumor- und Lymphomsuche ▪ **Hinweis:** heute weitgehend verdrängt durch das Magnetresonanz-Enteroklysma
Kolonkontrasteinlauf	▪ Durchführung als Doppelkontrastuntersuchung (bzw. auch als Gastrografin-Monokontrastuntersuchung) mit retrograder Darstellung des Dickdarms ▪ **Indikationen:** Nachweis von Schleimhautläsionen bei Entzündungen, Polypen, Divertikel, V. a. Tumoren ▪ **Hinweis:** heute weitgehend verdrängt durch die Koloskopie und CT
perkutane transhepatische Cholangiografie (PTC)	▪ invasive Methode zur Darstellung der Gallenwege nach perkutaner Leberpunktion und Kontrastmittelapplikation ▪ **Indikationen:** Abklärung einer intra- und extrahepatischen Cholestase; Ersatzmethode, falls ERCP nicht möglich (Z. n. Billroth-Operation; Z. n. Operationen an Gallenblase und -wegen) ▪ **Vorteil:** Kombination mit therapeutischer Gallenwegsdrainage möglich ▪ **Komplikationen:** Blutungen, biliovenöse Fistelbildung, gallige Peritonitis, Pneumothorax ▪ **Kontraindikationen:** Gerinnungsstörungen ▪ **Hinweis:** MRCP als nichtinvasive Alternative
endoskopisch-retrograde Cholangiopankreatikografie (ERCP)	Endoskopie (S. 8) und **Tab. 1.3**

Tab. 1.3 **Endoskopische Verfahren in der Abdominaldiagnostik**

Verfahren	Beschreibung
Ösophagogastroduodenoskopie (ÖGD)	▪ **Prinzip:** Standarduntersuchung von Ösophagus, Magen und Duodenum ▪ **Indikationen:** – Abklärung von Dysphagie, Refluxbeschwerden, rezidivierenden Oberbauchbeschwerden, unklarer Anämie – Nachweis und Therapie einer akuten oberen Gastrointestinalblutung (z. B. Ösophagusvarizen-, Magenulkusblutung)
Videokapselendoskopie	▪ **Prinzip:** nichtinvasive Darstellung des Dünndarms jenseits des Treitz-Bandes ▪ **Durchführung:** Patient schluckt eine etwa 2 x 1 cm große Kapsel mit einer Miniaturkamera, die während der Darmpassage Einzelbilder macht. ▪ **Indikationen:** Nachweis okkulter Blutungsherde, V. a. chronisch-entzündliche Darmerkrankung (vorheriger Stenoseausschluss), Sprue, Lymphangiektasien, Tumoren
Enteroskopie: Single- (SBE) und Doppelballon (DBE bzw. „Push-and-Pull-Enteroskopie", PPE)	▪ **Prinzip:** schrittweise Untersuchung des Dünndarms mit einem speziellen Endoskop und einem Übertubus, die an ihren Enden jeweils mit einem Ballon versehen sind ▪ **Durchführung** – **Doppelballon:** Das Endoskop wird mit einem Ballon im Dünndarm fixiert; anschließend wird ein um das Endoskop liegender Schlauch (Übertubus) vorgeschoben und ebenfalls mit einem Ballon fixiert; durch wechselseitiges Aufblasen und Luftablassen der beiden Ballons wird der gesamte Dünndarm quasi „aufgefädelt" und schrittweise untersucht. Abhängig von der vermuteten Lokalisation der Erkrankung wird die Untersuchung von oral oder anal durchgeführt. – **Single-Ballon:** Vereinfachung des DBE mit nur einem Ballon am distalen Ende des Übertubus; die Endoskopspitze wird nicht durch Aufblasen eines Ballons (wie bei der DBE), sondern durch Ansaugen des Darms oder Abwinkeln der Spitze stabilisiert; vergleichbar mit der DBE wird der Dünndarm schrittweise „aufgefädelt" und untersucht. ▪ **Indikationen:** s. Videokapselendoskopie

Tab. 1.3 Fortsetzung

Verfahren	Beschreibung
Chromoendoskopie	▪ **Prinzip:** endoskopische Untersuchung des Magen-Darm-Traktes mit Auftragen von Farbstoffen auf die Schleimhaut (z. B. bei ÖGD oder Koloskopie) ▪ **Vorteile:** deutlich bessere Erkennbarkeit veränderter Schleimhautbezirke; Möglichkeit der gezielten Biopsieentnahme ▪ **Indikation:** Krebsfrüherkennung, z. B. Verlaufsbeobachtung einer Refluxösophagitis (→ Barrett-Ösophagus) oder einer Colitis ulcerosa (→ Kolonkarzinom)
Koloskopie	▪ **Prinzip:** Untersuchung des Kolons (i. d. R. einschließlich des terminalen Ileums) mit flexiblem Endoskop (vorher: Darmreinigung!) ▪ **Indikationen:** Blut im Stuhl, Änderungen der Stuhlgewohnheiten, Tumorsuche, -kontrolle und -nachsorge, unklare abdominelle Beschwerden, V. a. chronisch-entzündliche Darmerkrankung, Vorsorgeuntersuchung zur Krebsfrüherkennung (angeboten für Frauen und Männer ab dem 55. Lebensjahr)
Rekto- und Proktoskopie	▪ **Prinzip:** Untersuchung des Rektums und des Analkanals mit starrem Endoskop in Knie-Ellenbogen- oder Linksseitenlage (vorher: Enddarmreinigung) ▪ **Indikationen:** Blut im Stuhl, Beschwerden im Analbereich, Krebsvorsorge
endoskopische retrograde Cholangiopankreatikografie (ERCP)	▪ **Prinzip:** endoskopische Untersuchung des Duodenums und der Papillenregion mit gleichzeitiger radiologischer Kontrastmitteldarstellung der Gallenwege und/oder des Pankreasgangs ▪ **Indikationen:** – Abklärung einer Cholestase unklarer Genese, Nachweis einer Choledocholithiasis, Papillen- oder Gallengangsstenose, primär sklerosierende Cholangitis, akute biliäre Pankreatitis, Tumorabklärung, iatrogene Verletzung der Gallenwege (Hämobilie) – Nachweis einer chronischen Pankreatitis, V. a. Pankreaskarzinom, Missbildungen des Pankreas, präoperativ ▪ **Kontraindikationen:** akute Pankreatitis, Cholangitis (relative KI), Leber- und Niereninsuffizienz, Gerinnungsstörungen ▪ **Komplikationen:** passagere Amylase- und Lipase-Erhöhung ohne klinische Relevanz (häufig), Pankreatitis, Cholangitis, Blutung, Perforationen

Klinische Funktionstests: Die Funktionsuntersuchungen werden in den einzelnen Organkapiteln besprochen.

PRÜFUNGSHIGHLIGHTS

- ! Die **Abdomenübersichtsaufnahme** sollte in **Linksseitenlage** durchgeführt werden.
- ! **Komplikationen der ERCP** sind Entzündungen (z. B. Pankreatitis, Cholangitis) sowie Blutungen und Perforationen.

1.2 Leitsymptome bei gastrointestinalen Erkrankungen und Notfällen

1.2.1 Akutes Abdomen

DEFINITION Akut lebensbedrohliches Krankheitsbild mit plötzlich auftretenden, heftigsten Bauchschmerzen, Peritonismus und oftmals einer Schocksymptomatik. Fehlt die vitale Bedrohung, spricht man vom **unklaren Abdomen**.

Ätiopathogenese: Das akute Abdomen ist kein eigenständiges Krankheitsbild, sondern vielmehr ein **Symptomenkomplex**, der verschiedene Ursachen haben kann (weit über 100!). Man unterscheidet intra- und extraabdominelle Ursachen. Den zahlreichen Differenzialdiagnosen sind 4 Hauptgruppen übergeordnet, die meistens der Grund für die Entstehung der Notfallsituation sind:

- Ileus (S. 88)
- Organentzündung (z. B. Appendizitis, Adnexitis, Cholezystitis, Divertikulitis, Pankreatitis)
- Peritonitis (S. 90) (häufig sekundär bei Organentzündung)
- Blutung/Durchblutungsstörung.

Die häufigsten Ursachen sind die Appendizitis, eine Adnexitis, der Ileus, Erkrankungen der Gallenblase und -wege, ein perforiertes Magenulkus, eine Pankreatitis oder eine Divertikulitis (v. a. bei älteren Patienten).

Klinik: Zu den Leitsymptomen zählen der Bauchschmerz, Peristaltikstörungen und vegetative Beschwerden. Der Allgemeinzustand der Patienten ist i. d. R. stark reduziert.

- **Bauchschmerz:** anhand der **Schmerzlokalisation** (Quadrantenschema, **Abb. 1.1**) und des **Schmerzcharakters** lassen sich die Ursachen bereits eingrenzen.
  - **viszerale Schmerzen:** entweder dumpf und schwer zu lokalisieren (→ Schmerzen von parenchymatösen Organen, z. B. Kapselspannungsschmerz) oder krampfartig in Wellen (→ Koliken bei Schmerzen von Hohlorganen). Sie strahlen in Hautgebiete aus, die demselben Nervensegment angehören wie das betroffene Organ (sog. **Head-Zonen**, z. B. Kehr-Zeichen mit linkem Schulterschmerz bei Milzaffektionen). Kolikpatienten sind unruhig.
  - **somatischer Schmerz:** stark, stechend brennend mit zunehmender Intensität; der Patient kann den Schmerz meist genau lokalisieren (z. B. lokalisierter Druckschmerz, Loslassschmerz) und nimmt eine **Schonhaltung** ein.
- **Peristaltikstörungen:** reaktive Atonie (z. B. bei paralytischem Ileus durch Pankreatitis) oder Hyperperistaltik (bei mechanischem Ileus).
- **vegetative Symptome:** Fieber, Übelkeit und Erbrechen, Harnverhalt, Unruhe, Dyspnoe, Blässe, Angst, Kaltschweißigkeit.
- **Peritonismus:** Reizerscheinungen des Bauchfells ohne eigentliche Peritonitis.

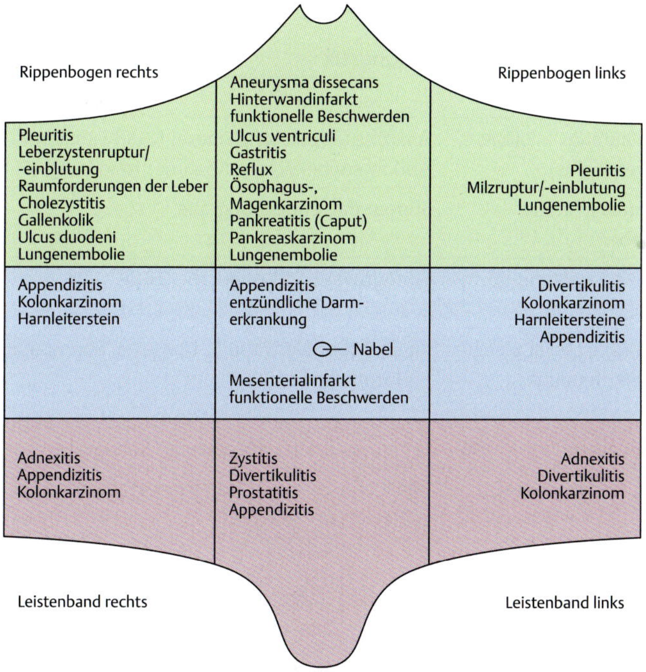

Abb. 1.1 Ursachen und Lokalisation des akuten Abdomens („Quadrantenschema"). [aus Baenkler et al., Kurzlehrbuch Innere Medizin, Thieme, 2015]

Diagnostik: Grundsätzlich muss schnell und sicher entschieden werden, ob eine notfallmäßige Operation notwendig ist oder nicht. Entscheidend sind dabei die Anamnese und die klinische Untersuchung, da hiermit bereits wertvolle differenzialdiagnostische Rückschlüsse gezogen werden können.

- **Anamnese:** Krankheitskinetik? Schmerzen (Beginn, Verlauf, Charakter, Lokalisation, Ausstrahlung, Besserung/Verschlechterung durch bestimmte Maßnahmen wie z. B. Nahrungsaufnahme)? Begleitsymptome (z. B. Übelkeit, Erbrechen, Fieber, Obstipation)? Darmtätigkeit? Grunderkrankungen, Operationen, Allergien, Medikamenteneinnahme? Menstruationsanamnese bei Frauen
- **körperliche Untersuchung:**
  - Inspektion mit Beurteilung des Allgemeinzustandes (Schonhaltung? Hautfarbe [Blässe, Ikterus?]) und eventuellen Auffälligkeiten (z. B. Narben, Vorwölbungen, Blaufärbung um den Nabel [sog. Cullen-Phänomen] oder an den Flanken [sog. Grey-Turner-Zeichen bei Pankreatitis])
  - Palpation: **Cave:** Nicht direkt die Stelle des stärksten Schmerzes palpieren, sondern langsam herantasten! Achten auf Peritonismus-Zeichen (Bretthartes Abdomen? Lokaler Peritonismus?), die Harnblase (→ Harnverhalt?) und die Flanken (→ Pyelonephritis?).
  - Perkussion von Thorax und Abdomen (Flüssigkeit? Meteorismus?)
  - Auskultation des Abdomens: Motilitätsstörungen (Hyperperistaltik, paralytischer Ileus?)
  - digital-rektale Austastung.
- **Labordiagnostik:** Blutbild inklusive Leukozyten, Hämoglobin und Hämatokrit, CRP, Elektrolyte (Na^+, K^+) und Kreatinin, INR, PTT, Laktat, Lipase, γ-GT, AP, CK, CK-MB, Troponin, Urin-Stix.
- **weiterführende Diagnostik:**
  - **Sonografie** (am wichtigsten!): freie Flüssigkeitsansammlungen? Beurteilung der Organe (z. B. Abszesse, Konkremente, Stauung, Parenchymveränderungen usw.), Ileus?
  - **Röntgen-Thorax-** bzw. **Abdomenübersichtsaufnahme** (im Stehen oder in Linksseitenlage): Ileuszeichen, freie Luft, Fremdkörper und Konkremente?
  - **CT**: v. a. bei V. a. Pankreatitis, Bauchaortenaneurysma oder Divertikulitis
  - **explorative Laparoskopie:** zur Diagnose (Beurteilung von Ausmaß und Lokalisation diverser Prozesse, Biopsieentnahme) oder zur Therapie (z. B. Infektsanierung bei Appendizitis oder Divertikulitis).

Differenzialdiagnosen: s. Tab. 1.4.

> **LERNTIPP** !
>
> Lernen Sie die **Differenzialdiagnosen des akuten Abdomens** gründlich (s. **Tab. 1.4**). Diese sind nämlich sowohl in der mündlichen als auch in der schriftlichen Prüfung ein ziemlich beliebtes Thema! Übrigens: Wenn das IMPP von plötzlich auftretenden Schmerzen, die in den Rücken und/oder die Flanken ausstrahlen, spricht, sollten Sie differenzialdiagnostisch in jedem Fall an ein (gedeckt perforiertes) Aortenaneurysma oder eine Aortendissektion denken.

Therapie: Vor Behandlungsbeginn muss der Patient mit Venenverweilkanüle (→ Volumensubstitution), Magensonde und Blasenkatheter versorgt werden. Eine analgetische (z. B. Metamizol i. v.) bzw. spasmolytische (z. B. Buscopan i. v.) und/oder antiemetische Therapie sollte frühzeitig eingeleitet werden. **Cave:** Bei Applikation von Morphin(derivaten) besteht die Gefahr von Sphinkterspasmen – je nach Verdachtsdiagnose ist dies zu berücksichtigen! Zur Schmerzreduktion kann eine Unterpolsterung der Kniegelenke mit einer Knierolle hilfreich sein (→ Entlastung der Bauchmuskulatur). Bei Kindern sollte möglichst eine Bezugsperson anwesend sein (beruhigender Effekt).

Oberste Priorität haben die Kontrolle und Stabilisierung des Kreislaufs (Monitoring, an EKG-Ableitung denken!). Um lebensbedrohliche Zustände zu vermeiden, sollte die Ursache schnellstmöglich beseitigt werden (→ > 90 % der Erkrankungen mit akutem Abdomen müssen chirurgisch behandelt werden!).

Die **Möglichkeiten der operativen Therapie** richten sich nach der Erkrankungsursache. Dabei ist die Dringlichkeit zur Operation unterschiedlich:

- **Sofortoperation** z. B. bei rupturiertem Aortenaneurysma, Perforation von Hohlorganen, gastrointestinaler Blutung
- **Notfall-Operation** (< 2 h) z. B. bei Peritonitis oder perforierter Appendizitis
- **dringliche Operation** (< 6 h) z. B. bei akuter Appendizitis, akuter Cholezystitis oder mechanischem Ileus
- **frühelektive** (< 48 h) bzw. **elektive** (> 72 h) Operation z. B. bei akuter Divertikulitis ohne Perforationsgefahr.
- Bei unklarer Diagnose, also **explorativem Vorgehen**, kann neben einer diagnostischen Laparoskopie eine mediane Laparotomie durchgeführt werden (Erweiterung nach kranial und kaudal möglich). Bei bekannter Diagnose kann die Schnittführung an die Lokalisation angepasst werden. Eine Thorakotomie ist nur selten notwendig, z. B. bei Enterothorax oder Ösophagusverletzungen.

> **PRÜFUNGSHIGHLIGHTS** ✗
>
> - **!!! DD** des **akuten Abdomens**.
> - **! Diagnostik** bei abdominellen Beschwerden: Blutabnahme (Blutbild, CRP) und Sonografie.
> - **! Soforttherapie** des akuten Abdomens

Tab. 1.4 **Differenzialdiagnosen und häufige Ursachen des akuten Abdomens**

Ursache	Begleitsymptome und Befunde	Diagnostik
Schmerzen im rechten Oberbauch		
perforiertes Duodenalulkus	plötzlicher epigastrischer Schmerz, anfangs lokalisiert, dann diffuser, brettharter Bauch (Peritonitis)	Anamnese (Ulkusanamnese, NSAR-Einnahme), Abdomenübersichtsaufnahme (freie Luft), CT
akute Cholezystitis	rasch zunehmender, lokalisierter Dauerschmerz, Ausstrahlung in rechte Schulter, Fieber	Sonografie, Endosonografie
Cholelithiasis	rasch zunehmender Kolikschmerz, Ausstrahlung in rechte Schulter	Sonografie, Endosonografie, ERCP
akute Pankreatitis	Ausstrahlung in Rücken (gürtelförmig), schnell zunehmender vernichtender Dauerschmerz, federnde Abwehrspannung	Klinik, Labor (Amylase ↑, Lipase ↑), Sonografie, Endosonografie, ERCP
akute Pyelonephritis	Flankenschmerz, klopfschmerzhaftes Nierenlager, Fieber	Leukozyt- und Erythrozyturie, Sonografie
akute Appendizitis (retrozäkale Lage)	Fieber, Übelkeit, Erbrechen, Druck-, Loslassschmerz	Klinik, Temperaturdifferenz (rektal-axillär), Leukozytose, Sonografie
Schmerzen im linken Oberbauch		
perforiertes Magenulkus	plötzliche epigastrische Schmerzen, anfangs lokalisiert, dann diffuser, brettharter Bauch (Peritonitis)	Anamnese (Ulkusanamnese, NSAR-Einnahme), Abdomenübersichtsaufnahme (freie Luft), CT
Pankreatitis	Ausstrahlung in Rücken (gürtelförmig), schnell zunehmender vernichtender Dauerschmerz, federnde Abwehrspannung	Klinik, Labor (Amylase ↑, Lipase ↑), Sonografie, Endosonografie, ERCP
Milzruptur	plötzlicher Schmerz, Volumenmangel, evtl. zweizeitige Ruptur mit freiem Intervall	Sonografie, CT
Milzinfarkt	atemabhängige Schmerzen, Ausstrahlung in linke Schulter, i. d. R. weiches Abdomen	CT, Angiografie
akute Pyelonephritis	Flankenschmerz, klopfschmerzhaftes Nierenlager, Fieber	Leukozyt- und Erythrozyturie, Sonografie
subphrenischer Abszess	Fieber, einseitiger Zwerchfellhochstand, Pleuraerguss	Röntgen-Thorax
Myokardinfarkt	vernichtende retrosternale Schmerzen, keine Besserung durch Nitroglyzerin, Dyspnoe, Angst, bekannte KHK	Klinik, Labor, EKG
Pleuritis	atemabhängiger Thoraxschmerz mit Pleurareiben	Auskultation, Röntgen-Thorax
Perikarditis	stechender linksthorakaler Schmerz mit Perikardreiben	Auskultation, EKG, Röntgen-Thorax, Echokardiografie
Schmerzen im rechten Unterbauch*		
Appendizitis	Übelkeit, Erbrechen, Fieber, initial diffuse Schmerzen periumbilikal, dann lokalisiert im rechten Unterbauch	Klinik (Druckschmerz McBurney-, Lanz-Punkt, Loslassschmerz, rektal-axilläre Temperaturdifferenz), Leukozytose, Sonografie
Entzündungen des terminalen Ileums	Morbus Crohn, schubweise, blutige Diarrhö, Darmfisteln, Aphthen im Mund	abhängig von der Klinik Rektosigmoidoskopie im akuten Schub, Koloskopie im Intervall bzw. (meist) sofort Koloskopie
Ureterstein	kolikartige Schmerzen, Ausstrahlung in Leiste, Pollakisurie, Dysurie, Hämaturie	Sonografie, Röntgen
Adnexitis	Fieber, Erbrechen, druckschmerzhafte Adnexe, Portioschiebeschmerz	gynäkologische Untersuchung, Sonografie
stielgedrehtes Ovar	plötzlicher Schmerz (nach Lagewechsel), Erbrechen, Peritonitis, Schock	Sonografie, CT
Extrauteringravidität	Amenorrhö, bekannte Schwangerschaft	β-hCG, Sonografie
inkarzerierte Leistenhernie	krampfartige Schmerzen, Ileus	klinische Untersuchung, Sonografie
Hodentorsion	schmerzhafter Hoden, Rötung und Schwellung	klinische Untersuchung, Sonografie
Schmerzen im linken Unterbauch*		
Sigmadivertikulitis (sog. Linksappendizitis)	Fieber, Blut im Stuhl, palpable Walze im linken Unterbauch	Sonografie, CT, Laparotomie

Tab. 1.4 Fortsetzung

Ursache	Begleitsymptome und Befunde	Diagnostik
Schmerzen im Mittelbauch		
mechanischer Ileus	Erbrechen, anfangs Hyperperistaltik (hochgestellte Darmgeräusche), kolikartige Schmerzen, dann Paralyse (keine Darmgeräusche), Stuhl- und Windverhalt	Sonografie, Abdomenübersichtsaufnahme (Spiegelbildungen)
kompliziertes Meckel-Divertikel	Blut im Stuhl, Peritonitis	Szintigrafie, MR-Sellink, Enteroskopie
disseziierendes Aortenaneurysma	plötzliche Vernichtungsschmerzen mit Ausstrahlung in den Rücken	CT, Angiografie
Volvulus, Invagination	v. a. Kinder, Ileussymptomatik, Erbrechen	Abdomenleeraufnahme und Kontrastmitteldarstellung, Sonografie
Ösophagusperforation	starke retrosternale Schmerzen nach explosionsartigem Erbrechen, Mediastinal-, Hautemphysem, Hämatemesis	Röntgenaufnahme (freie Luft), ÖGD
Inkarzeration einer Leistenhernie	krampfartige Schmerzen, Ileus	Sonografie
Mesenterialinfarkt	krampfartige diffuse Schmerzen mit häufig anschließendem freiem Intervall, heftiger Akutschmerz, anfangs mit weichem Abdomen, Diarrhö, paralytischer Ileus, Blut im Stuhl, Peritonitis	Angiografie, CT, Endoskopie
intermittierende Porphyrie	Fieber, Übelkeit und Erbrechen, Leukozytose, neurologisch-psychiatrische Symptome, Rotfärbung des Urins	δ-Aminolävulinsäure und Porphobilinogen im Urin
diabetische Ketoazidose	metabolische Azidose, Kußmaul-Atmung, Acetongeruch	Blutzucker 300–700 mg/dl, pH-Wert ↓
suprapubische Schmerzen		
akuter Harnverhalt	tastbarer Unterbauchtumor, fehlender Urinabgang	Sonografie

* **Gynäkologische und urologische Ursachen** (z. B. Adnexitis, stielgedrehtes Ovar, Ureterstein) können rechts und links zu Unterbauchschmerzen führen.
Sonderfall Kolontumoren: Sie verursachen selten Schmerzen (wenn, dann in **allen Quadranten** möglich!). Begleitsymptome/Befunde sind Gewichtsabnahme, Blut im Stuhl sowie paradoxe Diarrhö; diagnostisch kommen v. a. Koloskopie und CT zum Einsatz.

1.2.2 Diarrhö

DEFINITION Häufige Stuhlgänge (> 3 × /d) von zu großer Menge (> 250 ml/d) und mit zu großem Flüssigkeitsanteil (> 75 % Wasser), die zudem ungeformt sind.

Einteilung und Ätiologie:

- **akute Diarrhö** (Tage bis 3 Wochen): häufigste Ursache sind **Gastroenteritiden** (S. 65)
- **chronische Diarrhö** (> 3 Wochen): z. B. chronisch-entzündliche Darmerkrankungen, Malassimilation, hormonelle Ursachen, Reizdarmsyndrom oder Medikamente.

Pathogenese:

- **osmotische Diarrhö:** Hypertone Substanzen im Darmlumen ziehen vermehrt Flüssigkeit über die Darmwand an, z. B. Fruktose- oder Laktoseintoleranz, chronische Pankreasinsuffizienz.
- **sekretorische Diarrhö:** vermehrte Elektrolyt- und Flüssigkeitssekretion in das Darmlumen, z. B. bei Infektionen und Enterotoxinen (z. B. Reisediarrhö durch enterotoxinbildende E. coli), chologener Diarrhö oder neuroendokrinen Tumoren.
- **entzündlich-exsudative Diarrhö:** Infolge von Mukosaschäden kommt es zur gesteigerten Exsudation von Blut und Schleim, die unabhängig vom Stuhlgang ist. Ursachen einer Diarrhö mit Blutbeimengungen sind z. B. Infektionen mit enteroinvasiven E. coli (EHEC, EIEC), Campylobacter jejuni, Shigellen, aber auch eine Colitis ulcerosa.
- **Motilitätsstörungen:** Bei der hypermotilen Diarrhö kommt es zur gesteigerten Darmmotilität (z. B. bei Reizdarm-Syndrom, Hyperthyreose, Karzinoid), bei der hypomotilen Diarrhö ist die bakterielle Besiedelung ursächlich.

LERNTIPP !

Vor allem die verschiedenen Durchfallarten werden gerne geprüft. Machen Sie sich daher noch mal klar, dass
- bei einer **sekretorischen Diarrhö** die Elektrolyt- und Flüssigkeitssekretion in den Darm gesteigert ist → wässriger Durchfall (nichtinvasive Diarrhö). Beispiel: Enterotoxine von E. coli (ETEC) oder Vibrio cholerae, Viren,
- bei einer **exsudativen Diarrhö** die Erreger in die Schleimhaut eindringen, wodurch es zum Abgang von Blut und Schleim sowie zu kolikartigen Schmerzen kommt (invasive Diarrhö). Beispiel: EHEC, EIEC, Shigellen.

Diagnostik:

- **akute Diarrhö:** Leichte Formen müssen nicht weiter abgeklärt werden. Bei schwereren Verlaufsformen mit Fieber, blutiger Diarrhö und starken Bauchschmerzen wird ein Basislabor angefertigt und der Stuhl mikrobiologisch untersucht.
- **chronische Diarrhö:** Angezeigt sind eine umfassende Anamnese, Abklärung einer Malabsorption, mikrobiologische Stuhluntersuchung sowie bei V. a. chronisch-entzündliche Darmerkrankungen oder andere organische Ursachen eine Koloskopie mit Biopsieentnahme sowie eine Röntgenaufnahme nach Sellink. Um ein Karzinoid auszuschließen, wird Chromogranin-A im Serum (ggf. Serotonin im Serum oder 5-Hydroxyindolylessigsäure im Urin) bestimmt.

PRAXIS Die häufigsten Erreger einer akuten Diarrhö sind Viren und Clostridium difficile, gefolgt von Campylobacter jejuni und Salmonellen; darauf sollte zuerst getestet werden.

Therapie:
- **symptomatisch:** Flüssigkeits- und Elektrolytsubstitution zur **oralen Rehydratation** (S. 66), vorübergehend Antidiarrhoikum **Loperamid**
- **Antibiotika**: bei schweren Formen der Reisediarrhö (z. B. Cotrimoxazol) oder bei pseudomembranöser Enterokolitis (z. B. Metronidazol oder Vancomycin).
- bei **chologener** Diarrhö: Gallensäurenbinder (z. B. Cholestyramin)
- bei **pankreatogenem** Durchfall: Pankreasenzyme
- bei **strahleninduzierter** Ursache: Glukokortikoide
- bei **karzinoidinduzierter** Diarrhö: Octreotid.

PRÜFUNGSHIGHLIGHTS

– ! **Reisediarrhö**, die durch enterotoxinbildende E. coli (**ETEC**) verursacht wird, ist eine **sekretorische** Diarrhö (nichtinvasiv).

1.2.3 Dyspepsie

Viele Erkrankungen des Verdauungstraktes gehen mit unspezifischen Symptomen einher, die häufig in Zusammenhang mit der Nahrungsaufnahme auftreten. Die Patienten klagen über ein unangenehmes **Völlegefühl, epigastrische** oder **abdominelle Schmerzen, Nahrungsmittelunverträglichkeiten, Übelkeit** und **Aufstoßen**. Dieser Symptomenkomplex wird unter dem Oberbegriff der „Dyspepsie“ zusammengefasst. Eine Dyspepsie hat nur in etwa 50 % der Fälle eine organische Ursache (z. B. Refluxkrankheit, Motilitätsstörungen, Gastritis, gastroduodenale Ulkuskrankheit, Karzinome, Cholelithiasis oder chronische Pankreatitis). Die übrigen 50 % werden auch als „funktionelle Dyspepsie“ oder als **Reizmagen-Syndrom** klassifiziert.

1.2.4 Erbrechen

Synonym: Emesis

DEFINITION Retrograde Entleerung von Magen-Darm-Inhalt durch den Mund. (Wird abgegrenzt von der **Regurgitation**, bei der es sich um eine retrograde Entleerung von Inhalt handelt, welcher noch nicht im Magen war, sondern z. B. aus einem Zenker-Divertikel (S. 28) stammt.)

Ätiologie (Beispiele):
- gastrointestinal: akute Gastroenteritis, Nahrungsmittelunverträglichkeit, Appendizitis, Magenulkus, Gallenkolik, Pankreatitis, gastrointestinale Passagestörungen (z. B. mechanischer Ileus)
- metabolisch: Urämie, diabetische Ketoazidose
- medikamentös/toxisch: Zytostatika, orale Kontrazeptiva, Alkoholabusus
- zentralnervös: Meningitis, erhöhter Hirndruck, Migräne
- vestibulär: Morbus Menière
- weitere: Schwangerschaft, Karzinom, Essstörungen.

Diagnostik: In der **Anamnese** muss nach dem Zeitpunkt des **Auftretens** (z. B. im Zusammenhang mit der Nahrungsaufnahme? Akut oder chronisch?), der **Art** des Erbrechens (z. B. kaffeesatzartig, blutig, gallig, fäkulent) und Begleitsymptomen gefragt werden. Außerdem Fragen nach Vor- oder Grunderkrankungen, einer Schwangerschaft, Alkoholabusus, Erkrankungen im näheren Umfeld oder Auslandsreisen sowie einer Medikamenteneinnahme (z. B. Antibiotika, Theophyllin, Digoxin, Kontrazeptiva, Opiate) stellen.

In der **körperlichen Untersuchung** sollte das Abdomen auf Resistenzen, Druckschmerzhaftigkeit, Bruchpforten etc. geprüft sowie die Darmgeräusche auskultiert werden. Weitere Maßnahmen beinhalten die rektale Untersuchung, Auskultation von Herz und Lunge sowie eine orientierende neurologische Untersuchung mit Augenhintergrundspiegelung.

Die **weiterführende Diagnostik** umfasst Laboruntersuchungen (BSG, Blutbild, Amylase, Lipase, Elektrolyte, Transaminasen, Bilirubin, Kreatinin), EKG, Abdomensonografie, Röntgenaufnahme (Spiegelbildung?), Gastroskopie sowie ggf. Schädel-CT.

Therapie: Vordergründig sind die Behandlung der Grunderkrankung und – falls erforderlich – der Ausgleich des Wasser- und Elektrolytverluste. Symptomatisch können Antiemetika verabreicht werden:
- **Prokinetika** (z. B. Metoclopramid und Domperidon): wirken antiemetisch und prokinetisch. Indiziert bei Übelkeit und Erbrechen. **Cave:** extrapyramidale Nebenwirkungen, Kontraindikation: intestinale Obstruktion!
- **Neuroleptika** (z. B. Promethazin oder Olanzapin) sind indiziert bei metabolisch-toxischen Ursachen. Nebenwirkungen sind Müdigkeit und extrapyramidalmotorische Störungen. Die Dosis ist geringer als bei der Therapie antipsychotischer Störungen.
- weitere:
  - bei Kinetosen:
    - **Antihistaminika** (z. B. Dimenhydrinat): **Cave:** Müdigkeit
    - **Anticholinergika** (z. B. Scopolamin). Kontraindikationen: Glaukom, Prostatahyperplasie
  - bei Zytostatikaeinnahme:
    - **Serotoninantagonisten** (z. B. Ondansetron)
    - selektive **Neurokinin-NK_1-Rezeptor-Antagonisten** (Aprepitant)
    - **Glukokortikoide** (auch bei erhöhtem Hirndruck indiziert).

1.2.5 Gastrointestinale Blutung

DEFINITION Blutung in das Lumen von Ösophagus, Magen oder Darm.

Ätiologie und Einteilung: Abhängig von der Lokalisation der Blutungsquelle wird zwischen einer oberen und einer unteren Gastrointestinalblutung unterschieden.

Bei der **oberen gastrointestinalen Blutung** befindet sich die Blutungsquelle oberhalb der Flexura duodenojejunalis bzw. des Treitz'schen Bands in Ösophagus, Magen oder Duodenum. Die wichtigsten **Ursachen** sind:
- **gastroduodenale Ulzera** (S. 38)**:** 50 %
- gastroduodenale Erosionen: 15 %
- Refluxösophagitis (S. 22): 10 %
- Ösophagus- und Fundusvarizen (S. 121): 15 %
- Mallory-Weiss-Syndrom: 5–10 %. Häufigste Ursache ist eine gastroösophageale Druckerhöhung durch heftiges Würgen oder Erbrechen (meist bei Alkoholikern). Es kommt zu longitudinalen Einrissen von Mukosa und Submukosa im Bereich der Kardia. Klinisch zeigen sich Hämatemesis und epigastrische Schmerzen.
- Magenkarzinom, Angiodysplasie: ca. 1 %.

LERNTIPP !

Magen- und Duodenalulzera sind mit Abstand der häufigste Grund für eine obere GI-Blutung!

Bei der **unteren Gastrointestinalblutung** liegt die Blutungsquelle unterhalb der Flexura duodenojejunalis bzw. des Treitz-Bandes (Dünndarm, Dickdarm, Rektum, Anus). Die Ursachen der unteren GI-Blutung unterscheiden sich auch nach der Lokalisation:

- **Dünndarm:** chronisch-entzündliche Darmerkrankungen, Dünndarmtumoren, Meckel-Divertikel
- **Dickdarm:** Je nach Lebensalter stehen verschiedene Ursachen im Vordergrund:
  - Kinder und Jugendliche: chronisch-entzündliche Darmerkrankungen, Polypen
  - Patienten < 60 Jahren: Divertikel, chronisch-entzündliche Darmerkrankungen, Polypen und Karzinome, infektiöse Kolitiden
  - Patienten > 60 Jahre: Angiodysplasien, Divertikel, Karzinome, Polypen und ischämische Kolitis.
- **Anus und Rektum:** Hämorrhoiden, Analfissuren, Proktitis, postinterventionell (Z. n. Polypektomie, Biopsie).

PRAXIS 90 % der lebensbedrohlichen akuten gastrointestinalen Blutungen stammen aus dem oberen Gastrointestinaltrakt.

Klinik und Komplikationen: Klinisch wird zwischen einer akuten und einer chronischen Blutung differenziert. Akute Blutungen können abhängig von ihrer Stärke von einer mäßig ausgeprägten Symptomatik bis hin zum **hypovolämischen Schock** führen.

Chronische Blutungen: Es dominieren **Anämiesymptome** (Blässe, Schwäche, Kopfschmerz etc.). Die Blutungen können aber auch **klinisch stumm** verlaufen und fallen dann möglicherweise als Zufallsbefund im Blutbild auf (Hb ↓). Es handelt sich teils um makroskopisch unsichtbare Blutungen, die diagnostisch durch Teststreifen (Hämoccult) nachgewiesen werden können (okkulte Blutung).

Akute Blutungen:

- **akute obere gastrointestinale Blutung:** häufig massiv und akut lebensbedrohlich (Letalität 10–20 %). Neben einer Schocksymptomatik treten Teerstuhl (**Meläna**) und Bluterbrechen (**Hämatemesis**) auf. Bei einer massiven Blutung aus oberen Darmabschnitten wird zusätzlich eine frische rote Darmblutung (Hämatochezie) beobachtet.
- **akute untere gastrointestinale Blutung:** meist weniger massiv. Typisch ist die rote Darmblutung (**Hämatochezie**). Abhängig von der Blutungsquelle unterscheiden sich die makroskopischen Aspekte: Bei Blutungen aus Rektum und Analkanal finden sich auf dem Stuhl aufgelagerte Streifen hellroten Blutes. Blut aus dem Kolon vermischt sich dagegen mit dem Stuhl; makroskopisch zeigen sich dabei geleeartige, dunkelrote Blutspuren oder eine homogene dunkelrote Blutbeimischung im Stuhl. Bei einer sehr trägen Darmpassage kommt es auch bei einer unteren gastrointestinalen Blutung zum Auftreten von Teerstuhl.

DEFINITION

Bluterbrechen (Hämatemesis): Erbrechen von rotem oder „kaffeesatzartigem" Blut. Der kaffeesatzartige Aspekt entsteht durch den Kontakt des Blutes mit dem sauren Magensaft (Hämatinbildung). Die Blutungsquelle kann im oberen Gastrointestinaltrakt (Ösophagus, Magen, Duodenum) oder im Nasen-Rachen-Raum liegen. Hämatemesis ist zwar ein typisches, aber kein obligates Zeichen für eine obere gastrointestinale Blutung.

Teerstuhl (Meläna): schwarzer, glänzender, zäher Stuhl. Grund für die Schwarzfärbung des Stuhls ist Hämatin, das durch Oxidation des Hämoglobins durch Magensäure entsteht oder durch den bakteriellen Abbau des Blutes in den unteren Darmabschnitten. Teerstuhl wird ca. 6–10 h nach der Blutung abgesetzt und ist meist ein Zeichen einer oberen Gastrointestinalblutung. Bei verlangsamter Darmpassage können jedoch auch Blutungen aus unteren Darmabschnitten zu Teerstuhl führen.

Hämatochezie: peranaler Abgang von frischem Blut. Sie ist das Leitsymptom der unteren Gastrointestinalblutung, kann aber auch bei einer massiven oberen Gastrointestinalblutung auftreten.

Diagnostik:

Chronische gastrointestinale Blutung/chronischer Blutverlust: Anämiesymptome (Blässe, Tachykardie, Schwäche, Schwindel, Müdigkeit, Dyspnoe) können auf eine chronische gastrointestinale Blutung hinweisen. Bei Verdacht sollten ein Hämoccult-Test (S. 53) und eine digitale-rektale Untersuchung durchgeführt werden.

Um die Blutung zu lokalisieren, werden eine Koloskopie und eine Gastroskopie durchgeführt. Die Szintigrafie wird nur noch selten zum Blutungsnachweis eingesetzt.

LERNTIPP !

Jeder positive Hämoccult-Test (= Guajak-Test) muss weiter abgeklärt werden. Methode der Wahl sind die Gastro- und Koloskopie.

Akute gastrointestinale Blutung: Das diagnostische Vorgehen zum Nachweis der Blutungsquelle zeigt **Abb. 1.2**. Das Procedere orientiert sich am **klinischen Zustand** des Patienten (Puls, Blutdruck, ZVD, Hb):

- bei Schocksymptomatik: Stabilisierung des Kreislaufs (Schocktherapie)
- **Ösophagogastroduodenoskopie** (ÖGD) bzw. **Prokto-**, **Rekto-**, **Kolo-** oder **Enteroskopie** (ggf. Kapselendoskopie) je nach Blutungsverdacht
- **CT-Angiografie** und ggf. interventionelle Angiografie mit Möglichkeit zur therapeutischen Embolisation; Ultima Ratio: **explorative Laparotomie.**

Differenzialdiagnosen:

- andere Ursachen eines Volumenmangelschocks
- Schwäche oder Anämie anderer Ursache
- **obere Blutung:** Differenzialdiagnostisch muss bei **Hämatemesis** an das Abhusten von Blut bei Lungenblutung (**Hämoptoe**) gedacht werden. Dabei ist das abgehustete Blut hellrot und erscheint schaumig, über der Lunge lassen sich i. d. R. feuchte Rasselgeräusche auskultieren. Als Ursache einer Hämatemesis kann auch starkes Nasenbluten infrage kommen. Eine Differenzialdiagnose des **Teerstuhls** ist die Schwarzfärbung des Stuhls nach Genuss bestimmter **Lebensmittel** (z. B. Heidelbee-

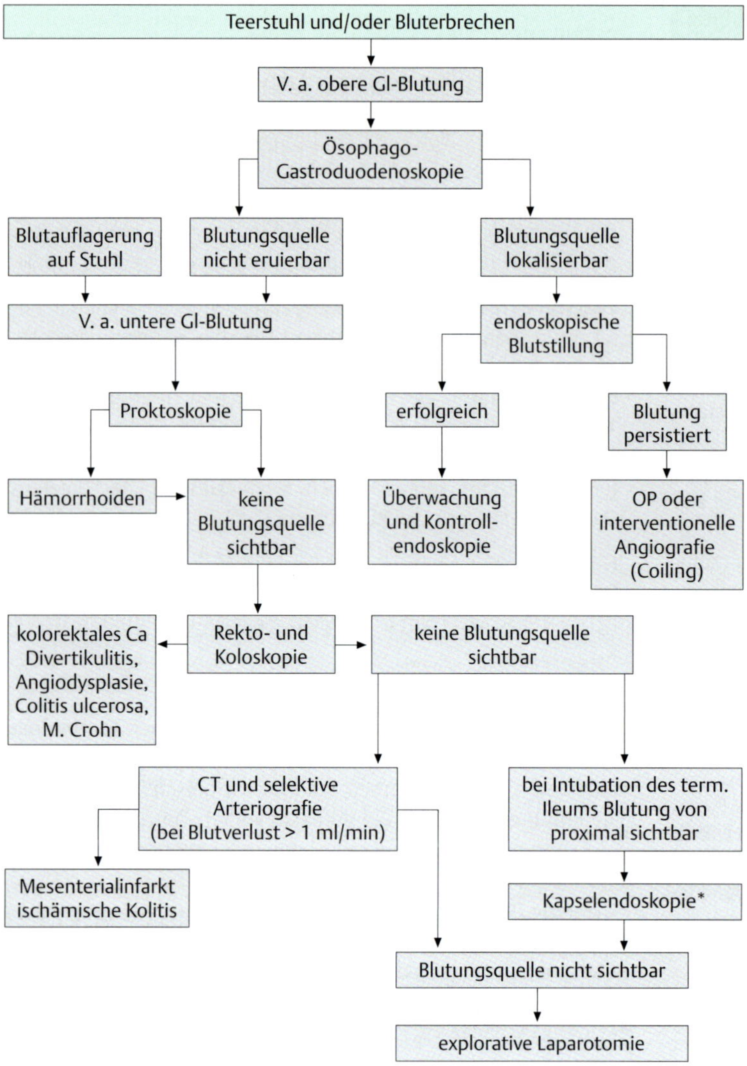

Abb. 1.2 Diagnostisches Vorgehen bei GI-Blutung [aus Largiadèr et al., Checkliste Chirurgie, Thieme, 2016]

ren, Lakritze) oder nach Einnahme bestimmter **Medikamente** (z. B. Eisenpräparate, Wismut und Kohlepräparate).

- **untere Blutung:** Die Stuhlverfärbung nach Genuss Roter Bete kann eine rote Darmblutung vortäuschen.

Therapie:

Chronische Blutung: Hier steht die kausale Therapie im Vordergrund. Je nach Ursache der Blutung kommt z. B. eine H.-p.-Eradikationstherapie, eine Behandlung mit Protonenpumpeninhibitoren (bei NSAR-Einnahme) oder eine Operation (bei Karzinom, Divertikulitis, Hämorrhoiden oder Fissuren) infrage.

Akute Blutung: Wenn nötig, muss zuerst der Kreislauf durch Ersatz des verlorenen Blutvolumens stabilisiert werden (kristalloide oder kolloidale Volumenersatzmittel, evtl. Einsatz von Erythrozytenkonzentraten bzw. Substitution von Gerinnungsfaktoren). Bei V. a. eine obere GI-Blutung, die nicht durch Varizen verursacht ist, sollten bereits vor der Notfallendoskopie immer Protonenpumpenhemmer i. v. gegeben werden. Anschließend erfolgt die (meist endoskopische) Blutstillung (**Abb. 1.3**). Die **endoskopische Therapie** von Ösophagus- bzw. Fundusvarizenblutungen (S. 122) und der Ulkusblutung (S. 41) wird in anderen Kapi-

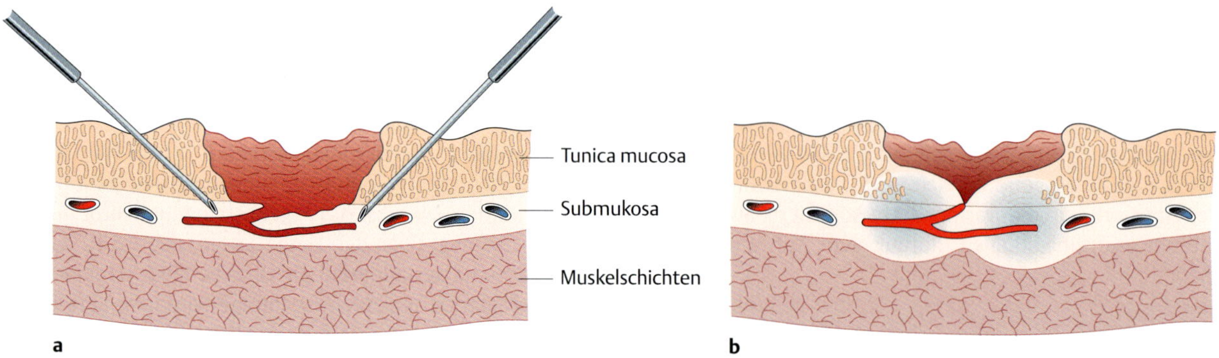

Abb. 1.3 **Endoskopische Blutstillung.** Unterspritzen eines blutenden Ulkus mittels Fibrinkleber. [aus Henne-Bruns et al., Duale Reihe Chirurgie, Thieme, 2012]

teln näher erläutert. Bei Angiodysplasien als Blutungsursache kommt die endoskopische Argonplasmakoagulation zum Einsatz.

LERNTIPP !

Bei massiver akuter Blutung (z. B. nach Varizenruptur) ist eine Notfallendoskopie mit endoskopischer Blutstillung notwendig. Dabei sind Unterspritzung, Gewebekleber, Clips oder Ligatur die Verfahren der Wahl.

LERNTIPP !

Endoskopische Blutstillung: Die gezielte Blutstillung bei der Gastrointestinalblutung erfolgt nach dem sog. EURO-Konzept:
- **E**ndoskopieren
- **U**nterspritzen/Clipping/Laserkoagulation
- **R**ezidivgefahr abschätzen
- **O**perieren.

Operative Blutstillung: Indikationen hierfür sind
- erfolglose endoskopische Blutstillung
- anhaltend hoher Bedarf an Erythrozytenkonzentraten (> 6/24 h)
- hohe Rezidivgefahr und Rezidivblutung
- Blutungen aus großen Hauptarterien (z. B. Ulkusblutung aus der A. gastroduodenalis)
- Blutungen aus Karzinomen oder Divertikeln
- nicht eruierbare Blutungsquelle (explorative Laparotomie).

Bei Blutungsquellen im **unteren** und **mittleren GI-Trakt** stehen grundsätzlich die gleichen Verfahren zur Verfügung. Bei großflächiger oder starker Blutung mit bekannter Blutungsquelle muss die **Resektion** der entsprechenden Darmabschnitte erfolgen. Bei einer Blutung unbekannter Ursache bieten sich eine Angiografie, Szintigrafie oder Endoskopie zur Lokalisationsdiagnostik an. Eine weiterhin unklare Blutungsquelle erfordert eine **explorative Laparotomie** und intraoperative **Panendoskopie**. Bei Hämorrhoiden muss eine entsprechende Behandlung erfolgen, s. Behandlung von Hämorrhoiden (S. 95).

Prognose: Die Prognose einer GI-Blutung hängt stark von der jeweiligen Ursache ab. Vor allem bei der chronischen Blutung ist die Grunderkrankung (benigne vs. maligne) entscheidend.

Bei den akuten GI-Blutungen hat die obere GI-Blutung mit einer Letalität von ca. 10 % die schlechtere Prognose. Etwa 80 % der gastrointestinalen Blutungen sistieren spontan. Bis zu 30 % der Blutungen rezidivieren, häufig innerhalb der ersten 3 Tage nach der Primärblutung.

Die **Gesamtletalität** aller akuten gastrointestinalen Blutungen beträgt im Durchschnitt **5–10 %**. Sie hängt von den vorliegenden Prognosefaktoren ab. Ungünstige Prognosefaktoren sind
- Alter > 60 Jahre
- schwerer Blutverlust mit initialem Hb-Wert < 6 g/dl und anhaltend hohem Bedarf an Erythrozytenkonzentraten (> 6/24 h)
- schwere Begleiterkrankungen
- Auftreten einer Rezidivblutung.

PRÜFUNGSHIGHLIGHTS

- ! **Ätiologie:** Häufigste Ursache der oberen GI-Blutung sind Magen- bzw. Duodenalulzera.
- ! Der **kaffeesatzartige Aspekt** bei Hämatemesis entsteht durch den Kontakt mit **Magensäure**.
- !! **Klinik:** Schocksymptomatik (Kaltschweißigkeit, Tachykardie, arterielle Hypotonie) und Bluterbrechen und Teerstuhl bei oberer GI-Blutung
- ! Erstdiagnostik bei peranaler Blutung: **digital-rektale Untersuchung**
  - !! Blutungsquelle durch Koloskopie nicht auffindbar → **CT-Angiografie** und ggf. interventionelle Angiografie (mit Möglichkeit zur therapeutischen Embolisation)
- ! Ösophagogastroduodenoskopie bei V. a. obere gastrointestinale Blutung
- ! Vorgehen bei akuter Ösophagusvarizenblutung: **Notfallendoskopie** und **Blutstillung**
- ! Vorgehen bei GI-Blutung infolge von **Angiodysplasien**: **endoskopische Argonplasmakoagulation.**

1.2.6 Obstipation

Synonym: Verstopfung

DEFINITION Zu seltene (< 3x/Woche) Stuhlentleerung, die meist zusätzlich erschwert ist (harte Stühle, Defäkationsschwierigkeiten).

Ätiologie (Beispiele):
- **neurogen:** Morbus Parkinson, multiple Sklerose, Polyneuropathie
- **hormonell:** Hypothyreose, Conn-Syndrom, Schwangerschaft
- **psychogen:** Depression, Anorexia nervosa, situationsabhängig (z. B. Reiseobstipation)
- **medikamentös:** Einnahme von Analgetika, Antiarrhythmika, Anticholinergika, Antikonvulsiva, Sedativa, Opiaten, Neuroleptika, Spasmolytika, Gestagenen, Laxanzien
- **funktionell:** Rektumprolaps, Rektozele
- **mechanisch:** kolorektale oder gynäkologische Tumoren, Divertikulose, Strikturen
- **Schmerzen:** Analfissuren, Perianalthrombose, Abszesse
- **weitere:** Bewegungsmangel, Ernährung, geringe Flüssigkeitszufuhr

Diagnostik:
- **Anamnese:** detaillierte Befragung zu Stuhlfrequenz, Stuhlbeschaffenheit, Schmerzen oder übermäßiger Anstrengung bei der Defäkation, Ernährungsgewohnheiten und körperlicher Betätigung, Medikamenteneinnahme, Nikotin- oder Alkoholgenuss.
- **körperliche Untersuchung:** Palpation des Abdomens, „Stuhlvisite", Inspektion des Anus und digital-rektale Austastung.
- **Labor:** BSG, Blutbild, Blutzucker, Kreatinin, Na^+, K^+, Ca^{2+} und TSH-basal. Zudem Urinstatus und Hämoccult-Test.
- **weitere Maßnahmen:** Abdomensonografie, Prokto- bzw. Koloskopie, gynäkologische Untersuchung und die Funktionsdiagnostik (Bestimmung der Kolontransitzeit, Defäkografie).

Therapie: regelmäßige ballaststoffreiche Kost (Gemüse, Vollkornprodukte), ausreichende Flüssigkeitszufuhr (> 2 l/d) und regelmäßige körperliche Bewegung, evtl. medikamentöser Behandlungsversuch mit osmotisch wirksamen Substanzen (z. B. Laktulose), stimulierenden Laxanzien, Gleitmittel oder Prokinetika.

PRAXIS Bei langfristigem Gebrauch oder Abusus von Laxanzien besteht die Gefahr von Elektrolytstörungen (v. a. Hypokaliämie), die die Obstipation weiter verstärken.

PRÜFUNGSHIGHLIGHTS

– ! Zur weiteren Abklärung einer Obstipation sollte eine Prokto- bzw. Koloskopie durchgeführt werden.

1.2.7 Bauchtrauma

Stumpfes Bauchtrauma

Ätiologie: Häufig Folge von Verkehrsunfällen, Stürzen, Stößen und Schlägen oder Explosionen. Das Risiko eines stumpfen Bauchtraumas ist ohne Sicherheitsgurt und bei isolierten Beckengurten (Mesenterial-/Darmruptur!) im Auto erhöht. Intensität und Richtung der Gewalteinwirkung müssen (fremd)anamnestisch unbedingt erhoben werden, da sie Aufschluss über die Art der Verletzung geben.

Häufig betroffene Organe sind:
- Milz (→ Ruptur)
- Leber
- Nieren
- Magen
- Kolon und Dünndarm
- Pankreas, Mesenterium, Zwerchfell.

Klinik: Symptomatisch erscheint das stumpfe Bauchtrauma wie ein akutes Abdomen (S. 10). Infolge des Blutverlustes kann ein hypovolämer Schockzustand mit Blässe und Kaltschweißigkeit auftreten.

PRAXIS Die Symptome des akuten Abdomens können jedoch Verletzungen anderer Körperregionen (Wirbelsäule, Thorax) verschleiern.

Diagnostik: Anamnese, Notfalllabor und Patientenvorbereitung orientieren sich am Vorgehen bei akutem Abdomen.

Besonders zu achten gilt es auf Zeichen einer
- **intraabdominellen Blutung:** Hb/Hkt-Abfall, Durst, Blässe, Schweiß, Tachykardie, RR-Abfall, Phrenikusschmerz, Flankendämpfung, zunehmender Umfang des Abdomens, freie Flüssigkeit im Abdomen
- **Peritonitis** (S. 90): Übelkeit, Erbrechen, Meteorismus, Schonhaltung, Initialschmerz mit schmerzfreiem Intervall, brettharttes Abdomen/Abwehrspannung, Fieber, Tachykardie, Leukozytose, Abnahme der Peristaltik, paralytischer Ileus, Exsikkose, freie Luft im Abdomen.

Eine zentrale Stellung in der Diagnostik des stumpfen Bauchtraumas nimmt die **Abdomensonografie** ein. Die **Computertomografie** ermöglicht eine Aussage über das gesamte Ausmaß eines traumatischen Geschehens (sog. Trauma-Scan mit Schädel-, Thorax- und Abdomenaufnahme). Mittels intravenöser Kontrastmittelapplikation lassen sich so auch Organe und deren Durchblutung darstellen, die für den Ultraschall nicht gut einsehbar sind.

Therapie: Therapeutisch stehen die Volumengabe (u. U. auch Bluttransfusionen) und Kreislaufstabilisierung im Vordergrund. Eine **notfallmäßige Laparotomie**, bei der sämtliche Organe und das Retroperitoneum auf ihre Integrität untersucht werden müssen, ist indiziert bei:
- präoperativ unklarem Befund
- freier Flüssigkeit im Abdomen
- nicht kontrollierbarem Volumenmangelschock (z. B. bei Verletzung großer Gefäße)
- erneutem Übergang in einen Schockzustand nach anfänglicher Besserung (z. B. 2-zeitige Milz- oder Leberruptur)
- Peritonitis.

Generell beinhaltet das therapeutische Vorgehen z. B. **Blutungsstillung** (z. B. Ligatur, Naht, Argonkoagulation, ggf. Splenektomie), **Verschluss** von Perforationen, **Resektion** von zerrissenen Darmanteilen und **Drainagenanlage**. Zur operativen Therapie der einzelnen Krankheitsbilder s. jeweils dort.

Perforierendes Bauchtrauma

Ätiologie und Klinik: Hauptursachen sind **Schuss-, Stich-** oder **Pfählungsverletzungen**. Symptomatisch erscheinen die Verletzungen wie ein stumpfes Bauchtrauma/akutes Abdomen; die äußere Verletzung (z. B. Einschussloch, Stichkanal, offene Blutungsquelle) ist jedoch bereits oftmals eine eigenständige Indikation zur notfallmäßigen Laparotomie.

Diagnostik und Therapie:

Erstmaßnahmen: Gegenstände (z. B. Messer, Scheren, Äste, Werkzeuge), die ein perforierendes Bauchtrauma bedingen, sollten vom Notarzt/Ersthelfer in situ belassen werden, damit sich die Blutung nicht verstärkt. Dies gilt auch für prolabierte Organe, die durch den Notarzt keimfrei abgedeckt werden müssen.

Maßnahmen in der Klinik: Nach Möglichkeit Notfalldiagnostik mit körperlicher Untersuchung (z. B. Größe der Wunde? Verschmutzungen?), Sonografie (freie Flüssigkeit? Verletzungen?), Röntgenaufnahme von Thorax und Abdomen (freie Luft? Fremdkörper?) sowie Computertomografie (Fremdkörper? Organverletzung?). Therapeutisch ist eine Laparotomie bzw. Laparoskopie angezeigt. Um intraabdominelle Verletzungen oder die Eröffnung des Peritoneums sicher auszuschließen, ist sie bereits bei Verdacht auf ein perforierendes Bauchtrauma indiziert.

2 Ösophagus

2.1 Grundlagen

2.1.1 Anatomie

Topografische Anatomie: Der Ösophagus lässt sich in 3 Abschnitte einteilen: **Pars cervicalis** (oberer Ösophagussphinkter bis Sternumoberrand), **Pars thoracica** (Sternumoberrand bis Hiatus oesophagei im Zwerchfell) und **Pars abdominalis** (Hiatus oesophagei bis zum unteren Ösophagussphinkter). Er enthält 3 physiologische Engstellen:

- **obere Ösophagusenge:** entspricht dem oberen Ösophagussphinkter. Sie ist die engste Stelle der Speiseröhre mit einem maximalen Durchmesser von 1,5 cm.
- **mittlere Ösophagusenge:** liegt auf Höhe der Trachealbifurkation. Sie entsteht durch die Überkreuzung von Aortenbogen und linkem Hauptbronchus.
- **untere Ösophagusenge:** Durchtritt durch das Zwerchfell.

Gefäß- und Nervenversorgung:

- **Arterien:** im oberen Anteil: Äste der A. subclavia, im Mittelteil: kleine Rr. oesophagei direkt aus der Aorta (links) und den Interkostalarterien (rechts) und im unteren Abschnitt: A. gastrica sinistra und A. phrenica inferior sinistra.
- Der **venöse Abfluss** erfolgt über einen venösen Plexus, der wiederum über die Vv. oesophageales in die V. azygos mündet. Über den Venenplexus besteht eine Verbindung zu den Magenvenen (portokavale Anastomose).
- Die **Lymphe** gelangt über ein engmaschiges Netz von Nll. juxtaoesophageales über den Truncus jugularis in den rechten Venenwinkel bzw. über den Truncus bronchomediastinalis in den linken Venenwinkel.

> PRAXIS Die dichte Versorgung des Ösophagus durch Lymphgefäße mit zahlreichen Queranastomosen begünstigt eine rasche **Metastasierung** von Karzinomen. Daher können auch Lymphknoten mit großer Entfernung zum Tumor befallen sein!

- **Nerven:** Die Pars cervicalis des Ösophagus wird über den **N. laryngeus recurrens** (aus dem N. vagus sinister) innerviert, Pars thoracica und abdominalis über den **Plexus oesophageus** (mit Anteilen aus N. vagus sinister und dexter). Die sympathische Versorgung erfolgt durch die Ganglia thoracica II–V aus dem Truncus sympathicus.

Funktionelle Anatomie: Die **Ösophagusmuskulatur** (Abb. 2.1) beginnt unterhalb des M. cricopharyngeus. Darüber liegt das sog. Kilian-Dreieck, ein muskelfaserschwaches Dreieck, das die Prädilektionsstelle des Zenker-Divertikels (S. 28) darstellt. Die Muskulatur der Speiseröhre besteht aus einem inneren, quer verlaufenden Anteil und einer äußeren Längsschicht. Die Muskelfasern verlaufen dabei in einem Schraubensystem und überkreuzen sich in auf- und absteigender Richtung. Die Längsschicht bildet mit spiralförmig und übereinandergelagerten Anteilen den unteren Ösophagussphinkter.

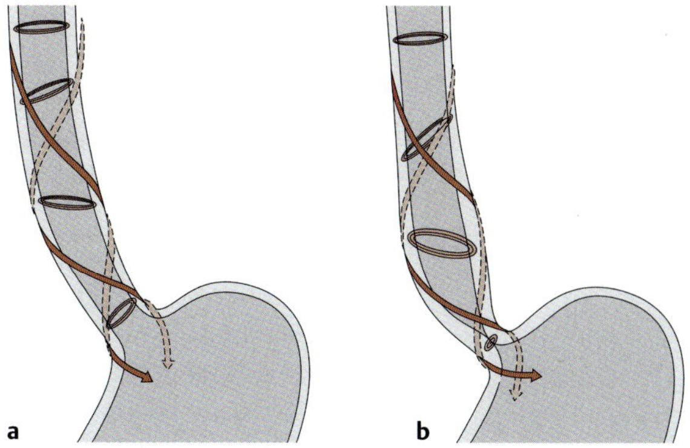

Abb. 2.1 **Aufbau der Ösophagusmuskulatur. a** Öffnung des unteren Ösophagussphinkters. **b** Verschluss des unteren Ösophagussphinkters. [aus Schünke M, Schulte E, Schumacher U. Prometheus. LernAtlas der Anatomie. Innere Organe. Illustrationen von M. Voll und K. Wesker. 5. Aufl. Stuttgart: Thieme; 2018]

2.1.2 Funktion des Ösophagus

Funktion des Ösophagus ist der Weitertransport des Nahrungsbreis in Richtung Magen. Die **tonische Dauerkontraktion** des oberen und unteren Ösophagussphinkters sorgt für den Abschluss zum Rachenraum bzw. Magen. Beim Schluckvorgang kommt es zu einer **reflektorischen Entspannung** der Sphinkteren.

Der **untere Ösophagussphinkter** (UÖS) verhindert durch seinen Ruhetonus (ca. 25 mmHg) einen Reflux vom Magen in den Ösophagus. Der intraabdominale Druck, die Kompression des distalen Ösophagus durch die Zwerchfellschlinge und die Muskelschlingen der Kardia tragen zusätzlich zur Abdichtung bei. Kommt es dennoch zu einem Reflux von Magensaft (physiologisch nach fettreicher Nahrung oder Alkoholkonsum), wird dieser durch die **ösophageale Selbstreinigung** rasch zurück Richtung Magen befördert.

> PRAXIS Einflussfaktoren auf den unteren Ösophagussphinkter:
> - Tonus ↑: bei erhöhtem intraabdominellem Druck, alkalischem Magen-pH und proteinreicher Nahrung
> - Tonus ↓: bei fettreicher Ernährung, Schokolade, Alkohol, Kaffee, Nikotin und verschiedenen Medikamenten (Anticholinergika, Kalziumantagonisten, Nitrate).

2.1.3 Diagnostik

Endoskopie und bildgebende Diagnostik:

- **ÖGD** (Tab. 1.3): wichtigste Methode
- **Ösophagusbreischluck** (Tab. 1.2): v. a. dann indiziert, wenn eine endoskopische Untersuchung durch Stenosierung nicht möglich ist oder zusätzliche Aussagen benötigt werden (z. B. Fistelnachweis, Beurteilung der Peristaltik bei Motilitätsstörungen)
- **Endosonografie** (S. 8): Einschätzung der lokalen Tumorausdehnung bzw. des regionalen Lymphknotenbefalls (lokales Staging) beim Ösophaguskarzinom
- **CT** (S. 8): wird v. a. zum Tumorstaging eingesetzt.

Tab. 2.1 **Funktionsdiagnostik bei Ösophaguserkrankungen**

Funktionstest	Beschreibung
Ösophagus-Langzeit-pH-Metrie/Impedanzmessung	▪ **Prinzip:** über eine Nasensonde kontinuierliche 24-stündige Messung des pH-Wertes im unteren Ösophagus bzw. von Impedanzänderungen im gesamten Ösophagus (Messsonden auf verschiedenen Höhen) → direkter Refluxnachweis möglich (Impedanzmessung: zusätzlich Detektion von nicht saurem Reflux plus Höhe des Refluataufstiegs) ▪ **Voraussetzung:** Säuresekretionshemmende Medikamente müssen eine Woche vor pH-Metrie abgesetzt werden, während dies nicht zwingend vor einer Impedanzmessung notwendig ist. ▪ **Indikationen:** Reflux-bedingte Beschwerden bei unauffälligem Endoskopiebefund, die unter probatorischer Gabe von Protonenpumpenhemmern persistieren ▪ **Beurteilung:** Für eine Refluxkrankheit spricht ein pH < 4 während > 8 % (tagsüber) bzw. > 3 % (nachts) der Messzeit.
Ösophagus-Manometrie	▪ **Prinzip:** Messung der intraluminalen Druckveränderungen (Ruhedruck, Spontanmotorik, Peristaltik nach einem Schluck Wasser) mithilfe einer Drucksonde ▪ **Durchführung** als – Mehrpunktmanometrie mit Druckmessungen an mehreren Punkten im tubulären Ösophagus zur Beurteilung der Ösophagusmotilität – Durchzugmanometrie mit Druckmessungen während des Rückzugs der Sonde aus dem Magen durch den unteren Ösophagussphinkter zur Beurteilung der Sphinkterfunktion ▪ **Indikationen:** Methode der Wahl zum Nachweis von Motilitätsstörungen, Abklärung einer Dysphagie (vorher: Stenoseausschluss).

Funktionsdiagnostik: Tab. 2.1 zeigt die beiden wichtigsten Methoden zur Beurteilung der Ösophagusfunktion.

PRÜFUNGSHIGHLIGHTS

- ! Bei der 24-Stunden-pH-Metrie wird die **Messsonde im unteren Ösophagus** platziert.
- ! Die **pH-Metrie** kann bei Refluxbeschwerden **zur Objektivierung des Refluxes** eingesetzt werden.

2.2 Motilitätsstörungen

DEFINITION Funktionelle Störungen des Schluckvorgangs und/oder gestörte Peristaltik des Ösophagus.

Einteilung:

- **primäre Motilitätsstörungen:** Achalasie (s. u.), idiopathischer diffuser Ösophagusspasmus, hyperkontraktiler Ösophagus (S. 21).
- **sekundäre Motilitätsstörungen:** Motilitätsstörungen bei bestimmten Systemerkrankungen (Diabetes mellitus mit autonomer Gastroparese, progressive systemische Sklerose, Amyloidose, ZNS-Erkrankungen, Muskeldystrophien, paraneoplastisch).

Differenzialdiagnose: Von den funktionellen Motilitätsstörungen müssen Schluckstörungen infolge einer mechanischen Behinderung abgegrenzt werden (z. B. Ösophaguskarzinom).

2.2.1 Achalasie

DEFINITION Funktionelle Obstruktion des Ösophagus, die durch eine verminderte Peristaltik und fehlende schluckreflektorische Erschlaffung des unteren Ösophagussphinkters gekennzeichnet ist.

Epidemiologie: selten, Inzidenz: < 1/100 000 Neuerkrankungen pro Jahr. Der Erkrankungsgipfel liegt zwischen dem 30. und 50. Lebensjahr. Männer und Frauen sind gleich häufig betroffen.

Ätiopathogenese:

- **primäre Achalasie:** Neuromuskuläre Erkrankung unbekannter Ursache, die auf einer Degeneration des ösophagealen Plexus myentericus (Auerbach-Plexus) im unteren Ösophagus beruht. Dabei sind v. a. die inhibitorischen Neurone, die für die Relaxation des unteren Sphinkters sorgen, betroffen.
- **sekundäre Achalasie:** Sie kann im Rahmen der Chagas-Krankheit (Infektion mit Trypanosoma cruzi) oder paraneoplastisch (tumoröse Infiltration des Auerbach-Plexus) entstehen.

Durch die Degeneration des ösophagealen Plexus myentericus kommt es zu einer **Koordinationsstörung der Ösophagusmotilität**: Der Ruhedruck im unteren Ösophagussphinkter ist erhöht, die Erschlaffung während des Schluckvorgangs unzureichend und die propulsive (gerichtete) Peristaltik gestört. Die Folge ist eine Retention von Nahrungsbestandteilen in der Speiseröhre mit Entwicklung einer massiven Ösophagusdilatation (**Megaösophagus**).

Klinik:

- **Dysphagie** zunächst nur bei fester, später auch bei flüssiger Nahrung
- **Regurgitation** unverdauter Nahrungsbestandteile
- retrosternale krampfartige Schmerzen zu Beginn der Erkrankung (hypermotile Achalasie), die mit zunehmender Dauer der Erkrankung abnehmen (hypo- bis amotile Achalasie).

Komplikationen: **Aspirationspneumonie** (v. a. nächtliche Aspirationen), rezidivierende **Ösophagitiden, Gewichtsabnahme** infolge von Schmerzen bei der Nahrungsaufnahme und **Plattenepithelkarzinom** des Ösophagus (30-fach erhöhtes Risiko).

Diagnostik: Im **Ösophagusbreischluck** zeigen sich eine gestörte propulsive Peristaltik, eine verzögerte Entleerung in den Magen und eine Dilatation des Ösophagus. Typisch ist die trichterförmig zulaufende Stenose des Ösophagusausgangs und der prästeno-

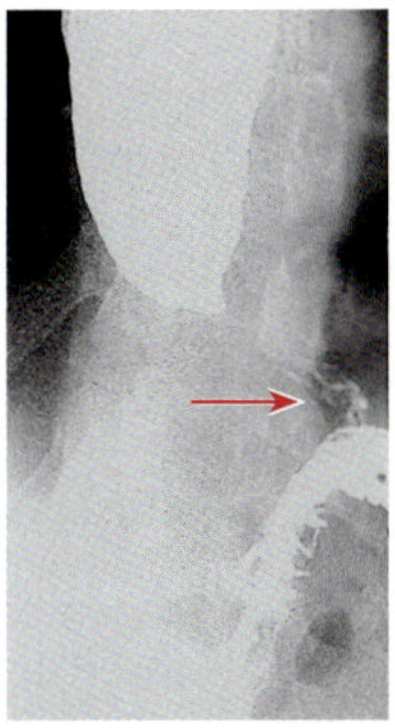

Abb. 2.2 **Megaösophagus mit typischer Verengung des ösophagokardialen Übergangs (Pfeil).** [aus Baenkler et al., Duale Reihe Innere Medizin, Thieme, 2012]

tisch weit gestellte (atonische) Megaösophagus („Sektglasform"; **Abb. 2.2**).

Obligat ist die Durchführung einer **ÖGD mit Biopsieentnahme** zum Ausschluss eines Ösophaguskarzinoms. Typische endoskopische Befunde bei einer Achalasie sind der weit gestellte tubuläre Ösophagus, Speisereste und ein mit leichtem Widerstand passierbarer unterer Ösophagussphinkter. Aufgrund der erhöhten Karzinomgefahr muss die endoskopische Untersuchung alle 1–2 Jahre wiederholt werden. Der **sicherste Nachweis einer Achalasie** gelingt mithilfe der **High-Resolution-Manometrie** (HR-Manometrie). Mit dieser lassen sich die unzureichende oder fehlende schluckreflektorische Erschlaffung des unteren Ösophagusspinkters, der erhöhte Ruhedruck und die gestörte Peristaltik im tubulären Ösophagus nachweisen.

Schweregradeinteilung: Gemeinsamkeiten und Unterschiede der Subtypen der Achalasie sind in (**Tab. 2.2**) zusammengefasst.

Differenzialdiagnosen:
- **Ösophaguskarzinom**: eher rasche Progredienz mit gleichzeitiger B-Symptomatik. Definitive Abgrenzung nur anhand der Biopsie und Histologie möglich.
- **andere primäre Motilitätsstörungen**: Manometrie.

Therapie:

Interventionelle Therapie:
- **Dilatation:** Insbesondere bei den Subtypen I und II ist die Dilatation des unteren Ösophagussphinkters mithilfe eines Ballonkatheters (**pneumatische Dilatation**) eine gute Therapieoption. Die Erfolgsquote beträgt etwa 80 %, allerdings muss die Behandlung öfter wiederholt werden. Die wichtigste **Komplikation** ist die Perforation (in ca. 1–5 % d. F.), weshalb nach jeder Dilatation eine radiologische Kontrolle des Ösophagus mit wasserlöslichem Kontrastmittel erfolgen muss. Eine weitere Komplikation ist die Induktion einer Kardiainsuffizienz mit nachfolgender Refluxkrankheit durch zu starke Dehnung.

Tab. 2.2 Subtypen der Achalasie

Subtyp	Gemeinsamkeiten	Unterschiede
I	Ruhedruck des unteren Ösophagussphinkters erhöht und fehlende propulsive Peristaltik	kein ösophagialer Druckaufbau (< 20 %)
II		panösophagialer Druckaufbau > 20 %
III		spastische Kontraktionen des tubulären Ösophagus

- **Botulinumtoxin-Injektion:** Eine heute kaum noch angewandte Alternative zur Dilatation ist die endoskopische Injektion von Botulinumtoxin in den unteren Ösophagussphinkter. Die Acetylcholin-Freisetzung wird gehemmt und so der Sphinktertonus gesenkt. Regelmäßige Behandlungen notwendig; sehr teuer! Indikation: v. a. multimorbide, alte Patienten oder probatorische Therapie bei unklarem Befund.
- **perorale endoskopische Myotomie** (**POEM**): weitere endoskopische Option bei der die zirkuläre Muskelschicht des Ösophagus über einen Zugang von innen (kleine Inzision an der Mukosa, Untertunnelung der Mukosa bis zum Magen) längs gespalten wird. Ähnlich dauerhafter Behandlungserfolg wie die invasiv-laparoskopische Myotomie (s. u.). Insbesondere bei Achalasie Typ III ist dies die Methode der Wahl.

Operative Therapie: Indikationen sind
- erfolglose endoskopische Therapie
- terminales Achalasiestadium (III).

Pharmakotherapie: Medikamente wie z. B. Kalziumantagonisten oder Nitrate spielen in der Behandlung der Achalasie heutzutage keine Rolle mehr, da auch beim hyperkontraktilen Subtyp III kein wesentlicher Effekt besteht und es mittlerweile bessere Therapieoptionen gibt (s. o.).

OP-TECHNIK

Methode der Wahl ist die **laparoskopische extramuköse Ösophagokardiomyotomie**, bei der die äußere Muskelschicht longitudinal eröffnet und die zirkulären Fasern von der Mukosa gelöst werden (mindestens über eine Strecke von 6 cm). Das Verfahren wird meist mit einer Antirefluxplastik kombiniert, der sog. Fundoplicatio (S. 25), da ein gastroösophagealer Reflux eine häufige Komplikation ist. Vor allem bei jüngeren Patienten verspricht die primär chirurgische Therapie einen größeren Erfolg als die interventionelle.

PRÜFUNGSHIGHLIGHTS

- ! **Röntgenbefund** bei **Achalasie**
- ! **Operative Therapie:** Methode der 1. Wahl ist die laparoskopische extramuköse Ösophagokardiomyotomie.

2.2.2 Idiopathischer diffuser Ösophagusspasmus und hyperkontraktiler Ösophagus

DEFINITION

- **idiopathischer diffuser Ösophagusspasmus** (sog. Korkenzieherösophagus): Auftreten repetitiver simultaner (nichtpropulsiver) Kontraktionen mit hoher Druckamplitude
- **hyperkontraktiler Ösophagus** (sog. Nussknackerösophagus): deutlich erhöhte Druckamplitude und -dauer der regulären Peristaltik.

Ursache und Pathogenese sind unbekannt. Betroffen sind v. a. ältere Patienten. Die Symptomatik ist ähnlich der einer Achalasie, allerdings treten die **retrosternalen Schmerzen** auch unabhängig von der Nahrungsaufnahme auf, sind stärker und nehmen im Laufe der Erkrankung nicht ab. Die Diagnosesicherung gelingt mithilfe der **HR-Manometrie**:
- Beim **diffusen Ösophagusspasmus** zeigen sich neben der normalen propulsiven Peristaltik hyperaktive, spastische, simultane (nichtperistaltische) Kontraktionen. Der Nahrungstransport ist gestört.

- Beim **hyperkontraktilen Ösophagus** ist die reguläre Peristaltik erhalten, die Druckamplitude und -dauer im distalen Ösophagus sind allerdings massiv erhöht.
- Der untere Ösophagussphinkter weist im Unterschied zur Achalasie einen normalen Ruhedruck und eine unauffällige schluckreflektorische Erschlaffung auf.

Therapeutisch steht die Beruhigung des Patienten im Vordergrund. Bei akutem Spasmus können **Kalziumantagonisten** und **Nitropräparate** zu einer Entspannung führen. Therapie der Wahl ist die perorale endoskopische Myotomie (POEM, vgl. Achalasie-Therapie). Auch die orale Gabe von Pfefferminzöl und die Injektion von Botulinumtoxin in die Ösophaguswand erzielen gute Ergebnisse.

2.3 Gastroösophageale Refluxkrankheit

Synonym: Refluxkrankheit, GERD

DEFINITION

- **gastroösophagealer Reflux:** Rückfluss von Magen- bzw. Duodenalinhalt in den Ösophagus aufgrund einer Insuffizienz des unteren Ösophagussphinkters
- **gastroösophageale Refluxkrankheit** (GERD = gastroesophageal reflux disease): Oberbegriff für verschiedene klinische und organische Manifestationen, die durch einen Reflux ausgelöst werden (symptomatischer Reflux mit Sodbrennen, Refluxösophagitis, Barrett-Ösophagus)
- **Refluxösophagitis** (ERD = erosive reflux disease; endoskopisch positive Refluxkrankheit): Refluxkrankheit mit makroskopisch bzw. histologisch nachweisbaren erosiven Schleimhautveränderungen
- **NERD** (nonerosive reflux disease, endoskopisch negative Refluxkrankheit): symptomatischer Reflux ohne endoskopische bzw. histologische Hinweise auf eine Refluxösophagitis.

Epidemiologie: Die Prävalenz der Refluxkrankheit (GERD) liegt zwischen 10 und 20 %. Etwa 10 % der GERD-Patienten leiden unter einer endoskopisch nachweisbaren Refluxösophagitis (ERD), > 90 % haben einen symptomatischen Reflux ohne Hinweise auf eine Ösophagitis (NERD).

Ätiopathogenese:

- **primäre Refluxkrankheit** (ca. 80–90 %): Ihr liegt eine primäre Insuffizienz des unteren Ösophagussphinkters oder eine Überproduktion von Magensäure zugrunde.
- **sekundäre Refluxkrankheit** (ca. 10–20 %): Sie entsteht z. B. postoperativ nach Kardiomyotomie, im Rahmen einer Magenausgangsstenose und in Zusammenhang mit Systemerkrankungen wie der Sklerodermie (→ sekundäre Sphinkterinsuffizienz).

Eine Insuffizienz des unteren Ösophagussphinkters beruht entweder auf einer **inadäquaten** – unabhängig vom Schluckakt auftretenden – **Sphinkterentspannung** (am häufigsten!) oder auf einem **verminderten Ruhedruck**. In beiden Fällen kommt es zu einem Verlust der Druckbarriere zwischen dem hohen Druck im Abdominalraum und dem niedrigen Druck im Thoraxraum. Hierdurch wird der Rückfluss von saurem Magensaft in die Speiseröhre gefördert. In der Regel liegt gleichzeitig eine **gestörte ösophageale Clearance** mit längerer Verweildauer des Refluats in der Speiseröhre vor. Die eigentliche Schädigung der Ösophagusschleimhaut wird durch den aggressiven sauren Magensaft verursacht. Selten beruht die Schleimhautschädigung auf alkalischem Gallereflux.

Risikofaktoren der primären Refluxkrankheit:

- **axiale Hiatushernie** (S. 26): Druck des Zwerchfells auf den Sphinkter fehlt, wodurch die Antirefluxbarriere geschwächt wird
- **intraabdominale Druckzunahme** (Schwangerschaft, Adipositas, Aszites, Obstipation)
- Einnahme von **Medikamenten**, die den Sphinkterdruck senken (z. B. Kalziumantagonisten, Nitrate, Anticholinergika)
- Aufnahme bestimmter Nahrungs- und Genussmittel (Nikotin, Alkohol, fettreiche Nahrung, Gewürze).

Klinik: brennende Schmerzen hinter dem Sternum (**Sodbrennen**), **Aufstoßen von Luft** und **Regurgitation** von Nahrungsresten. Die Beschwerden treten v. a. **postprandial** und **im Liegen** auf. Sie verstärken sich typischerweise beim Bücken, Pressen und bei Anstrengung und bessern sich im Sitzen.

Anfallsartige retrosternale Schmerzen können durch einen Reflux-bedingten **Spasmus der Ösophagusmuskulatur** ausgelöst werden. Zusätzlich klagen viele Patienten über Übelkeit und Erbrechen.

Komplikationen:

Ösophageale Komplikationen:

- **ulzerative Ösophagitis** mit Ausbildung peptischer **Stenosen und Strikturen**: Klinisch äußert sich diese Komplikation durch eine **zunehmende Dysphagie** (ca. 10 % der Patienten mit Refluxösophagitis).
- **Barrett-Ösophagus** („Endobrachyösophagus"): Ersatz des zerstörten Plattenepithels (**Metaplasie**) im Bereich des terminalen Ösophagus durch Zylinderepithel vom intestinalen Typ (Becherzellen). Da das Zylinderepithel gegen die Magensäure weniger widerstandsfähig ist als Plattenepithel, tritt häufig ein sog. **Barrett-Ulkus** auf. Der Barrett-Ösophagus ist eine fakultative Präkanzerose und kann zur Entwicklung eines Adenokarzinoms (S. 30) führen.

Extraösophageale Komplikationen:

- **Aspirationspneumonie**
- **Refluxbronchitis** mit Reizhusten und Auslösung bzw. Verstärkung eines Asthma bronchiale
- Reflux-induzierte **Laryngitis** mit Heiserkeit
- chronische Erosionen mit **Eisenmangelanämie.**

Diagnostik: Bei leichten Refluxbeschwerden mit gelegentlichem Sodbrennen wird i. d. R. zur Diagnosebestätigung ein probatorischer Therapieversuch mit **Protonenpumpeninhibitoren** unternommen.

ÖGD: Der diagnostische Goldstandard für den Nachweis einer Refluxösophagitis ist die **Ösophagoskopie**. Sie sollte immer mit einer **Quadrantenbiopsie** kombiniert werden, um einen Barrett-Ösophagus nachzuweisen bzw. auszuschließen.

Die endoskopischen Befunde werden auf unterschiedliche Weise klassifiziert. Am bekanntesten ist die Klassifikation nach **Savary und Miller** (Tab. 2.3, Abb. 2.3). Die neuere **Los-Angeles-Klassifikation** teilt die endoskopischen Befunde anhand der Größe der Erosionen und des zirkumferenziellen Befallsmusters ein (Tab. 2.4). Bei der **MUSE-Klassifikation** werden nicht nur die entzündlichen Schleimhautläsionen, sondern auch die Komplikationen der Ösophagitis in die Beurteilung miteinbezogen. Bewertet wird das Auftreten von Metaplasien, Ulzerationen, Strikturen und Erosionen.

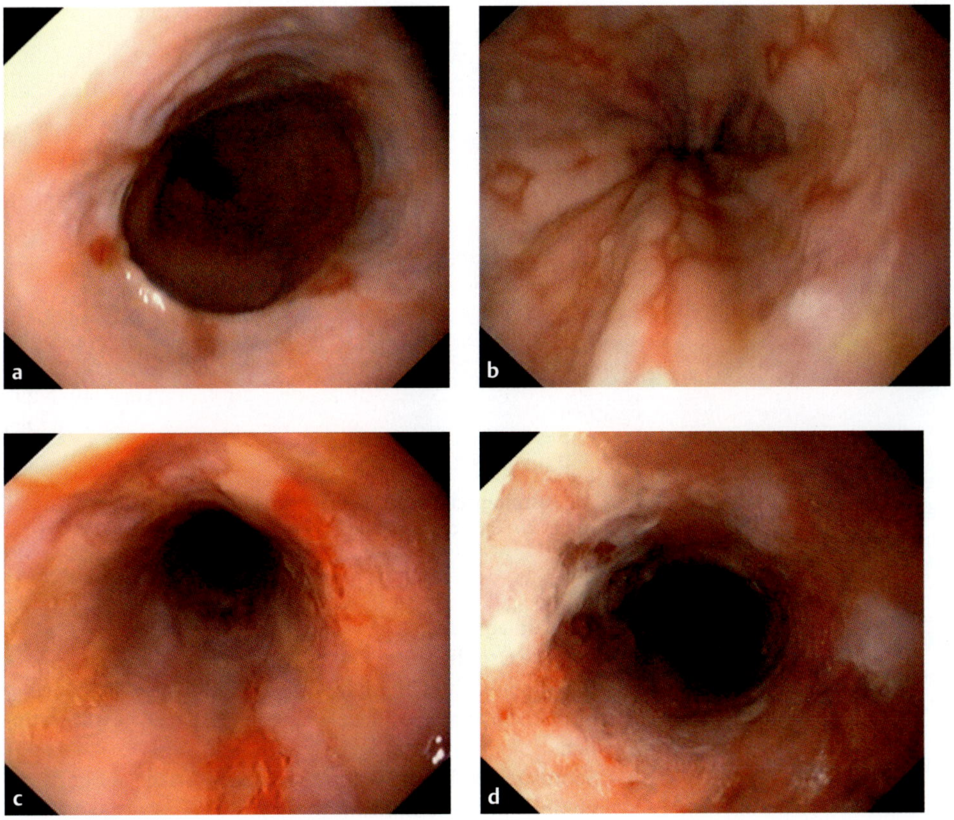

Abb. 2.3 **Stadien der Refluxösophagitis (nach Savary und Miller).** **a** Grad I: einzelne Läsionen. **b** Grad II: konfluierende Läsionen. **c** Grad III: Läsionen über die gesamte Schleimhaut verteilt. **d** Grad IV: Ulkusbildung. [aus Block, Schachschal, Schmidt, Der Gastroskopietrainer, Thieme, 2005]

Tab. 2.3 **Endoskopische Schweregradeinteilung der Refluxösophagitis** (nach Savary/Miller)

Stadium	endoskopischer Befund
0	makroskopisch normale Schleimhaut (nur histologisch nachweisbare Veränderungen)
I	einzelne streifige oder fleckförmige Erosionen ▪ Ia: oberflächige Erosionen („rote Flecken“) ▪ Ib: tiefere Erosionen mit Fibrinauflagerungen („weiße Flecken“)
II	longitudinal konfluierende Erosionen ▪ IIa: oberflächliche Erosionen („rote Flecken“) ▪ IIb: tiefere Erosionen mit Fibrinauflagerungen („weiße Flecken“)
III	zirkulär konfluierende Erosionen
IV	Komplikationen: Ulzera, peptische Stenosen, Barrett-Ösophagus

LERNTIPP !

Bei Verdacht auf eine Refluxkrankheit führt man eine ÖGD durch. Wenn der Patient die Endoskopie aber kategorisch ablehnt, gibt man ihm probatorisch Protonenpumpeninhibitoren gegen die vermutete Refluxerkrankung.

Endoskopischer Hinweis auf einen **Barrett-Ösophagus** ist eine nach proximal verlagerte und **unregelmäßig** begrenzte **Z-Linie** mit flammenartigen Ausläufern. Abhängig von der Länge des veränderten Segments werden der **Short-Segment-Barrett-Ösophagus** (< 3 cm) und der **Long-Segment-Barrett-Ösophagus** (> 3 cm) unterschieden. Die Unterscheidung hat in erster Linie prognostische Bedeutung, da es beim Long-Segment-Barrett-Ösophagus häufiger zu einer Entartung kommt.

Tab. 2.4 **Los-Angeles-Klassifikation der Refluxösophagitis**

Grad	endoskopischer Befund
A	eine (oder mehrere) Erosionen von max. 5 mm Länge
B	eine (oder mehrere) Erosionen (davon mind. eine > 5 mm), die noch nicht zwei Faltenkuppen überschreiten
C	eine (oder mehrere) Erosionen, die sich über mehrere Faltenkuppen erstrecken, aber max. 75 % der Zirkumferenz betreffen
D	eine (oder mehrere) Erosionen, die > 75 % der Zirkumferenz betreffen (zirkuläre Defekte)

Biopsie: Histologische Zeichen einer Refluxösophagitis sind **oberflächliche Koagulationsnekrosen im Plattenepithel,** Plattenepithelproliferationen mit Verbreiterung der Basalschicht, eine **leukozytäre Infiltration**, eine Verlängerung der Bindegewebspapillen mit Hyperämie (Kapillarektasie), **Verhornung** und **Ulzerationen**.

Beim **Barrett-Ösophagus** besteht eine Zylinderzellmetaplasie im distalen Ösophagus (**Abb. 2.4**). Der Übergang zwischen Platten- und Zylinderepithel ist i. d. R. unscharf, typisch sind Inseln von Zylinderepithel im normalen Plattenepithel. Durch den chronischen Entzündungsreiz entwickeln sich **intraepitheliale Dysplasien**, die den Ausgangspunkt für die Entstehung eines Adenokarzinoms bilden können. Abhängig von der Ausprägung der Dysplasie wird zwischen **Low-** und **High-Grade-Dysplasie** unterschieden.

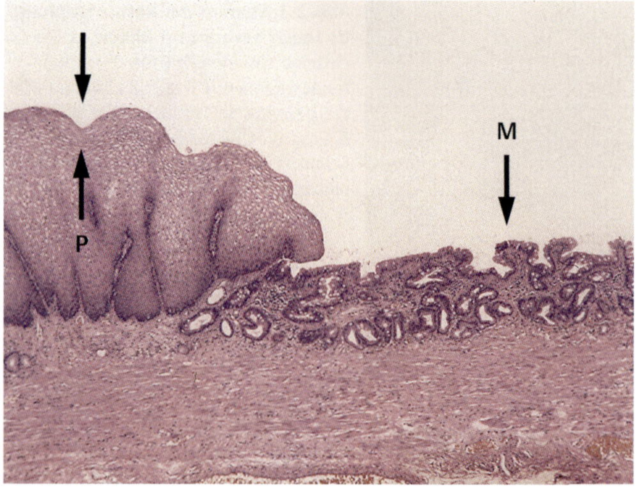

Abb. 2.4 **Intestinale Metaplasie mit Becherzellen bei Barrett-Ösophagus.** M: intestinale Metaplasie, P: Plattenepithel. [aus Riede, Werner, Schaefer, Allgemeine und spezielle Pathologie, Thieme, 2004]

LERNTIPP !

Die Wahrscheinlichkeit, mit der sich bei einem Patienten mit Sodbrennen tatsächlich ein Karzinom ausbildet, kann man sich leicht anhand der **10er-Regel** merken: 10 % der Patienten mit Refluxsymptomatik entwickeln eine Refluxösophagitis. Bei 10 % der Patienten mit Refluxösophagitis entsteht im weiteren Verlauf ein Barrett-Ösophagus. Und bei wiederum etwa 10 % der Patienten mit Barrett-Ösophagus entwickelt sich ein Adenokarzinom.

Lässt sich histologisch ein Barrett-Ösophagus nachweisen, muss der Befund in regelmäßigen Abständen kontrolliert werden (s. u.). Methoden der Wahl sind die Video- oder die Chromoendoskopie (**Tab. 1.3**) mit Quadrantenbiopsie.

PRAXIS Die Refluxösophagitis ist eine endoskopische Diagnose, der Barrett-Ösophagus wird histologisch diagnostiziert.

Spezielle Untersuchungen: Sie gehören nicht zur Standarddiagnostik und werden nur bei bestimmten Fragestellungen durchgeführt, z. B.:

- 24-h-pH-Metrie: zum direkten Refluxnachweis bei Persistenz der Beschwerden unter probatorischer PPI-Gabe und unauffälligem endoskopischem Befund
- Manometrie: zur Beurteilung der Sphinkterfunktion und der Motilität sowie präoperativ
- Ösophagusbreischluck: präoperativ.

PRÜFUNGSHIGHLIGHTS

- ! **Barrett-Ösophagus**: Das Plattenepithel im Bereich des terminalen Ösophagus wird durch Zylinderepithel vom intestinalen Typ mit Becherzellen ersetzt.
- Diagnostik:
  - !! Bei leichten Refluxbeschwerden wird i. d. R. ein probatorischer Therapieversuch mit **Protonenpumpeninhibitoren** unternommen.
  - ! **Histo-Befund**: oberflächliche Koagulationsnekrosen im nichtverhornenden Plattenepithel, Verbreiterung der Basalzellschicht sowie Verlängerung der Bindegewebspapillen mit Hyperämie (Kapillarektasie), leicht entzündliches Infiltrat.

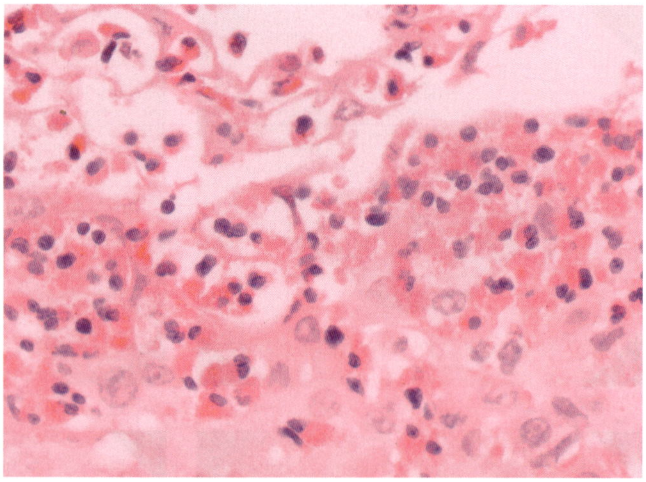

Abb. 2.5 **Histologisches Bild einer eosinophilen Ösophagitis.** [aus Riemann et al., Gastroenterologie in Klinik und Praxis, Thieme, 2007]

Differenzialdiagnosen:

- **infektiöse Ösophagitis:**
  - HSV-Ösophagitis: multiple, kleine, aber tiefe **Ulzerationen**
  - CMV-Ösophagitis: wenige große, oberflächliche **Ulzerationen**
  - Soorösophagitis: **weiße Stippchen** bzw. Beläge auf hochvulnerabler Schleimhaut
- **Ösophagusverätzung** (S. 29)
- **medikamenten-induzierte Ösophagitis:** Ösophagusulzerationen durch „Festkleben" oral aufgenommener Tabletten (z. B. Bisphosphonate, Tetrazykline, Kaliumchlorid, NSAR, Eisenpräparate). Prädilektionsstellen sind die physiologischen **Ösophagusengstellen**. Prophylaxe: ausreichend Flüssigkeit zur Medikamenteneinnahme trinken.
- **mechanisch-irritative Schleimhautschädigung** durch eine Magensonde
- **radiogene (aktinische) Ösophagitis**
- **eosinophile Ösophagitis:** Die Ätiologie ist unklar. Die Erkrankung tritt v. a. bei Kindern und jungen Erwachsenen auf, Männer sind deutlich häufiger betroffen. Die Beschwerden (Dysphagie) bessern sich typischerweise nicht durch Protonenpumpenhemmer. Endoskopisch zeigen sich weiße Beläge, Strikturen und Ringbildungen. In der Histologie lassen sich eosinophile Infiltrate nachweisen (**Abb. 2.5**). Therapeutisch werden Glukokortikosteroide und Leukotrienantagonisten (Montelukast) eingesetzt.
- **Angina pectoris:** belastungsabhängige retrosternale Schmerzen, die sich in Ruhe bessern und im Gegensatz zu Refluxbeschwerden nicht im Liegen zunehmen.

LERNTIPP !

Bei refluxtypischen Beschwerden, die trotz der Einnahme von Protonenpumpeninhibitoren persistieren, sollten Sie auch an eine eosinophile Ösophagitis denken. Prägen Sie sich v. a. den dazugehörigen Histo-Befund ein!

Therapie:

Allgemeinmaßnahmen: Leichte Refluxbeschwerden lassen sich durch Allgemeinmaßnahmen häufig lindern: **Gewichtsreduktion**, Aufteilung der Nahrung auf mehrere **kleine Mahlzeiten**, **fettarme Ernährung**, **Nikotin- und Alkoholkarenz,** Vermeiden von

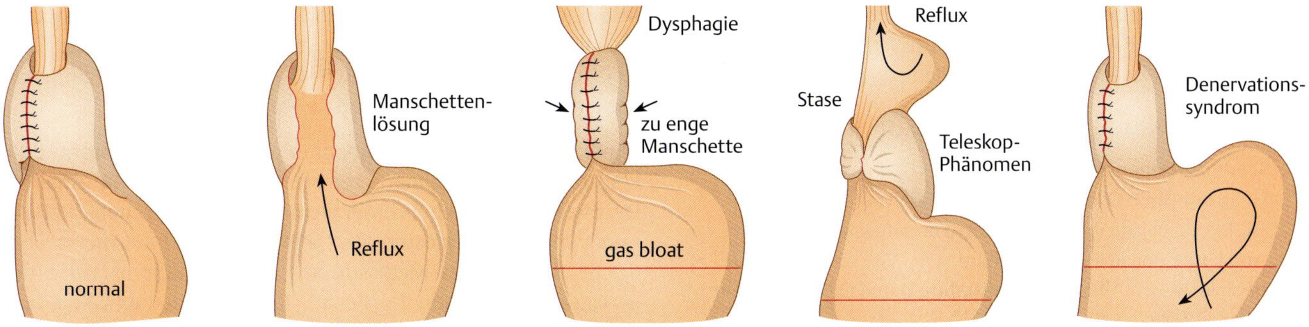

Abb. 2.6 **Komplikationen nach Fundoplicatio.** [aus Baenkler et al., Duale Reihe Innere Medizin, Thieme, 2012]

flachem Liegen unmittelbar nach dem Essen, **Schlafen** mit **hochgestelltem Kopfteil** sowie der **Verzicht auf** Medikamente, die den Sphinkterdruck senken können (S. 22).

Pharmakotherapie: Mittel der Wahl sind **Protonenpumpeninhibitoren** (PPI) wie z. B. Omeprazol oder Esomeprazol, die die Säureproduktion vollständig supprimieren. Bei nur unzureichendem klinischen Therapieansprechen können zusätzlich Alginate eingesetzt werden, durch die ein gelartiger Schutzmantel gebildet wird, der sich auf den Speisebrei im Magen legt. Bei leichten Beschwerden und fehlender Ösophagitis kann auch ein Therapieversuch mit **Antazida** oder **Histamin-H_2-Rezeptor-Antagonisten** unternommen werden. Etwa 90 % sind nach 2 Behandlungswochen mit PPI beschwerdefrei, innerhalb von etwa 3 Monaten heilen die Erosionen und Ulzerationen meistens komplett ab. Nach Absetzen der Medikamente kommt es allerdings in > 50 % der Fälle zu einem Rezidiv, sodass eine erneute Therapie begonnen werden muss. Bei häufigen Rezidiven wird eine PPI-Langzeittherapie in halber Standarddosierung empfohlen.

LERNTIPP !

PPI sind das Mittel der Wahl bei Refluxösophagitis.

Interventionelle Therapie: Peptische Strikturen können durch eine endoskopische Bougierung behandelt werden. Neuere endoskopisch-laparoskopische Operationsverfahren wie Valvuloplastik oder Plikatur haben sich klinisch noch nicht endgültig etabliert.

Operative Therapie: Eine operative Therapie der Refluxösophagitis ist bei Versagen einer adäquat durchgeführten konservativen Behandlung, bei Unverträglichkeit der Protonenpumpenhemmer, großen Hiatushernien, Auftreten rezidivierender Aspirationen und bei jungen Patienten, die keine lebenslange medikamentöse Therapie wünschen, indiziert.

Das Prinzip der Operation basiert auf einer Art Manschette, die aus dem Magenfundus geschaffen und so um das distale Ösophagusende geschlungen wird, dass der gastroösophageale Übergang gut verschlossen ist und praktisch kein Mageninhalt mehr rückläufig in die Speiseröhre gelangen kann.

OP-TECHNIK

Standardmethode ist die sog. **Fundoplicatio nach Nissen**. Sie wird heutzutage vorwiegend **laparoskopisch** durchgeführt. Dabei werden 4–5 Trokare in den Oberbauch eingebracht und der Magenfundus mobilisiert. Der Magenfundus wird dorsal des Ösophagus durchgezogen und ventral locker (Floppy Nissen) mit 2–3 Nähten fixiert. Damit wird das Magengewölbe vollständig (360°) wie eine Manschette um den distalen Ösophagus gefaltet und fixiert.

Besteht zusätzlich eine **Hiatushernie**, ergänzt man die Operation um eine hintere Hiatoplastik. Dabei werden die Zwerchfellschenkel dorsal des Ösophagus mittels Einzelknopfnähten zusammengeführt.

Liegt gleichzeitig auch eine Motilitätsstörung des Ösophagus vor (Manometrie!), ist alternativ die sog. **hintere Hemifundoplicatio nach Toupet** indiziert: Der Magenfundus wird dabei hinter dem distalen Ösophagus durchgeschoben und an beiden Seiten am Zwerchfell fixiert. Der Fundus wird zudem beidseits am Ösophagus vernäht (270°-Manschette).

Um eine weitere operative Therapieoption handelt es sich bei der minimalinvasiven Implantation eines **LINX**-(Reflux-Management-)**Systems**: Ein flexibler, größenangepasster Ring aus titanummantelten Magneten wird von außen um den distalen Ösophagus gelegt. Dieser Ring unterstützt dynamisch die Funktion eines geschwächten unteren Ösophagussphinkters.

OP-Komplikationen (Abb. 2.6):
- **intraoperativ:** Läsion des Magens (insbesondere der Kardia) sowie Ösophagus-, Leber- und Milzverletzungen, Vagusläsion (s. Postfundoplikations-Syndrom)
- **postoperativ:**
  - **Gas-bloat-Syndrom:** Unfähigkeit zum Aufstoßen. Klinik: Nausea, retrosternales Druckgefühl, Magenbeschwerden und u. U. Stenokardien und Herzrhythmusstörungen. Therapie: Manschettenlockerung.
  - **Postfundoplikations-Syndrom**: intraoperative Verletzung des N. vagus. Klinik: Diarrhö, vermehrte Blähungen, funktionelle Magenausgangsstenose
  - **Teleskopphänomen:** Lockerung der Fundusmanschette mit Luxation des Magens durch die Manschette nach kranial → Rezidiventstehung
  - **weitere:** Mediastinalemphysem (bei Laparoskopie), Pneumothorax (bei Laparoskopie), Denervationssyndrom, Dysphagie, Rezidiv.

Vorgehen bei Barrett-Ösophagus: Das Vorgehen ist abhängig von Vorhandensein und Schweregrad der Dysplasien:
- **keine intraepithelialen Neoplasien** (IEN): **Protonenpumpeninhibitoren** und Kontrollendoskopie nach einem Jahr, danach im 3- bis 4-Jahres-Abstand.
- **Low-Grade-Dysplasie: PPI** und **Kontrollendoskopie**, 2 × im 1. Jahr, danach **jährliche endoskopische Überwachung** (Video- oder Chromoendoskopie), alternativ **endoskopische Mukosaresektion** oder Radiofrequenzablation der Barrett-Schleimhaut.
- **High-Grade-Dysplasie:** Indikation zur **endoskopischen Mukosaresektion** oder Radiofrequenzablation der Barrett-Schleimhaut.

Prognose: Die Prognose der GERD ist gut. Häufig wird ein chronisch-rezidivierender Verlauf mit Phasen von Rezidiven und Beschwerdefreiheit beobachtet. Durch die Fundoplicatio erreicht man in bis zu 80 % der Fälle eine subjektive Beschwerdefreiheit. In 10 % der Fälle kann es zu einem Rezidiv der Refluxkrankheit kommen.

PRÜFUNGSHIGHLIGHTS

- Differenzialdiagnosen:
  - !! **eosinophile Ösophagitis**: Refluxbeschwerden trotz PPI, weißliche Beläge in der Endoskopie und massive Infiltration mit Eosinophilen im Histo-Befund
- Therapie: Neben **Allgemeinmaßnahmen** und OP-Indikationen fragt das IMPP v. a. Folgendes:
  - !! Lehnen Patienten die ÖGD ab, erhalten sie probatorisch **PPI** (z. B. Omeprazol).
  - ! **Bei Refluxösophagitis** mit kleiner axialer Gleithernie werden zunächst **Protonenpumpeninhibitoren** (z. B. Esomeprazol) verabreicht. Die Behandlung der axialen Gleithernie richtet sich nach den Refluxbeschwerden.
  - **bei Barrett-Ösophagus**
    - !! ohne intraepitheliale Neoplasie: PPI und Kontrollendoskopie nach einem Jahr, danach im 3- bis 4-Jahres-Abstand.
    - !! mit Low-Grade- oder High-Grade-Dysplasie: endoskopische Mukosaresektion oder Radiofrequenzablation der Barrett-Schleimhaut.

2.4 Hiatushernien

Synonym: Ösophagushernien, Hernia diaphragmatica

DEFINITION Hernien mit Verlagerung von Magen und Baucheingeweiden durch den Hiatus oesophageus in den Thoraxraum.

Hiatushernien sind die häufigsten Zwerchfellhernien (90 %). Sie treten gehäuft bei Patienten > 50 Jahre auf. Adipositas und Emphysemerkrankungen wirken prädisponierend. Man unterscheidet 3 Hauptformen: **axiale Gleithernie, paraösophageale Hernie und Mischformen** (Abb. 2.7).

2.4.1 Axiale Hiatushernie

Synonym: Hiatusgleithernie, axiale Hernie

DEFINITION Kardia und Magenfundus gleiten durch den Hiatus oesophageus in das Mediastinum (sog. Gleitbruch). Die Kardia liegt oberhalb des Zwerchfells.

Ätiologie: Ursächlich ist eine Lockerung der Kardiaaufhängung. Ein **stumpfer His-Winkel** (= Winkel zwischen Magenfundus und intraabdominellem Ösophagus > 90°) weist auf eine beginnende Lockerung hin (sog. kardiofundale Fehllage).

Klinik: Die Mehrzahl der Patienten ist **klinisch inapparent.** 20 % klagen über **Sodbrennen**, **retrosternale Schmerzen, Anämie, Dysphagie** und eine **Schmerzverstärkung** im **Liegen** (Refluxkrankheit!). Die retrosternalen Schmerzen sind auf die mechanische Reizung des Mediastinums zurückzuführen (Folge der verlagerten Magenanteile). Bei 30–40 % der Patienten ist die Hiatushernie mit einer Choleliathiasis vergesellschaftet. Die Koinzidenz von Hiatushernie, Cholelithiasis und Sigmadivertikulose wird **Saint-Trias** genannt.

Diagnostik: Endoskopie und **Röntgenbreischluck** (Abb. 2.8, am besten im Liegen). Durch Kopftieflage und Bauchpresse lässt sich eine Hernierung provozieren. Klassischerweise erkennt man dabei neben den beiden physiologischen Engstellen des distalen Ösophagus eine dritte Einschnürung (Zwerchfelleinengung der hernierten Kardia unter dem unteren Ösophagussphinkter).

LERNTIPP !

Sehen Sie sich das Röntgenbild genauer an: Die Kardia liegt oberhalb des Zwerchfells. Daneben erkennen Sie deutlich die zusätzliche Einschnürung im Bereich des Hiatus oesophageus.

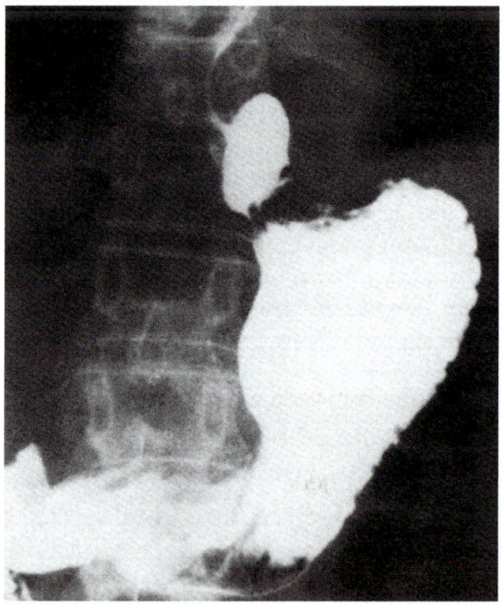

Abb. 2.8 **Axiale Hiatushernie im Ösophagusbreischluck.** Durch die Verlagerung von Kardia und subkardialen Magenmagenanteilen in den Thorax erkennt man deutlich die zusätzliche Einschnürung im Bereich des Hiatus oesophageus. [aus Schumpelick et al., Kurzlehrbuch Chirurgie, Thieme, 2010]

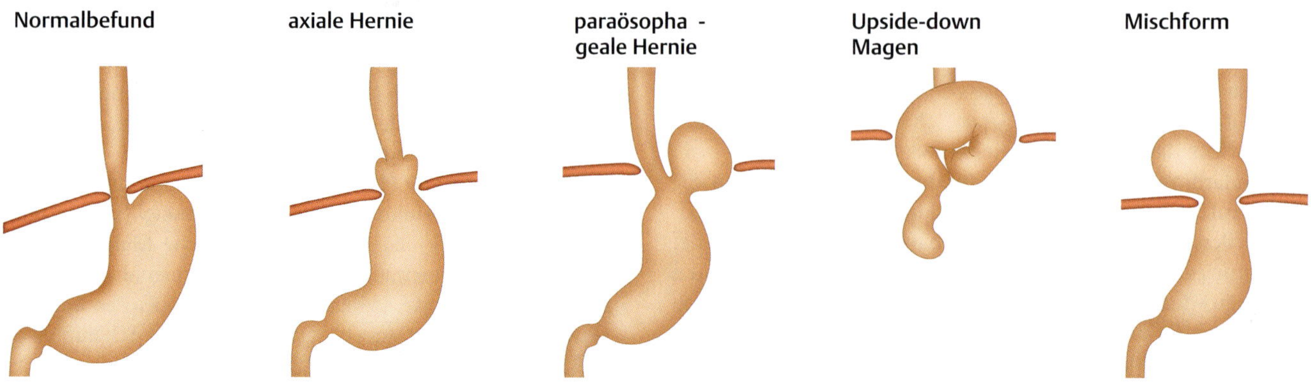

Abb. 2.7 **Hiatushernien.** [aus Hirner, Weise, Chirurgie, Thieme, 2008]

Therapie: Eine Therapie ist nur bei Refluxbeschwerden indiziert.

2.4.2 Paraösophageale Hernie

DEFINITION Ausbildung eines Bruchsacks mit Peritonealüberzug, der sich parallel zum Ösophagus ins Mediastinum vorschiebt und zumeist Anteile des Magenfundus enthält. His-Winkel, Lage der Kardia und Funktion des unteren Ösophagussphinkters sind normal.

Die paraösophageale Hernie neigt zur Progression und kann u. U. sogar bis zur Ausbildung der Maximalvariante eines sog. **Upside-down-Magens** (Syn. Thoraxmagen) führen (Drehung des Magens um seine Längsachse und vollständige Verlagerung ins Mediastinum, Abb. 2.9).

Klinik und Komplikationen: Retrosternales Druckgefühl, Herzbeschwerden, Dysphagie, Anämie und vermehrtes Aufstoßen können unspezifische Symptome sein. Seltene Komplikationen sind Magenulzera, eine Inkarzeration und Strangulation mit Ileus und akutem Abdomen.

Diagnostik: Bereits in der Thoraxübersichtsaufnahme kann die partiell luftgefüllte Magenblase (mit Luft-Flüssigkeits-Spiegel) im Thorax dargestellt werden. Mittels Breischluckverfahren sichert man die Diagnose. Dabei zeigt sich eine dem Zwerchfell aufgelagerte Spiegelbildung von Kontrastmittel im Magen.

Therapie: Aufgrund der Progressions- und Komplikationsgefahr ist eine **Operation** angezeigt. Heutzutage wird diese meist als **Hiatoplastik** (→ Zusammenführen der Zwerchfellschenkel dorsal des Ösophagus mittels Einzelknopfnähten) **mit Fundoplicatio** und ggf. Fundo- oder Gastropexie mit Fixierung des Magens an der vorderen Bauchwand durchgeführt. In 20 % der Fälle muss mit einem Rezidiv gerechnet werden.

PRÜFUNGSHIGHLIGHTS

- ! Verlagern sich der Magen und/oder Baucheingeweide in den Thorax (z. B. bei einem Thoraxmagen), gelangen sie durch den **Hiatus oesophageus** dorthin.
- ! Röntgenbefund bei Upside-down-Magen
- ! Ein Thoraxmagen kann zu einer **Anämie** führen.
- ! Im Röntgenübersichtsbild des Thorax zeigt sich beim Thoraxmagen ein **intrathorakaler Luft-Flüssigkeits-Spiegel**.

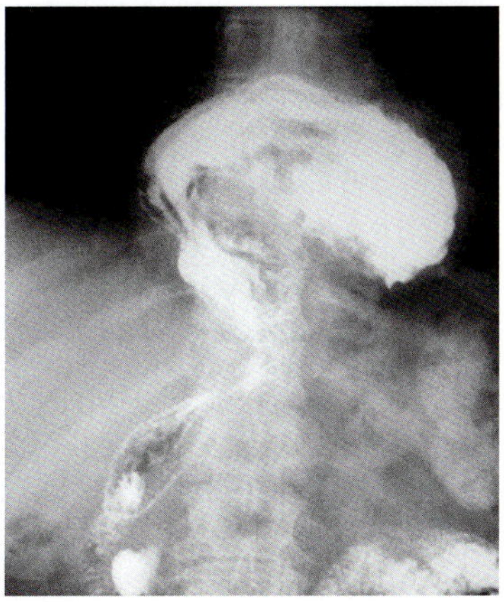

Abb. 2.9 **Upside-down-Magen.** [aus Hirner, Weise, Chirurgie, Thieme, 2008]

2.5 Ösophagusdivertikel

2.5.1 Grundlagen

DEFINITION Divertikel sind Wandausstülpungen von Hohlorganen. Man unterscheidet falsche von echten und Pulsions- von Traktionsdivertikeln.

- **falsche Divertikel (Pseudodivertikel):** Ausstülpung von Mukosa- und Submukosa infolge einer Schwachstelle in der Muskularis
- **echte Divertikel:** Ausstülpung aller Wandanteile einschließlich der Muskularis
- **Pulsionsdivertikel:** Ein erhöhter intraluminaler Druck führt zur Schleimhautvorwölbung durch vorhandene Muskellücken (= falsches Divertikel).
- **Traktionsdivertikel:** meist Folge von lokalen entzündlichen oder postentzündlichen Vorgängen außerhalb des Lumens, die dazu führen, dass sämtliche Wandschichten nach außen gezogen werden (= echtes Divertikel).

Einteilung: Eine Übersicht über die Divertikel im Ösophagus gibt Tab. 2.5.

Diagnostik: Man erkennt die Divertikel am besten in der Röntgenkontrastaufnahme des Ösophagus (**Ösophagusbreischluck**, Abb. 2.10). Beim geringsten Verdacht einer Perforation darf nur wasserlösliches Kontrastmittel verabreicht werden (kein Bariumsulfat!). Das Traktionsdivertikel zeigt sich im Unterschied zum Pulsionsdivertikel meist mit zipfelförmigen Ausziehungen der Speiseröhre.

Eine zusätzliche **endoskopische** Untersuchung ist grundsätzlich zu empfehlen (Ausschluss einer anderen Ursache der Beschwerden), sie geht allerdings aufgrund der dünnen Schleimhaut im Divertikelbereich mit einer erhöhten **Perforationsgefahr** einher.

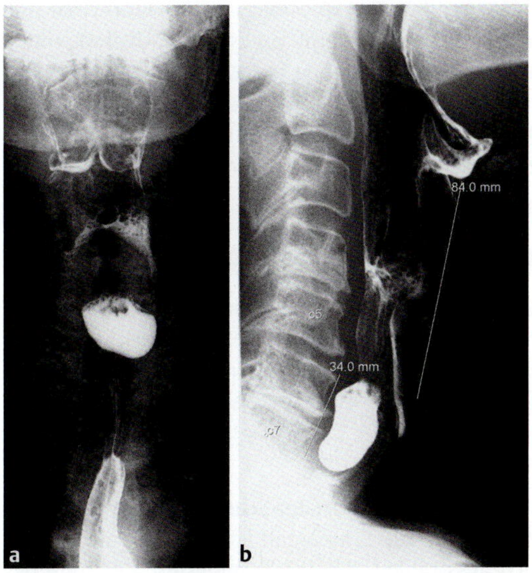

Abb. 2.10 **Zenker-Divertikel.** Im Ösophagusbreischluck ist die Ausstülpung des Hypopharynx gut darstellbar. **a** a.-p.-Aufnahme. **b** Seitliche Aufnahme. [aus Schumpelick et al., Kurzlehrbuch Chirurgie, Thieme, 2010]

Tab. 2.5 **Übersicht über die Ösophagusdivertikel**

	Zenker-Divertikel	parabronchiales Divertikel	epiphrenales Divertikel
Synonym	zervikales Pulsionsdivertikel, pharyngoösophageales Divertikel, Grenzdivertikel	–	epiphrenisches Pulsionsdivertikel
Form	Pulsionsdivertikel	Traktionsdivertikel	Pulsionsdivertikel
Häufigkeit	70 %	20 %	10 %
Lokalisation	Killian-Dreieck	Trachealbifurkation	unteres Ösophagusdrittel
Ätiologie	Störung des oberen Ösophagussphinkters → Druckerhöhung	narbiger oder entzündlicher Muskelzug	Störung des unteren Ösophagussphinkters → Druckerhöhung
Klinik	Dysphagie, Druckschmerzen, Fötor, Gurgeln, Regurgitation, Komplikation: Perforation	i. d. R. asymptomatischer Zufallsbefund	uncharakteristisch, retrosternales Druckgefühl, Dysphagie
Therapie	OP • endoskopische Septotomie • offene Divertikelabtragung und Myotomie des oberen Ösophagussphinkters	Divertikelabtragung bei Beschwerden oder Komplikationen	Divertikelabtragung und Myotomie des unteren Ösophagussphinkters

2.6 Ösophagusverletzungen

Es lassen sich **penetrierende** von **nichtpenetrierenden** Verletzungen unterscheiden. Penetrierende Verletzungen werden am häufigsten iatrogen verursacht (Folge der **Endoskopie**). Nichtpenetrierende Verletzungen entstehen zumeist nach einer **Verätzung**.

2.6.1 Ösophagusperforation

Ätiologie: Die Ösophagusperforation ist ein absoluter Notfall. Sie entsteht meist iatrogen (Endoskopie), durch scharfkantige Fremdkörper, die in die Speiseröhre gelangen, durch äußere Gewalteinwirkung (Schuss-, Stich- und Akzelerationsverletzungen), bei schwerer Refluxerkrankung oder als Folge des Boerhaave-Syndroms (s. u.). Ein Alkoholabusus gilt als prädisponierender Faktor für das Entstehen einer nichtiatrogenen Ösophagusperforation.

Sonderform Boerhaave-Syndrom: Das **Boerhaave-Syndrom** stellt die **Maximalvariante des Mallory-Weiss-Syndroms** dar und tritt nach starkem Würgen bzw. **explosionsartigem Erbrechen** auf, typischerweise in Verbindung mit exzessivem **Alkoholgenuss**. Dabei kommt es spontan, also ohne Vorerkrankung des Ösophagus, zu **longitudinalen Einrissen sämtlicher Wandschichten** der distalen Speiseröhre (unteres dorsales Drittel). Meist erfolgt die Zerreißung zur linken Seite (klinisch als sofortiger retrosternaler bis linksthorakaler **Vernichtungsschmerz**).

LERNTIPP !

Vernichtungsschmerzen nach explosionsartigem Erbrechen sollten Sie sofort an das Boerhaave-Syndrom denken lassen. Es handelt sich um eine spontane Ösophagusruptur, die typischerweise in engem Zusammenhang mit einem exzessiven Alkoholabusus steht.

Klinik: **Dysphagie** und **retrosternaler Schmerz** sind erste Anzeichen einer Perforation. Die Schmerzen können aber auch bis in den Oberbauch ausstrahlen. Ein **Hautemphysem** auf Höhe des Jugulums ist Hinweis auf ein Mediastinalemphysem. Auch ein **Seropneumothorax** ist möglich.

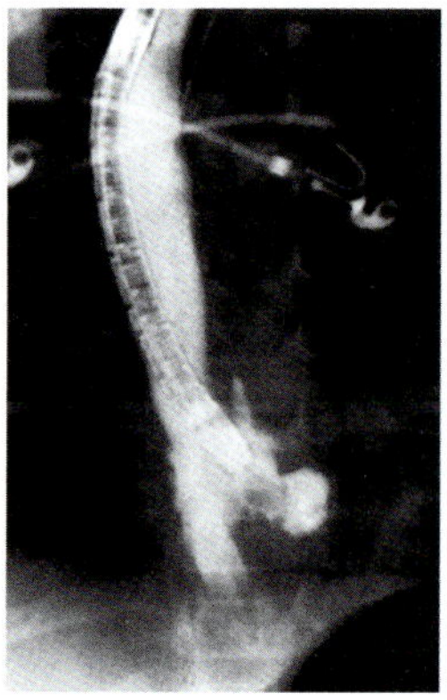

Abb. 2.11 **Ösophagusperforation.** Man erkennt deutlich den Austritt des wasserlöslichen Kontrastmittels nach links ins Mediastinum. Die Perforation trat nach einer Ösophagusbougierung auf. [aus Hirner, Weise, Chirurgie, Thieme, 2008]

PRAXIS Treten Dysphagie oder retrosternaler Schmerz nach einer Endoskopie der Speiseröhre neu auf, sollte immer an eine Perforation gedacht werden.

Diagnostik: Der Ösophagusbreischluck mit wasserlöslichem Kontrastmittel ist das diagnostische Verfahren der Wahl. CT-Untersuchung (mit Kontrastmittel) und Labor (insbesondere CRP und Leukozyten) geben Aufschluss über das Ausmaß einer Mediastinitis und dienen der Verlaufskontrolle. Es gilt insbesondere, auf einen Kontrastmittelaustritt ins Mediastinum (**Abb. 2.11**) bzw. in die linke Pleurahöhle oder in den Bauchraum zu achten.

LERNTIPP !

Prägen Sie sich ein, wie sich ein Kontrastmittelaustritt im Röntgen darstellt, damit Sie ihn bei der Befundung auch ausschließen können.

PRAXIS Es darf nur wasserlösliches Kontrastmittel (z. B. Gastrografin) verwendet werden, da freies Bariumsulfat im Mediastinum schwerste Entzündungen und Fremdkörperreaktionen hervorrufen kann.

Therapie: **Jeder Patient mit Ösophagusperforation** wird **parenteral ernährt** und erhält eine **Antibiotikatherapie** mit Breitbandspektrum. Abhängig von Ausmaß und Lokalisation der Perforation wird die weitere Behandlung individuell angepasst:

Konservative Behandlung: Bei kleineren frischen Verletzungen mit wenig ausgeprägter Umgebungsreaktion reichen z. T. die endoskopische Stentimplantation, die Gabe von Breitband-Antibiotika und eine engmaschige Verlaufskontrolle aus.

Operative Behandlung:
- Anlage einer **Drainage** um das Perforationsgebiet bzw. **Übernähung** der Perforation bei älterer Verletzung, ggf. Deckung durch Fundoplicatio
- Ösophagusresektion mit ein- oder 2-zeitiger Rekonstruktion.

Prognose: Komplikationen (Mediastinitis, septische Halsphlegmone, Schock) gehen mit einer hohen Letalität einher (> 50 %).

PRÜFUNGSHIGHLIGHTS

Zenker-Divertikel
- ! **Klinik:** Dysphagie, Druckschmerzen, Fötor, Gurgeln, Regurgitation
- ! **Diagnostik:** Ausstülpung des Hypopharynx im Ösophagusbreischluck

Boerhaave-Syndrom
- !! **Ösophagusruptur** (longitudinale Einrisse aller Ösophaguswandschichten) nach Würgen und **explosionsartigem Erbrechen**
- !! meist in Verbindung mit **exzessivem Alkoholkonsum**
- !!! **Klinik: Vernichtungsschmerz** (meist retrosternal bis linksthorakal, kann aber auch in den Oberbauch ausstrahlen), Dysphagie, **Mediastinal-** und teilweise auch **Hautemphysem** im Halsbereich, **Seropneumothorax**.

2.6.2 Ösophagusfremdkörper

DEFINITION Gegenstände, die **akzidentell** oder in **suizidaler Absicht** verschluckt werden.

Epidemiologie: insbesondere bei Kindern, Menschen mit geistiger Behinderung oder höherem Alter. Gebissteile, Münzen, Spielzeug, Knochen und Gräten werden am häufigsten versehentlich verschluckt. Rasierklingen und Nadeln finden sich bei suizidaler Absicht oder bei psychiatrischen Erkrankungen.

Komplikationen: Druckulzera, Bolusverschluss, Perforation und Fistelbildung zum Bronchialsystem.

Diagnostik: Die Verdachtsdiagnose wird mit Röntgen-Thorax- sowie Abdomenübersichtsaufnahme und sofortiger Endoskopie abgeklärt.

Therapie: Unter **endoskopischer Sichtkontrolle** wird der Fremdkörper mittels Fasszange, Metallschlinge oder Greifer entfernt. Bei Kindern, geistig verwirrten und alten Menschen sollte der Eingriff in **Vollnarkose** erfolgen (erhöhte Aspirationsgefahr!). Scharfe Gegenstände werden mithilfe eines **Overtubes** entfernt (hohler Kunststoffschlauch, der über den Fremdkörper gestülpt wird, um Verletzungen beim Zurückziehen zu vermeiden).

2.6.3 Ösophagusverätzung

DEFINITION Durch **Säuren** oder **Laugen** verursachte Verletzung der Speiseröhre. Sie ist ein absoluter **Notfall**. Säuren führen zur **Koagulationsnekrose**, Laugen zur **Kolliquationsnekrose**.

Einteilung: Die Ösophagusverätzung wird nach ihrem Schweregrad in 3 Stufen eingeteilt (**Tab. 2.6**).

Klinik: Stärkste Schmerzen im Rachen, retrosternaler Schmerz und Verätzungen an Zunge, Lippen und Mundschleimhaut.

Komplikationen: Je nach Schweregrad sind unterschiedliche Komplikationen zu erwarten (**Tab. 2.6**). Grundsätzlich besteht bei jeder Ösophagusverätzung die Gefahr einer **Perforation**. Das **Narbenkarzinom** stellt eine Spätkomplikation einer Ösophagusverätzung nach 10–20 Jahren dar. Regelmäßige endoskopische Kontrollen sind daher anzuraten.

Diagnostik und Therapie:
- **Notfallendoskopie**: Beurteilung von Schweregrad und Ausmaß der Verätzungen und Darstellung von Perforationen oder Fisteln, Absaugen von Laugen- oder Säureresten, Spülen des Ösophagus

PRAXIS Achtung, die Gefahr einer **iatrogenen Perforation** ist bei Ösophagusverätzung drastisch erhöht!

- Schockprophylaxe mit hochdosierter Analgesie und Breitbandantibiose
- intensivmedizinische Überwachung mit parenteraler Ernährung
- endoskopische Nachkontrollen ab dem 3. Tag, ggf. mit Frühbougierung strikturierter Areale
- Thorakotomie (oder Laparotomie) mit Resektion der nekrotischen Ösophagusanteile (Diskontinuitätsresektion und Anlage einer kollaren Speichelfistel) bei schwerster Verätzung, Rekonstruktion des Ösophagus mittels Magenhochzug oder Koloninterponat nach Stabilisierung.

Tab. 2.6 **Schweregrade der Ösophagusverätzung**

Grad	Definition	Komplikationen
I	oberflächlicher Defekt, Ödem, Schleimhauthyperämie	keine (Restitutio ad integrum)
II	Ulzerationen durch Zerstörung von Mukosa und partielle Zerstörung von Submukosa bzw. Muskularis	Narbenbildung
III	Ulzerationen und Nekrosen durch alle Wandschichten	Wandperforation mit Mediastinitis, Pleuritis, Arrosion von Gefäßen, Bildung von Stenosen und Strikturen

2.7 Ösophaguskarzinom

Epidemiologie: Inzidenz 6/100 000 Menschen/Jahr. Vor allem die Inzidenz des Adenokarzinoms ist in den westlichen Ländern angestiegen, sodass heute Plattenepithel- und Adenokarzinome in etwa gleich häufig vorkommen. Die Tatsache, dass das Ösophaguskarzinom in bestimmten Regionen/Ländern besonders stark gehäuft auftritt (z. B. China), unterstreicht die Relevanz von Ernährungs- und Umwelteinflüssen (s. u.). Der Häufigkeitsgipfel liegt zwischen dem 6. und 7. Lebensjahrzehnt. Männer sind wesentlich häufiger betroffen als Frauen (m:w = 5:1).

Ätiologie und Risikofaktoren: Es handelt sich im Wesentlichen um **Plattenepithel**- und **Adenokarzinome** (Tab. 2.7). Einige **Risikofaktoren** konnten identifiziert werden, die eng mit dem histologischen Subtyp zusammenhängen:

Plattenepithelkarzinom:
- Genuss von Alkohol (insbesondere Hochprozentiges), Nikotin, heißen Getränken
- Karzinogene: Nitrosamine, Aflatoxine, Betelnüsse
- Präkanzerosen: Narbenstrikturen nach Bestrahlung oder Laugenverätzung, Achalasie (S. 20), Plummer-Vinson-Syndrom.

Adenokarzinom:
- **Barrett-Ösophagus** (über 50 % der Betroffenen): Folge einer langjährigen Refluxkrankheit. Das ösophageale Plattenepithel wandelt sich in becherzellhaltiges Zylinderepithel um. Anders als beim Plattenepithelkarzinom sind Rauchen und Alkoholkonsum keine bedeutsamen Risikofaktoren!

Klinik: Leit- und häufig erstes Symptom ist die **Dysphagie**. Da Schluckbeschwerden aber meist erst ab einer Lumeneinengung von > 60 % auftreten, ist das Karzinom bei Diagnosestellung häufig weit fortgeschritten. Auch Hämatemesis, retrosternale Schmerzen und Gewichtsverlust können zum Symptomenkomplex zählen. Hat sich der Tumor auf die Trachea ausgedehnt, kann sich eine ösophagobronchiale **Fistel** mit Husten nach Flüssigkeitsaufnahme und einer Aspirationspneumonie entwickeln. Bei Infiltration des N. recurrens leiden die Patienten unter **Heiserkeit**.

LERNTIPP !

Die wichtigste Ursache der **Dysphagie** bei einem Patienten über 45 Jahre ist das Ösophaguskarzinom.

Metastasierung:
- **per continuitatem:** frühzeitig intramurales und submuköses Wachstum mit Infiltration von Nachbarstrukturen
- **lymphogen:** frühzeitiger Befall (→ durch den fehlenden Serosaüberzug des intrathorakalen Ösophagus) von regionalen, nuchalen, zervikalen und zöliakalen Lymphknoten
- **hämatogen:** meist relativ spät in Lunge, Leber oder Knochen.

Diagnostik: Entscheidend für die Diagnosesicherung ist die **Ösophagoskopie** (Abb. 2.12), bei der mehrere **Biopsien** aus suspekten Arealen entnommen und anschließend histopathologisch (s. o.) untersucht werden.

Der **Röntgen-Ösophagusbreischluck** gibt v. a. bei fortgeschrittenen Ösophaguskarzinomen Auskunft über Lokalisation, Längenausdehnung und die funktionelle Einschränkung durch die Stenosierung (Abb. 2.13). Auch ösophagobronchiale Fisteln lassen sich mit diesem Verfahren darstellen. Für die Diagnosesicherung ist er allerdings nicht sensitiv genug.

Staging: Mit der **Endosonografie** werden die lokale Infiltrationstiefe und der Befall regionaler Lymphknoten beurteilt, in **CT** und **MRT** werden Tumorausdehnung, Lymphknotenbefall und Fernmetastasierung bestimmt. Weitere Methoden sind:

Tab. 2.7 **Pathologie der Ösophagustumoren**

	Plattenepithelkarzinom	Adenokarzinom
Makroskopie	endophytisch-ulzerierendes Wachstum (60 %), horizontaler Einbruch in die Ösophaguswand, schnelle Infiltration von Nachbarorganen, selten: intramurales Wachstum oder Wucherung ins Lumen	ähnlich Plattenepithelkarzinom, häufiger polypoides Wachstum ins Lumen
Histologie	plattenepithelartige Komplexe aus atypischen Keratinozyten, keine Hornperlen	atypisch verzweigte, kleintubuläre Drüsen, Metaplasie mit Becherzellen und Zylinderepithelien,
Lokalisation	Bereich der 3 physiologischen Engstellen (20 % oberes, 35 % mittleres und 45 % unteres Ösophagusdrittel)	i. d. R. unteres Ösophagusdrittel

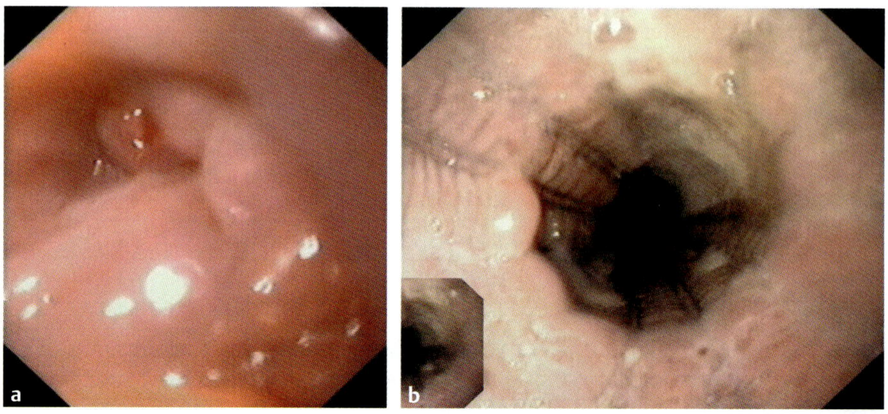

Abb. 2.12 **Plattenepithelkarzinom des Ösophagus (Ösophagoskopie). a** Subtotale Stenose. **b** Nach Einsetzen eines Metallstents. [aus Greten, Rinninger, Greten, Innere Medizin, Thieme, 2010]

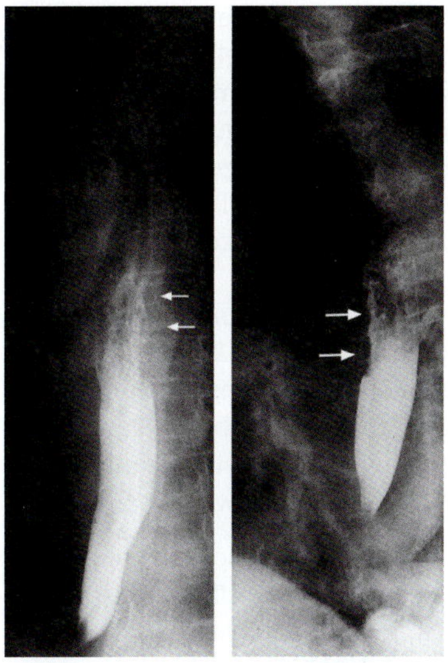

Abb. 2.13 **Ösophaguskarzinom (Ösophagusbreischluck).** Im distalen Drittel sieht man eine deutliche Zerstörung des Faltenreliefs (Pfeile). Das Lumen ist nicht sonderlich eingeengt. Es handelt sich um eine Frühform eines Ösophaguskarzinoms. [aus Reiser, Kuhn, Debus, Duale Reihe Radiologie, Thieme, 2017]

- Oberbauchsonografie: Nachweis von Lebermetastasen
- PET-CT: Nachweis von Fernmetastasen
- Laryngo- bzw. Bronchoskopie: Nachweis einer Infiltration der Atemwege, v. a. beim Plattenepithelkarzinom
- Knochenszintigrafie: Nachweis von Knochenmetastasen (selten indiziert). Aa. gastroduodenales superior.

Stadieneinteilung: Die Stadieneinteilung des Ösophaguskarzinoms nach UICC ist in **Tab. 2.8** dargestellt. Zur Klassifikation der Adenokarzinome des gastroösophagealen Überganges nach Siewert siehe **Tab. 2.9.**

Differenzialdiagnosen: u. a. Ösophagusdivertikel, Achalasie, Narbenstenosen nach Verätzung oder ein Kardiakarzinom des Magens.

Therapie: Die Therapie hängt von der Lokalisation und dem Tumorstadium ab. Die Indikation zur Operation ist bei **funktioneller Operabilität des Patienten** und **onkologischer Resektabilität des Tumors** prinzipiell immer gegeben.

Kurative Operation: Eine kurative operative Tumorentfernung ist nur möglich, wenn der Tumor lokal begrenzt ist, keine Fernmetastasen vorliegen und der Tumor im mittleren oder unteren Ösophagusdrittel lokalisiert ist. Bei Tumoren des oberen Ösophagusdrittels kann der notwendige Sicherheitsabstand aufgrund der anatomischen Nähe zum oberen Ösophagussphinkter z. T. nicht eingehalten werden.

- **Carcinoma in situ** und **intramukosale Frühkarzinome (cT 1):** endoskopische Mukosaresektion (schonendes Verfahren mit hoher Heilungsrate; immer Schnellschnittdiagnostik → bei Infiltration der tiefen Submukosa [≥ 500 µm], Lymph- bzw. Blutgefäßinfiltration, schlechtem Differenzierungsgrad [≥ G3] oder Tumorrest am basalen Resektionsrand [R1 basal]: Ösophagusresektion).
- **cT 2:** chirurgische Resektion; neoadjuvant bei Plattenepithelkarzinomen ggf. präoperative Radiochemotherapie, bei Adenokarzinomen ggf. prä- und postoperative Chemotherapie.
- **cT 3/cT 4 und/oder N1/N2 (M0):** chirurgische Resektion; neoadjuvant bei allen Plattenepithelkarzinomen präoperative Radiochemotherapie, bei Adenokarzinomen entweder ebenfalls präoperative Radiochemotherapie oder prä- und postoperative Chemotherapie.

Das Ausmaß der zusätzlichen **Lymphadenektomie** ist wie die Behandlung des Primärtumors abhängig von dessen Lokalisation. Grundsätzlich werden 3 Felder unterschieden: abdominal, thorakal und zervikal; Standard ist die Zweifeld-Lymphadenektomie.

Tab. 2.8 **Stadieneinteilung des Ösophaguskarzinoms** (nach UICC, 2017)

Stadium	TNM-Klassifikation	Beschreibung
0	Tis N0 M0	Carcinoma in situ (intraepithelial, keine Infiltration der Lamina propria; Tis)
I	T 1 N0/N1 M0	Infiltration von Lamina propria, Muscularis mucosae (T 1a) oder Submukosa (T 1b); ggf. Metastasen in 1–2 regionären Nll. (N1)
II	T 2 N0/N1 M0	Infiltration der Muscularis propria (T 2); ggf. N1 (s. o.)
	T 3 N0 M0	Infiltration der Adventitia (T 3)
III	T 1/T 2 N2 M0	T 1 oder T 2 (s. o.), zusätzlich Metastasen in 3–6 regionären Nll. (N2)
	T 3 N1/N2 M0	T 3 (s. o.), zusätzlich N1 oder N2 (s. o.)
IVA	T 4a/T 4b jedes N M0	Infiltration von Nachbarorganen (T 4a: Pleura, Perikard, Vena azygos, Zwerchfell oder Peritoneum; T 4b: Aorta, Wirbelkörper oder Trachea)
	jedes T N3 M0	Metastasen in 7 oder mehr regionären Nll. (N3)
IVB	jedes T jedes N M1	Fernmetastasen (M1)

Tab. 2.9 Siewert-Klassifikation für gastroösophageale Übergangskarzinome

Typ	Lokalisation	Charakteristika
Siewert Typ I	Zentrum des Karzinoms 1–5 cm oberhalb der Cardia	meist aus dem Barrettepithel hervorgehend
Siewert Typ II	Zentrum des Karzinoms 1 cm oberhalb bis 2 cm unterhalb der Cardia	klassisches Cardiakarzinom
Siewert Typ III	Zentrum des Karzinoms 2–5 unterhalb der Cardia	

OP-TECHNIK

Ösophagusresektion:
- thorakoabdominaler (Eröffnung des rechten Thorax und Abdomens, sog. 2-Höhlen-Eingriff) bzw. bei Tumoren oberhalb der Trachealbifurkation auch zervikaler Zugang
- Anstreben eines **Sicherheitsabstands** von 6–10 cm (**subtotale Ösophagusresektion**), da sich Ösophaguskarzinome rasch intramural ausbreiten.
- **radikale Lymphadenektomie** im Bereich von Mediastinum und Truncus coeliacus
- nach der Resektion: **Speiseröhrenersatz** durch Magenhochzug (sog. Schlauchmagen) oder seltener Koloninterponat (i. d. R. Colon transversum)
- ggf. **Pyloroplastik:** abschließend zur besseren Magenentleerung (Vagotomie im Zuge der Resektion).

Bei Kardiakarzinomen kann alternativ eine **transhiatal erweiterte Gastrektomie mit distaler Ösophagusresektion** und mediastinaler Anastomose gewählt werden.

Komplikationen:
- **Anastomoseninsuffizienz:** Gefahr einer Mediastinitis, eines Pleuraempyems und der Entwicklung enterokutaner oder -trachealer Fisteln
- **Interponatnekrose:** Bei gestörter Gefäßversorgung des Interponats kommt es zur Ischämie mit Nekrose. In weiterer Folge können Mediastinitis, Peritonitis und Sepsis entstehen.
- **Anastomosenstenosierung:** Spätfolge nach narbiger Schrumpfung, Bestrahlung oder Anastomoseninsuffizienz. Die Stenose wird endoskopisch bougiert.
- **andere:** intraoperativer Milzverlust, Nachblutungen, Pneumonie, Läsion des Ductus thoracicus mit Chylothorax oder Verletzung des N. laryngeus recurrens mit Heiserkeit.

Kurative Radiochemotherapie: Bei folgenden Konstellationen kann eine **definitive Radiochemotherapie** durchgeführt werden:
- wenn der Tumor im Rahmen einer interdisziplinären Tumorkonferenz als **endoskopisch/chirurgisch nichtresektabel** eingestuft wird.
- wenn ein Patient **funktionell nicht operabel** ist bzw. den operativen Eingriff nach ausführlicher Aufklärung **ablehnt**
- als **Alternative** zur chirurgischen Resektion bei resektablen **cT 3/cT 4-Plattenepithelkarzinomen des proximalen Ösophagus**.

Palliative Therapieoptionen: Patienten mit metastasiertem oder lokal fortgeschrittenem, nicht kurativ behandelbarem Adenokarzinom soll lt. aktueller Empfehlung eine **systemische Chemotherapie** angeboten werden, auch bei Patienten mit einem ebensolchen Plattenepithelkarzinom kann dies erfolgen (im Gegensatz zum Adenokarzinom konnte jedoch beim Plattenepithelkarzinom neben dem Erhalt der Lebensqualität kein lebensverlängernder Effekt nachgewiesen werden).

Wesentliches Ziel des palliativen Therapiekonzepts ist die **Aufrechterhaltung der Nahrungspassage**, was z. B. auch durch Bestrahlung (evtl. auch endoluminal), Bougierung, Radiofrequenzablation bzw. Lasertherapie oder Tubus- bzw. Stenteinlage (**Abb. 2.12b**) erreicht werden kann. Bei Patienten mit starkem Gewichtsverlust sollte eine PEG-Sonde gelegt werden.

Prognose: Die Prognose des Ösophaguskarzinoms ist ungünstig. Auch nach R0-Resektion liegt die 5-Jahres-Überlebensrate bei operablen Patienten bei nur ca. 35 %. Palliativ behandelte Patienten überleben i. d. R. weniger als 1 Jahr.

PRÜFUNGSHIGHLIGHTS

Ösophaguskarzinom:
- ! **Komplikation:** Bei Infiltration der Trachea kann eine **ösophageale Fistel** mit **Hustenanfällen** nach Flüssigkeitsaufnahme, erschwerter Nahrungsaufnahme und einer **Aspirationspneumonie** (Fieber, Husten, Auswurf) einhergehen. Achten Sie im CT auf einen möglichen Kontrastmittelübertritt von der Speiseröhre in die Atemwege!
- ! **Diagnostik:** Ösophagoskopie
- ! Tumorstaging: **CT** des Thorax und Abdomens
- !! **Therapie:** Bei cT 3/cT 4-Plattenepithel- sowie Adenokarzinomen (mit N1/N2 oder fraglichem N-Status) ist nach aktueller Leitlinie eine **neoadjuvante (präoperative) Radiochemotherapie** indiziert.

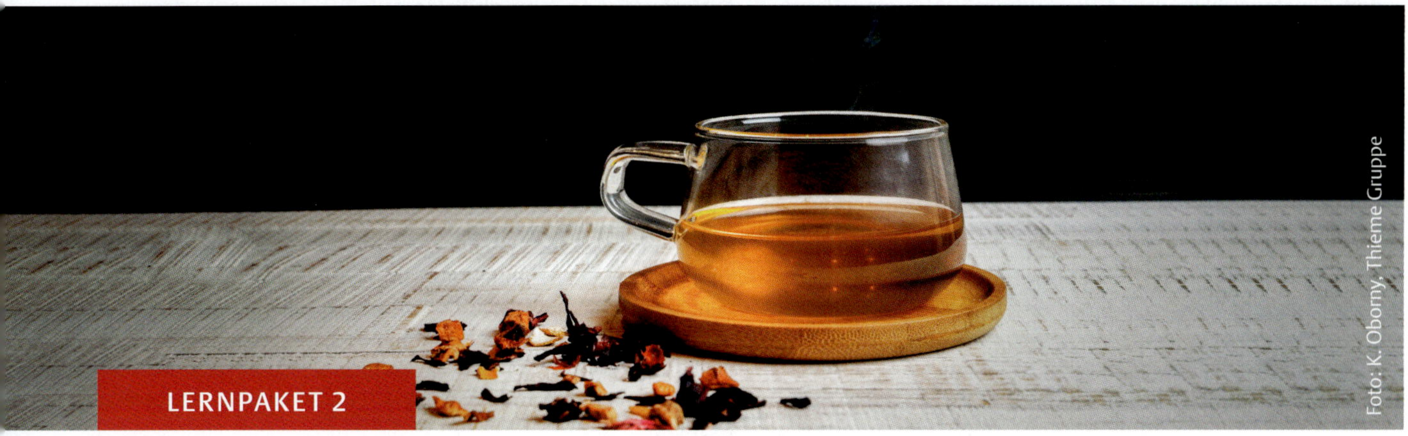

3 Magen und Duodenum

3.1 Grundlagen

3.1.1 Anatomie

Topografie:

Magen: Der Magen liegt **intraperitoneal**. Er besteht aus Kardia (Mageneingang), Fundus, Korpus, Antrum und Pylorus (Magenausgang). Beleg- und Hauptzellen finden sich in Korpus und Fundus, Nebenzellen im Antrum und in der Kardiaregion, G-Zellen v. a. im Antrum. Die Rückwand des Magens bildet die vordere Begrenzung der Bursa omentalis. Von der kleinen Kurvatur nimmt das Omentum minus, von der großen das Omentum majus seinen Ausgang. Der Magen ist durch das **Lig. hepatogastricum** und das **Lig. hepatoduodenale** an der Leber, durch das **Lig. gastrolienale** an der Milz, durch das **Lig. gastrocolicum** am Colon transversum und durch die Membrana phrenicooesophagea im Bereich der Kardia fixiert. Der His-Winkel entspricht dem spitzen Winkel zwischen Ösophagus und Magenfundus.

Duodenum: Das Duodenum beginnt direkt nach dem Pylorus mit der **Pars superior** und geht am sog. duodenalen Knie von der **Pars descendens** in die **Pars horizontalis** über. Die sich anschließende **Pars ascendens** mündet am Treitz-Band ins Jejunum. Das Duodenum liegt (mit Ausnahme der Pars superior) komplett **retroperitoneal**. Pankreas- und Gallengang münden in die Papilla duodeni major (**Vateri**) der Pars descendens. Die Schleimhaut enthält Brunner-Drüsen, die das alkalische Duodenalsekret produzieren.

Gefäßversorgung:

Magen: Arteriell wird der Bereich der großen Kurvatur durch die **Aa. gastroomentalis dextra** (aus dem Truncus coeliacus über die A. hepatica communis und die A. gastroduodenalis) und **sinistra** (aus dem Truncus coeliacus über die A. linealis) versorgt, die kleine Kurvatur durch die **Aa. gastrica sinistra** und **dextra**. Aufgrund von intramuralen Gefäßanastomosen ist bei Bedarf eine einzige Arterie zur Versorgung des Magens ausreichend. Der venöse Abfluss erfolgt über die **gleichnamigen Venen**, zum größten Teil in die V. portae – am proximalen Abschnitt der großen Kurvatur über die Rr. gastrici breves auch in die V. lienalis. Über die Magenwand besteht außerdem eine Verbindung zu den Venen des Ösophagus, die zu Fundusvarizen bei portaler Hypertension (S. 120) führen können.

Duodenum: Die arterielle Versorgung des Duodenums erfolgt überwiegend über die **Aa. pancreaticoduodenalis superior** (aus der A. gastroduodenalis) et **inferior** (aus der A. mesenterica superior). Das venöse Blut fließt über gleichnamige Venen ebenfalls in die V. portae.

Lymphabfluss:

Magen: Die subserösen Lymphbahnen des Magens drainieren in **Lymphknotengruppen** an der **kleinen und großen Kurvatur** (magennah), in die regionären Lymphknoten an der A. gastrica sinistra sowie im Bereich des Pankreas, der Aorta und des Mesenteriums (magenfern).

Duodenum: Die Lymphbahnen des oberen Duodenums drainieren in Lymphknotengruppen im Bereich des Pylorus, entlang der Aa. pancreaticoduodenales superiores anterior und posterior und z. T. der Aorta; die des unteren Duodenums zu Lymphknoten im Verlauf der A. pancreaticoduodenalis inferior. Die Lymphbahnen von Magen und Duodenum münden schließlich in den **Truncus intestinalis**.

Nervensystem: Sympathisch wird der Magen über das Ganglion coeliacum, parasympathisch über den N. vagus versorgt. Der N. vagus verläuft mit seinem Truncus anterior et posterior entlang der Speiseröhre und teilt sich nach Durchtritt durch den Hiatus oesophageus im Bauchraum in Rr. hepatici, R. coeliacus, Rr. antrales (Latarjet) und in die Äste für Magenvorder- und -rückwand. Die parasympathische Stimulation führt zu gesteigerter Sekretion von Magensaft und vermehrter Motorik.

Das Duodenum wird ebenfalls über das Ganglion coeliacum und den N. vagus versorgt.

3.1.2 Funktionen des Magens und des Duodenums

Funktionen des Magens:

- Speicherung, Zerkleinerung und Homogenisierung der aufgenommenen Nahrung
- **Sekretion des Magensaftes:** Da der an das Duodenum abgegebene Speisebrei flüssig und gut verdaulich sein soll, ist die Magenentleerung von der Konsistenz, der Osmolarität und

dem Energiegehalt des Nahrungsbreis abhängig. Hauptbestandteile des Magensaftes sind Salzsäure, Pepsinogen/Pepsin und Intrinsic-Faktor. Darüber hinaus wird von den Nebenzellen ein Muzin- und Bikarbonat-haltiger Schleim produziert, der die Schleimhaut vor der Magensäure und vor mechanischen Schäden schützt.

Funktionen des Duodenums:

- Verdauung und Absorption der Nahrungsbestandteile
- Neutralisierung der Magensäure
- Steuerung der Magenentleerung.

3.1.3 Pathophysiologie

Magenentleerungsstörungen: Verschiedene Faktoren können zu einer pathologisch verzögerten Magenentleerung führen:

- **Störungen der Vagusfunktion** (z. B. postoperativ nach Vagotomie oder im Rahmen einer autonomen Gastroparese bei Diabetes mellitus)
- benigne oder maligne **Stenosierungen** des Magenausgangs
- **Elektrolytstörungen** (z. B. Hypokaliämie, Hypokalzämie, Hypomagnesiämie)
- neuromuskuläre Erkrankungen (z. B. Sklerodermie, Polymyositis) oder endokrine Störungen (z. B. Hypothyreose, Hypoparathyreoidismus, Diabetes mellitus).

Klinische Symptome einer Magenentleerungsstörung sind **dyspeptische Beschwerden** (S. 14), die typischerweise mit **Erbrechen** einhergehen. Rezidivierendes Erbrechen kann durch den ständigen Magensäureverlust zu einer **metabolischen Alkalose** führen. Der Nachweis einer verzögerten Magenentleerung gelingt mithilfe der Magen-Darm-Passage, der Szintigrafie oder der Sonografie. Therapeutisch kommen Prokinetika zum Einsatz. Bei endoskopisch nachweisbarer Obstruktion kann diese durch Dilatation oder chirurgische Maßnahmen behoben werden.

Störungen der Schleimhauthomöostase und Hyperchlorhydrie: Eine Störung der Schleimhauthomöostase beruht auf einem Ungleichgewicht zwischen aggressiven (schleimhautschädigenden) und protektiven (schleimhautschützenden) Faktoren (**Tab. 3.1**) und kann zur Entwicklung einer Gastritis (S. 35) und einer gastroduodenalen Ulkuskrankheit (S. 38) führen. Dabei kommt einer **erhöhten Magensäurekonzentration** (Hyperchlorhydrie) eine besondere Bedeutung zu, da die Magensäure als wichtigster endogener Aggressionsfaktor eine wesentliche Rolle in der Ulkusgenese spielt („ohne Säure kein Ulkus").

Tab. 3.1 **Aggressive und protektive Schleimhautfaktoren**

Art	Faktoren
aggressive, schleimhautschädigende Faktoren	▪ Magensäure ▪ Infektion mit Helicobacter pylori ▪ erhöhte Pepsin- oder Gallensäurenkonzentration ▪ Nikotin- und Alkoholabusus ▪ ulzerogene Medikamente wie NSAR (häufigste Ursache des HP-negativen Ulkus) ▪ physischer und psychischer Stress
protektive, schleimhautschützende Faktoren	▪ Bikarbonatsekretion ▪ Magenschleim ▪ Epithelzellregeneration ▪ Schleimhautdurchblutung

Achlorhydrie: Sie kann als Folge einer Typ-A-Gastritis oder einer medikamentösen Therapie (z. B. mit Protonenpumpeninhibitoren) auftreten. Im Kapitel Chronische Gastritis werden die Folgen und Symptome der Achlorhydrie (S. 35) beschrieben.

3.1.4 Diagnostik

Bildgebende Diagnostik: Die Standardmethode ist die **Gastroduodenoskopie**. Die **Endosonografie** wird v. a. zum lokalen Staging bei Magenkarzinom (gute Darstellbarkeit der aufgebrochenen Magenwandschichtung) angewendet. Die Hauptindikation für eine **Abdomenübersichtsaufnahme** ist der V. a. freie Ulkusperforation. Bei speziellen Fragestellungen (v. a. Staging bei Magenkarzinom) können zusätzlich **CT** und/oder **MRT** eingesetzt werden.

Funktionsdiagnostik: Tab. 3.2 zeigt Methoden, mit denen die Funktion des Magens überprüft werden kann.

Helicobacter-pylori-Diagnostik: Zum Nachweis einer Helicobacter-Infektion stehen unterschiedliche Methoden zur Verfügung:

- **Histologie:** Goldstandard ist der mikroskopische Nachweis der Bakterien aus dem Biopsiematerial (sensitiver als ein Urease-Schnelltest).
- **Urease-Schnelltest:** Hiermit gelingt der Nachweis der bakteriellen Ureaseaktivität in einem bioptisch gewonnenen Gewebestück. Durch die Ammoniakproduktion kommt es 1–2 h nach Einbringen des Gewebes in ein geeignetes Medium zu einer Rotfärbung. Der Urease-Schnelltest ist schnell, billig und sehr sensitiv (Sensitivität ca. 90 %).
- **^{13}C-Harnstoff-Atemtest:** Oral aufgenommener ^{13}C-markierter Harnstoff wird nur in Anwesenheit der HP-eigenen Urease gespalten. Der Test misst das abgeatmete $^{13}CO_2$. Das Verfahren ist nichtinvasiv und sehr sensitiv (> 95 %), aber teuer.
- Nachweis des **Helicobacter-Antigens im Stuhl**: preisgünstige Alternative zum Atemtest.

Tab. 3.2 **Funktionsdiagnostik bei Erkrankungen des Magens**

Funktionstest	Beschreibung
Magensekretionsanalyse	▪ Bestimmung der Magensaftsekretion basal und nach Stimulation mit Pentagastrin ▪ **Indikation:** Die Magensekretionsanalyse wird heute nur noch selten eingesetzt; die wichtigste Indikation ist der V. a. Zollinger-Ellison-Syndrom.
Magenmotilitätsmessung	▪ **sonografisch:** Nach Einnahme einer Probemahlzeit wird die Magenentleerung sonografisch kontrolliert. ▪ **szintigrafisch:** Nach oraler Aufnahme einer radioaktiv markierten Testmahlzeit wird die zeitliche Aktivitätsverteilung über dem Abdomen bestimmt (wird kaum noch durchgeführt). ▪ **H_2-Atemtest:** Nach Einnahme einer Testmahlzeit wird die H_2-Konzentration (H_2 entsteht durch die bakterielle Zersetzung von Kohlenhydraten im Darm) in der Ausatemluft kontrolliert. ▪ **Indikation:** Magenentleerungsstörung unterschiedlicher Genese
Schilling-Test	**Tab. 4.3**

PRÜFUNGSHIGHLIGHTS

- !! Methoden der Helicobacter-pylori-Diagnostik
- !! **^{13}C-Harnstoff-Atemtest:** Oral aufgenommener ^{13}C-markierter Harnstoff wird durch **Urease** gespalten; $^{13}CO_2$ wird abgeatmet. Das Verfahren ist nichtinvasiv.

3.2 Gastritis

Abhängig vom klinischen Verlauf unterscheidet man akute und chronische Gastritiden. Die Diagnose einer Gastritis kann nur histologisch gesichert werden. Die Symptomatik ist häufig unspezifisch und korreliert nicht mit den histologischen Befunden.

LERNTIPP

Hier sollten Sie sich v. a. bei der Helicobacter-pylori-assoziierten Gastritis gut auskennen!

3.2.1 Akute Gastritis

DEFINITION Akute Magenschleimhautentzündung, die durch exogene Noxen oder Stress ausgelöst wird und i. d. R. innerhalb weniger Tage abklingt.

Ätiologie und Pathogenese: Die auslösenden Noxen einer akuten Gastritis zeigt **Tab. 3.3**. Eine Sonderform ist die sog. Ätz-Gastritis nach akzidenteller Aufnahme von Säuren und Laugen. Pathogenetisch liegt der akuten Gastritis ein **Zusammenbruch der Schleimhautbarriere** zugrunde, die zu einer Schädigung der Magenwand durch die Magensäure führt („Selbstandauung").

Klinik: Die Beschwerden bei der akuten Gastritis treten i. d. R. akut auf, sind unspezifisch (**Dyspepsie**) und klingen innerhalb weniger Tage ab. Im Rahmen schwerer Erkrankungen findet sich eine hämorrhagisch-erosive Gastritis, die zu Hämatemesis und Meläna führen kann (**Stressgastritis**).

Komplikationen: Die Stressgastritis kann zu oberen gastrointestinalen Blutungen und zur Ausbildung von **Stressulzera** führen. Bei der Ätz-Gastritis besteht eine erhöhte Perforationsgefahr.

Diagnostik: Bei typischer Anamnese und leichter klinischer Symptomatik ist zunächst eine **Verlaufsbeobachtung** indiziert. Persistieren die Symptome, sollte eine endoskopisch-histologische Diagnosesicherung erfolgen. Abhängig vom Schweregrad zeigt sich in der **Endoskopie**

- eine gerötete, ödematöse Schleimhaut (**leichte nichterosive Gastritis**)
- eine Schleimhauthyperämie mit diffusen hämorrhagischen Defekten (**erosive Gastritis**)
- ausgeprägte Erosionen mit kleinen Ulzerationen und Fibrinauflagerungen (**ulzerative Gastritis**).

Histologisch imponiert eine Oberflächengastritis mit einem Schleimhautödem und einer oberflächlichen Leukozyteninfiltration der Lamina propria. Eine erosive Gastritis zeigt Schleimhautnekrosen, oberflächliche Epitheldefekte und Erosionen.

Therapie:

- **Weglassen der auslösenden Noxen**
- vorübergehende **Nahrungskarenz** und **Protonenpumpenhemmer**
- **Stressulkus-Prophylaxe**: prophylaktische Protonenpumpenhemmergabe bei Risikopatienten (Intensivpatienten, postoperative Patienten, Patienten mit positiver Ulkusanamnese, Einnahme von NSAR und Steroiden oder anhaltender Antikoagulanzientherapie). Wichtige Nebenwirkung: erhöhtes Risiko gramnegativer nosokomialer Pneumonien (→ die pH-Anhebung führt vermehrt zur Besiedelung des Magens mit gramnegativen Keimen).

Prognose: Eine akute Gastritis heilt nach Karenz der auslösenden Noxe i. d. R. folgenlos aus. In seltenen Fällen kann es zu einer lebensbedrohlichen gastrointestinalen Blutung kommen.

3.2.2 Chronische Gastritis

DEFINITION Chronisch verlaufende Gastritis mit lymphoplasmazellulärer Infiltration der Magenschleimhaut.

Ätiopathogenese: Die chronische Gastritis wird nach der Ätiologie und dem histologischen Befund eingeteilt (sog. **ABC-Klassifikation**):

Typ-A-Gastritis (Autoimmungastritis): Autoimmunerkrankung, die häufig mit einer Helicobacter-pylori-Infektion assoziiert ist (80 % der Patienten sind HP-positiv). Es bestehen Autoantikörper gegen die Protonenpumpe der Parietalzellen (**Parietalzell-Antikörper**) und **Autoantikörper gegen den Intrinsic-Faktor**.

Die Gastritis beschränkt sich auf die Korpusschleimhaut (**Korpusgastritis**). Durch Schwund der Parietalzellen entwickelt sich eine histaminrefraktäre Achlorhydrie. Langfristig werden auch die Hauptzellen zerstört, sodass es zu einer Atrophie der spezifischen Magendrüsen kommt („atrophischer Drüsenkörper"). Infolge der **Achlorhydrie** fällt die säurebedingte Hemmung der enterochromaffinen G-Zellen weg. Die Folge ist eine reaktive **Hypergastrinämie**, die zu einer Hyperplasie der enterochromaffinen Zellen mit Ausbildung von Mikrokarzinoiden führen kann (ca. 5 % der Fälle). Seltener entwickelt sich auf dem Boden der

Tab. 3.3 **Auslöser einer akuten Gastritis**

Noxe	Beispiele
Medikamente	NSAR, Glukokortikosteroide, Kaliumpräparate, Zytostatika
toxische Substanzen	Alkohol, Nikotin, Urämietoxine, bakterielle Toxine (Lebensmittelvergiftung durch Staphylococcus aureus, Bacillus cereus)
physikalische Noxen	Strahlenschäden, Verbrennung
Erreger	Bakterien (z. B. Salmonellen), Viren (z. B. Norovirus)
Stress	Begleitgastritis im Rahmen schwerer Erkrankungen, Schock, Multiorganversagen, Trauma, Verbrennungen, Langzeitintubation, postoperativ

LERNPAKET 2

Schleimhautatrophie eine intestinale Metaplasie, aus der sich Dysplasien und Neoplasien entwickeln können. Weitere Folgen der Achlorhydrie sind eine **Eisenmangelanämie** infolge einer gestörten intestinalen Eisenresorption und eine **bakterielle Fehlbesiedlung** des Magens. Das Fehlen des Intrinsic-Faktors führt wegen der gestörten Vitamin-B_{12}-Absorption zur Entwicklung einer **perniziösen Anämie** und einer **funikulären Myelose**.

Typ-B-Gastritis (bakterielle Gastritis): Die Typ-B-Gastritis wird durch eine Infektion mit **Helicobacter pylori** (HP) ausgelöst. Die Übertragung erfolgt oral-oral oder fäkal-oral. Risikofaktoren für eine HP-Infektion sind ein niedriger sozioökonomischer Status und höheres Alter. HP wirkt durch die Abgabe verschiedener zytotoxischer Produkte (z. B. Proteasen, Toxine) schleimhautschädigend. Zunächst ist ausschließlich die Antrumschleimhaut befallen (**Antrumgastritis**). Im Verlauf kann es zu einer aszendierenden Ausbreitung in Richtung Korpus kommen mit Abnahme der Belegzellen und Hypochlorhydrie (niemals Achlorhydrie): **sekundäre atrophische Gastritis**.

Typ-C-Gastritis (chemische Gastritis): Schleimhautschädigende Noxen wie NSAR, Alkohol oder Gallereflux (Refluxgastritis) führen zu einer chemisch-toxischen chronischen Gastritis, die sich v. a. im Antrum in der Nähe des Pylorus abspielt.

Seltene Formen: z. B. Crohn-Gastritis, eosinophile Gastritis.

Epidemiologie: Am häufigsten (ca. 80 %) ist die Typ-B-Gastritis. Die Prävalenz einer HP-Besiedlung nimmt mit dem Lebensalter zu (50 % bei über 50-Jährigen). Circa 15 % der chronischen Gastritiden lassen sich auf eine Typ-C-Gastritis, etwa 5 % auf eine Typ-A-Gastritis zurückführen.

Klinik: meist asymptomatisch, gelegentlich uncharakteristische dyspeptische Beschwerden.

Komplikationen:

- **Typ-A-Gastritis: perniziöse Anämie** (→ Intrinsic-Faktor-Mangel), Ausbildung multipler **Mikrokarzinoide** (→ Hyperplasie der enterochromaffinen Zellen), **Magenkarzinom** (→ aufgrund der intestinalen Metaplasie), gastrointestinale Infektionen und Pneumonien
- **Typ-B-Gastritis: gastroduodenale Ulkuserkrankung**, atrophische Gastritis (→ bei Übergreifen auf die Korpusschleimhaut), **Magenkarzinom** (→ intestinale Metaplasie) und gastrale **B-Zell-MALT-Lymphome**, chronische Urtikaria und Immunthrombozytopenie.
- **Typ-C-Gastritis:** gastroduodenale Ulzera und gastrointestinale Blutungen.

LERNTIPP !

Zu den HP-assoziierten Erkrankungen gehören:
- die chronische Typ-B-Gastritis
- die gastroduodenale Ulkuskrankheit
- das Magenkarzinom und Magenlymphome
- die Riesenfaltengastritis.

Diagnostik: Die **Diagnose** einer chronischen Gastritis kann **nur histologisch gestellt** werden.

Endoskopisch können Rötung, Schwellung und erhöhte Vulnerabilität der Schleimhaut auf eine chronische Gastritis hinweisen. Die Schleimhautfalten wirken plump, ggf. lassen sich Erosionen und kleine Blutungen nachweisen. Typische Befunde bei Atrophie sind eine dünne Schleimhaut mit durchscheinendem Gefäßnetz und ein abgeflachtes Faltenrelief. Intestinale Metaplasien imponieren makroskopisch als weißliche Schleimhautflecken. Die Helicobacter-Diagnostik (S. 34) wird im Kap. Magen- und Duodenum-Diagnostik beschrieben.

Die **Labordiagnostik** spielt bei der chronischen Gastritis eine untergeordnete Rolle. Bei der Typ-A-Gastritis finden sich eine Hypergastrinämie, Autoantikörper und aufgrund des Intrinsic-Faktor-Mangels eine megaloblastäre Anämie. Zum Nachweis einer gestörten Vitamin-B_{12}-Resorption wird der Schilling-Test (S. 52) eingesetzt.

Histologie: Typischerweise finden sich **Erosionen** (= **Schleimhautdefekte**, die die Muscularis mucosae nicht überschreiten). Weitere Charakteristika (abhängig vom Typ) sind u. a. lympho- und granulozytäre Infiltrate als Zeichen der chronisch-aktiven Entzündung (**Abb. 3.1**), Lymphfollikel, Schleimhautödem, Schleimhautatrophie oder Fibrose. Zudem können **intestinale Metaplasien** auffallen. Dabei wird das einschichtige schleimbildende Oberflächenepithel des Magens durch Dünndarmepithel mit Bürstensaumenterozyten, Paneth-Körnerzellen und Becherzellen ersetzt. Abhängig von dem Ausmaß der Metaplasie werden 3 Typen unterschieden (**Tab. 3.4**).

Tab. 3.4 **Einteilung der intestinalen Metaplasie**

Typ	Beschreibung
I	komplette intestinale Metaplasie (wie Darmschleimhaut)
II	inkomplette intestinale Metaplasie mit Nachweis von Becherzellen
III	inkomplette intestinale Metaplasie vom kolischen oder enterokolischen Typ mit Krypten und Becherzellen

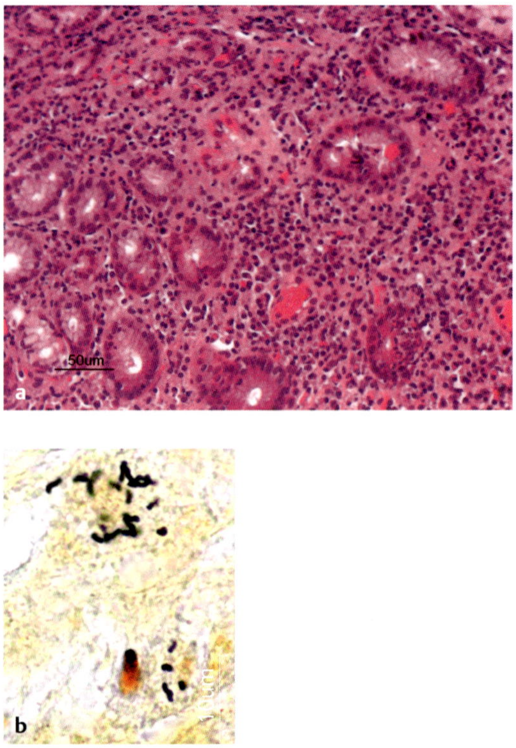

Abb. 3.1 **H.-p.-Gastritis. a** Histologischer Befund mit Plasmazellen und neutrophilen Granulozyten in der oberflächlichen Mukosa (chronisch-aktive Entzündung). **b** Nachweis der gekrümmten Stäbchen in der Versilberungstechnik. [aus Krams et al., Kurzlehrbuch Pathologie, Thieme, 2013]

Die **Schweregradeinteilung** der Gastritis erfolgt anhand des Ausmaßes der **lymphoplasmazellulären Infiltration** der Lamina propria und der Anwesenheit von Lymphfollikeln. Die **Aktivitätseinschätzung** richtet sich nach der **Granulozytendichte** (geringgradige Aktivität: interstitielle und intraepitheliale Granulozyten; hochgradige Aktivität: dichtes Granulozyteninfiltrat mit Ausbildung intrafoveolärer Mikroabszesse).

PRAXIS Um einen Helicobacter nachzuweisen und ein MALT-Lymphom auszuschließen, müssen Sie in jedem Fall eine Biopsie aus Korpus und Antrum entnehmen und diese histologisch untersuchen.

Sydney-Klassifikation: Sie teilt die chronische Gastritis nach den oben beschriebenen Befunden ein (**Tab. 3.5**).

Tab. 3.5 **Sydney-Klassifikation der chronischen Gastritis**

Kriterium	Einteilung
Ätiologie	▪ Autoimmunerkrankung ▪ Helicobacter-Infektion ▪ chemische Noxen
Topografie	▪ Korpus ▪ Antrum ▪ Pangastritis
Entzündungsmorphologie	▪ Schweregrad (Grad 1–3; Festlegung anhand der lymphoplasmazellulären Infiltrationsdichte) ▪ Aktivität (Grad 1–3; Festlegung anhand der Granulozytendichte) ▪ Atrophie ▪ intestinale Metaplasie (Typ I–III) ▪ Erregernachweis

Therapie: Die Therapie der chronischen Gastritis erfolgt in erster Linie symptomorientiert durch Gabe von Säuresekretionshemmern (Protonenpumpenhemmer), Antazida oder Prokinetika. Bei Komplikationen (z. B. Blutungen) kann eine endoskopische oder chirurgische Intervention erforderlich werden (z. B. endoskopische Elektrokoagulation oder Unterspritzung).

- **Therapie der Typ-A-Gastritis:** bei positivem HP-Nachweis Eradikationstherapie, bei perniziöser Anämie Substitution von Vitamin B_{12} (parenteral)
- **Therapie der Typ-B-Gastritis:** Eine asymptomatische Helicobacter-pylori-Infektion muss nicht zwingend mit einer Eradikationstherapie behandelt werden (Therapie angezeigt zur Karzinomprophylaxe oder bei zukünftig notwendiger NSAR-Medikation).
- **Therapie der Typ-C-Gastritis:** Weglassen der auslösenden Noxe, Prophylaxe mit PPI bei notwendiger NSAR-Einnahme, evtl. Colestyramin bei ursächlichem Gallereflux.

HP-Eradikationstherapie: Indikationen sind:

- symptomatische Typ-B-Gastritis
- Komplikationen der Typ-B-Gastritis (gastroduodenales Ulkus, Magenkarzinom, MALTom)
- Riesenfaltengastritis (s. u.)
- Dauertherapie mit NSAR bei HP-positiven Patienten.

Die Eradikationstherapie wird primär als **Triple- bzw. Quadrupletherapie** über 10–14 Tage durchgeführt, d. h., man kombiniert einen **Protonenpumpenhemmer** (PPI) in doppelter Standarddosierung mit **2 bzw. 3 Antibiotika.** Abhängig von den eingesetzten Antibiotika werden 2 Erstlinien-Tripletherapieschemata unterschieden (französisches und italienisches Schema, **Tab. 3.6**). Wenn mit hoher Wahrscheinlichkeit eine primäre Clarithromycin-Resistenz vorliegt, sollte in der Erstlinientherapie eine **bismuthaltige** oder eine (aus PPI plus allen **3 Antibiotika** der Standard-Tripletherapieschemata bestehende) **kombinierte Quadru-**

Tab. 3.6 **HP-Eradikationstherapie** (nach Leitlinie der Deutschen Gesellschaft für Gastroenterologie, Verdauungs- und Stoffwechselkrankheiten [DGVS], 2016)

Schema	Linie	Arzneimittel	Tagesdosis (p. o.)	Dauer (Tage)
Standard-Tripletherapie (französisch)	Erstlinie	▪ PPI ▪ Clarithromycin ▪ Amoxicillin	▪ 2 × SD[1] ▪ 2 × 500 mg ▪ 2 × 1000 mg	10–14[2]
Standard-Tripletherapie (italienisch)	Erstlinie	▪ PPI ▪ Clarithromycin ▪ Metronidazol	▪ 2 × SD[1] ▪ 2 × 250–500 mg ▪ 2 × 400–500 mg	10–14[2]
bismuthaltige Quadrupletherapie	Erstlinie oder Zweitlinie nach Standard-Tripletherapie	▪ PPI ▪ Bismut-Kalium-Salz ▪ Tetracyclin ▪ Metronidazol	▪ 2 × SD[1] ▪ 4 × 140 mg[3] ▪ 4 × 125 mg[3] ▪ 4 × 125 mg[3]	10
kombinierte Quadrupletherapie	Erstlinie	▪ PPI ▪ Clarithromycin ▪ Amoxicillin ▪ Metronidazol	▪ 2 × SD[1] ▪ 2 × 500 mg ▪ 2 × 1000 mg ▪ 2 × 400–500 mg	10
Fluorchinolon-Tripletherapie	Zweitlinie	▪ PPI ▪ Levofloxacin **oder** Moxifloxacin ▪ Amoxicillin[4]	▪ 2 × SD[1] ▪ 1 × 500 bzw. 400 mg ▪ 2 × 1000 mg	10

[1] SD: Standarddosis (Omeprazol 20 mg, Pantoprazol 40 mg, Esomeprazol 20 mg, Lansoprazol 30 mg, Rabeprazol 20 mg)
[2] Eine Verlängerung der Standard-Tripletherapie von 7 auf 14 Tage erhöht den Therapieerfolg.
[3] fixe Kombination aus Bismut-Kalium-Salz, Tetracyclin und Metronidazol (Pylera: 4 x täglich 3 Tbl.), zugelassen in Kombination mit Omeprazol 20 mg
[4] bei Penicillinunverträglichkeit: Rifabutin (2 × 150 mg)

pletherapie zum Einsatz kommen. Die bismuthaltige Quadrupletherapie verdrängt die bisheriger Tripletherapie als Erstlinienbehandlung zunehmend.

Bleibt die Erstlinientherapie erfolglos, wird eine Zweitlinien-Tripletherapie mit einem Fluorchinolon (Levofloxacin oder Moxifloxacin) empfohlen.

LERNTIPP !

Nach der Tripletherapie bei der H.-p.-Eradikation wird oft gefragt. Merken Sie sich in dem Zusammenhang v. a. die Antibiotika Clarithromycin und Amoxicillin!

Der Behandlungserfolg einer H.-p.-Eradikation kann am besten durch eine Kontrollendoskopie (nach ca. 6 Wochen) überprüft werden. Indikationen zur Kontrollendoskopie: persistierende Symptome, MALT-Lymphome, H.-p.-assoziierte Ulzera und Nachweis von Magenfrühkarzinomen oder Präkanzerosen.

Prognose: Chronische Gastritiden verlaufen i. d. R. schubförmig. Aufgrund des erhöhten Karzinomrisikos müssen bei Patienten mit Typ-A-Gastritis und Typ-B-Gastritis regelmäßige endoskopisch-bioptische Kontrollen erfolgen.

PRÜFUNGSHIGHLIGHTS

- ! Der histopathologische Befund einer **Typ-A-Gastritis** (Autoimmungastritis) zeigt eine chronische **atrophische Korpusgastritis mit intestinaler Metaplasie** und Hyperplasie endokriner Zellen bei **Hypoazidität**.
- ! Eine **Typ-B-Gastritis** wird durch Helicobacter pylori ausgelöst und ist meist v. a. im Antrumbereich lokalisiert.
- !! **Komplikationen:** Die Helicobacter-Infektion kann zur Ausbildung eines Adenokarzinoms des Magen und eines mukosaasoziierten Non-Hodgkin-Lymphoms des Magens (MALTom) führen.
- ! **Histologie:** chronisch-aktive Entzündung (Infiltration von Plasmazellen und neutrophilen Granulozyten) und intestinale Metaplasie
- ! Diagnostik: Hypergastrinämie bei Typ-A-Gastritis
- !!! **HP-Eradikationstherapie:** Gabe eines PPI in doppelter Standarddosis in Kombination mit 2 Antibiotika wie **Amoxicillin** und **Clarithromycin** (= **Tripletherapie**).

3.2.3 Riesenfaltengastritis

Synonym: Morbus Ménétrier, Ménétrier-Faltendysplasie des Magens, hypertrophe exsudative Gastropathie

DEFINITION **Foveoläre Hyperplasie** der **Magenschleimhaut** mit oder ohne chronische Gastritis.

Epidemiologie: sehr selten.

Ätiologie: Bei Erwachsenen i. d. R. durch eine Helicobacter-pylori-Infektion ausgelöst, bei Kindern sind auch CMV-Infektionen mögliche Auslöser.

Klinik: Typische Symptome sind Übelkeit, Erbrechen, Diarrhö, Anämie und eine exsudative Gastropathie mit Eiweißverlust und hypoproteinämischen Ödemen. Ursächlich sind dabei die erhöhte Eiweißsekretion der hyperplastischen foveolären Zellen und die gesteigerte Kapillardurchlässigkeit.

Komplikationen: maligne Entartung (→ Magenkarzinom).

Diagnostik: Die Diagnose wird endoskopisch-histologisch gestellt. **Makroskopisch** zeigt sich eine hirnwindungsartige Auffaltung der Magenschleimhaut. In der **Histologie** imponiert die Riesenfaltengastritis durch eine hochgradige foveoläre Hyperplasie mit einer ausgeprägten Verbreiterung des schleimbildenden Epithels. Zusätzlich finden sich lymphozytäre Infiltrate und eine Drüsenatrophie. Häufig gelingt der Nachweis einer Helicobacter-pylori-Infektion (S. 38).

Differenzialdiagnosen:
- **Gastrinom**: glanduläre Hyperplasie mit Verbreiterung der parietalzelltragenden Korpusanteile
- lymphatische Hyperplasie (z. B. NHL)
- Amyloidose des Magens
- diffus infiltrierendes Magenkarzinom.

LERNTIPP !

- **f**oveoläre Hyperplasie → Riesen**f**altengastritis
- **g**landuläre Hyperplasie → **G**astrinom.

Therapie: Bei Helicobacter-pylori-Infektion ist eine Eradikationstherapie (S. 37) indiziert. Bei Hinweis auf eine maligne Entartung oder bei schwerem Eiweißverlust-Syndrom ist die Gastrektomie Therapie der Wahl.

3.3 Gastroduodenale Ulkuskrankheit

DEFINITION Das gastrale/duodenale Ulkus ist ein umschriebener Substanzdefekt (Geschwür) der Magen- (Ulcus ventriculi) bzw. Duodenalschleimhaut (Ulcus duodeni), der über die Mukosa hinaus bis in die Muscularis propria hineinreicht.

3.3.1 Epidemiologie

Das Ulcus duodeni ist 4-mal häufiger als das Ulcus ventriculi. Beim Ulcus duodeni sind Männer etwa 4-mal so häufig betroffen wie Frauen, beim Ulcus ventriculi ist das Geschlechterverhältnis ausgeglichen. Die Prävalenz der Ulkuserkrankung nimmt mit dem Lebensalter zu. Insgesamt zeigt die Ulkuserkrankung eine abnehmende Inzidenz in der westlichen Welt.

3.3.2 Ätiopathogenese

Pathogenetische Grundlage der Ulkusentstehung ist eine Störung der Schleimhauthomöostase, die auf einem Ungleichgewicht zwischen schleimhautschädigenden und schleimhautschützenden Faktoren beruht (**Tab. 3.1**). Abhängig von der zeitlichen Entwicklung werden chronische und akute Ulzera unterschieden.

Ursachen akuter Ulzera: Akute Ulzera entstehen am häufigsten auf dem Boden einer **erosiven Gastritis** bei Einwirkung **akuter Stressfaktoren** (**akutes Stressulkus** im Rahmen schwerer Erkrankungen, bei Polytrauma, Verbrennungen, großen Operationen, Schädel-Hirn-Traumata oder Langzeitintubation). Durch eine Störung der Mikrozirkulation kommt es zu einer Ischämie der Schleimhaut mit akutem **Zusammenbruch der Schleimhautbarriere**.

Ursachen chronischer Ulzera (Ulkuskrankheit im eigentlichen Sinne):
- **Helicobacter-pylori-Infektion** („HP-positives Ulkus"): Am häufigsten entwickelt sich ein gastroduodenales Ulkus auf dem

Boden einer chronischen Typ-B-Gastritis. Helicobacter pylori führt zu einer Zunahme der schleimhautschädigenden Faktoren (u. a. Förderung der Säuresekretion, Freisetzung von Proteasen und Toxinen). Allerdings entwickeln nur 10 % der Helicobacter-Träger im Laufe ihres Lebens ein Ulkus, sodass davon auszugehen ist, dass für die Entstehung eines Ulkus weitere Faktoren hinzukommen müssen.

- **NSAR:** „HP-negative Ulzera" werden am häufigsten durch die Einnahme von NSAR ausgelöst (Risikoerhöhung um das 4-Fache), da diese die Synthese der protektiven Prostaglandine hemmen. Die gleichzeitige Einnahme von **Glukokortikosteroiden** erhöht das Ulkusrisiko um das 15-Fache. Etwa 10 % der Patienten mit Einnahme von NSAR entwickeln im Verlauf der Therapie ein Magenulkus.
- selten: Zollinger-Ellison-Syndrom (Gastrinom), primärer Hyperparathyreoidismus.

Ulkusbegünstigende Begleitfaktoren:

- **genetische Disposition:** Duodenale Ulzera werden gehäuft bei Patienten mit der Blutgruppe 0 beobachtet.
- **Motilitätsstörungen des Magens**, die durch eine verzögerte Magenentleerung zu einer Dehnung der Magenwand mit konsekutiv erhöhter Gastrinsekretion führen.
- **Alkohol- und Nikotinkonsum.**

LERNTIPP !

Lesen Sie die IMPP-Fallstudien sorgfältig und achten Sie auf die potenziellen Risikofaktoren: Neben der **Helicobacter-pylori-Infektion** sind v. a. **NSAR** häufig Auslöser von chronischen Ulzera. Auch **Alkohol** und **Nikotin** fördern die Ulkusentstehung.

3.3.3 Ulkuslokalisation

- **Magenulzera** befinden sich am häufigsten im Bereich der **kleinen Kurvatur** des Antrums und **präpylorisch**. Entsprechend der Ausbreitung der HP-Besiedlung vom Antrum in Richtung Korpus findet sich bei älteren Patienten zunehmend eine proximale Ulkuslokalisation. Dabei gilt für das Magenulkus: Je proximaler das Ulkus liegt, desto niedriger ist die Säuresekretion.
- Prädilektionsstelle für das **Duodenalulkus** ist die **Vorderwand des Bulbus duodeni** (95 %). Gelegentlich findet man 2 sich gegenüberliegende Ulzera (sog. „kissing ulcers").

Die typischen Ulkuslokalisationen zeigt **Tab. 3.7**.

PRAXIS **Bei Magenulzera** an der **großen Kurvatur** oder **im proximalem Magen** sollten Sie primär an ein **Malignom** denken und **bei multiplen Ulzerationen** in Magen und Duodenum an eine Medikamenteneinnahme (**NSAR**).

Tab. 3.7 **Einteilung der Ulzera anhand ihrer Lokalisation** (nach Johnson)

Typ	Lokalisation	Säurestatus
I	kleine Kurvatur proximal des Angulus (am häufigsten)	hypoazid
II	Kombinationsulkus: Ulcus ventriculi distal des Angulus und des Ulcus duodeni	normo- bis hyperazid
III	präpylorisch	hyperazid
IV	Ulcus duodeni (95 % Bulbus duodeni)	hyperazid

3.3.4 Klinik

Ulzera sind häufig **asymptomatisch**. Treten klinische Symptome auf, sind diese unspezifisch (Dyspepsie). Der epigastrische Schmerz wird von den Patienten typischerweise als bohrend und dumpf empfunden. Patienten mit **Ulcus duodeni** berichten häufig, dass der epigastrische Schmerz v. a. während der **Nüchternzeit** auftritt, sich nach Nahrungsaufnahme zunächst bessert, dann aber wieder verstärkt. Patienten mit **Ulcus ventriculi** klagen häufig über **Schmerzen direkt nach Nahrungsaufnahme** oder nahrungsunabhängige Schmerzen. Dies kann auch zu einer massiven Gewichtsabnahme führen.

LERNTIPP !

Denken Sie bei epigastrischen Schmerzen, die v. a. in der Nüchternphase, also z. B. nachts, auftreten und sich nach der Nahrungsaufnahme bessern, an ein Duodenalulkus. Beim Magenulkus hängen die Schmerzen direkt mit der Nahrungsaufnahme zusammen.

3.3.5 Komplikationen

Ulkusblutung

Ätiologie: Ulkusblutungen treten bei ca. 10 % aller Ulkuspatienten durch die Arrosion eines Gefäßes am Ulkusgrund auf. Sie sind die **häufigste Ursache** einer **oberen Gastrointestinalblutung** (S. 14). Besonders gefährdet sind Patienten mit NSAR-Ulkus oder akutem Stressulkus. **Lebensbedrohliche Blutungen** treten bei Arrosion der **A. gastroduodenalis** (U. duodeni im Bereich der Bulbushinterwand) oder der **A. gastrica** (U. ventriculi) auf.

LERNTIPP !

Auch der IMPP-Fall zur Ulkusblutung ist ziemlich typisch: Die Patientin klagt über gastritisartige Beschwerden, hat seit Kurzem schwarz verfärbte Stühle entdeckt und einen niedrigen Hb. Passenderweise finden sich auch mehrere ulkusfördernde Begleitfaktoren: Sie raucht, trinkt regelmäßig Alkohol und nimmt NSAR ein. Prinzipiell sollten Sie bei jeder oberen GI-Blutung an ein Ulkus denken – es ist schließlich die häufigste Ursache.

Diagnostik: Endoskopie (**Tab. 3.8**).

Therapie:

- Therapieeinleitung mit einem Protonenpumpeninhibitor (PPI), ggf. intravenös, bis eine orale Zufuhr möglich ist
- **endoskopische Blutstillung** (S. 41) durch mechanisches Clipping bzw. Unterspritzen der Blutungsquelle mit Suprarenin oder Fibrinkleber

Tab. 3.8 **Endoskopische Einteilung der Blutungsaktivität nach Forrest**

Stadium	Forrest-Typ	Blutungsaktivität
aktive Blutung	Ia	spritzende arterielle Blutung
	Ib	diffuse Sickerblutung
inaktive Blutung	IIa	Läsion mit sichtbarem Gefäßstumpf
	IIb	koagelbedeckte Läsion
	IIc	hämatinbelegte Läsion
potenzielle Blutungsquelle	III	Läsion ohne Zeichen einer stattgehabten Blutung bei positiver Blutungsanamnese

- **operative Ulkusversorgung** (Ulkusumstechung, Exzision und Übernähung sowie evtl. Gefäßligatur): bei erfolgloser endoskopischer Blutstillung, Blutungen aus Hauptarterien und sehr hohem Verbrauch von Erythrozytenkonzentraten (> 6 EK/24 h).

Ulkusperforation

Ätiologie: Bei ca. 5 % der Ulkuspatienten kommt es zu einem **Ulkusdurchbruch in die freie Bauchhöhle**, die häufig mit einem Luftaustritt aus dem Magen/Duodenum einhergeht. Besonders gefährdet sind Patienten mit NSAR-bedingtem Ulkus. Klinisch äußert sich die Perforation als **akutes Abdomen** (akut auftretende, heftigste Oberbauchschmerzen, später diffusere Schmerzen bei Peritonitis, Abwehrspannung, Tachykardie, Blässe, Tachypnoe und Schweißausbruch).

LERNTIPP !

Magenperforation – das heißt schlagartige, heftigste, stechende Schmerzen, die zunehmend diffuser werden, wenn sich eine Peritonitis einstellt. Ihren Verdacht bestätigen Sie in der Abdomenübersichtsaufnahme. Schauen Sie sich dort v. a. den Bereich unter dem Zwerchfell genau an und suchen Sie nach freier Luft (vgl. **Abb. 3.2**).

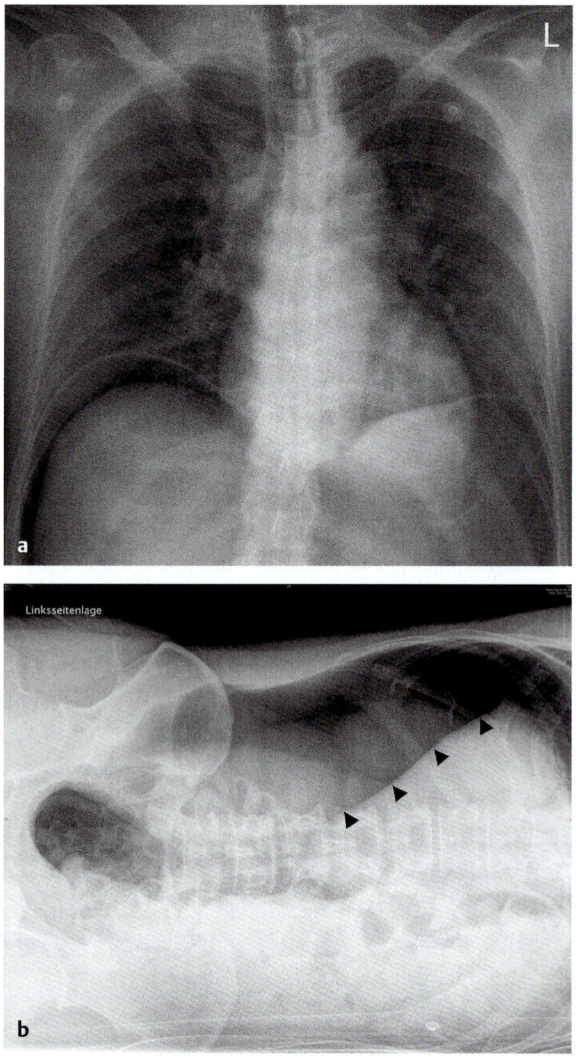

Abb. 3.2 **Freie Luft im Abdomen. a** Subphrenische Luftsicheln beidseits. **b** Freie Luft über der Leber in Linksseitenlage, die Pfeile markieren den rechten Leberrand. [aus Van Aken et al., Intensivmedizin, Thieme, 2014]

Diagnostik: Die Diagnose einer Ulkusperforation wird durch die **Abdomenübersichtsaufnahme** im Stehen bzw. in Linksseitenlage gestellt. Hier zeigt sich die freie Luft als subphrenische Luftsichel oder als Luftansammlung über der Leber (**Abb. 3.2**). Laborbefunde: CRP ↑ ↑, Leukozyten ↑ ↑.

Therapie: sofortige operative Versorgung mit Ulkusexzision (Histologie zum Ausschluss einer Malignität) und Übernähung.

Ulkuspenetration

Ätiologie: **gedeckte Perforation** in Nachbarorgane. Freie Luft ist nicht nachweisbar. Am häufigsten ist das Pankreas, seltener sind Kolon, Leber oder Gallenblase betroffen.

Klinik: **therapieresistente Schmerzen**, ggf. Zeichen einer Pankreatitis (→ Pankreaspenetration), bei Einbruch in das Kolon gastrokolische Fistel, außerdem Malassimilationssyndrom (S. 50), beschleunigte Nahrungspassage und (selten) Koterbrechen durch die Umgehung des Dünndarms.

Diagnostik: **Abdomen-CT mit Kontrastmittel** und **Gastroskopie**. Bei Penetration in das Pankreas ist die Amylasekonzentration im Blut erhöht.

Therapie: operative Übernähung des Substanzdefektes. Bei einer gastrokolischen Fistel wird der betroffene Dickdarmabschnitt reseziert.

Magenausgangsstenose

Ätiologie: chronisch-rezidivierende Ulzera in der Pylorusregion.

Klinik: Stenosierung des Magenausgangs durch die Narbenbildung, verzögerte Magenentleerung und Magenerweiterung. Typische Symptome sind **Übelkeit, Völlegefühl, postprandiales, saures Erbrechen im Schwall**, eine **hypochlorämische Alkalose** und **Gewichtsverlust**. Durch die Magenektasie kommt es dehnungsbedingt zu einer Hypergastrinämie mit sekundärer Ulkusbildung und Aspirationsgefahr.

Diagnostik: Die Diagnose wird **endoskopisch** oder mithilfe der **Magen-Darm-Passage** („Sanduhrmagen", **Abb. 3.3**) gestellt. **Cave:** Aufgrund der Magenektasie besteht während der Endoskopie erhöhte Aspirationsgefahr!

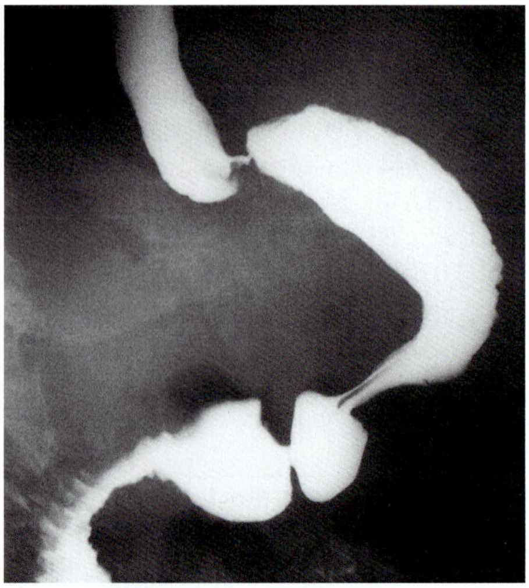

Abb. 3.3 **Sanduhrmagen in der Magen-Darm-Passage.** [aus Reiser, Kuhn, Debus, Duale Reihe Radiologie, Thieme, 2017]

Therapie: Eine Magenausgangsstenose wird zunächst konservativ therapiert (Magensonde, endoskopische Dilatation bzw. Botulinumtoxin-Injektion). Bleiben diese Methoden erfolglos, wird eine operative **Pyloroplastik** (s. u.) durchgeführt.

3.3.6 Diagnostik

Anamnestisch sollte nach den **typischen Risikofaktoren** für die Entwicklung eines Ulkus gefragt werden (ulzerogene Medikamente, Nikotin- bzw. Alkoholgenuss, positive Ulkusanamnese). Die körperliche Untersuchung erbringt i. d. R. keine wegweisenden Befunde. Ggf. ist ein **Gewichtsverlust** des Patienten festzustellen und kann bei der Palpation des Abdomens ein **Druckschmerz** in der Magengegend ausgelöst werden. Diagnostischer Goldstandard zum Nachweis gastroduodenaler Ulzera ist die **Gastroduodenoskopie** mit **Biopsieentnahme**.

PRAXIS Sowohl im Rahmen der Ulkusdiagnostik als auch bei der Nachkontrolle (nach 8 Wochen) muss immer eine Biopsie entnommen und das Gewebe histologisch untersucht werden. Die Biopsien sollten aus Korpus und Antrum (→ Helicobacter-pylori-Diagnostik) und vom Ulkusrand und -grund (→ Karzinomausschluss) entnommen werden.

Endoskopiebefunde:
- **akutes Ulkus:** meist kreisrunder (gelegentlich auch ovaler oder unregelmäßiger) Defekt, der auf Schleimhautniveau liegt und eine treppenartige Retraktion der graugelben Ulkusränder aufweist
- **chronisches Ulkus:** rundlicher, scharf begrenzter, tief reichender Defekt mit derbem, wallartigem Rand und radiär darauf zulaufenden Schleimhautfalten.

Histologie:
- **akutes Ulkus:** fibrinoide Nekrose des Ulkusgrundes und granulozytäre Demarkierung.
- **chronisches Ulkus:** typische zonale Struktur (vom Ulkusgrund Richtung Ulkusrand):
  - Narbenzone mit reaktiver Intimafibrose und Thrombosierung der submukösen Arterienäste
  - Granulationsgewebe
  - fibrinoide Nekrosezone
  - Detrituszone mit nekrotischem Zellmaterial, Fibrinbelägen und Granulozyteninfiltrationen.

Helicobacter-Diagnostik und Labor: Die Helicobacter-Diagnostik wird im Abschnitt Magen- und Duodenum-Diagnostik (S. 34) beschrieben. Im **Labor** zeigt sich oft eine Eisenmangelanämie bei chronischen Blutungen. Bei V. a. auf Zollinger-Ellison-Syndrom ist eine Gastrinanalyse indiziert. Bei H.-p.-negativem Ulkus sollte man auch einen primären Hyperparathyreoidismus ausschließen.

3.3.7 Therapie

Konservative Maßnahmen

- Absetzen ulzerogener Medikamente, Alkohol- und Nikotinabstinenz.
- bei HP-positivem Ulkus: HP-Eradikationstherapie (S. 37).
- bei HP-negativem Ulkus: PPI-Gabe über mindestens 4 Wochen (bei Kontraindikationen auch H_2-Antagonisten oder Antazida).

Endoskopische Blutstillung bei Ulkusblutung

Therapie der Wahl bei Ulkusblutung ist die **endoskopische Unterspritzung**. Diese erfolgt i. d. R. mit NaCl oder einer verdünnten Adrenalinlösung (→ Vasokonstriktion). Im Anschluss kann zur Senkung der Rezidivrate noch Fibrinkleber injiziert werden. Auch Blutungen, die spontan zum Stillstand gekommen sind (Stadium Forrest IIa/b), sollten unterspritzt werden, da die Rezidivblutungsrate relativ hoch ist. Andere endoskopische Verfahren sind die thermische Koagulation und das Clipping.

Überprüfung des Therapieerfolgs

6–8 Wochen nach Beendigung der Therapie sollte der Therapieerfolg überprüft und – bei Magenulkus – ein erneuter Karzinomausschluss durchgeführt werden. Methode der Wahl bei Ulcus ventriculi ist die **Endoskopie mit Biopsieentnahme** aus Restulkus bzw. Ulkusnarbe (→ Karzinomausschluss) sowie Antrum und Korpus (→ Urease-Schnelltest). Da Duodenalkarzinome sehr selten sind, kann bei einem Ulcus duodeni auf eine Kontrollgastroskopie im Einzelfall verzichtet und der Therapieerfolg durch einen ^{13}C-Atemtest oder die Bestimmung des HP-Antigens im Stuhl überprüft werden.

Bleibt die **Ulkustherapie erfolglos**, sollte an folgende Möglichkeiten gedacht werden:
- medikamentöse Non-Compliance
- fortgeführte Einnahme ulzerogener Medikamente
- Vorliegen eines Magenkarzinoms (5–10 % der Magenulzera sind maligne [exulzerierte Magenkarzinome])
- seltene Ulkusursachen (z. B. Morbus Crohn, Zollinger-Ellison-Syndrom, Hyperparathyreoidismus).

Operative Therapie

Indikation:
- Komplikationen der Ulkuserkrankung (s. o.)
- therapieresistente Ulzera
- V. a. ein malignes Ulkus.

Vorgehen: In der Ulkuschirurgie werden nichtresezierende von resezierenden Verfahren unterschieden. Bei Letzteren werden Magenteile oder der gesamte Magen entfernt und anschließend die Kontinuität des Speisewegs wiederhergestellt.

Nichtresezierende Verfahren:

OP-TECHNIK

Vagotomie: Operative Ausschaltung der vagalen Versorgung des Magens, um die Säureproduktion zu vermindern und damit einem Ulkusrezidiv vorzubeugen. Aufgrund der erfolgreichen konservativen Therapie heutzutage kaum noch relevant.

Man unterscheidet 3 Verfahren:
- **selektive proximale Vagotomie (SPV):** Standardverfahren, bei dem die sekretorischen Vagusäste des proximalen Magens durchtrennt und die motorischen und die extragastralen Anteile sowie die Nervenäste zur Versorgung des Pylorus möglichst geschont werden.
- **selektive totale Vagotomie (STV):** zusätzliche Durchtrennung der motorischen Äste für den Pylorus, wodurch eine Pyloroplastik erforderlich wird
- **trunkuläre Vagotomie (TV):** Durchtrennung sämtlicher Vagusfasern unterhalb des Zwerchfells. Neben den motorischen Anteilen ist auch die parasympathische Versorgung von Leber, Pankreas, Intestinum und Kolon betroffen. Aufgrund ihrer hohen Nebenwirkungsrate (u. a. exokrine Pankreasinsuffizienz,

Diarrhöen, Cholelithiasis) ist die Indikation der TV auf Rezidivulzera nach selektiven Vagotomien oder anderen Magenoperationen beschränkt.

Übernähung: Bei einer Ulkusperforation ist eine sofortige Laparotomie mit Exzision des Ulkus und anschließender Übernähung des Defekts indiziert. Bei Perforationen im Bereich des Magenausgangs ist eine erweiterte Exzision mit Pyloroplastik vorzunehmen.

Umstechung: Bei endoskopisch **nicht beherrschbaren Blutungen** werden die blutenden Gefäße im Rahmen einer Gastrotomie bzw. Duodenotomie umstochen, das Ulkus evtl. exzidiert und der Defekt übernäht. Falls die Blutungsquelle nicht eindeutig lokalisierbar ist, wird an allen 4 Seiten des Ulkus eine Ligatur gesetzt. Blutungen an der Bulbushinterwand versorgt man, indem die A. gastroduodenalis bzw. die A. gastroomentalis dextra und die A. pancreaticoduodenalis superior umstochen werden.

Pyloroplastik: Sie ist indiziert bei **Stenosen im Magenausgangsbereich**. Verschiedene Techniken stehen zur Verfügung: Entweder werden alle Wandschichten der Länge nach inzidiert und anschließend quer vernäht (nach Heineke-Mikulicz) oder Magen und Duodenum bei getrennt erhaltenem Pylorus Seit-zu-Seit anastomosiert (nach Jaboulay). Eine weitere Alternative ist die Seit-zu-Seit-Anastomose von Magen und Duodenum unter Einbezug des Pylorus (nach Finney).

Resezierende Verfahren: In der Regel werden die **distalen $^2/_3$ des Magens entfernt** und die Kontinuität des Speiseweges durch verschiedene Verfahren wiederhergestellt. Die Magenteilresektion führt zu einer quantitativen Verminderung von G- und Belegzellen und dadurch zur Abnahme der Säureproduktion. Die Säurereduktion ist dabei ausgeprägter (um bis zu 80 %) als bei der Vagotomie. Die verschiedenen Verfahren gehen jeweils mit unterschiedlich ausgeprägten Komplikationen (S. 48) einher.

Billroth-I-Rekonstruktion: Rekonstruktion der Nahrungspassage mithilfe einer End-zu-End- oder einer End-zu-Seit-Anastomose von Magen und Duodenum (Gastroduodenostomie, **Abb. 3.4 a**). Dadurch kann die physiologische Nahrungspassage durch Magen und Duodenum aufrechterhalten bleiben.

Billroth-II-Rekonstruktion: Hierbei erfolgt die Rekonstruktion durch eine Gastrojejunostomie, d. h. eine End-zu-Seit Anastomose zwischen Magen und erster Jejunalschlinge. Die Jejunalschlinge wird dabei entweder durch einen Schlitz im Mesocolon transversum (retrokolisch) oder vor diesem in den Oberbauch geführt (antekolisch). Das Duodenum wird blind verschlossen und somit von der Nahrungspassage ausgeschlossen. Um zu verhindern, dass Gallensäure ständig mit der Magenschleimhaut in Kontakt kommt, wird ebenfalls eine Enteroenteroanastomose (Seit-zu-Seit-Anastomose an der Basis der ersten Schlinge, **Braun-Fußpunkt-Anastomose**), Abb. **3.4b** geschaffen.

Roux-Y-Gastroenterostomie: Nach der Resektion wird der Magenstumpf mit einer hochgezogenen Jejunalschlinge anastomosiert. In etwa 30–40 cm Abstand zu dieser Gastroenteroanastomose stellt man anschließend eine Y-förmige End-zu-Seit-Anastomose zwischen der hochgezogenen Jejunalschlinge und der direkt auf das Duodenum folgenden Jejunalschlinge her (Enteroenteroanastomose, **Abb. 3.5**). Der Vorteil dieser Methode liegt in

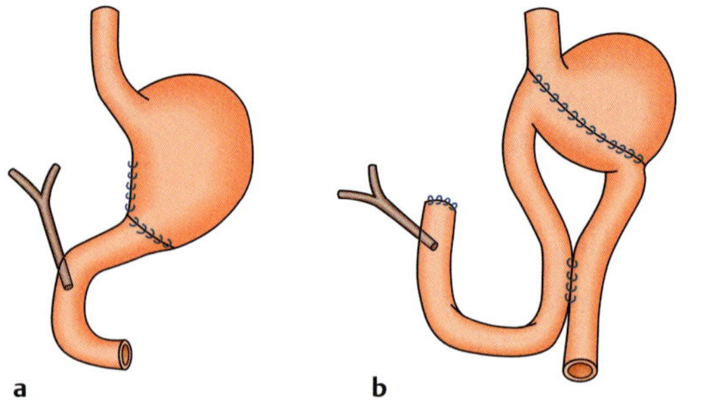

Abb. 3.4 **Billroth-Rekonstruktion. a** Billroth-I-Rekonstruktion. **b** Billroth-II-Rekonstruktion mit Braun-Fußpunkt-Anastomose. [aus Baenkler et al., Kurzlehrbuch Innere Medizin, Thieme, 2015]

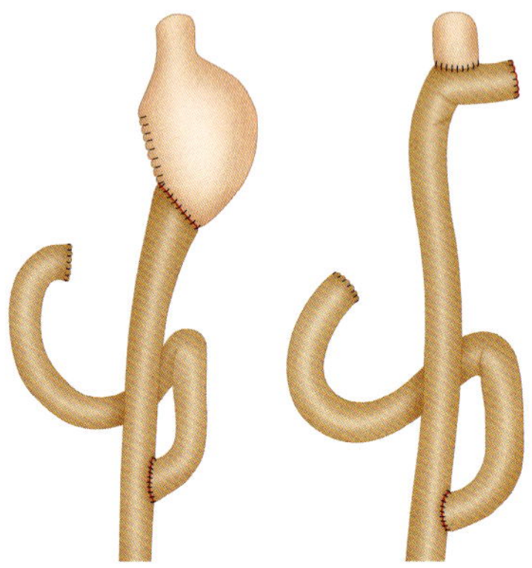

Abb. 3.5 **Roux-Y-Gastrojejunostomie.** [aus Hirner, Weise, Chirurgie, Thieme, 2008]

der geringen Rate von Magenstumpfkarzinomen durch die weite Entfernung und die effektive Peristaltik, die einen Reflux von Gallen- und Duodenalsekret verhindert.

Komplikationen: Postoperativ können Nahtdehiszenzen (ggf. verbunden mit einer Anastomoseninsuffizienz), Refluxösophagitiden (speziell bei Billroth-I-Rekonstruktionen), sog. Dumping-Syndrome (S. 48) sowie ein Blind-Loop-Syndrom (S. 48) auftreten. Im Anastomosenbereich kann ein erneutes Ulkus entstehen. Billroth-II-Rekonstruktionen gehen zudem mit einer erhöhten Inzidenz von Magenstumpfkarzinomen einher (niedrigeres Risiko bei Roux-Y-Rekonstruktion).

Ulkusrezidivprophylaxe

Bei HP-positivem Ulkus führt die Eradikationstherapie praktisch immer zur Ausheilung der Ulkuskrankheit, sodass sich eine Rezidivprophylaxe erübrigt. Bei einem HP-negativen Ulkus wird die Ulkusrezidivprophylaxe mit **Protonenpumpenhemmern** in halber Standarddosis durchgeführt. Sie ist insbesondere bei Patienten mit NSAR-Ulkus indiziert, die nicht auf eine längerfristige NSAR-Einnahme verzichten können. Als Reservemittel kann bei diesen Patienten das Prostaglandin-E_1-Analogon **Misoprostol** eingesetzt werden. Misoprostol führt zu einer vermehrten Schleim- und Bicarbonatsekretion und zu einer Steigerung der Schleimhautdurchblutung.

3.3.8 Prognose

Ohne HP-Eradikation rezidivieren 70–80 % aller Ulzera. Seit Einführung der Eradikationstherapie liegt die Rezidivquote bei 1–2 %. Durch die elektiven Operationen kann in vielen Fällen (bis zu

90 %) eine Heilung der Ulkuserkrankung erreicht werden. Eine konsequent fortgeführte konservative Behandlung fördert die Heilungsphase zusätzlich. Ulkuskomplikationen (insbesondere Blutungen und Perforationen) haben abhängig von Alter des Patienten, Zeitraum und Blutverlust eine Letalität von etwa 10 %.

PRÜFUNGSHIGHLIGHTS

- !! **ulkusfördernde Faktoren:** Nikotin, Alkohol, NSAR
- ! **Symptomatik:** epigastrischer Nüchternschmerz bei Ulcus duodeni
- ! Bei einem Ulcus ventriculi besteht eher ein epigastrischer Schmerz **nach der Nahrungsaufnahme**. Weitere Symptome der gastroduodenalen Ulkuskrankheit sind z. B. eine **Eisenmangelanämie**, ein **Gewichtsverlust** und ein über der Magengegend auslösbarer **Druckschmerz** in der körperlichen Untersuchung.
- **Ulkusblutung:**
  - ! Klinik: Teerstuhl, Hb-Abfall, begleitende ulkusfördernde Faktoren
  - ! Diagnostik bei klinischem Verdacht: Ösophagogastroduodenoskopie
  - !! Therapie: operative Gefäßumstechung und Ligatur bei endoskopisch nicht beherrschbarer Blutung und Gabe eines Protonenpumpeninhibitors (ggf. i. v., bis orale Zufuhr möglich ist)
- **Ulkusperforation:**
  - ! akutes Abdomen mit heftigsten, stechenden Schmerzen, bei beginnender Peritonitis zunehmend diffusere Schmerzen
  - !! Abdomenübersichtsaufnahme: freie Luft unter dem Zwerchfell
  - ! **Therapie:** Ulkusexzision und Übernähung
- ! OP-Komplikation nach Gastrektomie mit Rekonstruktion des Speisewegs: Anastomoseninsuffizienz.

3.4 Fremdkörper und Verletzungen

3.4.1 Magenfremdkörper

80 % der verschluckten Fremdkörper (meist versehentlich bei Kindern) passieren den Gastrointestinaltrakt spontan. Bei wenig gefährlichen Gegenständen ist daher ein abwartendes Vorgehen gerechtfertigt (nicht bei Batterien, Messern etc.). Diagnostisch sind eine ÖGD sowie eine Abdomenübersichtsaufnahme (bei röntgendichten Gegenständen bzw. zum Nachweis freier Luft) angezeigt. Symptome und Handlungsbedarf entstehen meist nur durch Komplikationen.

- **Obstruktion:** Behindert der Fremdkörper die Nahrungspassage durch den Pylorus, kommt es zu Magenektasie mit postprandialem Völlegefühl und saurem Erbrechen. Der Fremdkörper muss endoskopisch entfernt werden. Einen Sonderfall stellen Obstruktionen durch **Bezoare** dar (Fremdkörper aus Faserbestandteilen wie Haaren oder Pilzen). Sie werden i. d. R. ebenfalls endoskopisch entfernt.
- **Perforation:** Spitze Gegenstände können die Magenwand perforieren und zum akuten Abdomen führen. Therapie durch **sofortige Operation** mit **Fremdkörperentfernung** und **Übernähung**.
- **Blutung:** Ebenfalls durch spitze Fremdkörper verursacht. Je nach Ausprägung ist die Symptomatik unterschiedlich (Teerstühle, Bluterbrechen, Schock). Therapie durch endoskopische Entfernung des Fremdkörpers und Blutstillung.

3.4.2 Magen- oder Duodenalperforation/-ruptur

Ätiologie:

Perforation:

- Magen- oder Duodenalulzera
- Fremdkörper
- Verätzungen
- Schuss- bzw. Stichverletzungen
- iatrogen (z. B. Endoskop).

Ruptur:

- stumpfes Bauchtrauma bei gefülltem Magen (Fahrradsturz, Frontalzusammenstoß mit Aufprall)

Klinik: akutes Abdomen bei großen intraperitonealen Verletzungen, Anämie bei kleineren Verletzungen. Extraperitoneale Verletzungen haben kein charakteristisches Bild (**diffuse Oberbauchschmerzen** und **Fieber**). Austretender Mageninhalt (z. B. Trinken, Essen) kann zur Peritonitis führen.

Diagnostik und Therapie: Notfallmäßig wird eine **CT-Untersuchung** von Abdomen oder Thorax- bzw. eine **Abdomenübersichtsaufnahme** (zum Nachweis von freier Luft, **Abb. 3.2**) angefertigt. Eine Gastroskopie ist nur in Ausnahmefällen indiziert. Kleinere Blutungen können endoskopisch versorgt werden, größere Defekte müssen sofort operativ verschlossen werden (Laparotomie/Laparoskopie). Eine Gastrektomie ist bei großen, nichtreparablen Defekten angezeigt.

3.4.3 Verätzungen

Es handelt sich um Verletzungen durch Laugen oder Säuren. Das klinische Bild wird zumeist von den Verätzungen in Mund und Ösophagus bestimmt. Bildet sich eine Wandnekrose aus, ist die Gefahr der Perforation stark erhöht (**Cave:** Diagnostische Endoskopien dürfen deshalb nur von sehr erfahrenen Untersuchern durchgeführt werden!). Wandnekrosen und Perforationen erfordern eine sofortige laparoskopische/-tomische Versorgung und die vollständige Entfernung der Nekrose. Als Allgemeinmaßnahmen kommen eine **vorsichtige Spülung** über eine Magensonde, **Antibiotika**- und **Kortisonapplikation, parenterale Flüssigkeitszufuhr** und **Ernährung** in Betracht.

3.5 Magen- und Duodenaltumoren

3.5.1 Magenkarzinom

Epidemiologie: In Deutschland erkranken pro Jahr etwa 20/100 000 Einwohnern an einem Magenkarzinom. Männer sind doppelt so häufig betroffen wie Frauen, der Altersgipfel liegt jenseits des 50. Lebensjahres (aber etwa 10 % der Patienten erkranken im 4. Lebensjahrzehnt). Das Auftreten des Magenkarzinoms ist **stark** von **Ernährungsfaktoren abhängig**. Die Inzidenz des Magenkarzinoms ist in den letzten Jahrzehnten rückläufig.

Ätiologie und Risikofaktoren:

- **Ernährungsfaktoren:** Lebensmittel mit hohem Nitratgehalt (z. B. stark gesalzene [gepökelte] oder geräucherte Speisen), Tabak- und Alkoholkonsum, Übergewicht sowie eine ballaststoff- bzw. obst- und gemüsearme Kost erhöhen das Risiko.
- **Vorerkrankungen** mit erhöhtem Karzinomrisiko: Helicobacter-pylori-Gastritis (Typ B) mit intestinaler Metaplasie, chronisch-atrophische Autoimmungastritis (Typ A), Z. n. Magenteilresektion (Latenzzeit beträgt 15–20 Jahre), Morbus

Tab. 3.9 **Einteilung der Magenkarzinome**

Einteilungskriterium	Einteilung
makroskopische Einteilung (nach Borrmann, **Abb. 3.6**)	• **I** = polypös, blumenkohlartig • **II** = ulzerierend • **III** = ulzerös-infiltrierend • **IV** = diffus-infiltrierend
histologische Einteilung (WHO)	• **Adenokarzinome** (95 %): Abhängig von der vorherrschenden Struktur unterscheidet man einen papillären, tubulären und muzinösen Typ und das Siegelringzellkarzinom (**Abb. 3.7**) • adenosquamöses Karzinom (4 %) • Plattenepithelkarzinom (< 1 %) • kleinzelliges Karzinom (< 1 %) • undifferenziertes Karzinom (< 1 %)
Wachstumsmuster (nach Laurén)	• **intestinaler Typ** (40 %): gut begrenzt, wächst polypös oder mit Ringwall, häufig Adenokarzinom, metastasiert erst spät lymphogen und hat daher eine vergleichsweise gute Prognose • **diffuser Typ** (50 %): wächst diffus infiltrierend, ist unscharf begrenzt, häufig undifferenziertes Karzinom, metastasiert früh lymphogen und hat daher eine schlechtere Prognose • **Mischtyp** (10 %): Sobald diffuse Anteile vorhanden, sollte wie beim diffusen Typ vorgegangen werden (je infiltrativer das Wachstum, desto schlechter die Prognose).
Grading	• **G1:** hoch differenziert, **G2:** mittel differenziert, **G3:** niedrig differenziert, **G4:** nicht differenziert

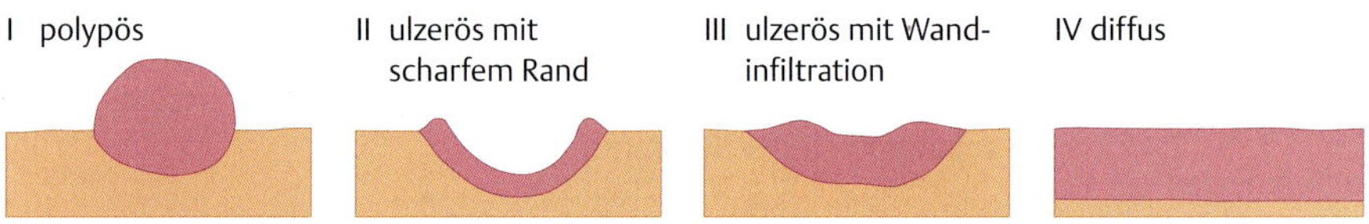

Abb. 3.6 **Borrmann-Klassifikation des Magenkarzinoms.** [aus Hirner, Weise, Chirurgie, Thieme, 2008]

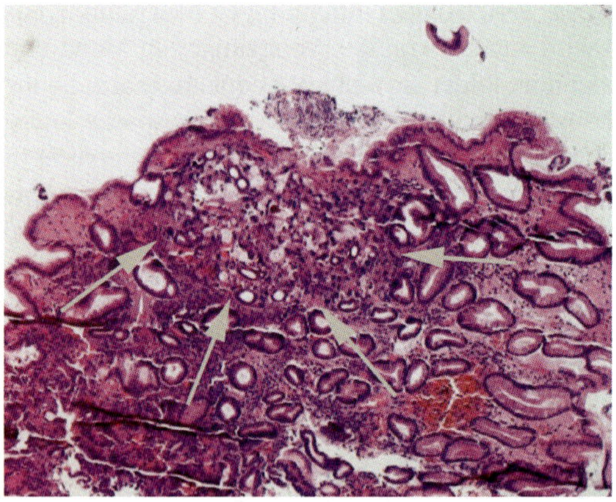

Abb. 3.7 **Siegelring-Magenfrühkarzinom (Pfeile).** [aus Krams et al., Kurzlehrbuch Pathologie, Thieme, 2013]

Ménétrier, adenomatöse Magenpolypen, chronisches Ulcus ventriculi.
- **genetische Faktoren:** unbekannte Mutationen bei positiver Familienanamnese, Blutgruppe A, hereditäre Karzinomsyndrome (HNPCC, FAP und Peutz-Jeghers-Syndrom), Mutation des E-Cadherin-Gens (Gruppe des „hereditary diffuse gastric cancer").

Lokalisation und Einteilung Magenkarzinome liegen meistens im Antrum-Pylorus-Bereich und an der kleinen Kurvatur und können nach verschiedenen Kriterien eingeteilt werden (**Tab. 3.9**).

LERNTIPP !

Merken Sie sich, wie Siegelringzellen aussehen, dazu gab es bereits Prüfungsfragen.

Klinik: Das Magenkarzinom beginnt **symptomlos**; einige Patienten verspüren eine Abneigung gegen Fleisch und klagen über unspezifische dyspeptische Beschwerden. Patienten mit **kardianahem Magenkarzinom** leiden relativ früh an einer Dysphagie, **pylorusnahe Karzinome** können zu einer Stenosierung des Magenausgangs (= maligne Magenausgangsstenose) führen. Zeichen eines fortgeschrittenen Tumors sind Gewichtsabnahme, Leistungsknick, postprandiales Völlegefühl bis hin zu Erbrechen, tastbarer Oberbauchtumor, Anämie (chronische Tumorblutungen) und Zeichen der Metastasierung wie Aszites, Hepatomegalie und vergrößerte supraklavikuläre Lymphknoten (= Virchow-Drüse). Im Verlauf der Erkrankung kann es zu Tumorulzerationen kommen, die zu massiven Blutungen mit kaffeesatzartigem Erbrochenem und Teerstuhl führen können.

Metastasierung:
- **lymphogen** (frühzeitig) in die regionalen Lymphknoten:
  - Kompartiment I: perigastrische Lymphknoten entlang der großen und kleinen Kurvatur
  - Kompartiment II: Lymphknoten entlang des Truncus coeliacus
  - Kompartiment III: paraaortale und mesenteriale Lymphknoten
- **per continuitatem** in Nachbarorgane (Infiltration von Ösophagus, Duodenum, Kolon, Pankreas)
- **intrakavitär** in Peritoneum, Ovar (Krukenbergtumor)
- **hämatogen** (spät) über die Pfortader in die Leber und anschließend über die Hohlvene in Lunge, Knochen und ZNS.

Ein **Krukenberg-Tumor** des Ovars entsteht durch meist bilaterale Abtropfmetastasierung eines gastralen Siegelringzellkarzinoms. Entsprechend seiner Herkunft zeigen sich histologisch schleimbildende Siegelringzellen.

Tab. 3.10 **Stadieneinteilung des Magenkarzinoms** (nach UICC, 2017)

Stadium	TNM-Klassifikation	Beschreibung
0	Tis N0 M0	Carcinoma in situ (intraepithelial, keine Infiltration der Lamina propria; Tis)
I	T 1/T 2 N0 M0	Infiltration von Lamina propria, Muscularis mucosae (T 1a) oder Submukosa (T 1b) bzw. Muscularis propria (T 2)
IIA	T 1/T 2 N1/N2/N3 M0	T 1 oder T 2 (s. o.), zusätzlich Metastasen in 1–2 (N1), 3–6 (N2) bzw. 7 oder mehr (N3) regionären NII.
IIB	T 3/T 4a N0 M0	Infiltration der Subserosa (T 3) bzw. der Serosa (T 4a)
III	T 3/T 4a N1/N2/N3 M0	T 3 oder T 4a (s. o.), zusätzlich N1, N2 oder N3 (s. o.)
IV	T 4b jedes N M0	Infiltration benachbarter Strukturen (Milz, Colon transversum, Leber, Zwerchfell, Pankreas, Bauchwand, Nebennieren, Niere, Dünndarm und Retroperitoneum; T 4b)
	jedes T jedes N M1	Fernmetastasen (M1)

Diagnostik: Methode der Wahl ist die **Gastroskopie** (**Abb. 3.8a**) mit multiplen **Biopsien** zur histopathologischen Diagnosesicherung.

PRAXIS Da die Prognose des fortgeschrittenen Magenkarzinoms sehr schlecht ist, ist die **Frühdiagnose** entscheidend. Bei Risikopatienten (s. o.) ist eine jährliche Gastroskopie indiziert.

Die **Röntgendarstellung** des Magens **in Doppelkontrasttechnik** ermöglicht eine Aussage über Lokalisation und Ausdehnung des Tumors (**Abb. 3.8b**), spielt insgesamt aber nur noch eine untergeordnete Rolle. Geeignet ist sie zur Beurteilung **diffus infiltrierender Karzinome** (→ typische Wandstarre), da diese der endoskopischen Diagnostik entgehen können. Ein Magenfrühkarzinom lässt sich nicht erfassen.

Staging: Die Eindringtiefe des Tumors in die Magenwand und der Befall der perigastrischen Lymphknoten werden **endosonografisch** beurteilt (lokales Staging). Zum Ausschluss bzw. Nachweis von Fernmetastasen werden folgende Untersuchungen durchgeführt:

- CT und Sonografie des Abdomens
- CT-Thorax
- Skelettszintigrafie (nur bei entsprechender klinischer Symptomatik)
- Staging-Laparoskopie (in fortgeschrittenen Stadien, v. a. cT 3 und cT 4, zum Ausschluss von Leber- und Peritonealmetastasen).

Laboruntersuchungen: sind wenig wegweisend. Häufig lässt sich eine Eisenmangelanämie nachweisen. **Tumormarker** dienen nur der Verlaufskontrolle:

- CA 72–4 (am sensitivsten)
- CEA
- CA 19–9 (eingeschränkt).

Stadieneinteilung: Siehe **Tab. 3.10**.

PRAXIS Das **Magenfrühkarzinom** ist auf die Mukosa oder die Submukosa beschränkt (= Stadium T 1). Da es – anders als das Carcinoma in situ (Tis → rein epithelialer Tumor) – die **Basalmembran** bereits **durchbrochen** hat, kann es durchaus **metastasieren**. In der Regel finden sich bereits in 25 % d. F. Metastasen.

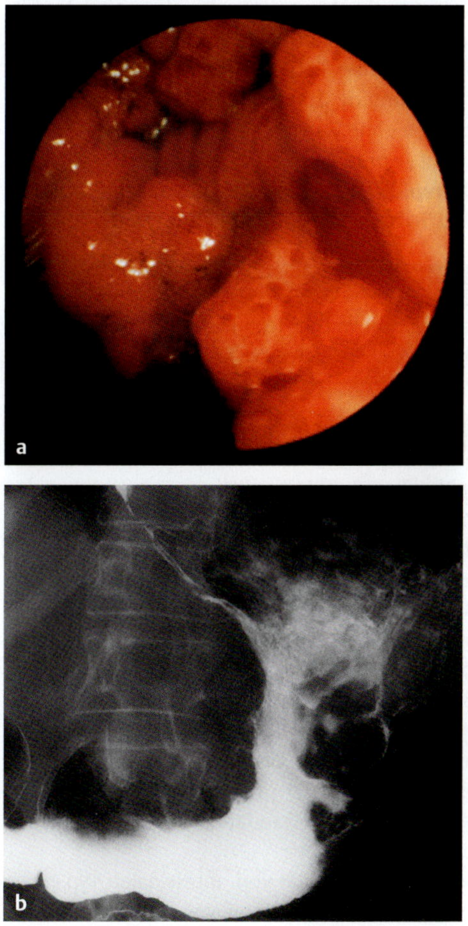

Abb. 3.8 **Magenkarzinom. a** Polypöses Magenkarzinom in der Gastroskopie. **b** Die Magendarmpassage zeigt ein polypoides Magenkarzinom, das den Magenkörper durchsetzt. [aus Reiser, Kuhn, Debus, Duale Reihe Radiologie, Thieme, 2017]

LERNTIPP !

Die Klassifikation **R0** beschreibt, dass **mikroskopisch keine Tumorreste** (Residuen) am Schnittrand des Resektates nachgewiesen werden konnten. Es ergibt sich also kein Anhalt für einen im Körper des Patienten verbliebenen Residualtumor.

Differenzialdiagnosen: Magenulkus, Refluxkrankheit, andere Magentumoren (z. B. MALT-Lymphom) und Erkrankungen der Leber, der Gallenwege oder des Pankreas.

Therapie: Die Therapie des Magenkarzinoms erfolgt stadien-, lokalisations- und typenabhängig.

Kurative Operation: Bei funktioneller Operabilität des Patienten und onkologischer Resektabilität des Tumors ist die Indikation zur Operation gegeben.

- **Carcinoma in situ und intramukosale Frühkarzinome** (T1a N0 M0): **endoskopische Resektion** (Voraussetzungen: Läsionen < 2 cm Größe bei erhabenen bzw. < 1 cm bei flachen Typen, guter oder mäßiger Differenzierungsgrad [G1/G2], keine makroskopische Ulzeration, Invasion auf Mukosa begrenzt, keine andere invasive Erkrankung nach endoskopischer Resektion)
- Standardtherapie bei **alle weiteren, potenziell entfernbaren Magenkarzinomen** ist die **chirurgische Resektion** (Ziel: vollständige = R0-Resektion des Karzinoms zusammen mit den regionären Lymphknoten); bei Patienten mit uT2 kann, ab uT3 (und/oder bei bekanntem Lymphknotenbefall, lokal fortgeschrittene Tumoren ohne Fernmetastasen) soll eine **perioperative** (neoadjuvante = präoperative und adjuvante = postoperative) **Chemotherapie** z. B. nach dem **FLOT-Schema** (Oxaliplatin, Docetaxel und 5-Fluorouracil) durchgeführt werden.

LERNTIPP !

Das Resektionsausmaß hängt von der TNM-Klassifikation, der Lokalisation und dem histologischen Subtyp des Magenkarzinoms ab.

OP-TECHNIK

Primär ist bei Magenkarzinomen eine **Gastrektomie** (= totale Magenresektion) die Therapie der Wahl (Sicherheitsabstand: 5 cm beim intestinalen Typ, 8 cm beim diffusen Typ nach Laurén; s. **Tab. 3.9**). Prognostisch wichtig sind die zusätzliche Entfernung des Omentum majus und minus und der Milz (→ bei milznahem Tumor) sowie die **radikale Entfernung aller Lymphknoten der Kompartimente I** (im Bereich der großen und kleinen Kurvatur) **und II** (entlang der Gefäße A. gastrica sinistra, A. hepatica communis, Truncus coeliacus, A. lienalis, am Milzhilus und am Lig. hepatoduodenale), was der Standardlymphadenektomie entspricht, die ≥ 25 Lymphknoten beinhalten soll (**D 2-Lymphadenektomie**). (Das Kompartiment III (**D 3**) umfasst die Lymphknoten hinter dem Pankreaskopf, entlang der Aorta abdominalis und an der Mesenterialwurzel; diese sollen standardisiert nicht reseziert werden.)

Bei **Tumoren im Antrumsbereich** vom intestinalen Typ (nach Laurén) kann eine **subtotale Magenresektion** unter Einhaltung eines ausreichenden **Sicherheitsabstands** (5 cm beim intestinalen Typ, s. o.) durchgeführt werden. Daran müssen sich allerdings ebenfalls eine En-bloc-Lymphadenektomie und eine Resektion des großen und kleinen Netzes anschließen.

Zur Rekonstruktion der Magen-Darm-Passage nach Gastrektomie oder subtotaler Magenresektion gibt es keinen allgemein anerkannten Standard; Optionen sind z. B. eine Rekonstruktion nach Roux-Y (**Abb. 3.5**) bzw. nach Billroth I oder II (**Abb. 3.4**).

Ist trotz Infiltration von Nachbarorganen (**Stadium T4**) eine R0-Resektion möglich, wird eine **regional erweiterte Gastrektomie** mit En-bloc-Resektion der infiltrierten Organe und der regionalen Lymphknoten durchgeführt.

Palliative Therapie: Fortgeschrittene Magenkarzinome mit Fernmetastasen oder bei unmöglicher R0-Resektion können nur **palliativ** behandelt werden: Mageneingangsstenosen können durch Einlage eines endoösophagealen **Stents**, Magenausgangsstenosen durch eine **Gastroenterostomie** therapiert werden. Bei starken Blutungen kann eine **palliative Gastrektomie** indiziert sein. Die Lebensqualität kann durch eine **Chemotherapie** (z. B. 5-FU, Folinsäure) oder eine kombinierte Radiochemotherapie verbessert werden (vor [!] Beginn der Chemotherapie: Bestimmung des HER-2-Status → Therapieoption Trastuzumab). Zur Ernährung kann – v. a. bei nichtresektablen Kardiatumoren, Kontraindikationen für eine perorale Ernährung, länger andauernder Dysphagie und Tumorkachexie – eine **PEG-Sonde** (perkutane endoskopische Gastrostomie) angelegt werden.

Weitere Behandlungsmaßnahmen: Bei Z. n. (subtotaler) Gastrektomie wird empfohlen:

- häufigere, kleine Mahlzeiten
- Kost mit reichlicher Proteinzufuhr und reduziertem Anteil schnell resorbierbarer Kohlenhydrate
- Eisensubstitution
- Gabe von Pankreasenzymen zu den Mahlzeiten
- lebenslange intermittierende Substitution von Vitamin B_{12}.

Prognose: Der **wichtigste Prognosefaktor** ist das Fehlen oder Vorliegen von **Lymphknotenmetastasen**.

Die Prognose des Magenkarzinoms ist **ungünstig**. Auch nach einer R0-Resektion liegt die 5-Jahres-Überlebensrate bei nur 45 %, Patienten mit R1- oder R2-Resektion überleben selten die nächsten 5 Jahre. Eine Ausnahme bildet das nichtmetastasierte Magenfrühkarzinom (5-Jahres-Überlebensrate nach R0-Resektion: 90 %). In Deutschland liegt der Anteil der Frühkarzinome unter allen diagnostizierten Magenkarzinomen jedoch nur bei etwa 10 % (Problem der Frühdiagnose).

Prophylaxe: Rechtzeitige Gastroskopie bei unklaren Magenbeschwerden und regelmäßige Kontrolle von Risikopatienten. Eventuell Helicobacter-pylori-Eradikation, bei nachgewiesener E-Cadherin-Mutation auch prophylaktische Gastrektomie.

PRÜFUNGSHIGHLIGHTS

Magenkarzinom:

- **!!** Die **Inzidenz** des Magenkarzinoms ist **rückläufig**
- **!!** **Risikofaktoren**: gesalzene (gepökelte) und geräucherte Speisen
- **!!** **Histologie**: Siegelringzellen, tubuläres Magenkarzinom
- **Klassifikation nach Laurén:**
  - **!** Der **intestinale Typ** zeigt ein Wachstum mit relativ scharfer Begrenzung.
  - **!** Der **diffuse Typ** wächst infiltrierend und mit unscharfer Begrenzung.
- **!!** **Klinik:** u. a. neu aufgetretene Aversion gegen Fleisch, Gewichtsverlust, postprandiales Völlegefühl bis hin zu Erbrechen, Teerstuhl
- **!** Eine Kontrastmittelaussparung im Röntgenbild im Bereich des Magens deutet auf einen proliferativen Prozess hin.
- **!** Die **Endosonografie** dient der prognostisch relevanten, präoperativen **Abschätzung des T-Stadiums** (Infiltrationstiefe) und des **Nodalstatus** (Abklärung lokaler Lymphknotenmetastasen).
- **!** Nach der Diagnosestellung eines Magenkarzinoms wird ein **Staging** mittels bildgebender Diagnostik vorgenommen.
- **!** **CA 72-4** ist ein Tumormarker für das Magenkarzinom und kann in der Nachsorge zur Verlaufskontrolle eingesetzt werden.
- **!** Kennzeichen für das **Magenfrühkarzinom** ist das fehlende Tiefenwachstum jenseits der Submukosa.

- ! Die Klassifikation **R0** beschreibt, dass **mikroskopisch keine Tumorreste** (Residuen) am Schnittrand des Resektates nachgewiesen werden konnten.
- ! **Therapie**: operatives Vorgehen. Das IMPP brachte folgendes Beispiel: Magenfrühkarzinom in der Angulusfalte, diffuser Typ nach Laurén. Die vorgeschlagene Therapie ist die Gastrektomie (R0-Resektion) mit Entfernung des Omentum majus und minus und D 2-Lymphadenektomie.
- ! **Therapie bei Antrumkarzinomen:** subtotale Gastrektomie mit anschließender Anlage einer Roux-Y-Anastomose zur Rekonstruktion
- !!! Die **neoadjuvante Chemotherapie** z. B. nach dem **FLOT**-Schema (Oxaliplatin, Docetaxel und 5-Fluorouracil) ist als Komponente einer **perioperativen Chemotherapie** bei lokal fortgeschrittenen Magenkarzinomen ohne Fernmetastasen in Betracht zu ziehen.
- ! Die Lymphknotenstationen an der Mesenterialwurzel und paraaortal gehören zum **Kompartiment III (D 3)** der Lymphknoten des Magens.
- **Maßnahmen nach Gastrektomie:**
  - ! z. B. **häufige, aber kleine Mahlzeiten**.
  - ! lebenslange intermittierende **Substitution von Vitamin B_{12}**.

3.5.2 Andere Magentumoren

Der wichtigste maligne Magentumor nach dem Magenkarzinom ist das **MALT-Lymphom**, das ca. 3 % aller Magentumoren ausmacht. Andere Magentumoren sind sehr selten:

- **benigne Tumoren:** v. a. Leiomyome, Lipome und Schleimhautpolypen
- **maligne Tumoren:** gastrointestinale Stromatumoren (GIST, gehen von nichtneuronalen gastrointestinalen Schrittmacherzellen aus), Sarkome, gastrale Karzinoide.

Klinisch sind sie häufig asymptomatisch, ansonsten bestehen Oberbauchschmerzen, Völlegefühl und Appetitlosigkeit. Die wichtigste Komplikation ist die gastrointestinale Blutung. Die **Diagnose** wird i. d. R. durch Gastroskopie mit Biopsieentnahme und Histologie, Sonografie, Endosonografie und Abdomen-CT gestellt (**Abb. 3.9**). Bei den GIST-Tumoren kann immunhistochemisch eine CD-117-Expression nachgewiesen werden (Mutation im Tyrosinkinase-Rezeptor KIT). **Therapeutisch** steht die operative Entfernung im Vordergrund. Metastasierte und lokal ausgedehnte GIST-Tumoren werden primär mit dem Tyrosinkinaseinhibitor Imatinib behandelt.

LERNTIPP !

Denken Sie bei einem soliden Magentumor mit lokaler Infiltration und Ulzeration auch an einen GIST! Insbesondere, wenn die übrigen Antwortmöglichkeiten nicht wirklich plausibel erscheinen.

MALT-Lymphom

DEFINITION Primär extranodales B-Non-Hodgkin-Lymphom, das vom „Mucosa associated lymphoid tissue" (MALT) ausgeht. MALT-Lymphome gehören in die Gruppe der extranodalen Marginalzonenlymphome.

Ätiopathogenese: Bei > 95 % der Patienten lässt sich eine Helicobacter-pylori-Besiedelung des Magens nachweisen. Nicht selten besteht eine Assoziation mit Autoimmunerkrankungen. Charakteristisch ist die Translokation t(11;18), die zur Bildung des Onkogens API2-MALT 1 mit Apoptosehemmung in den Tumorzellen führt.

Klinik: diffuse Oberbauchbeschwerden (Erbrechen, Schmerzen), bei Lokalisation im Kolon ggf. Obstipation. Zu den wichtigsten Komplikationen zählen gastrointestinale Blutungen, Perforation, Ileus und die Transformation in ein höhergradiges Lymphom.

Diagnostik:

- Gastroskopie und Biopsieentnahme: zur Diagnosesicherung
- **Histologie** (**Abb. 3.10**): zahlreiche, unregelmäßig geformte Lymphozyten (CD20-positiv) mit gekerbten, zentrozytenähnlichen Zellkernen, die das gastrale Drüsenepithel infiltrieren und zerstören können (**lymphoepitheliale Läsion**). Außerdem Ulzerationen und Granulationsgewebe.
- Endosonografie: zur Bestimmung der Ausdehnung
- Helicobacter-Nachweis (histologisch, Urease-Schnelltest)

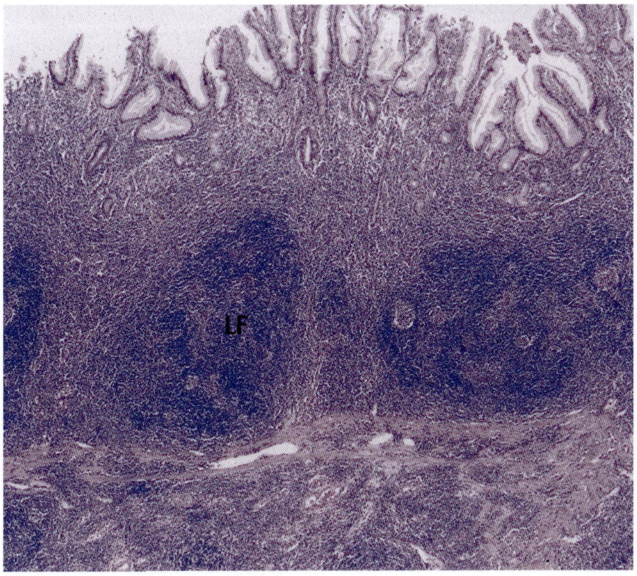

Abb. 3.10 Histologie des MALT-Lymphoms. Um die Lymphfollikel (LF) ist die Magenschleimhaut lymphoid infiltriert. [aus Riede, Werner, Schaefer, Allgemeine und spezielle Pathologie, Thieme, 2004]

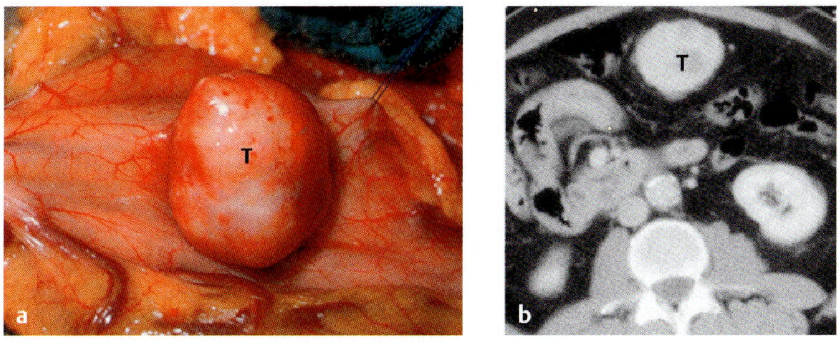

Abb. 3.9 GIST. a OP-Situs. **b** CT-Befund (anderer Patient). T = Tumor [aus Henne-Bruns et al., Duale Reihe Chirurgie, Thieme, 2012]

Tab. 3.11 **Klassifikation der MALT-Lymphome nach Ann-Arbor-Kriterien** (Modifikation nach Musshoff)

Stadium	Befall	
E I 1	Tumor auf Mukosa und Submukosa beschränkt	kein Lymphknotenbefall
E I 2	Tumor überschreitet Submukosa, Muskularis und/oder Serosa und/oder infiltriert Nachbarorgane	
E II 1	regionaler Lymphknotenbefall	
E II 2	Befall nichtregionaler Lymphknoten unterhalb des Zwerchfells ggf. weiterer lokalisierter Organbefall unterhalb des Zwerchfells	
E III	Befall nichtregionaler Lymphknoten ober- und unterhalb des Zwerchfells lokalisierter Organbefall auch oberhalb des Zwerchfells	
E IV	diffuse Beteiligung oder disseminierter Befall eines oder mehrerer extraintestinaler Organe	

MALT-Lymphome werden nach Ann-Arbor-Kriterien klassifiziert bzw. die Einteilung wird nach Musshoff für extranodale Lymphome erweitert (**Tab. 3.11**).

LERNTIPP !

MALT-Lymphome sind zwar selten, wurden vom IMPP aber schon abgefragt. Die Patienten in den Fallbeispielen leiden an tumortypischen Beschwerden (Gewichtsabnahme, Hämatemesis, Schmerzen). In der Endoskopie erkennen Sie einen tumorösen Prozess. Wichtig ist, dass Sie auf das Ergebnis des Histo-Befundes achten: Lymphozyteninfiltrate, Helicobacternachweis positiv, Ulzerationen und typische Oberflächenmarker der B-Zellen ($CD20^+$). Tippen Sie auf ein MALT-Lymphom, wenn Sie diese Konstellation vor sich haben.

Therapie:

- Stadium E I: H.-p.-Eradikationstherapie
- Stadium E II mit Nachweis der Translokation t(11;18): kurative Strahlentherapie und Operation
- ab Stadium E III: palliative Chemotherapie mit Rituximab (+ggf. Bestrahlung).

Prognose: In frühen Stadien (Mehrheit der Patienten) wird oftmals eine vollständige Heilung erreicht.

PRÜFUNGSHIGHLIGHTS

MALT-Lymphom:
- **!! Histologie und Immunhistochemie**: Lymphozyteninfiltrate, Ulzerationen, $CD20^+$-positiv
- **Therapie:**
  - **! alleinige Hp-Eradikationstherapie** beim **niedrigmalignen** MALT-Lymphom (= Stadium E I)
  - **!** Die Intention der **Strahlentherapie** beim lokalisierten MALT-Lymphom ist **kurativ**.

3.6 Krankheiten des operierten Magens

3.6.1 Früh-Dumping-Syndrom

Ätiologie: Magenteilresektionen mit Entfernung des Pylorus (Billroth II und Roux Y, seltener Billroth I) führen dazu, dass unverdünnter Speisebrei zu schnell in das Jejunum übertritt. Auswirkungen hat dies insbesondere beim Konsum stark hyperosmolarer Substanzen (Süßspeisen, Zucker, Milch), da es dann zu einem Konzentrationsgefälle zwischen Darm- und Intravasallumen kommt. Um dieses Gefälle auszugleichen, werden bis zu 20 % des zirkulierenden **Plasmavolumens** in das **Darmlumen verschoben** (relative Hypovolämie).

Klinik und Diagnostik: Klinisch kommt es innerhalb von 30 min nach Nahrungsaufnahme zu ausgeprägten **Kreislaufreaktionen** (Übelkeit, Schwitzen, Kollaps). Die Diagnose wird mittels Gastroskopie und radiologischer Magen-Darm-Passage (MDP) gestellt.

Therapie: Umstellen der Ernährung: kleinere und häufigere Mahlzeiten, keine Süßigkeiten und stark zuckerhaltigen Speisen. Operativ kann eine Umwandlung in eine Billroth-I-Situation, eine Jejunuminterposition oder eine Reservoirbildung versucht werden.

3.6.2 Spät-Dumping-Syndrom

Wie beim Früh-Dumping-Syndrom kommt es hierbei zum schnellen Übertritt des Speisebreis in das Intestinum – und dadurch zur schnelleren Glukoseaufnahme und zum gesteigerten Anstieg des Blutzuckers. Die Symptome (Übelkeit, Herzrasen und Schwindel) treten rund 2–3 h nach der Nahrungsaufnahme auf und sind Folge der **überhöhten Insulinausschüttung** (Hyperinsulinämie) und der damit verbundenen reaktiven **Hypoglykämie**. Die Diagnose wird durch Bestimmung der Blutzuckerwerte im Rahmen eines Belastungstests gestellt. Die Therapie entspricht derjenigen des Früh-Dumping-Syndroms.

3.6.3 Blind-Loop-Syndrom

Synonyme: Syndrom der blinden Schlinge, Blindsack-Syndrom

Durch Ausschalten bestimmter Abschnitte des Dünndarms (z. B. bei Billroth-II-Rekonstruktion) kommt es zu Malabsorption bzw. Malassimilation und zur **bakteriellen Überwucherung**, da der Darminhalt in der blinden Schlinge chronisch gestaut ist (Chymusstagnation). Neben Mangelerscheinungen treten eine **chologene Diarrhö** (durch bakterielle dekonjugierte Gallensäuren) und eine **Steatorrhö** auf. Diagnostisch findet sich meist eine erniedrigte Serumkonzentration von Vitamin B_{12}. Operativ wird die Nahrungspassage durch den ausgeschalteten Abschnitt wiederhergestellt. Die Keimbesiedelung kann medikamentös mit Antibiotika (z. B. Tetrazykline) behandelt werden, Vitamin B_{12} sollte ebenfalls substituiert werden.

3.6.4 Syndrom der zuführenden Schlinge

Das Syndrom der zuführenden Schlinge tritt auf bei Billroth-II-Rekonstruktion **ohne** Braun-Fußpunktanastomose (heute eher selten durchgeführt). Durch die Operation kommt es im Bereich der Gastrojejunostomie zu einer Stenosierung und damit zur Abflussbehinderung und Keimbesiedelung. Die Patienten klagen über zunehmendes Völlegefühl, Erbrechen und Diarrhö. Die Diagnose erfolgt mittels Gastroskopie, therapeutisch ist die Umwandlung in eine Billroth-I- oder Roux-Y-Situation indiziert. Bei hohem OP-Risiko ist auch die Anlage einer Braun-Fußpunktanastomose als Minimaltherapie möglich.

3.6.5 Syndrom der abführenden Schlinge

Durch Invagination, Abknickung oder Stenose im Bereich der Anastomose ist die Magenentleerung behindert. Die Symptome ähneln dabei denjenigen des Syndroms der zuführenden Schlinge. Die Diagnose wird entweder gastroskopisch oder per Magen-Darm-Passage gestellt. Therapeutisch ist die Umwandlung in eine Billroth-I- oder Roux-Y-Situation indiziert, alternativ kann eine endoskopische Dilatation versucht werden.

3.6.6 Magenstumpfkarzinom

Etwa 15–20 Jahre nach einer Magenteilresektion (insbesondere bei Billroth-II-Resektionen) kann sich ein **Magenstumpfkarzinom** entwickeln. Ursächlich sind u. a. der Reflux von Gallenflüssigkeit, Schleimhautveränderungen, Anazidität und die veränderte bakterielle Besiedelung. Deshalb müssen diese Patienten ab dem 15. postoperativen Jahr **unbedingt jährlich endoskopiert** werden.

PRÜFUNGSHIGHLIGHTS

- ! **Früh-Dumping-Syndrom**: 10–30 min nach der Aufnahme kohlenhydratreicher Nahrung treten Schwitzen, Völlegefühl, Bauchschmerzen und eine Schocksymptomatik als Ausdruck des Volumenmangels auf.
- ! Zur **Prophylaxe bzw. Therapie eines Postgastrektomiesyndroms** (Dumping-Syndrome: Früh- bzw. Spät-Dumping-Syndrom) werden mehrere kleine Mahlzeiten über den Tag verteilt empfohlen.

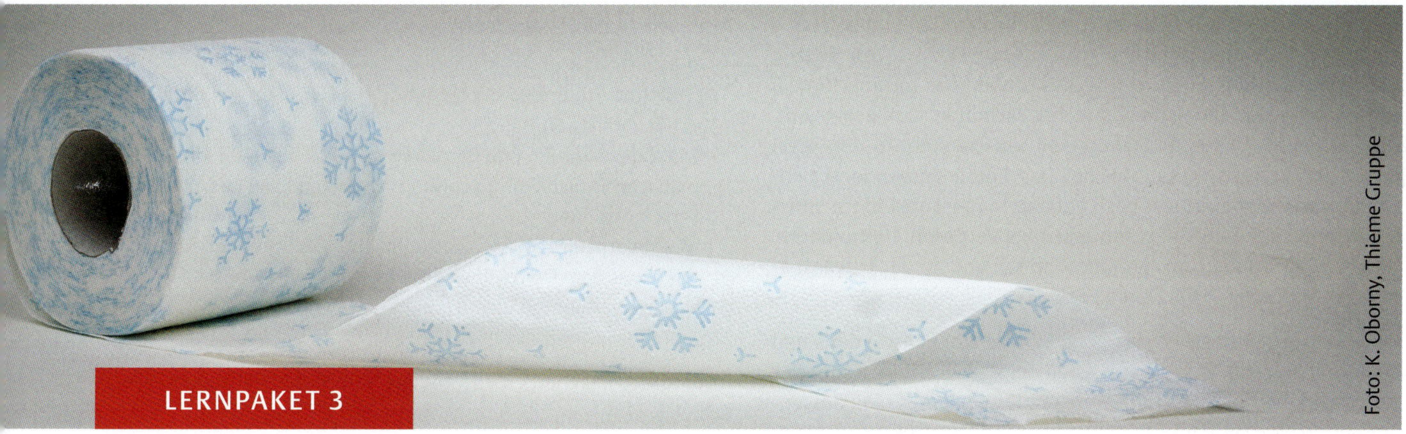

Foto: K. Oborny, Thieme Gruppe

4 Darm

4.1 Grundlagen

4.1.1 Anatomie

LERNTIPP !

Merken Sie sich in diesem Abschnitt v. a. die Gefäßversorgung des Darms. Sie müssen wissen, welche Darmanteile aus der A. mesenterica superior und welche aus der A. mesenterica inferior versorgt werden. Die Anatomie und die Gefäßversorgung spielen insbesondere für das chirurgische Vorgehen eine bedeutende Rolle.

Dünndarm

Der Dünndarm unterteilt sich in **Duodenum** (Zwölffingerdarm), **Jejunum** (Leer-) und **Ileum** (Krummdarm). Das Duodenum misst 25–30 cm und geht an der Flexura duodenojejunalis (Höhe LWK 2) am Treitz'schen Band in das Jejunum über. Die anatomische Grenze zwischen Jejunum und Ileum ist unscharf. Das Ileum endet an der Ileozäkalklappe (Bauhin-Klappe). In vivo haben Jejunum und Ileum beim Erwachsenen eine Gesamtlänge von 4–5 m, davon entfallen ca. 40 % auf das Jejunum und ca. 60 % auf das Ileum. Das **Duodenum** wird aufgrund seiner Funktion und zugehöriger Krankheitsbilder zusammen mit dem Magen besprochen (S. 33).

Gefäß- und Nervenversorgung: Die Blutversorgung für Jejunum und Ileum erfolgt aus der **A. mesenterica superior**. Die Aa. jejunales und ileales bilden dabei untereinander Anastomosen und versorgen den Dünndarm arkadenartig. Der venöse Abfluss erfolgt über die **V. mesenterica superior**, die zusammen mit der V. splenica in die **Pfortader** mündet. Die **Lymphbahnen** verlaufen von den Darmzotten aus in 100–200 Nodi lymphoidei juxtaintestinales. Diese führen die Lymphe über den Truncus intestinalis in die Cisterna chyli. Die **sympathische** Innervation wird durch den Nervus splanchnicus minor mit Umschaltung im Ganglion mesentericum superius gewährleistet. **Parasympathische** Fasern kommen aus dem Truncus vagalis posterior.

Zäkum und Appendix

Die Ileozäkalklappe (Bauhin-Klappe) trennt Dünn- und Dickdarm (Übergang vom terminalen Ileum ins Zäkum). Die Appendix vermiformis (Wurmfortsatz) ist dem Zäkum als blindes Ende angeschlossen.

Die arterielle **Blutversorgung** von Zäkum und Appendix erfolgt durch die Aa. appendiculares und die Aa. caecales anterior et posterior, die alle aus der A. ileocolica entspringen (→ A. mesenterica superior). Die Venen verlaufen parallel zu den Arterien und tragen die gleichen Namen. Die V. mesenterica superior mündet in die Pfortader. Der **Lymphabfluss** erfolgt über die Nodi lymphoidei colici dextri et medii sowie über die Nodi lymphoidei mesenterici superiores. **Sympathisch** wird die Appendix vom Nervus splanchnicus major versorgt, **parasympathisch** aus dem Truncus vagalis posterior.

Kolon und Rektum

Topografie: Der Dickdarm ist ca. 1,5 m lang und bildet einen Rahmen für die Dünndarmschlingen. Zum Teil ist er mit der Peritonealhöhle verwachsen.

Das **Colon ascendens** verläuft von der Ileozäkalklappe retroperitoneal von kaudal nach kranial bis zur **Flexura coli dextra**. Hier geht es in das **Colon transversum** über, das intraperitoneal erst nach ventral und dann von rechts nach links kranial verläuft. Die daran anschließende **Flexura coli sinistra** steht in der Regel höher als die rechtsseitige Flexur. Das **Colon descendens** zieht wiederum retroperitoneal nach kaudal. In der Fossa iliaca sinistra beginnt das S-förmige, intraperitoneale **Colon sigmoideum**. Darauf folgt das **Rektum** (extraperitoneal) und an der Linea dentata der Übergang in den Analkanal.

Gefäßversorgung: Der ileokolische Winkel, Colon ascendens und Colon transversum werden von Ästen der **A. mesenterica superior** versorgt (A. ileocolica, Aa. colicae dextra und media), Colon descendens und Colon sigmoideum von Ästen der **A. mesenterica inferior** (A. colica sinistra, Aa. sigmoideae und A. rectalis superior). Im Bereich der linken Kolonflexur befindet sich die sog. **Riolan-Anastomose** (Anastomose zwischen Aa. colica media et sinistra), also eine Verbindung zwischen A. mesenterica superior et inferior.

Die **Venen** verlaufen mit den Arterien. Sowohl die V. mesenterica superior als auch die V. mesenterica inferior vereinigen sich mit der V. lienalis und bilden gemeinsam die Pfortader.

Lymphabfluss: Die Lymphbahnen des Kolons verlaufen mit den Arterien. Die **Lymphe** aus Colon ascendens und transversum wird über die regionalen Lymphknoten in den Truncus intestinalis drainiert, Colon descendens und sigmoideum über die Nodi lymphoidei colici sinistri et sigmoidei in den Truncus lumbalis sinister.

Nervensystem: Die **sympathischen** Fasern erreichen das proximale Kolon über den Plexus mesentericus superior, das distale Drittel über den Plexus mesentericus inferior. **Parasympathisch** wird der Dickdarm bis zum linken Drittel des Colon transversum (sog. Cannon-Böhm-Punkt) vom N. vagus versorgt, danach von den Nervi splanchnici pelvici (S_2–S_4).

4.1.2 Funktionen des Darms

Die wichtigsten Funktionen des **Dünndarms** sind die Durchmischung des Nahrungsbreies mit den Verdauungssäften, der Weitertransport des Darminhalts, die Aufspaltung der Nahrungsbestandteile, die Fettemulgierung und die Absorption. Darüber hinaus ist er an der Regulation des Flüssigkeitshaushalts beteiligt. Der Dünndarm ist der Hauptort für die Absorption von Wasser, Elektrolyten, Vitaminen, Spurenelementen und Nahrungsbestandteilen. Etwa 90 % der Absorption sind bis zum Ileum abgeschlossen. Im Ileum werden Gallensäuren und Vitamin B_{12} aufgenommen.

Die wesentlichen Funktionen des **Dickdarms** sind die Speicherung und Eindickung der Fäzes, der Weitertransport der Fäzes und die Einleitung der Defäkation (über Dehnungsrezeptoren der rektalen Darmwand).

PRÜFUNGSHIGHLIGHTS

- ! Die **Bauhin-Klappe** trennt Ileum und Zäkum.
- !! Die A. ileocolica und die A. colica media entspringen aus der **A. mesenterica superior**.
- ! Colon descendens und Colon sigmoideum werden von der **A. mesenterica inferior** versorgt.

4.1.3 Resorptionsstörungen und Verlust-Syndrome des Darms

Malassimilationssyndrom

DEFINITION Störungen der Digestion (Maldigestion) und/oder Absorption (Malabsorption):
- **Maldigestion:** Störung der Vorverdauung im Magen, der enzymatischen Aufspaltung der Nahrungsbestandteile und/oder der Fettemulgierung.
- **Malabsorption:** Störung der Aufnahme der Nahrungsspaltprodukte aus dem Darmlumen und/oder des Abtransports der absorbierten Nahrung über die Blut- und Lymphbahn.

Ätiologie: Ursachen einer Maldigestion und Malabsorption zeigt Tab. 4.1.

Klinik: Die Malassimilation kann die Verdauung und Absorption aller Energieträger (Kohlenhydrate, Proteine und Fette), Vitamine, Spurenelemente (z. B. Zink, Eisen) und Elektrolyte (Kalzium, Magnesium, Kalium) betreffen. Die klinischen Symptome lassen sich auf den **Mangel an den nichtabsorbierten Nahrungsbestandteilen** und auf den **Anfall unverdauter Nahrungsbestandteile** in tieferen Darmabschnitten zurückführen.

- **Proteine:** Gewichtsabnahme, Muskelschwund sowie hypoproteinämische Ödeme, Aszites und Pleuraergüsse bei einer Albuminkonzentration im Serum < 2,5 g/dl.
- **Kohlenhydrate:**
  - unverdaute Kohlenhydrate sind osmotisch wirksam → voluminöse (osmotische) **Diarrhö**
  - bakterieller Abbau der Kohlenhydrate im Dickdarm (Vergärung) → **Flatulenz** und **Meteorismus** (Gärungsstühle)
- **Fette:** Fettstühle (**Steathorrhö**), **Gewichtsverlust** (hochkalorische Nahrungsbestandteile)
- **fettlösliche Vitamine** (bei gestörter Fettemulgierung/-absorption):
  - **Vitamin-A-Mangel** → Nachtblindheit und Trockenheit von Haut und Schleimhäuten (z. B. Keratoconjunctivitis sicca)
  - **Vitamin-D-Mangel** → Rachitis (Kinder), Osteomalazie (Erwachsene)
  - **Mangel an Vitamin E** → Anämie, neurologische Symptome
  - **Vitamin-K-Mangel:** erhöhte Blutungsneigung (verminderte Konzentration des Prothrombinkomplexes) mit erniedrigtem Quick-Wert.

Tab. 4.1 **Ätiologie des Malassimilationssyndroms**

Störung	Pathomechanismus	Ursachen
Maldigestion	Ausfall der Vorverdauung im Magen	▪ Z. n. Magenresektion ▪ Z. n. Vagotomie
	verminderte Konzentration/Aktivität von Pankreasenzymen	▪ exokrine Pankreasinsuffizienz (chronische Pankreatitis, Pankreaskarzinom, Mukoviszidose) ▪ Hypergastrinämie (Gastrinom; Hemmung der Pankreasenzyme durch pH ↓ im Duodenum)
	Mangel an konjugierten Gallensäuren	▪ Cholestase ▪ bakterielle Fehlbesiedlung der Darmschleimhaut (blind loop syndrome) ▪ enteraler Gallensäureverlust (Ileumresektion, Morbus Crohn)
Malabsorption	Abnahme der Resorptionsfläche	Z. n. Darmresektion (Kurzdarm-Syndrom)
	diffuse Schädigung der Darmschleimhaut	▪ glutensensitive Enteropathie ▪ Morbus Whipple ▪ Morbus Crohn ▪ chronische Darminfektionen ▪ Amyloidose ▪ Strahlenenteritis ▪ intestinale Lymphome
	Disaccharidase-Mangel	am häufigsten Laktasemangel mit Laktoseintoleranz
	gestörte enterale Durchblutung	▪ Angina intestinalis ▪ Rechtsherzinsuffizienz
	Störung der enteralen Lymphdrainage	▪ Lymphangiektasie ▪ intestinale Lymphome ▪ Morbus Whipple

- **Gallensäuren:** Störung der Fett- und Vitaminabsorption, **chologene Diarrhö** (laxierende Wirkung der Gallensäuren), erhöhte **Lithogenität der Galle** mit Ausbildung von Cholesteringallensteinen (S. 141).
- **Eisen: Eisenmangelanämie**, Glossitis, Mundwinkelrhagaden
- **Vitamin B_{12}:** megaloblastäre Anämie, neurologische Symptome (funikuläre Myelose).
- **Folsäure:** megaloblastäre Anämie
- **Kalzium:** Tetanie, sekundärer Hyperparathyreoidismus, Knochenschmerzen, sekundäre Osteoporose, Ausbildung von Oxalatsteinen (→ verstärkte Oxalatresorption, da weniger Kalzium zur intraluminalen Bindung und damit zur Absorptionshemmung des Oxalats vorhanden ist).

PRAXIS Im Rahmen einer reinen Maldigestion ist nur die Fett- und Eiweißverdauung gestört. Die Kohlenhydratverdauung ist dank der extrapankreatischen Amylasen (Speichel) nur wenig beeinträchtigt.

Diagnostik:

- **Stuhluntersuchung**: meist heller und übel riechender Stuhl
- **Stuhlfettbestimmung**: bei Ausscheidung von > 7 g Fett/Tag spricht man von einer Steatorrhö
- **Funktionstests:** zur Beurteilung von Digestion und Absorption (Tab. 4.3). Eine orientierende Überprüfung der Absorptionsleistung des Dünndarms gelingt mithilfe des **Xylose- und Schilling-Tests** (Tab. 4.3).
- **Labor:** ggf. Nachweis von Mangelerscheinungen sowie deren Folgen (z. B. Eisen-, Vitamin-B_{12}-, Albuminmangel, erniedrigter Quickwert, Anämie).

Therapie:

- **kausale Therapie:** je nach Grunderkrankung (z. B. Enzymsubstitution bei exokriner Pankreasinsuffizienz, glutenfreie Diät bei glutensensitiver Enteropathie)
- **symptomatische Therapie:** Ersatz der nichtresorbierbaren Nahrungsbestandteile (fettlösliche Vitamine, Vitamin B_{12}, Folsäure, Eisen), Ersatz der langkettigen durch **mittelkettige Fettsäuren** (Aufnahme per diffusionem; keine Emulgierung durch Gallensäuren notwendig).

Gallensäureverlust-Syndrom

Synonym: Gallensäuremalabsorption

Ätiologie:

- **Abnahme der Resorptionsfläche** bei Funktionsausfall des terminalen Ileums (z. B. Morbus Crohn) oder Ileumresektion
- **Resorptionsstörung** durch bakterielle Dekonjugation konjugierter Gallensäuren bei Blind-Loop-Syndrom (S. 48) mit bakterieller Fehlbesiedlung (unkonjugierte Gallensäuren werden nur in sehr geringem Umfang resorbiert).

Klinik, Diagnostik und Therapie: Nicht resorbierte Gallensäuren gelangen in das Kolon und führen dort zu einer **Motilitätssteigerung** und **Hemmung der Flüssigkeits-** und **Elektrolytresorption**. Die Folge ist eine wässrige Diarrhö (chologene Diarrhö). Übersteigt der enterale Gallensäureverlust die hepatische Synthesekapazität (bei Ileumresektion > 100 cm), kann dieser nicht mehr kompensiert werden (Tab. 4.2). Der Nachweis des enteralen Gallensäureverlusts gelingt mit dem ^{14}C-Glykocholat-Atemtest (Tab. 4.3) und dem SeHCAT-Test (Tab. 4.3).

Tab. 4.2 **Gallensäureverlust-Syndrom**

Stadium	Klinik und Komplikationen	symptomatische Therapie
kompensierter Gallensäureverlust (Ileumausfall < 100 cm)	▪ chologene Diarrhö	▪ Ionenaustauscherharze (Cholestyramin)*: Durch Bindung der Gallensäuren im Darm wird ihre laxierende Wirkung vermindert.
nichtkompensierter Gallensäureverlust (Ileumausfall > 100 cm)	zusätzlich: ▪ Maldigestion mit Steatorrhö ▪ Vitaminmangelerscheinungen ▪ Oxalat- und Cholesterinsteinbildung	▪ fettreduzierte Diät mit Einsatz mittelkettiger Fettsäuren ▪ Substitution fettlöslicher Vitamine

* Ionenaustauscherharze sind beim nichtkompensierten Gallensäurenverlust kontraindiziert, da sie die emulgierenden Gallensäuren weiter reduzieren und die Steatorrhö nur verstärken.

Tab. 4.3 **Funktionsdiagnostik bei Darmerkrankungen**

Test	Prinzip	Durchführung	Indikation	Auswertung
Schilling-Test	Quantifizierung der Resorption von Vitamin B_{12}. Dieses wird in Anwesenheit des Intrinsic-Faktors im Ileum resorbiert und anschließend über den Urin ausgeschieden	Bestimmung der Vitamin-B_{12}-Ausscheidung im 24-h-Urin nach oraler Gabe von radioaktiv markiertem Vitamin B_{12}, 1 Woche später Testwiederholung mit zusätzlicher Gabe von Intrinsic-Faktor (IF)	Abklärung der Ileumfunktion; Differenzierung zwischen Malabsorption bei gestörter Ileumfunktion und Intrinsic-Faktor-Mangel. Dieser Test wird u. a. aufgrund der Strahlenbelastung heute kaum noch durchgeführt.	▪ fehlende Vitamin-B_{12}-Ausscheidung nach Gabe von IF: Malabsorption im Ileum ▪ fehlende Vitamin-B_{12}-Ausscheidung ohne Gabe von IF und normale Vitamin-B_{12}-Ausscheidung nach Gabe von IF: Intrinsic-Faktor-Mangel.
D-Xylose-Test	Quantifizierung der Xylose-Ausscheidung. D-Xylose wird im Duodenum und Jejunum resorbiert und unverändert im Urin ausgeschieden.	Bestimmung der Xyloseausscheidung im 5-h-Sammelurin nach oraler Gabe von 25 g D-Xylose	V. a. Malabsorption im Jejunum	verminderte Xylosewerte im Urin (< 4 g in 5 h): Malabsorption im Jejunum
Laktose-Toleranz-Test	Laktose wird durch die Laktase in Glukose und Galaktose gespalten; Messung der Glukoseresorption durch Bestimmung des Blutzuckerspiegels.	Messung des Blutzuckerspiegels vor und 1–2 h nach Gabe von 50 g Laktose	V. a. Laktasemangel	unzureichender (< 20 mg/dl) bis fehlender Anstieg des Blutzuckerspiegels: Laktasemangel
H_2-Atemtest	Bei der bakteriellen Verstoffwechselung nichtresorbierbarer Zucker im Kolon wird H_2 freigesetzt und über die Atemluft abgeatmet.	Bestimmung der H_2-Konzentration in der Atemluft nach Gabe von Zucker	V. a. intestinale Funktionsstörung	**Laktosegabe:** bei Laktasemangel H_2-Anstieg innerhalb von 2 h nach Laktosegabe **Glukosegabe:** bakterielle Fehlbesiedlung des Dünndarms bei H_2-Anstieg direkt nach Glukosegabe **Laktulosegabe:** Die Latenz zwischen oraler Gabe von Laktulose und H_2-Anstieg entspricht der Dünndarmpassagezeit.
^{14}C-Glykocholat-Atemtest	Messung des bei der bakteriellen Gallensäuren-Dekonjugation freigesetzten CO_2 mittels radioaktiver Markierung	Messung von $^{14}CO_2$ in der Atemluft nach oraler Aufnahme radioaktiv markierter Gallensäuren	V. a. Gallensäureverlust-Syndrom	vermehrte $^{14}CO_2$-Abatmung bei Gallensäureverlust
SeHCAT-Test	Quantifizierung der Gallensäurenresorption (→ normalerweise Resorption zu 95 % im terminalen Ileum)	Messung der Gallensäurenaufnahme nach oraler Gabe von Selen-markierten Gallensäuren	Abklärung der Ileumfunktion	verminderte Aktivität bei gestörter Ileumfunktion
α_1-Antitrypsin-Clearance	Bestimmung der α_1-Antitrypsin-Konzentration in Stuhl und Serum; Berechnung der α_1-Antitrypsin-Clearance		Nachweis eines enteralen Eiweißverlustes	erhöhte α_1-Antitrypsin-Konzentration im Stuhl (> 3 mg/g Stuhl) bei enteralem Eiweißverlust

PRÜFUNGSHIGHLIGHTS

Gallensäureverlust-Syndrom

- ! Bei Ileumausfall bzw. Ileumresektion < 100 cm: chologene Diarrhö.

Enterales Eiweißverlust-Syndrom

Synonym: exsudative Enteropathie

DEFINITION Erkrankungen, die mit einem pathologisch erhöhten Verlust aller Eiweißfraktionen über den Magen-Darm-Trakt einhergehen.

Ätiologie:

- **Lymphstau**: Austritt eiweißreicher Lymphflüssigkeit (z. B. durch mechanische Obstruktion bei Morbus Whipple oder Lymphangiektasie)
- **erhöhter Lymphgefäßinnendruck** (z. B. bei konstriktiver Perikarditis)
- **Schädigung der Magen- oder Darmschleimhaut**: verstärkter Eiweißaustritt (z. B. Strahlenenteritis, familiäre Polyposis, chronisch-entzündliche Darmerkrankungen, Riesenfaltengastritis).

Klinik: Die klinischen Symptome ähneln i. d. R. denen eines Malassimilationssyndroms (S. 50), da beide Syndrome häufig dieselben Ursachen haben. Spezifische Symptome des Eiweißmangels treten auf, wenn der enterale Eiweißverlust nicht mehr durch eine Synthesesteigerung in der Leber kompensiert werden kann (Serumalbumin < 2,5 g): **hypoproteinämische Ödeme**, **Aszites** und **Pleuraergüsse**.

Diagnostik:

- Bestimmung von **α_1-Antitrypsin** im Stuhl: > 3 mg/g (**Tab. 4.3**)
- Laboruntersuchung: erniedrigte Albumin- und Gesamteiweißkonzentration im Serum.
- Endoskopie oder radiologische Untersuchungen: zur Ursachenklärung.

Therapie: Therapeutisch wird neben der Behandlung der Grunderkrankung eine proteinreiche Nahrung verordnet. Gegebenenfalls muss ein gleichzeitig bestehendes Malabsorptionssyndroms (S. 50) therapiert werden.

4.1.4 Diagnostik

Bildgebende Diagnostik

Die wichtigsten bildgebenden Standardmethoden zum Nachweis von Erkrankungen des Dünndarms sind die **Videokapsel- oder Doppelballonendoskopie** und das **MR-Enteroklysma**.

Kolonerkrankungen werden durch die **Koloskopie** und den **Kolon-Kontrasteinlauf** diagnostiziert. Der Nachweis freier Luft bei V. a. Darmperforation gelingt mithilfe der **Abdomenübersicht**. Bei vielen Erkrankungen im Bereich des Darmtraktes ist eine zusätzliche **CT** indiziert, da mit ihrer Hilfe eine besonders detaillierte Darstellung der Wandverhältnisse (Ausbreitung des Prozesses, Ausmaß der Wandverdickung) und lokaler Komplikationen (Abszess- oder Fistelbildung, Darmstenosierung) gelingt. Sie wird außerdem in der Notfalldiagnostik des akuten Abdomens eingesetzt.

Funktionsdiagnostik

Tab. 4.3 zeigt typische Methoden zur Abklärung von Funktionsstörungen des Darmtraktes.

Fecal Occult Blood Tests (FOBT)

DEFINITION Tests zum Nachweis von verborgenem (okkultem) Blut im Stuhl.

Indikation:

- Verdacht auf eine okkulte Gastrointestinalblutung
- Screening auf kolorektale Karzinome sowie auf fortgeschrittene Stadien von Polypen.

Testarten und -prinzipien:

- **iFOBT:** immunologischer FOBT bzw. Fecal Immunochemical Test (FIT); Nachweis von Blutbestandteilen (z. B. Hämoglobin) durch entsprechende Antikörper.
- **gFOBT:** Guajak- bzw. Hämoccult-Test; Nachweis der Peroxidaseaktivität von Hämoglobin (→ wenn Hämoglobin in der Stuhlprobe enthalten ist, oxidiert die im Harz auf den Testbriefchen enthaltene Gujakonsäure bei Zugabe von Wasserstoffperoxid zu Gujakblau)

PRAXIS Aufgrund seiner höheren Spezifität und Sensitivität hat der **iFOBT** den Hämoccult-Test (gFOBT) als **Suchtest auf Darmkrebs** abgelöst (Beschluss des Gemeinsamen Bundesausschusses [GBA], gilt ab Januar 2017).

Auswertung: Neben Kolonkarzinomen können blutende Kolonpolypen, chronisch-entzündlicher Darmerkrankungen sowie Hämorrhoidalblutungen zu einem positiven Testergebnis führen.

Ursachen für **falsche Testergebnisse** sind beispielsweise:

- **falsch positiv (nur Gujak-Test bzw. gFOBT!):** Verzehr von rohem Fleisch (→ hämo- und myoglobinhaltig)
- **falsch negativ (nur Gujak-Test bzw. gFOBT!):** Aufnahme großer Mengen an Vitamin C (Obst, Vitamin-C-Präparat) (→ Erklärung: Ascorbinsäure kann als starkes Reduktionsmittel der Oxidation der Gujakonsäure entgegenwirken und damit deren Blaufärbung verhindern, auch wenn eigentlich Blut im Stuhl vorhanden ist).

Konsequenz: Jeder positive Test muss weiter abgeklärt werden, i. d. R. mittels Gastro- und Koloskopie.

4.1.5 Leitsymptome

Wichtige Leitsymptome bei Erkrankungen des Darms sind Diarrhö (S. 13) und Obstipation (S. 17).

PRÜFUNGSHIGHLIGHTS

- ! **H_2-Atemtest:** eignet sich zum Ausschluss einer Laktoseintoleranz
- !! **Guajak-Test** (Hämoccult-Test): Ein positives Ergebnis muss weiter mittels Gastro- und Koloskopie abgeklärt werden. Falsch negative Ergebnisse können bei der Einnahme von Vitamin-C-Präparaten vorkommen, falsch positive beim Verzehr von rohem Fleisch.

4.2 Chirurgische Eingriffe am Darm und typische Komplikationen

4.2.1 Operationsverfahren am Dünndarm (Jejunum und Ileum)

Dünndarmresektion

OP-TECHNIK

Nach medianer Laparotomie stellt man den Situs dar und legt die Resektionsgrenzen fest (z. B. nach Sichtung ischämischer Areale und Tasten intestinaler Pulse). Dabei sollte immer so wenig wie möglich, aber so viel wie nötig an Dünndarm entfernt werden. Bei Dünndarmresektionen ab 50 % der Länge kann sich ein Kurzdarm-Syndrom (S. 55) entwickeln.

Dünndarmanastomosen

OP-TECHNIK

Der verbleibende Dünndarm wird im Anschluss idealerweise End-zu-End anastomosiert. Mithilfe neuer Klammer- und Nahttechniken kann allerdings auch eine End- oder (häufiger) Seit-zu-Seit-Anastomose angelegt werden. Die kurzgeschlossenen Darmabschnitte werden hierbei jedoch funktionslos, was mit der Gefahr eines **Blind-Loop-Syndroms** (S. 48) einhergehen kann.

4.2.2 Kolon- und Rektumoperationsverfahren

Dickdarmoperationen können ein-, zwei- oder auch dreizeitig (heute jedoch obsolet) durchgeführt werden, wobei das Vorgehen auch von der Dringlichkeit des Eingriffs abhängt.

Beim **einzeitigen** Vorgehen wird ein Darmsegment reseziert und im selben Eingriff der übrige Darm anastomosiert und verschlossen.Um ein Blind-Loop-Syndrom (S. 48) zu verhindern, werden die beiden Darmabschnitte zumeist in End-zu-End-Technik anastomosiert. Dies erfolgt mittels einreihiger Anastomose in allen Schichten oder bei tiefen Anastomosen im Rektumbereich durch einen Zirkulärstapler. Das einzeitige Vorgehen wird vorwiegend im Rahmen von elektiven Eingriffen angewendet. Aber auch bei Notfalleingriffen am Kolon können die Darmabschnitte nach Resektion primär anastomosiert werden.

Nicht erlaubt ist die primäre Anastomosierung bei diffuser Peritonitis, Kontamination des Bauchraums oder Durchblutungsstörungen. Dann sollte ein vorgeschaltetes protektives doppelläufiges Enterostoma (Ileostoma, Transversostoma) zum Schutz der nachgeschalteten Anastomose gelegt werden, das in einem 2. Eingriff zurückverlegt wird (**zweizeitiges** Verfahren). Als Notfalleingriff ebenfalls geeignet ist die Diskontinuitätsoperation nach Hartmann (s. u.).

Das **dreizeitige Vorgehen** (Ileostomaanlage, Darmresektion, Rückverlagerung des Stomas) ist heute obsolet.

Unterschieden werden weiter die sog. **Diskontinuitätsresektionen** (z. B. nach Hartmann-Sigmaresektion mit Rektumblindverschluss und Anlage eines endständigen Descendostomas) von **kontinuitätserhaltenden** Resektionen mit Anastomosierung der Darmenden.

Vor dem elektiven Eingriff wird eine **Single-shot-Antibiose** durchgeführt, um das Infektionsrisiko zu senken.

Resektionsverfahren

OP-TECHNIK

- **Kolektomie:** Das gesamte Kolon wird entfernt und nur ein kleiner Rektumteil belassen. Dann Anlage eines Ileostomas und Blindverschluss des Rektumstumpfes oder Wiederherstellung mit Anastomose von Ileum und Rektum.
- **Proktokolektomie:** Das gesamte Kolon und das Rektum werden entfernt und entweder das Ileum mit dem Anus anastomosiert (ileoanale Pouchanlage) oder der Anus ebenfalls entfernt und ein endständiges Ileostoma angelegt.
- **Pouchanlage**: Verbindung von Ileum oder Kolon mit dem Anus. Die Schließmuskulatur bleibt erhalten.
- **Hemikolektomie:** Entweder als rechtsseitige Hemikolektomie mit Resektion der Darmabschnitte, die von der A. ileocolica und A. colica dextra versorgt werden, oder als linksseitige Hemikolektomie mit Resektion derjenigen Darmanteile, die von der A. mesenterica inferior versorgt werden. Dabei wird ebenfalls die linke Kolonflexur entfernt und anschließend das Colon transversum mit dem Rektum verbunden.
- **Transversumresektion**: Resektion des Versorgungsgebiets der A. colica media.
- **Sigmaresektion:** Resektion der von der A. mesenterica inferior versorgten Abschnitte.
- **Diskontinuitätsresektion nach Hartmann:** Sie ist angezeigt z. B. bei perforierter **Sigmadivertikulitis** und palliativ bei nichtresezierbaren Rektumkarzinomen. Dabei wird der entsprechende Darmabschnitt reseziert und das proximale Ende als endständiges Stoma ausgeleitet. Der distale Teil wird blind verschlossen.
- **tiefe anteriore Rektumresektion mit totaler mesorektaler Exzision:** Entfernung des Sigmas und des tumortragenden Rektums (Sicherheitsabstand einhalten!) inklusive des Mesorektums unter Schonung der autonomen Nervenplexus, damit die Sexual- und Blasenfunktion auch nach der Operation erhalten bleibt. Anschließend wird das Colon descendens mit einer kleinen Rektummanschette anastomosiert oder ein Rektumersatz mittels Kolonpouch gebildet (→ Reservoirfunktion). Der Analsphinkter bleibt erhalten.
- **abdominoperineale Rektumresektion:** Sie ist indiziert, wenn bei Rektumkarzinomen der Sicherheitsabstand nicht eingehalten werden kann oder der Schließmuskel bereits infiltriert ist. Ein definitives Kolostoma wird angelegt.
- **palliative Verfahren:** Diskontinuitätsresektion nach Hartmann, Ausschaltung bestimmter Darmabschnitte mit Anlage eines doppelläufigen Stomas (z. B. bei Rektumresektionen zum Schutz einer Anastomoseninsuffizienz), Umgehungsoperationen.

LERNTIPP !

Werden z. B. bei einer Hemikolektomie große Darmabschnitte verlagert, können die veränderte Durchblutung und die taktilen Reize zu einer Freisetzung von Vasodilatatoren wie Prostazyklinen führen. Folge ist ein **Eventerationssyndrom** mit Flush, Blutdruckabfall, Tachykardie und einem Abfall der Sauerstoffsättigung.

PRÜFUNGSHIGHLIGHTS

- ! Bei einem **einzeitigen Vorgehen** wird der Darm **primär anastomosiert**.
- !! Bei der **Diskontinuitätsresektion nach Hartmann** wird der entsprechende Darmabschnitt reseziert und das proximale Ende als endständiges Stoma ausgeleitet. Der distale Teil wird blind verschlossen (z. B. bei perforierter Sigmadivertikulitis und palliativ bei nichtresezierbaren Rektumkarzinomen).

Stomaanlage

DEFINITION Operativ angelegte Darmöffnung zur Körperoberfläche (Anus praeter naturalis). Bei einer Öffnung im Dünndarm spricht man vom Ileostoma, im Dickdarm vom Kolostoma.

Indikationen: Physiologisch unmögliche Darmpassage, z. B. bei Tumorerkrankungen, Entzündungen oder Verletzungen, oder als Schutzmaßnahme nach Darmresektionen, um einer Anastomoseninsuffizienz vorzubeugen. Stomata können vorübergehend (geplante Rückverlagerung) oder permanent angelegt werden.

Durchführung:

- **Ileostoma**: Standardverfahren ist heute die prominente Ileostomie nach Brooke (**Abb. 4.1**). Das Stoma darf also nicht in einer Hautfalte zu liegen kommen, um Hautschädigungen durch den aggressiven Dünndarminhalt zu vermeiden. Die Anlage eines Kock-Reservoirs verbessert die Reservoirfunktion, ist allerdings kontraindiziert bei Morbus Crohn.
- **Kolostoma** (**Abb. 4.2**): doppelläufige oder endständige Anlage, im Bereich von Zäkum (nie doppelläufig), Colon ascendens, transversum, descendens und sigmoideum.
  - **doppelläufiges Kolostoma:** Ausleitung der zu- und der abführenden Darmschlinge. Diese werden durch die Bauchdecke gezogen und leicht prominent in die Haut eingenäht. Mit einem Kunststoffstab (= Reiter), der für ca. 2 Wochen zwischen die Haut und die hochgezogene Darmschlinge eingelegt wird, verhindert man ein Zurücksinken der Schlinge.
  - **endständiges Kolostoma:** eher bei permanenter Stomaversorgung bevorzugt, wenn der Analkanal inkl. Schließmuskel entfernt werden musste (Ausnahme: Hartmann-Operation, s. o.).

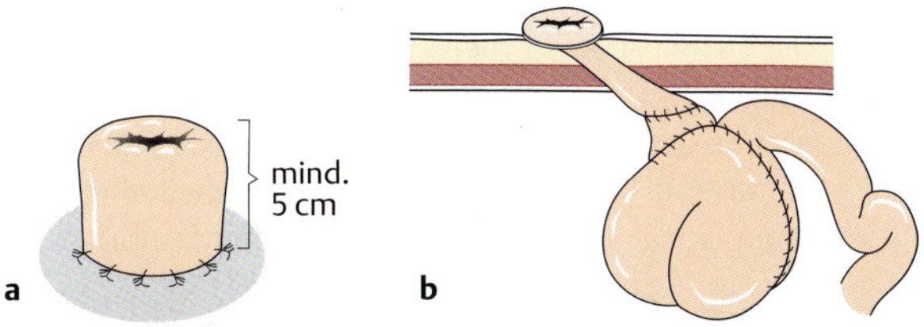

Abb. 4.1 **Ileostoma. a** Ileostoma prominens. **b** Kock-Reservoir. [aus Schumpelick et al., Kurzlehrbuch Chirurgie, Thieme, 2010]

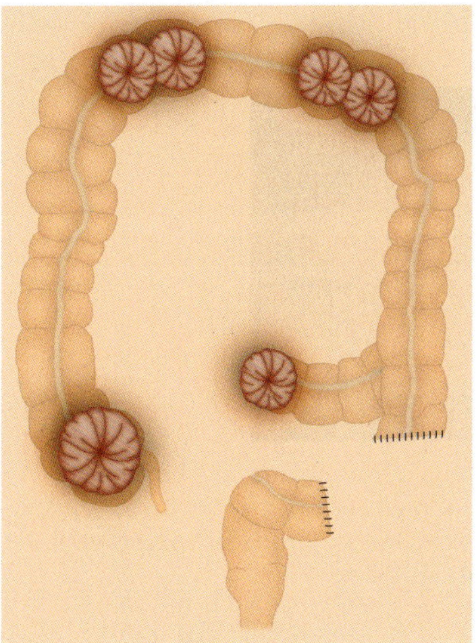

Abb. 4.2 **Kolostomaanlage.** Endständiges Sigmastoma, doppelläufige Transversalstomata und endständiges Zäkumstoma. [aus Hirner, Weise, Chirurgie, Thieme, 2008]

Nach der Operation sollte der Patient im Umgang mit dem Stoma (z. B. Beutelwechsel, Durchspülung usw.) geschult werden.

Komplikationen sind häufig. Auftreten können u. a. Stenosierungen, ein Prolaps, eine peristomale Hernie oder Dermatitis sowie eine Retraktion. Nach Rückverlagerung des Stomas kann es zur Darmpassagestörung kommen, die sich in der Gastrografin-Röntgenaufnahme mit einem fehlenden Kontrastmittelübertritt bemerkbar machen kann. Im weiteren Verlauf kann sich ein Anuspraeter-Karzinom entwickeln oder bei Morbus Crohn eine Fistel ausbilden.

PRÜFUNGSHIGHLIGHTS

- ! Bei der Anlage des Stomas ist darauf zu achten, dass dieses möglichst nicht in einer Hautfalte zu liegen kommt.
- ! (Doppelläufige) Stomata sind **Schutzmaßnahmen** nach Darmresektionen.
- ! Doppelläufige Stomata werden vorübergehend mittels Kunststoffreitern gesichert.
- !! Komplikation: **Stomaretraktion**, Darmpassagestörung (fehlender Kontrastmittelübertritt im Röntgen).

4.2.3 Kurzdarm-Syndrom

DEFINITION Als Folge von ausgeprägten Dünndarmresektionen (> 50 %) mit Beteiligung des terminalen Ileums kann sich das sog. Kurzdarm-Syndrom mit verkürzter Darmpassage, Diarrhöen, Malabsorption, Fettstühlen, Elektrolytverlust, Gewichtsverlust und Unterernährung ausbilden.

Ätiologie: ausgedehnte Dünndarmresektionen, z. B. im Rahmen von Morbus Crohn, Mesenterialischämien oder eines Karzinoms.

Klinik:

- Vitamin-B_{12}-Mangel (Substitution!) bei Resektionen des terminalen Ileums
- Gallensäureverlust-Syndrom (S. 51).

LERNTIPP !

Resektionen des ersten Dünndarmdrittels führen noch **nicht** zum Kurzdarm- bzw. Gallensäureverlustsyndrom.

Therapie: Die Behandlung ist schwierig. Abhängig vom Alter des Patienten und vom verbliebenen Restdarm (Länge, Vorhandensein des Ileums) kann sich der Darm im Laufe von bis zu zwei Jahren an die Umstellung **adaptieren**. Zeichen hierfür sind Gewichtszunahme und Abnahme der Diarrhöen. Bleibt postoperativ eine Restdünndarmlänge von < 1 m zurück oder bleibt die Adaptation aus, ist eine **lebenslange Substitutionsbehandlung** erforderlich, um dem Malabsorptionssyndrom entgegenzuwirken. **Antiperistaltika** verlängern die Passagezeit und fördern dadurch die Resorption.

Chirurgisch kann das Kurzdarm-Syndrom mittels **Dünndarmtransplantation** (meist kombiniert mit Lebertransplantation) therapiert werden.

2014 wurde **Teduglutid** für die medikamentöse Therapie des Kurzdarmsyndroms zugelassen. Nach s. c.-Injektion (1-mal tgl.) verbessert das Analogon des Glucagon-like Peptid 2 (GLP-2) die eingeschränkte Nährstoff- und Flüssigkeitsaufnahme im verbliebenen Darmabschnitt und reduziert damit die Abhängigkeit von parenteraler Ernährung und Flüssigkeitszufuhr. Da der Wirkstoff das Zellwachstum in der Darmwand stimuliert, ist er kontraindiziert bei (vermuteten) Krebserkrankungen (vorhandene Polypen müssen vor Therapiebeginn entfernt werden).

4.2.4 Dünndarmfisteln

DEFINITION Pathologische Verbindung zwischen Dünndarmabschnitten oder zwischen dem Dünndarm und umliegenden Strukturen.

Einteilung: Man unterscheidet zwischen einer **inneren** (z. B. ileokolische = interenterische Fistel) und einer **äußeren** Fistel (z. B. ileokutane = enterokutane Fistel). Je nach der austretenden Sekretmenge spricht man von einer **Low-output-** (< 200 ml/d) oder einer **High-output-Fistel** (> 200 ml/d).

Ätiologie: Dünndarmfisteln entstehen als **Komplikation nach chirurgischen Eingriffen**. Ursächlich sind dabei technische Fehler, eine Abszessbildung an Nahtstellen, eine Anastomoseninsuffizienz sowie intraoperativ nicht erkannte Veränderungen oder Verletzungen der Darmwand.

Die häufigsten chronischen Dünndarmfisteln zeigen sich jedoch spontan bei **chronisch-entzündlichen Darmerkrankungen** (z. B. Morbus Crohn) oder können Folge einer Strahlentherapie sein.

Klinik: Die klinische Symptomatik ist stark abhängig von Art und Höhe der Fistel. Enterokutane Fisteln führen durch den aggressiven Dünndarminhalt zu starken **Hautverätzungen**. Sie gehen mit Elektrolyt- bzw. **Flüssigkeitsverlusten** einher. Beeinträchtigungen des sozialen Lebens entstehen bei kolokutanen Fisteln durch den unangenehmen Geruch und die Verschmutzung der Kleidung sowie bei rektovaginalen Fisteln. Enterovesikale Fisteln fallen durch rezidivierende **Harnwegsinfekte** auf (Komplikation: Urosepsis). Innere Fisteln können zu Peritonitis und **Sepsis** führen.

Diagnostik: Die direkte Inspektion und Sondierung geben Aufschluss über Art und Ausmaß äußerer Fisteln. Innere Fisteln lassen sich mittels MRT, CT oder Gastrografin-Verfahren darstellen.

Therapie: Die chirurgische Therapie umfasst eine Revision der ursprünglichen Nahtstellen, die Exstirpation des Fistelgangs und ggf. die Übernähung bzw. Ausschneidung des Fistelursprungs.

Low-output-Fisteln: zunächst konservativ mittels oraler Flüssigkeits- und Nahrungskarenz, Gabe von Somatostatin zur Minderung der Sekretproduktion und parenteraler Flüssigkeitszufuhr über 10–14 Tage. Verschließt sich die Fistel nicht selbstständig, ist eine operative Therapie indiziert.

High-output-Fisteln: meist OP. Aufgrund der großen Fördermenge sollten mögliche Elektrolyt- und Flüssigkeitsverluste präoperativ behoben werden.

Innere Fisteln sind aufgrund der Sepsisgefahr immer eine Operationsindikation, sobald sie Symptome verursachen.

4.3 Fehlbildungen

4.3.1 Meckel-Divertikel

DEFINITION Angeborenes Divertikel aus den **Resten** des **Ductus omphaloentericus** (Dottergang), etwa 1 m oral der Bauhin-Klappe gelegen.

Epidemiologie und Klinik: Das Meckel-Divertikel ist mit einer Inzidenz von 0,5–3 % die häufigste kongenitale Veränderung des Gastrointestinaltrakts. Klinisch bleibt es lange Jahre inapparent. Ein entzündetes Meckel-Divertikel kann mit appendizitisähnlichen Beschwerden einhergehen, bei versprengter Magenmukosa im Divertikel kann es zu Blutungen kommen. Speziell bei Kindern und Jugendlichen sind Blutungen aus einem Meckel-Divertikel die häufigste Ursache einer unteren Gastrointestinalblutung. Je nach Geschwindigkeit der Darmpassage kann sich blutiger oder auch schwarz verfärbter Stuhl absetzen.

LERNTIPP !

Das entzündete Meckel-Divertikel ist eine wichtige Differenzialdiagnose bei Verdacht auf akute Appendizitis! Speziell bei Kindern, die einen blutigen oder schwarz verfärbten Stuhl aufweisen, sollten Sie an ein Meckel-Divertikel denken. Es ist nämlich in dieser Altersgruppe die häufigste Ursache einer unteren GI-Blutung!

PRAXIS Bei einer Laparoskopie unter Appendizitisverdacht und intraoperativ unauffälligem Appendixbefund sollte immer das terminale Ileum auf der Suche nach einem Meckel-Divertikel inspiziert werden.

Diagnostik: Die Diagnose wird meist zufällig gestellt, häufig im Rahmen der Abklärung von unklaren abdominellen Beschwerden. Blutungen aus dem Divertikel lassen sich insbesondere bei Kindern in der Na-99mTc-Pertechnat-Szintigrafie darstellen. Alternativ kommen auch Kapsel- und Ballon-Enteroskopie zum Einsatz.

Therapie: Jedes vorgefundene Meckel-Divertikel sollte **chirurgisch** saniert werden (**Abb. 4.3**). Das Divertikel wird reseziert und der Darm anschließend quer verschlossen, um eine lokale Stenosierung zu vermeiden.

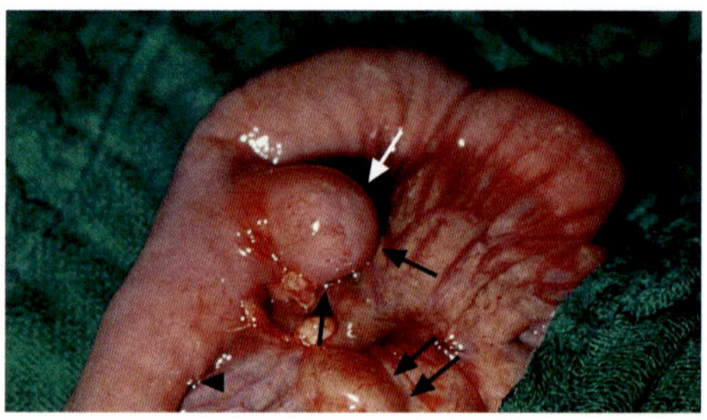

Abb. 4.3 Meckel-Divertikel. Intraoperativer Befund. Die Einzelpfeile zeigen auf das Divertikel, der Doppelpfeil auf einen vergrößerten Lymphknoten, die Pfeilspitze auf Dünndarmgewebe. [aus Henne-Bruns et al., Duale Reihe Chirurgie, Thieme, 2012]

PRÜFUNGSHIGHLIGHTS

- **!! Klinik:** Das Meckel-Divertikel bleibt **meistens asymptomatisch**. Vor allem bei **jungen Patienten** kann es zu blutigem oder auch schwarz verfärbtem Stuhl kommen. Blutungen aus dem Divertikel lassen sich mit der **Na-99mTc-Pertechnat-Szintigrafie** darstellen.

4.3.2 Andere Fehlbildungen des Ductus omphaloentericus

Nabel-/Dottergangfistel: Bleibt der Ductus omphaloentericus über seine gesamte Länge geöffnet, kann sich eine Fistel zwischen Darm und Nabel ausbilden und Darminhalt aus dem Nabel austreten. Ein Darmprolaps durch den Fistelgang ist eine seltene, aber ernst zu nehmende Komplikation.

Enterokystom/Dottergangszyste: Ausbildung von bindegewebigen Strängen an beiden Enden des Dottergangs mit zystischem Mittelteil. **Cave:** Die Bindegewebsstränge begünstigen eine Darmstrangulation.

4.4 Reizdarmsyndrom (RDS)

Synonym: Colon irritabile, irritables Kolon, spastisches Kolon, „irritable bowel syndrome" (IBS)

DEFINITION Funktionelle Beschwerden im Bereich des Kolons, die mit intermittierenden Bauchschmerzen und Stuhlunregelmäßigkeiten einhergehen. Eine organische Ursache lässt sich nicht feststellen.

Epidemiologie: Das Reizdarmsyndrom ist sehr häufig. Circa 20 % der Gesamtbevölkerung sind betroffen. Frauen leiden etwa doppelt so häufig wie Männer an dieser funktionellen Darmstörung. Der Altersgipfel liegt um das 30. Lebensjahr.

Ätiologie und Pathogenese: Die häufigsten Auslöser der Entwicklung eines Reizdarmsyndroms sind **psychosozialer Stress** und eine **psychovegetative Übererregbarkeit**. Pathophysiologisch finden sich inadäquate, segmentale Kontraktionsabläufe und eine viszerale Hypersensitivität mit erniedrigter Schmerzschwelle für Dehnungsreize.

Klinik:
- intermittierende, häufig **krampfartige** oder **stechende Schmerzen** mit Besserung nach der Defäkation
- Gefühl der **unvollständigen Darmentleerung**
- wechselnde Schmerzlokalisation und -stärke
- Stuhlunregelmäßigkeiten (Wechsel von Obstipation und Diarrhö)
- Sistieren der **Beschwerden** in der Nacht
- Stuhl oft „schafskotartig", wässrig, außerdem **Schleimabgang**
- weitere: druckdolente Walze im linken Unterbauch (kontrahiertes Sigma), hörbare Darmgeräusche (**Borborygmi**), depressive Symptome, Angstzustände (z. B. Karzinophobie), vermehrte Müdigkeit und Schlafstörungen, Reizmagen-Syndrom mit dyspeptischen Beschwerden (S. 14).

Einteilung: Abhängig von der Symptomatik werden **3 Subtypen** unterschieden:
- Obstipationsprädominanz,
- Diarrhöprädominanz
- wechselndes, gemischtes Stuhlverhalten.

Diagnostik: Für die Diagnose Reizdarmsyndrom werden folgende **3 Kriterien** empfohlen:
- Patient klagt über **chronische Beschwerden** (> 3 Monate), die sowohl subjektiv als auch objektiv vom Darm ausgehen und i. d. R. mit Stuhlgangveränderungen vergesellschaftet sind.
- Patient ist durch die Beschwerden merklich **beeinträchtigt**.
- **Ausschluss einer organischen Ursache** (akute Bauchschmerzen, Blut im Stuhl, Diarrhö auch nachts, Fieber und erhöhte Entzündungswerte sprechen gegen ein Reizdarmsyndrom).

LERNTIPP

Akute Schmerzen und Beschwerden während der Nacht sind untypisch für das Reizdarmsyndrom und haben eher eine organische Ursache.

Differenzialdiagnosen: ähnliche Symptomatik bei kolorektalen Karzinomen, chronisch-entzündlichen Darmerkrankungen, bakteriellen oder parasitären Darmerkrankungen, Divertikulitis, Zöliakie, mikroskopischer Kolitis und Laktoseintoleranz.

Therapie: Eine kurative Therapie gibt es nicht. Folgende Maßnahmen kommen supportiv zum Einsatz:
- **ärztliche Aufklärung** über den harmlosen Charakter der Beschwerden
- **sportliche Aktivität** und **Entspannungsverfahren**
- **Nahrungsumstellung:** kleine, häufige Mahlzeiten und faserreiche Nahrung mit ausreichender Flüssigkeitszufuhr (ggf. FODMAP-reduzierte Diät: Verringerung des Anteils von **f**ermentierbaren **O**ligo-, **D**i- und **M**onosacchariden sowie [**a**nd] **P**olyolen in der Nahrung)
- **medikamentöse Therapie** (insgesamt nur mäßig erfolgreich): z. B. **Spasmolytika** (z. B. Buscopan), milde Laxanzien bei Obstipation oder Loperamid bei Diarrhö; Probiotika (orale Gabe lebender Mikroorganismen); in in therapierefraktären Fällen kann zur Behandlung von Blähungen/abdomineller Distension/Meteorismus/Flatulenz eine Therapie mit dem nicht resorbierbaren Antibiotikum **Rifaximin** versucht werden.

Prognose: In der Regel verläuft die Erkrankung chronisch mit erheblichem Leidensdruck für den Patienten. Eine Besserung tritt nur bei etwa 30 % der behandelten Patienten ein. Die Lebenserwartung ist normal.

PRÜFUNGSHIGHLIGHTS

- **!!** Akut auftretende, starke Schmerzen und nächtliche Beschwerden sprechen gegen ein Reizdarmsyndrom.
- **! Probiotika** sind lebende Mikroorganismen, die oral verabreicht werden und bei psychogenen Magen-Darm-Beschwerden bzw. Reizdarmsyndrom eingesetzt werden können.

4.5 Erkrankungen mit Malassimilation

4.5.1 Zöliakie

Synonym: glutensensitive Enteropathie

LERNTIPP !

Die Zöliakie ist ein wichtiges pädiatrisches Krankheitsbild und wird Ihnen deshalb in der Pädiatrie noch deutlich ausführlicher begegnen. Da die Erkrankung aber auch beim IMPP sehr beliebt, ja geradezu ein Klassiker ist, ist es in jedem Fall vorteilhaft, wenn Sie sich hier schon einen ersten Überblick verschaffen.

DEFINITION IgA-vermittelte Unverträglichkeit (Nahrungsmittelallergie) von Kleberproteinen aus Getreide, die zu einer Autoimmunerkrankung mit Darmmukosaschädigung und Malassimilation führt.

Sprue gilt als Überbegriff sowohl für die glutensensitive Enteropathie, die altersunabhängig als **Zöliakie** bezeichnet wird, als auch für die infektiös bedingte **tropische Sprue**. Der Begriff **einheimische Sprue des Erwachsenen** ist heutzutage obsolet.

Epidemiologie: Die Zöliakie hat eine Prävalenz von etwa 1/250 und tritt v. a. in Nordeuropa auf. Frauen sind häufiger betroffen als Männer.

Ätiologie und Pathogenese: Der glutensensitiven Enteropathie liegt eine **Unverträglichkeitsreaktion** gegen die **Gliadinfraktion des Glutens** zugrunde, die sich bei genetisch prädisponierten Patienten entwickelt. Die HLA-Subtypen HLA-DQ 2 und -DQ 8 sind mit Zöliakie assoziiert. Der Pathomechanismus ist eine Mischung aus **Allergie** und **Autoimmunerkrankung**. Letztlich kommt es zu einer Entzündungsreaktion der Dünndarmmukosa. Konsequenz ist die Entstehung einer **Malabsorption** mit den entsprechenden klinischen Symptomen und Mangelerscheinungen.

Klinik: Typischerweise beginnt die Symptomatik im Säuglingsalter kurz nach dem Einführen glutenhaltiger Beikost mit chronisch voluminösen, fetthaltigen und übel riechenden **Durchfällen**, Blähungen (Trommelbauch), Bauchschmerzen und Appetitlosigkeit. Die Säuglinge sind oft missgelaunt, zeigen eine muskuläre Hypotonie und eine Gedeihstörung mit Vitamin- und Mineralstoffmangel. Weitere Komplikationen sind eine Anämie, Gerinnungsstörungen, Zahnschmelzdefekte, hypoproteinämische Ödeme und erhöhte Infektanfälligkeit. Deutlich seltener ist die Manifestation erst im Erwachsenenalter (**intestinales Malassimilationssyndrom**, sekundärer Laktasemangel), die häufig mit einer Eisenmangelanämie, einer sekundären Osteoporose oder auch einer chronischen Hepatitis vergesellschaftet ist. Auch **klinisch stumme Verlaufsformen** sind möglich (trotzdem typische serologische und histologische Befunde vorhanden). Die glutensensitive Enteropathie ist gelegentlich mit anderen Autoimmunerkrankungen (selektiver IgA-Mangel, Diabetes mellitus Typ I) und der Dermatitis herpetiformis Duhring assoziiert. Als Spätkomplikation kann sich (v. a. bei unbehandelten Patienten) ein enteropathieassoziiertes T-Zell-Lymphom des Dünndarms entwickeln.

Diagnostik: Die Diagnose wird durch die Anamnese und Klinik, den **Nachweis von Autoantikörpern** (am spezifischsten: **IgA-anti-Transglutaminase-Antikörper** [ein IgA-Mangel muss ausgeschlossen sein!], außerdem Antikörper gegen Gewebetransglutaminase und gegen Endomysium), den typischen Befund der **Dünndarmbiopsie** (Zottenatrophie, Kryptenhyperplasie, lymphoplasmazelluläre Infiltration der Lamina propria) und das Ansprechen auf glutenfreie Diät gestellt. Die Dünndarmbiopsie ist der diagnostische Goldstandard.

Therapie: **Lebenslange glutenfreie** (also z. B. kein Weizen, Roggen, Dinkel, während z. B. Mais, Reis und Hirse erlaubt sind) und ggf. laktosefreie **Diät** sowie die Substitution der fehlenden Vitamine und Mineralstoffe stehen im Vordergrund.

LERNTIPP !

Insbesondere zu Anfang kann es schwer sein, zu überblicken, in welchen Lebensmitteln **Gluten** enthalten sein kann. In **Wurst** können z. B. versteckt größere Mengen an Gluten enthalten sein, und zwar in Bindemitteln, Gewürzmischungen und Geschmacksverstärkern.

PRÜFUNGSHIGHLIGHTS

- !! **Ätiologie:** Unverträglichkeitsreaktion gegen **Gluten**. Die HLA-Subtypen HLA-DQ 2 und -DQ 8 sind mit Zöliakie assoziiert.
- ! **Pathogenese:** Malabsorption
- !!! **Klinik:** oft missgelaunte Säuglinge und Kleinkinder mit aufgetriebenem Abdomen (Trommelbauch) und Gedeihstörung
- !! **Komplikationen**: Anämie, Lymphomentwicklung, sekundäre Osteoporose
- !! **assoziierte Immunerkrankungen:** Dermatitis herpetiformis Duhring und **Diabetes mellitus Typ I**
- **Diagnostik**:
  - !! **Dünndarmbiopsie**: Zottenatrophie, Kryptenhyperplasie, lymphoplasmazelluläres Infiltrat in der Lamina propria
  - !! Serologie: **IgA-anti-Transglutaminase-Antikörper**.
- !! **Therapie:** lebenslange glutenfreie Ernährung. Kein Gluten enthält z. B. Mais.
- ! **Wurst** kann versteckt größere Mengen an Gluten enthalten (z. B. in Bindemitteln, Gewürzmischungen und Geschmacksverstärkern).

4.5.2 Tropische Sprue

Ätiologisch liegt der in den Tropen verbreiteten Erkrankung vermutlich eine **Infektion des Dünndarms** mit enteropathogenen Keimen zugrunde. Klinisch steht das **Malassimilationssyndrom** (S. 50) im Vordergrund. Gelegentlich beginnt die Erkrankung mit einer **akut fieberhaften Diarrhö**. Diagnostisch muss v. a. das Vorliegen einer Zöliakie ausgeschlossen werden. In der Dünndarmbiopsie zeigen sich im Vergleich zur Zöliakie nur diskrete Veränderungen des Zottenreliefs. Therapie der Wahl ist die Gabe von **Doxycyclin** sowie die Substitution der fehlenden Vitamine und Mineralstoffe.

4.5.3 Morbus Whipple

Epidemiologie: seltene Erkrankung, die v. a. Männer zwischen dem 30. und 60. Lebensjahr betrifft.

Ätiologie: systemische Infektion mit dem Bakterium **Tropheryma whipplei**.

Klinik: vielgestaltig: Malassimilationssyndrom (S. 50), **enteropathische Arthritis** und **Sakroileitis** (häufigstes Erstsymptom), **Polyserositis, Lymphadenopathie, Fieber**, **Herzbeteiligung** (Endokarditis, Myokarditis) und **ZNS-Störungen** (Krampfanfälle, Myoklonien, Blickparesen, Ataxie).

Diagnose: typischer Biopsiebefund: Infiltration der Duodenalschleimhaut mit Makrophagen mit **PAS-positiven Plasmaeinschlüssen** sowie verbreitertes Zottenrelief. Elektronenmikroskopisch gelingt der Nachweis stäbchenförmiger Bakterien. Im Labor findet sich eine Erhöhung der Entzündungsparameter.

Therapie: **Ceftriaxon** i. v. über 14 Tage, gefolgt von **Cotrimoxazol** p.o über 1 Jahr.

LERNTIPP !

Patienten mit Morbus Whipple leiden oft an einer chronischen Diarrhö. Eine akute Symptomatik ist hingegen untypisch. Wenn also Differenzialdiagnosen einer akuten, blutigen Diarrhö gefragt sind, können Sie einen Morbus Whipple ziemlich sicher ausschließen.

PRÜFUNGSHIGHLIGHTS

- ! **Klinik bei Morbus Whipple:** chronische Diarrhö mit Gewichtsabnahme, Gelenkbeschwerden und evtl. ZNS-Symptome (Muskelzuckungen, Blickparesen etc.)
- ! **Diagnose:** PAS-positive Makrophagen in der Dünndarmmukosa sind ein typischer Biopsiebefund bei Morbus Whipple, bei einer Zöliakie sind sie **nicht** typisch.

4.6 Chronisch-entzündliche Darmerkrankungen (CED)

4.6.1 Morbus Crohn

Synonym: Enteritis regionalis Crohn, Ileitis terminalis

DEFINITION Segmental auftretende, diskontinuierliche, auch die tiefen Wandschichten erfassende chronische Entzündung des gesamten Magen-Darm-Trakts, am häufigsten im terminalen Ileum und im proximalen Kolon lokalisiert.

Epidemiologie: Inzidenz ca. 5/100 000 Einwohner/Jahr. Der Häufigkeitsgipfel der Erstmanifestation liegt zwischen dem 20. und 40. Lebensjahr. Weiße Bevölkerungsgruppen sind bevorzugt betroffen. Raucher haben ein 2-fach erhöhtes Risiko, an einem Morbus Crohn zu erkranken.

Ätiologie: Als Auslöser werden eine Störung der Immunregulation aufgrund genetischer Disposition, eine autoimmune Genese oder Infektionserkrankungen diskutiert.

Es wird eine familiäre Häufung beobachtet, die u. a. auf einer Mutation des **NOD2-(= CARD15)-Gens** bei 50 % der Betroffenen beruht. Auch bei Menschen mit einer DLG 5- oder OCTN1-Genmutation ist das CED-Risiko erhöht.

Lokalisation: Der **gesamte Verdauungstrakt vom Mund bis zum Anus** kann betroffen sein, es überwiegt aber der Befall des terminalen Ileums (Ileitis terminalis) und des Kolons: isolierter Ileumbefall 30 %, isolierter Kolonbefall 25 %, Befall von Ileum und Kolon 45 %. Die Erkrankung kann „springend" den gesamten Magen-Darm-Abschnitt befallen.

Klinik: Die Klinik des Morbus Crohn kann **sehr unspezifisch** sein. Häufig haben die Patienten daher bei Diagnosestellung schon eine lange Krankheitsvorgeschichte. 90 % der Patienten leiden unter **rechtsseitigen** und **periumbilikalen Bauchschmerzen** (**Ileitis terminalis**). Zudem ist im Unterbauch oft eine **druckschmerzhafte Resistenz** tastbar und die Patienten haben häufig **erhöhte Temperaturen** (häufige Fehldiagnose: chronische Appendizitis). 90 % der Patienten leiden an Durchfällen, die jedoch im Gegensatz zur Colitis ulcerosa seltener blutig sind und mit geringerer Frequenz auftreten. Weitere typische Symptome sind Flatulenz und Unwohlsein. Bei ca. 30 % der Patienten liegt zusätzlich eine Laktoseintoleranz vor.

Verlauf: i. d. R. schubweise, seltener chronisch-kontinuierlich und progressiv. Hiervon wird gesprochen, wenn die Krankheitszeichen ≥ 6 Monate persistieren.

Komplikationen:
Intestinale Komplikationen: Zu den häufigsten Komplikationen gehören **anorektale Fisteln**, **Abszesse** und **Darmstenosen** mit Subileus- oder Ileussymptomatik. Seltener sind **Darmperforationen** oder -blutungen. Bei ausgedehntem Ileumbefall besteht häufig ein **Malabsorptionssyndrom**, sodass sich die Erkrankung mit **Gewichtsverlust**, **Vitamin-** (Vitamin D, E, A und K und Vitamin B_{12}) und Nährstoffmangelsymptome (z. B. Zink) äußern kann. Kinder mit Morbus Crohn fallen vor allem durch **Wachstumsstörungen** auf.

In seltenen Fällen kann es v. a. bei starkem Kolonbefall und langjährigem Bestehen von Fisteln zum Auftreten eines **kolorektalen Karzinoms** kommen (seltener als bei der Colitis ulcerosa). Auch das Risiko für die Entwicklung eines Dünndarmkarzinoms (insgesamt sehr selten) ist erhöht. Eine weitere Spätkomplikation ist die **Amyloidose**.

PRAXIS Bei Analfisteln muss unbedingt ein Morbus Crohn ausgeschlossen werden (oft Erstsymptom)!

Extraintestinale Komplikationen: Sie treten beim Morbus Crohn deutlich häufiger (10–20 % der Fälle) auf als bei der Colitis ulcerosa.

- **Haut** (ca. 30 %): Erythema nodosum, Pyoderma gangraenosum (schmerzhafte Pusteln mit zentraler Nekrose), Zinkmangeldermatosen (Akrodermatitis enteropathica), Aphthen, Analfissuren
- **Gelenke und Knochen** (ca. 20 %): Arthritis, ankylosierende Spondylitis (meist HLA-B27 positiv), Osteoporose (mangelnde Vitamin- und Nährstoffaufnahme, Nebenwirkung der Glukokortikoidtherapie)
- **Augen** (7 %): Iridozyklitis, Konjunktivitis, Uveitis, Episkleritis, Keratitis
- **Leber und Gallenwege** (< 5 %): primär-sklerosierende Cholangitis (Transaminasen ↑, γGT ↑, AP ↑).

Seltener treten Störungen an Lunge oder Urogenitaltrakt auf.

LERNTIPP !

Prägen Sie sich die Komplikationen gut ein! Das IMPP verlangt von Ihnen, dass Sie wissen, welche intestinalen und extraintestinalen Erkrankungen im Zusammenhang mit einem Morbus Crohn vorkommen. Ganz typisch für den Morbus Crohn ist die erhebliche Neigung zur Fistelbildung!

Diagnostik: Neben Anamnese und Klinik ist zur endgültigen Diagnosestellung eine **Ileokoloskopie** mit Entnahme **multipler Biopsien** (ggf. auch aus Fisteln) obligat.

Nach Bestätigung der Diagnose muss im gesamten Gastrointestinaltrakt (angefangen bei der Mundhöhle) nach weiteren Manifestationen gesucht werden. Dazu sind eine ÖGD, eine Abdomensonografie und eine erweiterte Dünndarmdiagnostik (z. B. MR-Enteroklysma, Doppelkontrastuntersuchung, Doppelballonendoskopie) notwendig. Bei Verdacht auf eine primär-sklerosierende Cholangitis sollte man eine diagnostische MRCP oder ERCP anordnen.

Endoskopie (**Abb. 4.4**): Typisch ist der diskontinuierliche Befall der Schleimhaut mit einem Nebeneinander von unauffälligen und pathologisch veränderten Arealen (**Pflastersteinrelief**). Es finden sich **Aphthen**, ein **Erythem** und scharf begrenzte landkartenartige Ulzerationen (**Schneckenspurenulzera**). Feine, punktförmige Einblutungen in die Schleimhaut imponieren als sog. **Pin-Point-Lesions**. Auch **Fisteln** und Stenosen (die eine vollständige Koloskopie unmöglich machen können) sind häufig.

LERNTIPP !

Prägen Sie sich das typische Bild der Pflastersteinschleimhaut und von Schneckenspurenulzera ein! Dazu hat das IMPP sowohl Endoskopiebilder als auch Abbildungen von OP-Resektaten parat. Wenn Sie sich aber nicht sicher sind, ob die Abbildung einen Morbus Crohn zeigt oder nicht, suchen Sie in der Fallstudie nach anderen typischen Anhaltspunkten: z. B. **„springender" Schleimhautbefall** (also z. B. nur Colon ascendens und descendens betroffen) mit **segmentalen Einschnürungen** oder **Fistelbildungen**. Achten Sie in der Anamnese auch darauf, ob der Patient raucht oder nicht. Raucher leiden (auch in den IMPP-Fragen) häufiger an Morbus Crohn.

Histologie: Im Gegensatz zur Colitis ulcerosa befällt der Morbus Crohn die gesamte Darmwand (**transmurale Entzündung**). Es zeigen sich **Epitheloidzellgranulome** mit mehrkernigen Riesenzellen und hyperplastische Lymphknoten mit Lymphangiektasien.

Bildgebende Diagnostik:

- abdominale und transrektale **Sonografie** (Screening!): Nachweis segmentaler Darmwandverdickungen. Pathologisch ist eine Verbreiterung der Kolonwand über 4 mm und der Dünndarmwand über 2 mm. Eventuell zeigen sich ein Kokardenzeichen (konzentrische Hautläsionen) und Abszesse oder Fisteln in der Perianalregion.
- **Hydro-MRT** des Dünndarms: Methode der ersten Wahl zur Darstellung des Dünndarms beim Morbus Crohn. Die verdickte Dünndarmwand, vergrößerte Lymphknoten und perianale Fisteln lassen sich sehr gut darstellen.
- **Enteroklysma nach Sellink:** Röntgendarstellung des Dünndarms. Zeigt beim Morbus Crohn u. a. fadenförmige Stenosen (string sign; **Abb. 4.5**a), ein Pflastersteinrelief (**Abb. 4.5**b) und bogige Wandkonturen gegenüber dem Mesenterialansatz. **Cave:** Bei Verdacht auf Perforation oder Stenosen sowie bei Analfisteln (**Abb. 4.5**c) dürfen nur wasserlösliche Kontrastmittel verwendet werden.
- **Kapselendoskopie** (nach Ausschluss einer Stenose, z. B. durch Probekapsel): zur makroskopischen/optischen Beurteilung der Darmschleimhaut
- **MRT des Beckens:** Nachweis langstreckiger Darmwandverdickungen, Fistel- und Abszessnachweis
- CT des Abdomens (Notfalldiagnostik).

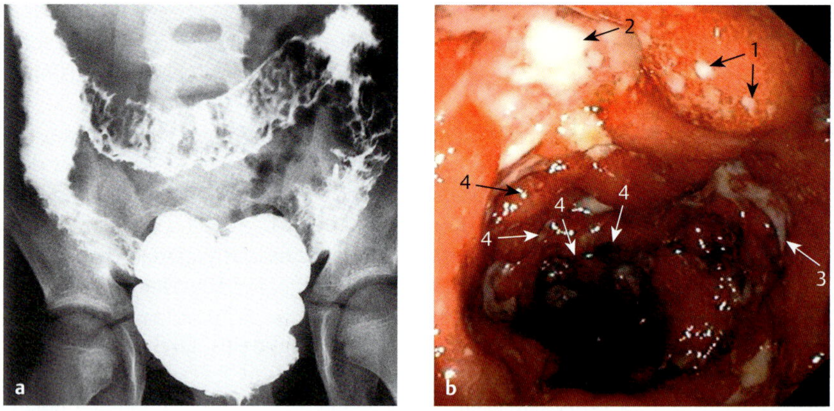

Abb. 4.4 **Endoskopische Befunde bei Morbus Crohn.**
a Pflastersteinrelief [aus Gortner, Meyer, Duale Reihe Pädiatrie, Thieme, 2018]
b Endoskopie des Kolons mit Aphthen (1), breiten (2) und fissuralen (3) Ulzera sowie pflastersteinartigen Pseudopolypen (4). [aus Gortner, Meyer, Duale Reihe Pädiatrie, Thieme, 2018]

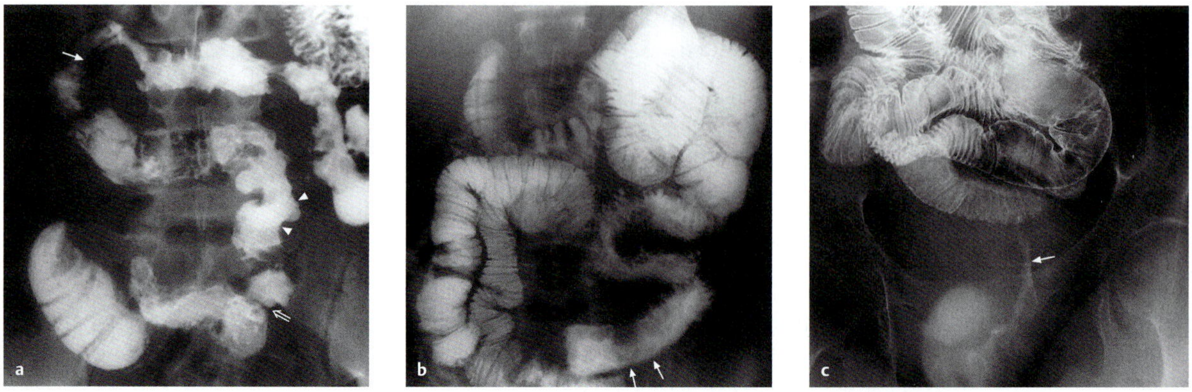

Abb. 4.5 **Radiologische Befunde bei Morbus Crohn. a** Stenosen des Dünndarms (Pfeil: Skip Lesion; Pfeilspitzen: Skip Areas; offener Pfeil: String Sign). **b** Pflastersteinstruktur (Pfeil). **c** Fistelgang (Pfeil). [a und b: aus Reiser, Kuhn, Debus, Duale Reihe Radiologie, Thieme, 2017; c: aus Reiser, Kuhn, Debus, Duale Reihe Radiologie, Thieme, 2011]

Labor: In Abhängigkeit von der entzündlichen Aktivität der Erkrankung sind die **Entzündungsparameter** Leukozyten, CRP und BSG erhöht. Außerdem besteht häufig eine **Anämie** (Ursachen: Eisenmangel durch Blutverluste über den Darm, Vitamin-B_{12}- und Folsäuremangel bei Malabsorptionssyndrom, chronische Entzündung, Azathioprin-induzierte Myelosuppression).

Bei ca. der Hälfte der Patienten können Anti-Saccharomyces-cervisiae-AK (ASCA) nachgewiesen werden.

Immer sollte eine bakteriologische Stuhldiagnostik zum Ausschluss einer infektiösen Darmerkrankung durchgeführt werden. Ferner lässt sich die Konzentration von Calprotectin im Stuhl bestimmen, die mit dem Ausmaß der entzündlichen Aktivität im Darm korreliert.

Bestimmung der Krankheitsaktivität: Dafür wird der „Crohn's disease activity index" (CDAI, Aktivitätsindex nach Best) verwendet. Der Index berücksichtigt sowohl subjektive (z. B. Allgemeinbefinden, Grad der Bauchschmerzen) als auch objektive (z. B. Anzahl der weichen Stühle in der letzten Woche, Gewicht, Hämatokrit) Parameter. Daraus ergibt sich dann die Behandlungsbedürftigkeit eines akuten Schubes. Ein Index > 150 zeigt einen akuten Schub an.

Differenzialdiagnosen: In Betracht kommen alle Formen der Kolitis, eine Appendizitis und einige weitere Darmerkrankungen wie die Sprue, das Reizdarmsyndrom oder die **Darmtuberkulose** und die **Yersiniose**.

LERNTIPP !

Die Entzündung beim Morbus Crohn betrifft besonders häufig das terminale Ileum und kann mit appendizitisähnlichen Schmerzen im rechten Unterbauch einhergehen.

Therapie:

Supportive Therapie:

- **Diät:** Generell sollten Patienten nur diejenigen Lebensmittel zu sich nehmen, die sie gut vertragen.
- **Substitution** von Eiweißen, Kalorien, Elektrolyten, Vitamin B_{12}, fettlöslichen Vitaminen (A, D, E und K), Kalzium und anderen Bedarfsstoffen. Bei Eisenmangelanämie sollte **Eisen** substituiert und evtl. zusätzlich **Erythropoetin** gegeben werden. Bei ausgeprägter Anämie sind **Erythrozytenkonzentrate** indiziert.
- Zur **Osteoporoseprophylaxe** werden Vitamin D (1000 IE/d) und Kalzium (1000 mg/d) verabreicht.
- Die Patienten sollten zur **Nikotinkarenz** angehalten werden, da Rauchen das Rezidivrisiko erhöht.

PRAXIS Im akuten Schub sollte ballaststofffreie Kost (evtl. Trinknahrung) gegeben werden. Bei hochakuten Verläufen sollte der Patient kurzfristig parenteral ernährt werden.

Pharmakotherapie: Folgende Medikamente werden zur Behandlung des Morbus Crohn eingesetzt:

- Steroide
- Immunsuppressiva: Azathioprin, 6-Mercaptopurin, Ciclosporin, Tacrolimus
- Biologika (TNFα-Blocker, z. B. Infliximab, oder Integrin-Blocker, z. B. Vedolizumab). **Wichtig:** Vor Therapiebeginn muss eine Tbc ausgeschlossen werden.

Zur **Remissionsinduktion** s. **Tab. 4.4**; dabei wird grundsätzlich zwischen zwei Herangehensweisen unterschieden: Standardmäßig wird eine sog. **Step-up-Therapie** durchgeführt. Es erfolgt eine Anpassung der Medikation an die zunehmende Intensität der Erkrankung durch stufenweise Einführung von Medikamenten, die effektiver, aber auch nebenwirkungsreicher als die Basistherapeutika sind. Bei der **„Top-Down"-Strategie** kommen hingegen sehr früh maximal wirksame Medikamente zum Einsatz.

LERNTIPP !

Wenn Sie sich bei den Therapiestrategien auskennen, wird sich das in der Prüfung sehr wahrscheinlich bezahlt machen. Investieren Sie also auch hier noch mal die eine oder andere Minute mehr!

Bei Besserung werden die Medikamente über Wochen stufenweise reduziert und ausgeschlichen.

Konservative Therapie von Fisteln:

- akut: **Metronidazol** (3 × 500 mg/d p. o.)
- chronisch: Azathioprin, 6-Mercaptopurin oder Biologika wie Infliximab, Adalimumab, Vedolizumab oder Ustekinumab.

Remissionserhaltung: Bei unkompliziertem Krankheitsverlauf ist keine remissionserhaltende Therapie indiziert. Bei Patienten mit steroidabhängigem oder chronisch-aktivem Verlauf sollte eine remissionserhaltende Therapie mit **Azathioprin** eingeleitet werden. Die immunsuppressive Therapie muss für mindestens 4 Jahre weitergeführt werden.

Interventionelle Therapie: Bei stenosierten Darmabschnitten kann eine Ballondilatation versucht werden. Fisteln können mit Clip- oder Looptechnik verschlossen oder drainiert werden. Radiologisch CT-gesteuerte Drainagenanlage bei Ausbildung von Abszessen.

Tab. 4.4 Remissionsinduktion bei Morbus Crohn

Verlauf	Therapie
leichter bis mäßiger Schub	topische Steroide bei Befall des Kolons und des terminalen Ileums (als Kapseln oder Klysma)
schwerer Schub/extraintestinale Manifestationen	systemische Steroide (Prednisolon p. o.), bei Befall der distalen Darmabschnitte in Kombination mit topischen Steroiden (z. B. als Klysma)
steroidrefraktärer und/oder chronischer Verlauf	▪ Immunsuppressiva (Azathioprin/6-Mercaptopurin) (Hinweis: Azathioprin kann die Schubfrequenz deutlich senken und erlaubt die Reduktion der Steroiddosis. Ein Wirkeintritt ist erst nach 6–8 Wochen zu erwarten.) ▪ alternativ Einsatz von Biologika: – anti-TNFα-Antikörper (Infliximab oder Adalimumab) – anti-Integrin-Antikörper (Vedolizumab) – anti-IL 12/23-Antikörper (Ustekinumab) ▪ bei Therapieresistenz: Integrin-Blocker (z. B. Vedolizumab)

OP-TECHNIK

Chirurgische Therapie: Indikationen sind Fisteln, Abszesse, Stenosen (mit Ileussymptomatik), Strikturen und Perforationen. Bei einer Strikturoplastik des Dünndarms wird der Dünndarm längs inzidiert und quer vernäht; dabei müssen die Resektionsränder mikroskopisch nicht entzündungsfrei sein.

Die chirurgische Therapie hat beim Morbus Crohn ausschließlich symptomatischen Charakter. Die **Indikation** zur Resektion befallener Darmabschnitte sollte **sehr streng** gestellt werden. Bei unumgänglichen Operationen wird die sog. **„minimal surgery"** (bevorzugt durch laparoskopische Verfahren) angewandt, d. h., es werden jeweils möglichst kleine Darmabschnitte reseziert. Der Hauptgrund für die Zurückhaltung bei der operativen Therapie ist das **Kurzdarm-Syndrom** (S. 55).

LERNTIPP !

Eine kurative Proktokolektomie ist beim Morbus Crohn, im Gegensatz zur Colitis ulcerosa (s. u.), natürlich nicht sinnvoll, da die entzündlichen Veränderungen auch in anderen Darmabschnitten, ja sogar in der Speiseröhre, auftreten können. In Betracht kommt eher eine partielle Kolektomie im Rahmen einer Ileozäkalresektion bei entsprechend befallenem Darmabschnitt.

Prognose: hohe Rezidivrate. Bei den meisten Patienten muss früher oder später aufgrund von Komplikationen operiert werden. Die Wahrscheinlichkeit dafür beträgt 70 % innerhalb von 15 Jahren. Die Lebenserwartung ist bei optimaler Therapie normal.

PRÜFUNGSHIGHLIGHTS

- !! Risikofaktoren: **Rauchen**, Mutationen des **NOD2-Gens** auf Chromosom 16
- !!! intestinale und extraintestinale **Komplikationen**
- !!! **diagnostisches Vorgehen**: Ileokoloskopie, Sonografie, Hydro-MRT und Enteroklysma nach Sellink, ggf. CT Abdomen (Notfalldiagnostik), bakterielle Stuhlkultur (zur Differenzialdiagnostik bei chronischer Diarrhö), Bestimmung der Calprotectin-Konzentration im Stuhl als Entzündungsmarker, bei Verdacht auf eine primär-sklerosierende Cholangitis MRCP oder ERCP
- **Befunde**:
  - !! segmentaler Befall
  - !! Pflastersteinrelief
  - !! Schneckenspurenulzerationen
  - ! Erythem, punktförmige Schleimhauteinblutungen und Aphthen
  - ! langstreckige Darmwandverdickungen im Becken-MRT
  - !!! Histologie: transmurale Entzündung, Epitheloidzellgranulome ohne Nekrose
  - ! Entzündungsparameter im Labor erhöht
- ! Mittels **Aktivitätsindex nach Best** kann die Krankheitsaktivität und damit die Behandlungsbedürftigkeit beurteilt werden.
- **Therapie:**
  - ! **systemische Glukokortikoide** (per os) bei mittelschwerer Aktivität
  - !! **Azathioprin** oder **anti-TNFα-Blocker** (Infliximab) bei steroidrefraktärem Verlauf
  - ! **Azathioprin** langfristig zur Remissionserhaltung
  - ! **Metronidazol** bei Fisteln
  - ! Bei der Ausbildung von Abszessen kann ggf. eine CT-gesteuerte Drainagenanlage erfolgen.
  - ! Die prophylaktische Proktokolektomie ist beim Morbus Crohn nicht sinnvoll.
  - !! Bei einer Strikturoplastik des Dünndarms wird der Dünndarm längs inzidiert und quer vernäht, dabei müssen die Resektionsränder mikroskopisch nicht entzündungsfrei sein.

4.6.2 Colitis ulcerosa

DEFINITION Chronische Entzündung der Dickdarmschleimhaut mit kontinuierlicher Ausbreitung von distal nach proximal.

Epidemiologie: Wie beim Morbus Crohn liegt die Inzidenz bei ca. 5/100 000 Einwohner/Jahr, mit einem Häufigkeitsgipfel zwischen dem 20. und 40. Lebensjahr. Es besteht eine familiäre Disposition. In weißen Bevölkerungsgruppen ist das Risiko, an einer Colitis ulcerosa zu erkranken, 4-mal so groß wie in farbigen. Raucher erkranken seltener an Colitis ulcerosa als Nichtraucher.

Ätiologie: bislang nicht geklärt. Eine Störung der Immunregulation sowie eine genetische Disposition scheinen jedoch eine wichtige Rolle zu spielen.

Lokalisation: Die Colitis ulcerosa beschränkt sich auf Rektum und Kolon. Die Erkrankung beginnt i. d. R. im distalen Rektum und breitet sich kontinuierlich nach proximal aus. Das **Rektum** ist somit **immer befallen**. Befall des Rektosigmoids 50 %, zusätzlicher Befall des linken Kolons 25 %, Pankolitis 25 %.

Klinik: Leitsymptom sind **blutig-schleimige Durchfälle** mit einer Frequenz von bis zu 20 Stuhlgängen/Tag. Sie werden häufig von **krampfartigen Bauchschmerzen** (Tenesmen) begleitet.

Verlauf: Wie der Morbus Crohn verläuft auch die Colitis ulcerosa i. d. R. **schubweise**. Auch ein chronisch-kontinuierlicher, progredienter Verlauf (Krankheitszeichen ≥ 6 Monate) ist möglich. In 5 % der Fälle kommt es zu einem akut-fulminanten Verlauf mit plötzlichem Krankheitsbeginn, Cholera-ähnlichen Durchfällen, septischen Temperaturen und Schock.

LERNTIPP !

- **IMPP-Hinweise für eine Colitis ulcerosa:** Typische Anhaltspunkte in den Fallstudien sind blutige Durchfälle mit schmerzhaften, krampfartigen Entleerungen, eine hoch vulnerable Schleimhaut mit Pseudopolypen sowie Kryptenabszesse.
- **IMPP-Hinweise gegen eine Colitis ulcerosa:** Wenn das Rektum von der Erkrankung ausgespart bleibt, können Sie primär eine Colitis ulcerosa als Antwortmöglichkeit ausschließen!

Komplikationen:

Intestinale Komplikationen: Die wichtigste Komplikation eines akuten Kolitisschubes ist die Entwicklung eines **toxischen Megakolons**. Das Kolon ist maximal dilatiert und ein sekundär paralytischer Ileus stellt sich ein. Die große Gefahr besteht in der Perforation und Entwicklung einer septischen Peritonitis. Klinische Anzeichen: akutes Abdomen, spärliche Darmgeräusche, Leuko- und Thrombozytopenie sowie deutliche CRP-Erhöhung. Die Letalität beträgt 30 %. Auch bei der Colitis ulcerosa können sich **Darmstenosen** mit Gefahr eines Ileus, **Darmblutungen** und als Spätkomplikation eine **Amyloidose** entwickeln. Das **Entartungsrisiko** ist abhängig von Lokalisation, Dauer und Schweregrad: Das kumulative Entartungsrisiko steigt bei ausgedehnter Kolitis nach 10-jährigem Krankheitsverlauf auf 2 %, nach 20-jährigem Krankheitsverlauf auf 9 % und nach 30-jährigem Krankheitsverlauf auf 30 %!
Die Neigung zur Bildung von anorektalen Fisteln ist im Gegensatz zum Morbus Crohn gering.

Extraintestinale Komplikationen sind bei der Colitis ulcerosa mit Ausnahme der PSC (S. 117) deutlich seltener als beim Morbus Crohn.

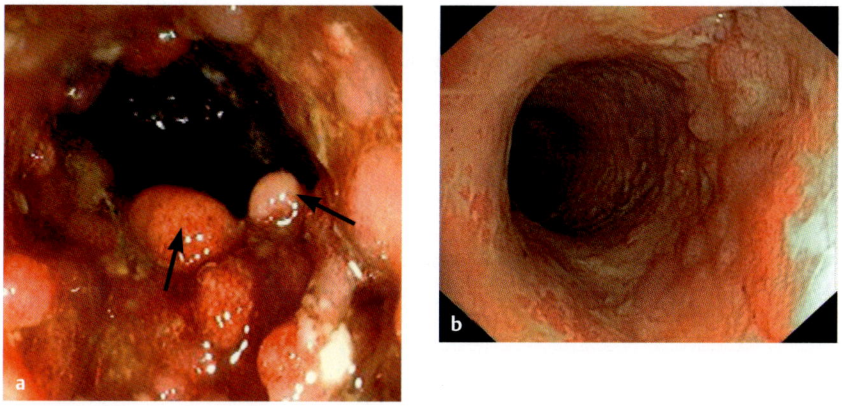

Abb. 4.6 **Endoskopische Befunde bei Colitis ulcerosa.**
a Pseudopolypen (Pfeile). [aus Gortner, Meyer, Duale Reihe Pädiatrie, Thieme, 2018]
b Verlust des normalen Gefäßmusters. [aus Bald et al., Kurzlehrbuch Pädiatrie, Thieme, 2012]

Diagnostik: Neben Anamnese und Klinik benötigt man zur Diagnosestellung eine Koloileoskopie inkl. der Entnahme multipler Biopsien.

Koloskopie: Typische Befunde sind **unscharf begrenzte Ulzera**, sog. **Pseudopolypen** und eine **hyperämische, leicht blutende Schleimhaut** (Abb. 4.6). Es sollte immer auch das terminale Ileum untersucht werden, da es bei Befall des proximalen Kolons zu einer sog. **Backwash-Ileitis** kommen kann.

> **LERNTIPP** !
>
> Die Koloskopie- und Histologiebefunde bei Colitis ulcerosa und Morbus Crohn sollten Sie sich genauer anschauen. Wenn Sie wissen, welcher Befund zu welcher Erkrankung gehört, haben Sie oft schon gewonnen. Manchmal reicht es auch, wenn Sie die Begriffe der Erkrankung zuordnen können, ohne dass Sie die Veränderungen überhaupt in der Abbildung erkennen:
> - **Colitis ulcerosa:** ödematöse Schwellungen, leicht blutende Schleimhaut, keine normale Gefäßzeichnung mehr, fleckige Einblutungen und **Pseudopolypen** sowie histologisch: **Kryptenabszesse** (s. u.)
> - **Morbus Crohn:** Schneckenspur-Ulzerationen, Pflastersteinrelief und histologisch: Epitheloidzellgranulome ohne Nekrose.

Histologie: Die Entzündung betrifft ausschließlich die Schleimhaut (Mukosa und ggf. Submukosa) von Kolon und Rektum (und selten Ileum, s. o.). Typisch sind sog. **Kryptenabszesse** (Ansammlung von Zelldetritus und Granulozyten in der Kryptenlichtung). Daneben finden sich ein Becherzellverlust und in späteren Stadien eine Schleimhautatrophie mit Epitheldysplasien.

Bildgebende Diagnostik: Von den bildgebenden Verfahren eignet sich besonders die abdominale und transrektale **Sonografie**. Dabei zeigen sich kontinuierliche Darmwandverdickungen. Die Darmwand erscheint echoarm. Pathologisch ist eine Verbreiterung der Kolonwand über 4 mm.

In der **Kolonkontrastaufnahme** zeigt sich im Spätstadium das Bild eines „Fahrradschlauch-Kolons" mit Verlust der Haustrierung (Abb. 4.7).

Labor: Je nach entzündlicher Aktivität sind die **Entzündungsparameter** (Leukozyten, CRP und BSG) erhöht. Häufig besteht eine Anämie. Die Bestimmung von **Autoantikörpern** (pANCA) ist hilfreich, aber nicht obligat; ein positives Ergebnis kann auf eine Colitis ulcerosa hinweisen, ein negatives schließt sie jedoch nicht aus. Immer sollte eine **bakteriologische Stuhldiagnostik** zum Ausschluss einer infektiösen Darmerkrankung durchgeführt werden.

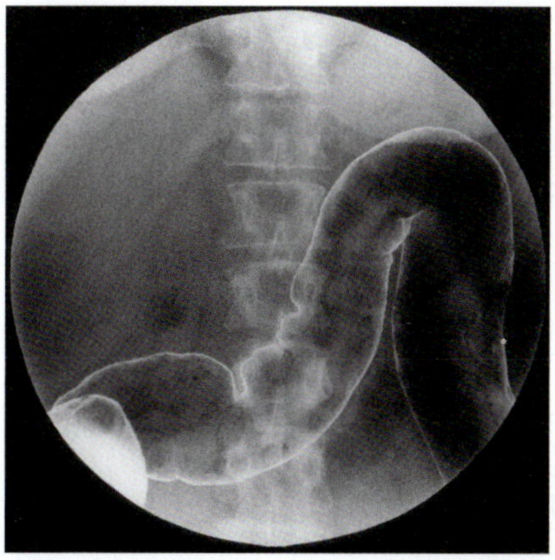

Abb. 4.7 **Fahrradschlauch-Kolon bei Colitis ulcerosa.** [aus Reiser, Kuhn, Debus, Duale Reihe Radiologie, Thieme, 2011]

Bestimmung der Krankheitsaktivität: Auch für die Colitis ulcerosa gibt es **Aktivitätsindizes** (z. B. CAI), mit deren Hilfe man anhand klinischer, laborchemischer und endoskopischer Parameter die Aktivität der Erkrankung ermitteln kann.

Therapie:
Supportive Therapie:
- **Ernährung:** ausgewogene Ernährung. Bei Unterernährung evtl. zusätzliche Trinknahrung. Im Schub ballaststofffreie Flüssig-/Sondennahrung oder vorübergehende parenterale Ernährung.
- **Substitution:** Wie beim Morbus Crohn müssen Mangelzustände (Vitamine, Eisen etc.) ausgeglichen werden.
- physikalische Therapie bei Gelenkerkrankungen.

Pharmakotherapie: Folgende Medikamente werden zur Behandlung der Colitis ulcerosa eingesetzt:
- Steroide
- 5-Aminosalicylsäure (Mesalazin)
- Immunsuppressiva: Azathioprin, 6-Mercaptopurin, Ciclosporin, Tacrolimus
- Biologika wie TNFα-Blocker (z. B. Infliximab, der Integrin-Blocker Vedolizumab) oder der ab 2019 für die Colitis ulcerosa neu zugelassene anti-Il12/23-Antikörper Ustekinumab. Seit Herbst 2018 gibt es mit dem Januskinase-Inhibitor **Tofacitinib** zudem erstmals ein „small molecule" als Behandlungsoption. **Wichtig:** Vor Therapiebeginn muss eine Tbc ausgeschlossen werden. Die zugelassene Hochdosis ist bei erhöhtem Thromboembolierisiko kontraindiziert.

Remissionsinduktion: Zur Therapie im Schub stehen verschiedene Maßnahmen zur Verfügung. Wichtig sind Unterschiede bei

Tab. 4.5 **Remissionsinduktion bei Colitis ulcerosa**

Ausbreitung	leichter bis mäßiger Schub	schwerer und fulminanter Schub	chronisch-aktiver Verlauf
distale Colitis ulcerosa	5-ASA lokal, evtl. zusätzlich oral bei Erfolglosigkeit: zunächst zusätzliche Gabe topischer Steroide (Budesonid als Klysma) bei Wirkungslosigkeit systemische Steroide (Prednisolon p. o.)	5-ASA lokal (evtl. zusätzlich oral) in Kombination mit topischen Steroiden (Budesonid als Klysma) und systemischen Steroiden (Prednisolon p. o.)	
ausgedehnte Colitis ulcerosa	5-ASA p. o.	systemische Steroide (Prednisolon p. o.), evtl. in Kombination mit 5-ASA p. o.	
		zusätzlich bzw. alternativ: Biologika (TNFα-, Integrin- oder IL 12/23-Blocker, Januskinase-Inhibitor Tofacitinib)	

der Therapie der distalen und der ausgedehnten Colitis ulcerosa (Tab. 4.5).

Remissionserhaltung: Standardtherapie zur Remissionserhaltung ist die Gabe von **5-ASA** p. o. Bei rein distaler Colitis ulcerosa empfiehlt sich eine lokale Applikation (Klysmen). Bei Unverträglichkeit kann der **E.-coli-Stamm Nissle** gegeben werden. Indikation für die Gabe von **Azathioprin** zur Remissionserhaltung sind häufige Rezidive und eine Steroidabhängigkeit. Ebenso wird Azathioprin zur Remissionserhaltung nach fulminantem Verlauf eingesetzt (nachdem durch Ciclosporin oder Tacrolimus eine Remission erreicht wurde).

Chirurgische Therapie:

- Indikationen zum **elektiven Vorgehen:**
  - **frustrane** jahrelange **konservative Therapie**
  - bei Kindern und Jugendlichen (potenzielle Reife- oder Wachstumsstörungen infolge der Kortisontherapie)
  - **Karzinomprävention** (regelmäßige Biopsieentnahme bei Patienten mit mehr als 10-jährigem Verlauf und Pankolitis, OP bei höhergradigen oder multiplen Dysplasien)
- **Notfallindikationen**: akute Komplikationen wie nichtkontrollierbare massive Blutungen oder eine Perforation (häufig in Kombination mit einem toxischen Megakolon)

OP-TECHNIK

Ziel ist die vollständige Entfernung der betroffenen Kolon- und Rektumschleimhaut. Standardmäßig wird dabei eine **Proktokolektomie** (Entfernung des gesamten Kolons bzw. Rektums) **mit ileoanaler Pouchanastomose** durchgeführt.

Pouchanlage: Der ileoanale Pouch kann unterschiedlich gestaltet werden, üblicherweise wird er jedoch als sog. J-Pouch angelegt. Weitere Varianten sind der S-Pouch bzw. W-Pouch (Abb. 4.8).

Kontraindikationen für eine Pouchanlage sind der Morbus Crohn (Rezidiv im Pouch), die Insuffizienz des Analsphinkters, die Proktitis sowie das Rektumkarzinom.

Komplikationen: Strikturen (→ Therapie: Dilatation) und **Pouchitis** (→ Therapie: zunächst konservativ, z. T. auch antibiotisch, u. U. Pouchentfernung und Anlage eines Ileostomas).

Vorgehen bei toxischem Megakolon: Das toxische Megakolon wird für **48–72 h konservativ** behandelt (hochdosierte Kortisongabe, Antibiose, Elektrolyt- und Flüssigkeitsausgleich). Stellt sich keine Besserung ein, ist eine Kolektomie erforderlich. Im **Notfall** erfolgt die Laparotomie mit **Kolektomie** und Anlage eines endständigen Ileostomas.

Die Letalität von Notoperationen bei toxischem Megakolon liegt altersabhängig bei bis zu 20 %.

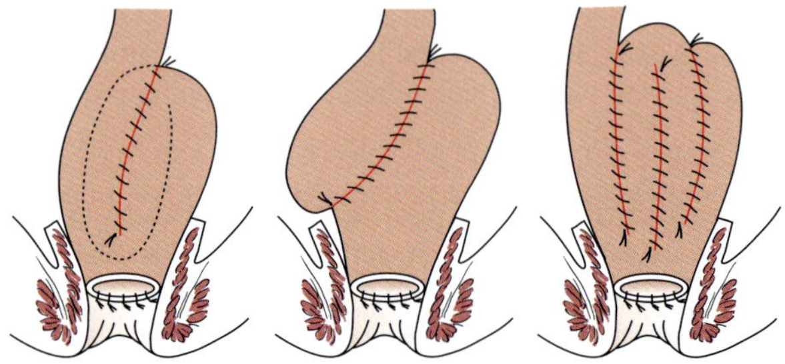

J-Pouch (wird bei Primäreingriffen am häufigsten eingesetzt). S-Pouch W-Pouch

Abb. 4.8 **Pouchgestaltung.** [aus Henne-Bruns et al., Duale Reihe Chirurgie, Thieme, 2012]

Therapie der Komplikationen: Bei einer primär-sklerosierenden Cholangitis (S. 117) kommen z. B. die endoskopische Gallenwegsdilatation mit Stenteinlage oder als Ultima Ratio bei Leberzirrhose die Lebertransplantation in Betracht. Gelenkbeschwerden werden symptomatisch behandelt (z. B. Physiotherapie)

Prognose: Definitive Heilung durch Pankolektomie. Allerdings ist erst nach einem Jahr ein definitiver Zustand erreicht, sodass es bis dahin vereinzelt zu erneuten kolitischen Schüben kommen kann. Hohes Karzinomrisiko bei ausgedehnter und langjähriger Colitis ulcerosa.

PRÜFUNGSHIGHLIGHTS

- ! Klinik: Leitsymptom sind hochfrequente **blutige, schleimige Durchfälle**, häufig begleitet von **krampfartigen Bauchschmerzen** (Tenesmen).
- ! Histologie: kontinuierliche, auf die Schleimhaut (Mukosa und ggf. Submukosa) von Rektum und Kolon (sowie selten Ileum) begrenzte Entzündung.
- !! Endoskopiebefunde
- ! Therapie: Beim schweren Kolitisschub sind **systemische Glukokortikoide** angezeigt.

4.7 Gastroenteritiden und Enterokolitiden

DEFINITION Entzündliche Erkrankungen des Magens, des Dünn- und/oder des Dickdarms unterschiedlicher Genese.

Einteilung: Gastroenteritiden und Enterokolitiden werden anhand ihrer **Pathogenese** eingeteilt (Tab. 4.6).

4.7.1 Infektiöse Gastroenteritiden

DEFINITION Durch Bakterien, Viren oder Parasiten verursachte Schleimhautentzündung von Magen (Gastritis) und Dünndarm (Enteritis), die je nach Erreger auch den Dickdarm (Kolitis) miteinbeziehen kann. Leitsymptom der infektiösen Gastroenteritis ist die Diarrhö.

Epidemiologie und Erreger: **Durchfall-Episoden** zählen zu den häufigsten Ursachen für Morbidität und Mortalität weltweit. Vor allem bei Kleinkindern und älteren Patienten sind diese Erkrankungen mit einer erheblichen Letalität belastet.

Reisediarrhö: Die **häufigsten Erreger** der Reisediarrhö, an der ca. 30–40 % der Fernreisenden erkranken, sind **enterotoxinbildende E. coli** (ETEC). Seltener wird sie durch Shigellen, Salmonellen, Campylobacter, Viren oder Protozoen wie Entamoeba histolytica oder Giardia lamblia hervorgerufen. Die Übertragung erfolgt über verunreinigtes Trinkwassers oder kontaminierte Lebensmittel.

PRAXIS Die meisten intestinalen Infektionen sind nach dem neuen Infektionsschutzgesetz meldepflichtig (Näheres s. Skript Infektionserkrankungen).

Lebensmittelvergiftungen sind epidemiologisch besonders bedeutsam. Bei den Lebensmittelvergiftungen (S. 69) handelt es sich um akute Krankheitsbilder, die durch die Aufnahme präformierter Toxine (am häufigsten S. aureus) mit kontaminierten Speisen oder Getränken ausgelöst werden.

Übertragung: i. d. R. **fäkal-oral**. Die direkte Übertragung von Mensch zu Mensch ist die Ausnahme (z. B. bei Kindern). Kontaminiert sind meist Lebensmittel tierischen Ursprungs (v. a. Eiprodukte, Wurst, Geflügel) oder das Trinkwasser (in Ländern mit niedrigem Hygienestandard).

Pathogenese: Die **Pathogenese infektiöser Gastroenteritiden** ist von den erregertypischen Schädigungsmechanismen abhängig (Tab. 4.7). Bei vielen Erregern liegen Kombinationen verschiedener pathogenetischer Faktoren vor. Für Erkrankung und Verlauf sind zudem die Keimdosis, die Virulenz des Erregers und die Abwehrlage des Wirtes (v. a. Magensäurebarriere, intestinale Flora und mukosale Immunabwehr) von Bedeutung.

LERNTIPP !

Die Pathomechanismen der Durchfallerkrankungen haben Sie bereits gelernt! Wissen Sie noch, welche Erreger eine blutige bzw. sekretorische Diarrhö verursachen? Nein? Dann wiederholen Sie besser noch einmal **Tab. 4.7**.

Klinik: Die wichtigsten Symptome infektiöser Gastroenteritiden sind:

- **nichtentzündliche Enteritis**: wässrige, voluminöse Diarrhö, Übelkeit, Erbrechen, selten Fieber
- **entzündliche Enteritis**: Dysenterie mit kolikartigen Bauchschmerzen, Tenesmen, nichtvoluminöse Diarrhö mit Blut-, Schleim- und Eiterbeimengung, Fieber, fäkale Leukozyten.

Komplikationen:

- Flüssigkeitsverluste mit Exsikkose, Hypotonie bis hin zum Kreislaufversagen, Oligurie, Bewusstseinstrübung
- Elektrolytentgleisungen (v. a. Hypokaliämie mit Herzrhythmusstörungen)
- Sepsis
- postinfektiöse Folgeerkrankungen (z. B. reaktive Arthritis, Guillain-Barré-Syndrom)
- bei entzündlicher Enteritis: Darmperforation mit Peritonitis, Darmblutungen.

Diagnostik: Die akute unkomplizierte Diarrhö dauert i. d. R. 2–4 Tage und ist selbstlimitierend. Eine besondere Diagnostik ist daher oft nicht nötig und eine supportive Therapie ausreichend. Hilfreich ist die **A-und-O-Regel** (**A**limentär? **A**usland? **A**ntibiotika? **A**IDS? **A**larmzeichen wie Fieber oder blutige Diarrhö? **O**der andere erkennbare Faktoren?), mit der eine erste Differenzierung der Durchfallerkrankung möglich ist. Das weitere Prozedere richtet sich nach dem Patientenstatus, der Schwere der Klinik und Warnsignalen, die eine intensivere Diagnostik erfordern.

Tab. 4.6 Pathogenese der Gastroenteritiden und Enterokolitiden

Pathogenese	Erkrankungen
infektiös	▪ „einfache" Gastroenteritis (nichtinvasive Enterokolitiden) ▪ „dysenterische" Gastroenteritis (invasive Enterokolitiden)
idiopathisch	▪ chronisch-entzündliche Darmerkrankungen (S. 59) ▪ mikroskopische Kolitis (S. 68)
radiogen	▪ Strahlenenterokolitis (S. 69)
ischämisch	▪ ischämische Kolitis (S. 68)
medikamentös	▪ pseudomembranöse Kolitis (S. 67) infolge einer Antibiotikatherapie oder der Einnahme von NSAR, Ciclosporin, Zytostatika
allergisch	▪ Nahrungsmittelallergie
postoperativ	▪ Pouchitis, Diversionskolitis
toxisch	▪ Lebensmittelvergiftungen (S. 69)

Tab. 4.7 **Pathomechanismen bei Gastroenteritiden und typische Erreger**

Typ	Pathomechanismus	Erreger (Auswahl)
Sekretionstyp	Erreger führt durch direkte Epithelzellschädigung oder Enterotoxinbildung zu einer gesteigerten Darmmotilität und Sekretion von Elektrolyten und Wasser in das Darmlumen (→ sekretorische Diarrhö).	▪ enterotoxische E. coli (ETEC) ▪ Vibrio cholerae ▪ Erreger der Lebensmittelvergiftung (Staphylococcus aureus, Bacillus cereus, Clostridium perfringens)
Invasionstyp	Invasion der Darmschleimhaut, Zerstörung der Epithelzellen (direkt oder durch Zytotoxinbildung) und Induktion einer eitrigen Entzündungsreaktion (→ entzündlich-exsudative Diarrhö)	▪ enterohämorrhagische und enteroinvasive E. coli (EHEC und EIEC) ▪ Shigellen ▪ Clostridium difficile ▪ Entamoeba histolytica ▪ enteritische Salmonellen ▪ Campylobacter jejuni
Penetrationstyp	Penetration der Darmschleimhaut (mit/ohne Epithelzellschädigung), Induktion einer Entzündungsreaktion in der Submukosa	▪ Salmonella typhi ▪ Yersinia enterocolitica und pseudotuberculosis

- **Stuhldiagnostik**: Fäkale Leukozyten sprechen für eine entzündliche (schleimhautinvasive) Enteritis, ggf. mikroskopischer Erregernachweis im Nativpräparat.
- **Stuhlkultur** auf Bakterien: Goldstandard, bei schweren Enteritiden immer erforderlich
- **Blutuntersuchungen**: Hämatokritanstieg (→ Exsikkose), Elektrolytabfall, Leukozytose (außer bei Typhus/Paratyphus) mit Linksverschiebung, BSG- und CRP-Erhöhung
- **Serologie**: bei V. a. Amöben (Reaktion nur bei invasiver Amöbiasis) und virale Gastroenteritis. Die meisten Erkrankungen hinterlassen nur eine passagere Immunität.

Differenzialdiagnosen: siehe **Tab. 4.8**.

LERNTIPP !

An Noroviren sollten Sie als Ursache denken, wenn eine größere Anzahl von Menschen nahezu zur selben Zeit an Brechdurchfall erkrankt. Die Symptomatik ist heftig, bessert sich jedoch nach 1–2 Tagen wieder.

Therapie: Infektiöse Gastroenteritiden verlaufen häufig selbstlimitierend, die Flüssigkeits- und Elektrolytverluste können aber erheblich sein. Die Prinzipien der Therapie der Diarrhö umfassen:

- **Flüssigkeits- und Elektrolytsubstitution** durch orale Zufuhr einer Glukose-Salz-Lösung (WHO-Trinklösung: 2,6 g NaCl, 2,9 g Natriumcitrat [$Na_3C_6H_5O_7$], 1,5 g KCl und 13,5 g Glukose auf 1 l Trinkwasser)
- **antimikrobielle Chemotherapie**: Indikationen für eine antibiotische Therapie mit entweder Azithromycin (Makrolidantibiotikum) oder Ciprofloxacin (Fluorchinolon) oder Ceftriaxon (Cephalosporin der 3. Generation) sind schwere bakterielle Darminfektionen mit hohem Fieber > 39 °C und blutiger Diarrhö oder Enteritiden bei abwehrgeschwächten Patienten.
- **Antidiarrhoika**: Bei unkomplizierten Reisediarrhöen kann **kurzfristig symptomatisch** mit dem Opiod **Loperamid** (kein Suchtpotenzial!) behandelt werden. Bei schweren bakteriellen Darminfektionen mit hohem Fieber und blutiger Diarrhö sind diese Präparate kontraindiziert, da sie die propulsive Magen-

Tab. 4.8 **Differenzialdiagnose häufiger akuter Gastroenteritiden des Erwachsenen**

Ursache	Auslöser	Leitsymptome bzw. diagnostische Hinweise
Infektion (80 %)	▪ Bakterien: am häufigsten Campylobacter, Salmonellen, E. coli ▪ Viren: Noroviren, Rotavirus	▪ häufig Durchfall in Verbindung mit Fieber, Übelkeit und Erbrechen ▪ üblicherweise leichte bis mäßige Verläufe, typisch für Noroviren: Nahezu zeitgleich erkrankt eine größere Anzahl von Menschen an schwallartigem Brechdurchfall (Inkubationszeit: 6–48 h, Besserung nach 1–2 Tagen).
Intoxikation	▪ Bakterien: v. a. S. aureus	▪ Symptome treten innerhalb von 4 h auf, z. B. nach Genuss mayonnaisehaltiger Produkte; Durchfallbeginn mit Bauchkrämpfen, Übelkeit, Erbrechen, s. Lebensmittelvergiftung (S. 69)
	▪ Medikamente: Antibiotika, Diuretika, Digitalis, Colchizin, Zytostatika, Opiatentzug	▪ Durchfall tritt nur nach Einnahme dieser Medikamente auf und verschwindet nach Absetzen der Pharmaka
	▪ Schwermetalle: Quecksilber	▪ Hypersalivation, Stomatitis, Erbrechen, Koliken
Unverträglichkeit	z. B. von Gluten	nach Verzehr glutenhaltiger Nahrungsmittel
chronisch-entzündliche Darmerkrankungen	autoimmun vermittelt	akuter Schub bei Morbus Crohn oder Colitis ulcerosa
endokrin	z. B. Hyperthyreose	Schwitzen, Unruhe, TSH basal ↓, fT_3 und fT_4 ↑

Darm-Peristaltik hemmen und die Passagezeit des Darminhalts und damit die Keimausscheidung verlangsamen.

Carbo medicinalis spielt in der Behandlung der Diarrhö nur noch eine untergeordnete Rolle und wird v. a. bei Intoxikationen eingesetzt. Durch seine große molekulare Oberfläche kann eine Reihe von Substanzen (z. B. Toxine) gebunden werden. Da die Bindung nicht spezifisch für Toxine ist, werden auch Bestandteile der Nahrung oder gleichzeitig oral verabreichte Medikamente adsorbiert, was zu unerwünscht niedrigen Wirkspiegeln führen kann.

Der **Therapieerfolg** wird an der Besserung der Symptomatik gemessen (Fieber- und Durchfallrückgang, Abnahme der abdominellen Beschwerden/Erbrechen). Eine Kontrolle erübrigt sich in den meisten Fällen. Bei **Therapieversagen** unter symptomatischer Therapie sollte ein Erregernachweis angestrebt und eine empirische Antibiotikatherapie eingeleitet werden. U. U. ist eine erneute Diagnostik erforderlich.

Prophylaxe:

- Trinkwasser- und Nahrungsmittelhygiene
- Desinfektionsmaßnahmen (z. B. Hände, Fäkalienaufbereitung)
- Impfungen existieren derzeit für Salmonella typhi (attenuierter Lebend- oder Totimpfstoff: 60 %iger Schutz) und Vibrio cholerae (abgetötete Vibrionen: 50 %iger Schutz, hält etwa 6 Monate).

Für die Prophylaxe der Reisediarrhö gilt: „Cook it, peel it, boil it or forget it!" Antibiotika sind zur Prophylaxe einer Reisediarrhö nicht indiziert.

Maßnahmen bei epidemieartigem Ausbruch akuter Gastroenteritiden:

- Meldung an das Gesundheitsamt
- Sicherstellung von Lebensmittelproben
- Abkochgebot für Trinkwasser der betroffenen Einrichtung, Kantine etc., ggf. auch vorübergehende Schließung zur Grunddesinfektion
- evtl. Riegelungsimpfung (= postexpositionelle Prophylaxe): nur sinnvoll bei bekanntem Erreger.

Maßnahmen bei einer Norovirus-Infektion im Krankenhaus:

- Mit Norovirus infizierte Patienten müssen isoliert in einem Zimmer mit eigener Toilette untergebracht werden, evtl. auch „Kohortenisolierung", also gemeinsame Unterbringung mehrerer Erkrankter.
- Personal, das an Noroviren erkrankt ist, sollte sofort nach Hause geschickt werden.

LERNTIPP !

Gegen Noroviren, die ja die häufigste Ursache infektiöser Gastroenteritiden sind, gibt es keine Impfung!

PRÜFUNGSHIGHLIGHTS

- ! Kennzeichen einer **unspezifischen Infektion des Magen-Darm-Traktes:** Fieber, Diarrhö, laborchemisch leichte Leuko- und Granulozytose
- !! **Noroviren:** mehrere Personen infiziert, schwallartiges Erbrechen und heftige Diarrhö
- ! Lebensmittelvergiftungen werden meist durch das Enterotoxin von **Staph. aureus** ausgelöst.
- ! Bei einer akuten Diarrhö ist die Ausstellung einer Arbeitsunfähigkeitsbescheinigung und die **Empfehlung von reichlich Flüssigkeits- und Elektrolytzufuhr** indiziert, um schweren Elektrolytverschiebungen vorzubeugen.
- ! Die von der WHO empfohlene Lösung zur oralen Rehydratation (sog. **Oral Rehydration Solution**) enthält Glukose, Natriumcitrat, Natriumchlorid und **Kaliumchlorid**.
- ! Maßnahmen bei **epidemischem Gastroenteritisausbruch**
- ! Maßnahmen bei **Norovirus-Ausbruch** in einem Krankenhaus
- ! Antibiotika sind zur Prophylaxe einer Reisediarrhö nicht indiziert.

LERNPAKET 3

4.7.2 Pseudomembranöse Kolitis

Ätiopathogenese: Schädigung der physiologischen Darmflora im Rahmen einer **Antibiotikatherapie** (am häufigsten: Clindamycin, Ureido-Penicilline, Tetrazykline, Aminoglykoside, Cephalosporine). Durch die Unterdrückung der normalen Darmflora wird das Wachstum antibiotikaresistenter Keime gefördert. Der pseudomembranösen Kolitis liegt eine Überwucherung der Darmschleimhaut mit **Clostridium difficile** zugrunde, dessen Toxin zu einer Entzündungsreaktion der Darmschleimhaut führt. Durch eine Exsudation von Fibrin kommt es typischerweise zu Fibrinauflagerungen auf der Darmschleimhaut.

LERNTIPP !

Achten Sie in der Anamnese darauf, ob der Diarrhö-Patient kürzlich Antibiotika eingenommen hat. Diese Tatsache spricht nämlich ganz deutlich für eine pseudomembranöse Kolitis mit Clostridium-difficile-Überwucherung.

Klinik: unterschiedlich; von wässriger, selbstlimitierender Diarrhö bis zu profusen, schleimig-blutigen Durchfällen mit hohem Fieber und Abdominalkoliken.

Diagnostik: Die Fibrinbeläge imponieren endoskopisch als abstreifbare **Pseudomembranen** (Abb. 4.9) (**Cave:** bei Koloskopie **erhöhte Perforationsgefahr**). Gesichert wird die Diagnose durch den **Toxinnachweis** in der Stuhlkultur.

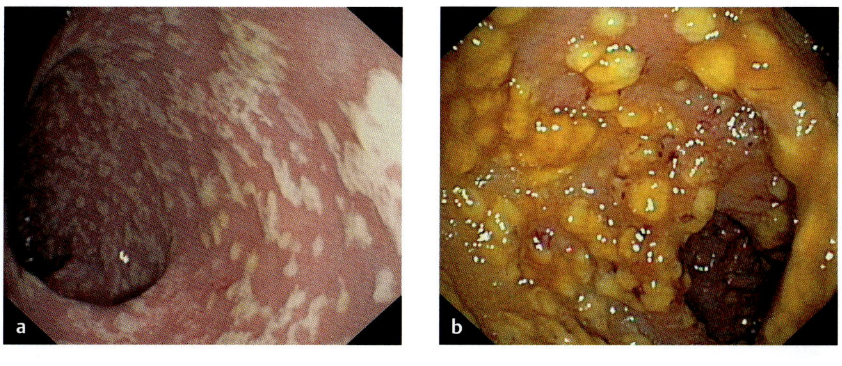

Abb. 4.9 **Pseudomembranöse Kolitis.**
a Kleinere Plaques (konfluierend). [aus Messmann, Lehratlas der Koloskopie, Thieme, 2014]
b Ausgeprägte Bildung konfluierender Plaques. [aus Messmann, Lehratlas der Koloskopie, Thieme, 2014]

Therapie: Therapie der Wahl ist das Absetzen aller Antibiotika, eine ausreichende Flüssigkeitszufuhr und die Gabe von **Metronidazol p. o.** (alternativ auch Vancomycin, Fidaxomicin oder Bezlotoxumab). In therapierefraktären Fällen kommt eine „Stuhltransplantation" (Übertragung von Stuhl oder von aus dem Stuhl gewonnenen Bakterien eines gesunden Spenders in den Darm einer erkrankten Person = Mikrobiomtransfer) infrage.

PRÜFUNGSHIGHLIGHTS

Pseudomembranöse Kolitis:
- ! **Ätiologie:** vorausgegangene Antibiotikatherapie
- !!! **Therapie:** Metronidazol p. o.

4.7.3 Ischämische Kolitis

Ätiopathogenese: **generalisierte Atherosklerose** mit Einengung des Lumens der Mesenterialgefäße. Häufig ist die **linke Kolonflexur** betroffen, da hier das Grenzgebiet zwischen dem Versorgungsgebiet der A. mesenterica superior und inferior liegt (Riolan-Anastomose). Eine Reduktion des Herzzeitvolumens (z. B. bei Herzinfarkt, schweren Herzrhythmusstörungen, Herzinsuffizienz, Schock, Glykosideinnahme oder Langzeittherapie mit vasokonstriktorischen Substanzen) kann durch die atherosklerotische Vorschädigung zu einer **ischämisch bedingten entzündlichen Schädigung der Darmschleimhaut** und -wand führen.

Klinik:
- **akuter Verlauf:** Typisch sind akut auftretende, kolikartige Schmerzen, Übelkeit, Erbrechen, blutige Diarrhö und Fieber.
- **chronischer Verlauf:** Im Vordergrund stehen rezidivierende, postprandiale Abdominalschmerzen und eine blutige Diarrhö.

Diagnostik: Zur frühzeitigen Diagnose einer Durchwanderungsperitonitis sollte bei betroffenen Patienten eine tägliche abdominale Palpation erfolgen (Abwehrspannung bei Peritonitis). Diagnostische Methode der Wahl ist die **Koloskopie** (vorsichtig!). Hierbei zeigt sich im Frühstadium eine ödematös verdickte Schleimhaut mit Einblutungen, im späteren Verlauf fallen dunkel verfärbte Mukosaabschnitte, Ulzerationen und Stenosierungen auf.

In der **Abdomensonografie** zeigt sich eine massiv verbreiterte Darmwand. Im **Kolonkontrasteinlauf** imponieren ca. ab dem 3. Tag submuköse Ödeme als polypöse Kontrastmittelaussparungen, die wie Fingerabdrücke („thumb prints", **Abb. 4.10**) wirken. Die **Angiografie** zeigt ggf. Kaliberschwankungen und Gefäßverengungen. Da bei der ischämischen Kolitis aber i. d. R. kleinere Gefäßabschnitte betroffen sind, ist der angiografische Befund meist unauffällig.

Therapie: Häufig heilt die Kolitis unter konservativer Therapie im Verlauf einiger Wochen aus. Im akuten Stadium sollten die Patienten initial **parenteral ernährt** werden. Je nach Blutungsrisiko und Ätiologie (Gefäßsklerose) kann die Gabe von ASS oder anderen Antikoagulanzien in Erwägung gezogen werden. Bei persistierender Blutung oder ischämischer Darmgangrän muss der entsprechende **Darmabschnitt reseziert** werden.

PRÜFUNGSHIGHLIGHTS

- ! **Klinik** bei ischämischer Kolitis: rezidivierende postprandiale Abdominalschmerzen und blutige Diarrhö.

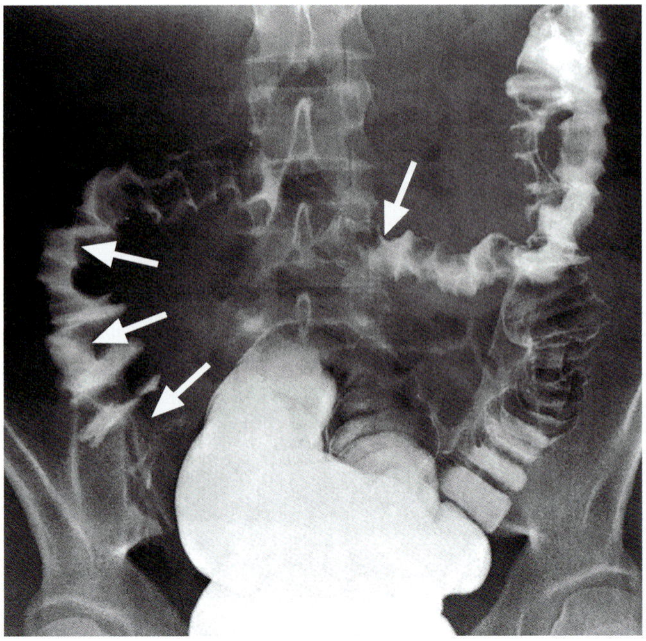

Abb. 4.10 Typische „thumb prints" des Kolons (Pfeile). [aus Henne-Bruns et al., Duale Reihe Chirurgie, Thieme, 2012]

4.7.4 Mikroskopische Kolitis

Es werden die **kollagene** und die **lymphozytäre Kolitis** unterschieden. Gemeinsames Kennzeichen ist eine **makroskopisch unauffällige Darmschleimhaut**.

Die mikroskopische Kolitis ist eine seltene Erkrankung, die v. a. Frauen im mittleren Alter betrifft. Die genaue Ätiopathogenese ist unklar. Medikamente (z. B. NSAR) könnten eine Rolle spielen.

Das typische Leitsymptom sind **breiige** und **wässrige Durchfälle**, i. d. R. ohne Blutbeimischung. Weitere Symptome sind **Gewichtsverlust**, **Abdominalschmerzen**, **nächtliche Diarrhö**, **Übelkeit** und **Meteorismus**. Die Diagnose einer mikroskopischen Kolitis kann nur mithilfe einer Biopsie mit histologischer Untersuchung gestellt werden. Da der Befall diskontinuierlich ist, müssen mehrere Biopsien von unterschiedlichen Stellen entnommen werden. Histologie:
- **kollagene Kolitis:** Typisch ist eine **segmentale Verdickung** des **subepithelialen Kollagenbandes** (verminderter Kollagenabbau) und eine lymphoplasmazelluläre Infiltration der Lamina propria (**Abb. 4.11a**).
- **lymphozytäre Kolitis:** Typisch ist eine **intraepitheliale Lymphozytose** in der Dickdarmschleimhaut, das Epithel ist abgeflacht und verschmälert (**Abb. 4.11b**).

Die Behandlung der mikroskopischen Kolitis erfolgt mit **Aminosalizylaten** und **Budesonid**. Die Diarrhö wird symptomatisch mit Loperamid therapiert. **NSAR** sollten **abgesetzt** werden, da sie die Entstehung einer mikroskopischen Kolitis begünstigen können. Nach Absetzen wurden spontane Remissionen beobachtet. Die Erkrankung verläuft i. d. R. **chronisch-rezidivierend** mit langen symptomlosen Intervallen.

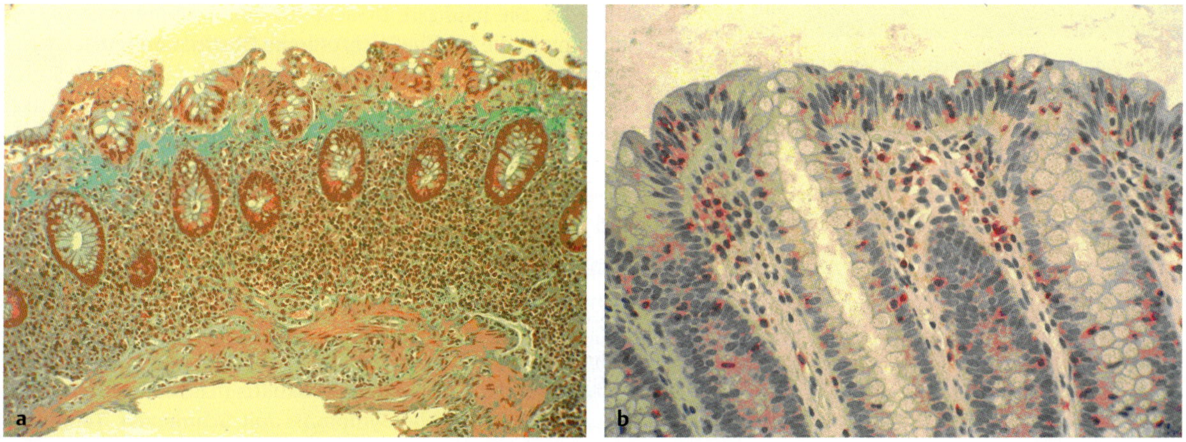

Abb. 4.11 **Histologisches Bild der mikroskopischen Kolitiden.** **a** Kollagene Kolitis. **b** Lymphozytäre Kolitis. [aus Riemann et al., Gastroenterologie in Klinik und Praxis, Thieme, 2007]

4.7.5 Strahlenenterokolitis

Das Darmepithel ist aufgrund seiner hohen Zellteilungsrate sehr strahlenempfindlich. Etwa 50–75 % der Patienten entwickeln nach einer Bestrahlung des Abdominal- und Beckenbereichs eine akute Enterokolitis, 5–20 % der Patienten eine chronische Enterokolitis. Klinisch unterscheidet man:

- **akute Strahlenenterokolitis:** Innerhalb der ersten Wochen nach Bestrahlung treten Übelkeit, Erbrechen, Diarrhö (auch blutig) und Bauchschmerzen auf. Charakteristisch ist ein spontanes Sistieren der Beschwerden innerhalb von Monaten.
- **chronische Strahlenenterokolitis:** Wochen bis Jahre nach der Bestrahlung treten eine wässrige und/oder blutige Diarrhö, Bauchschmerzen und ein Malabsorptionssyndrom (S. 50) auf. In frühen Stadien ist die Schleimhaut ödematös und kann Erosionen und Ulzerationen zeigen. Im weiteren Verlauf entwickelt sich eine Schleimhautatrophie mit Fibrosierung, Stenosierung und Fistelbildung.

Therapeutisch werden **5-Aminosalicylsäure** und **Glukokortikosteroide** eingesetzt. Symptomatisch wird die Diarrhö mit Loperamid behandelt. Stenosierte Darmabschnitte und Fisteln müssen operativ reseziert werden.

4.7.6 Lebensmittelvergiftungen (toxinvermittelte Enteritiden)

Eine Lebensmittelvergiftung wird durch **präformierte Toxine** ausgelöst. Am häufigsten sind dies **bakterielle Toxine**, die durch entsprechend kontaminierte Nahrung aufgenommen werden.

Weitere relevante Gifte sind toxische Metalle und Metallverbindungen (z. B. Arsen oder Zink), Pilztoxine (z. B. Muskarin, Amatoxine), pflanzliche Toxine (z. B. Solanin, Atropin) und Toxine aus Meerestieren (z. B. Saxitoxine, Tetrodotoxin). Einige Bakterien, wie E. coli, können Histidin (z. B. aus Fischmuskulatur) in Histamin umwandeln. Der Verzehr von verdorbenem Fisch kann so zu allergieähnlichen, flushartigen Symptomen führen.

> **LERNTIPP** !
>
> Wichtig ist die Unterscheidung der durch bakterielle Toxine verursachten Lebensmittel**vergiftungen** von den Lebensmittelinfektionen (S. 65). Nur bei Letzteren werden mit den Lebensmitteln Erreger übertragen, die sich im Körper vermehren. Bei den Vergiftungen hingegen richten bereits in den Lebensmitteln gebildete Stoffwechselprodukte der Bakterien (→ Toxine) den Schaden an.

Die **häufigsten Erreger** von toxinvermittelten Enteritiden sind **Staphylococcus aureus**, Bacillus cereus und Clostridium perfringens. Von diesen wird S. aureus aufgrund der höchsten klinischen Relevanz nachfolgend ausführlich beschrieben.

Toxinvermittelte Enteritis durch Staphylococcus aureus

Epidemiologie: häufig (hohe Dunkelziffer), typisch ist das gleichzeitige Auftreten bei mehreren Menschen, die zuvor am selben Ort das Gleiche gegessen haben.

Inkubationszeit: 1–12 h

Toxin:

- hitzestabiles Enterotoxin (A–I), das auch nach 30-minütigem Erhitzen bei 100 °C nicht zerstört wird.

Übertragung: v. a. Ei- und Milchprodukte (z. B. Pudding), Kartoffel-, Nudelsalat, Fleisch, Fisch.

Klinik: heftiges Erbrechen mit Übelkeit, Diarrhö und evtl. abdominellen Krämpfen, ggf. Fieber.

Komplikationen: Elektrolyt- und Wasserverluste, orthostatische Kreislaufdysregulation mit Kollaps.

Diagnostik: Klinik und Anamnese einer akuten Gastroenteritis, die mehrere Personen betrifft, die in den letzten Stunden gemeinsam gegessen haben.

Therapie: symptomatisch (Antiemetika).

Prognose: gut, selbstlimitierender Verlauf innerhalb von 2–12 h.

Prophylaxe: Lebensmittelhygiene (Kühllagerung < 8 °C, 2-malige Erhitzung von Fleischkonserven, kein Honig an Kinder < 1. LJ, Beachtung von Verfallsdaten).

LERNTIPP !

Brechdurchfall, der wenige Stunden nach dem Verzehr von (kontaminierten) Nahrungsmitteln auftritt, ist höchst verdächtig auf eine toxinvermittelte Enteritis durch S. aureus. Ganz typisch ist dabei, dass die Symptome bei mehreren Menschen, die zuvor die gleiche Nahrung zu sich genommen haben, auftreten (z. B. in Kantinen oder Schulküchen). Das IMPP beschreibt derartige Fälle z. B. nach dem Verzehr von Nudelsalat oder Sahnepudding.

Andererseits kann S. aureus auch Histidin in Histamin umwandeln und so nach dem Verzehr von kontaminiertem histidinreichem Essen (z. B. Fisch) neben den gastroenteritischen Beschwerden auch zu flush- und allergieartigen Symptomen führen. Die Beschwerden bestehen nur kurz.

PRÜFUNGSHIGHLIGHTS

- ! **Histidin**, das von Bakterien in Histamin umgewandelt wird, löst die allergieähnlichen Symptome einer sog. Fischvergiftung aus.
- ! häufigster Erreger von toxinvermittelten Enteritiden = **Staphylococcus aureus**.
- **S.-aureus-Intoxikation:**
  - !! Klinik: **akuter Brechdurchfall** nach Verzehr **kontaminierter Lebensmittel** (Pudding, Nudelsalat, Fisch).

4.8 Divertikulose und Divertikulitis

DEFINITION

- **Divertikulose:** Auftreten multipler Darmwandausstülpungen (Divertikel)
- **Divertikulitis:** Entzündung der Divertikel.

LERNTIPP !

Zu Divertikulose und Divertikulitis werden regelmäßig Fragen gestellt. Leider wiederholen sich diese aber praktisch so gut wie nicht, weshalb es ratsam ist, das gesamte Krankheitsbild gut zu lernen!

Epidemiologie: Bei der Divertikulose handelt es sich um eine Zivilisationserkrankung, die durch die Ernährungsgewohnheiten in der westlichen Welt unterhalten wird. Die Divertikelbildung im Darm nimmt im Laufe des Lebens zu. Bei ca. 60 % der über 70-Jährigen findet sich eine Divertikulose. 20 % der Patienten mit asymptomatischer Divertikulose entwickeln im Verlauf eine symptomatische Divertikulitis.

Ätiopathogenese: Bei den meisten Kolondivertikeln handelt es sich um sog. **Pseudodivertikel**, die durch einen Prolaps von Mukosa und Submukosa durch Lücken in der Tunica muscularis (Gefäßdurchtritte) entstehen. Dabei bilden komplette Pseudodivertikel eine deutliche Ausbuchtung der Darmwand, inkomplette Pseudodivertikel bleiben innerhalb der Darmwand und sind von außen nicht sichtbar. Am häufigsten ist das **Sigma** (80–90 %) betroffen. **Echte Divertikel** mit einer Ausstülpung aller Wandschichten sind deutlich seltener und finden sich meist im Bereich des **Zäkums** und des **Colon ascendens**.

Die Divertikulose entsteht durch eine **intraluminale Druckerhöhung** oder durch die altersbedingte Abnahme der Darmwandelastizität im Rahmen einer **generellen Bindegewebsschwäche**. Die häufigste Ursache für eine intraluminale Druckerhöhung ist die habituelle **chronische Obstipation** durch falsche (faserarme) Ernährung, auch Adipositas führt dazu. Durch Stuhlaufstau im Bereich des Divertikelhalses können sich im Divertikel Bakterien (v. a. Anaerobier und gramnegative Keime wie Bacteroides) vermehren und zu einer Entzündung führen (Divertikulitis). Bei Übergriff der Entzündung auf das umgebende Gewebe wird von einer Peridivertikulitis gesprochen.

Klinik:

- **Divertikulose:** i. d. R. asymptomatisch, gelegentlich unspezifische Symptome, die denen eines Reizdarmsyndroms (S. 57) ähneln.
- **Divertikulitis:** Eine **Sigmadivertikulitis** manifestiert sich durch Appendizitis-ähnliche Symptome mit **Schmerzen**, **Tenesmen** und **umschriebenem Peritonismus** im linken Unterbauch („**Linksappendizitis**"). Zusätzlich treten Stuhlunregelmäßigkeiten (Diarrhö, Obstipation), Flatulenz, Übelkeit, Erbrechen und erhöhte Temperaturen auf. Eine **Zäkumdivertikulitis** geht mit **Appendizitis-ähnlichen Schmerzen** im rechten Unter- und Mittelbauch einher („Appendizitis trotz Appendektomie").

Komplikationen: Die wichtigsten Komplikationen der **Divertikulose** sind die Divertikulitis (ca. 20 % der Fälle) und die Divertikelblutung (in ca. 5 % der Fälle). Komplikationen der **Divertikulitis** sind wiederum:

- **Perforation:** starke Schmerzen, septische Temperaturen, druckschmerzhafte Resistenz
  - **gedeckte Perforation** mit Abszessbildung im parakolischen Raum und im Douglas-Raum, Diagnostik: Austritt von Kontrastmittel in der CT, mikrobiologischer Erregernachweis im Abszesspunktat (z. B. E. coli)
  - **freie Perforation** mit generalisierter Peritonitis: Nachweis von freier Luft
- **Divertikelblutungen** (bei 10–15 % der Patienten) können mit massivem Blutverlust einhergehen → v. a. bei älteren Patienten ist die Divertikelblutung eine häufige Ursache einer schweren unteren Gastrointestinalblutung!
- Ausbildung von **Darmstenosierungen**, die zur Entwicklung eines Dickdarmileus führen kann
- **Fistelbildung** (am häufigsten kolovesikale Fisteln: Pneumaturie, Fäkalurie und rezidivierende Harnwegsinfektionen, seltener sind kolokutane oder koloenterale Fisteln).

LERNTIPP !

Merken Sie sich die „3 B" bei der Divertikulitis: **burst** (Perforation), **block** (Stenose), **bleed** (Blutung)!

Diagnostik:

- **Divertikulose:** häufig Zufallsbefund bei der Koloskopie. Vgl. Abb. 4.13 mit Kolondoppelkontrastdarstellung (Bariumsulfat).
- **Divertikulitis: lokalisierte Abwehrspannung** im linken Unterbauch, evtl. **druckschmerzhafte Walze** im linken Unterbauch, rektale Palpation des Douglas-Raums häufig schmerzhaft, **erhöhte Entzündungsparameter**.

Die Diagnose der akuten Divertikulitis wird durch die Kombination aus klinischer Symptomatik (s. o.), Labordiagnostik (erhöhte Entzündungsparameter), Sonografie und CT gestellt.

Diagnostische Methode der Wahl bei V. a. Divertikulitis ist die CT mit rektaler Kontrastmittelfüllung. Mit ihr gelingt der sichere Nachweis entzündlicher Darmwandveränderungen und akuter Komplikationen wie Abszessbildungen und einer Perforation

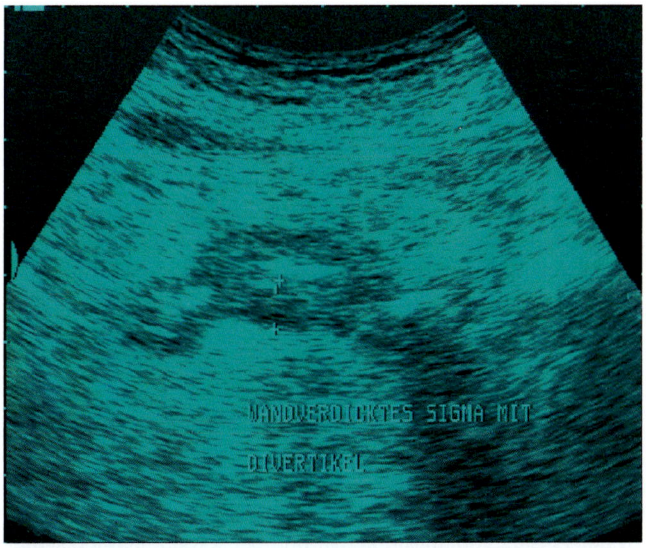

Abb. 4.12 **Sonografischer Befund bei Divertikulitis.** Massive Wandverdickung des Sigmas und Darstellung eines ebenfalls wandverdickten Divertikels. [aus Riemann et al., Gastroenterologie in Klinik und Praxis, Thieme, 2007]

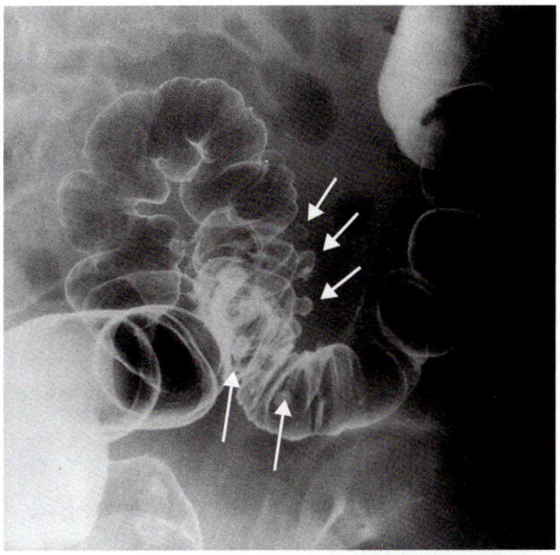

Abb. 4.13 **Kolonkontrastdarstellung multipler Sigmadivertikel (Pfeile).** [aus Reiser, Kuhn, Debus, Duale Reihe Radiologie, Thieme, 2006]

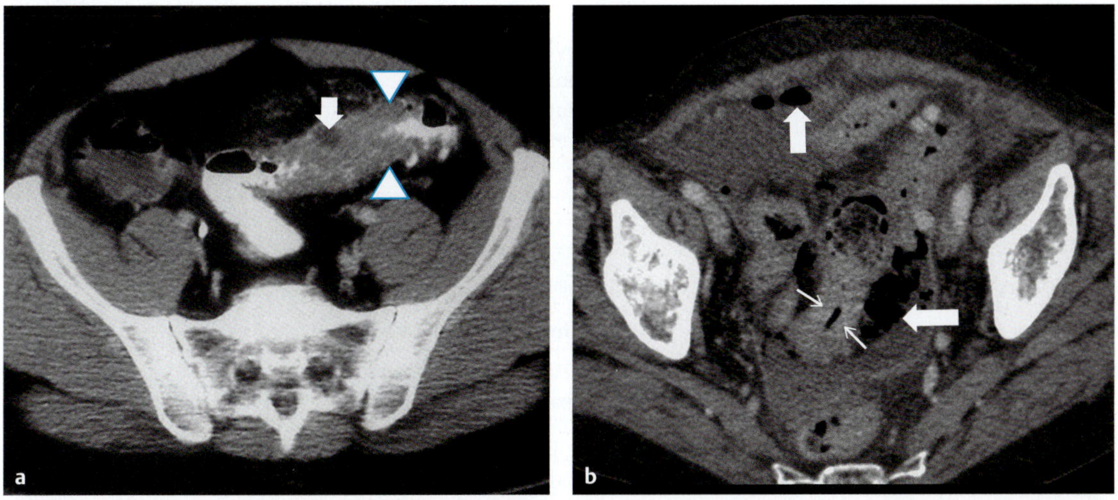

Abb. 4.14 **CT-Aufnahme bei akuter Divertikulitis. a** Nach rektaler Kontrastmittelapplikation erkennt man eine hochgradig verdickte Wand des Sigmas (Pfeilspitzen) mit einem kleinen intramuralen Abszess (Pfeil). Freie Luft ist nicht zu sehen. **b** Akute Divertikulitis mit freier Perforation. Auch hier ist die Sigmawand hochentzündet (dünne Pfeile) und bereits perforiert. Die Perforation erkennt man gut an der Ansammlung von freier Luft (dicke Pfeile). [aus Brambs, Pareto-Reihe Radiologie, Gastrointestinales System, Thieme, 2007]

(freie Luft im Abdomen). Die **Sonografie** zeigt bei Divertikulitis eine **ödematös verdickte Darmwand** (Abb. 4.12) mit schießscheibenähnlichem Querschnitt (**Targetzeichen**). Sie eignet sich gut zum Nachweis von lokalen Abszessen bei gedeckter Perforation. Mithilfe der **Abdomenübersichtsaufnahme** lassen sich eine Perforation (freie Luft) und ein Ileus (Spiegelbildung) nachweisen. Im **entzündungsfreien Intervall** sollten immer eine **Koloskopie** zum Karzinomausschluss, ggf. mit Biopsieentnahme bei suspekten Befunden, und evtl. ein **Kolonkontrasteinlauf** mit wasserlöslichem Kontrastmittel zum Nachweis von Stenosen (dilatiertes Kolon vor der Stenose) und Fisteln durchgeführt werden. **Abb. 4.14** zeigt eine Perforation in der CT.

LERNTIPP !

Verinnerlichen Sie insbesondere die **CT-Bilder** zur akuten Divertikulitis (am besten auch noch einmal mit Abbildungen in Radiologiebüchern vergleichen). Das IMPP verlangt von Ihnen, dass Sie die gezeigten Strukturen erkennen und zuordnen. Wichtig ist, dass Sie wissen, wie freie Luft aussieht! Nur so können Sie eine Perforation erkennen!

PRAXIS Die Koloskopie und der Kolonkontrasteinlauf sind bei einer akuten Divertikulitis aufgrund der erhöhten Perforationsgefahr kontraindiziert!

Tab. 4.9 **Stadieneinteilung der Divertikulitis** nach Hansen und Stock

Stadium	Symptomatik
0	asymptomatische Divertikulose (am häufigsten)
I	akute unkomplizierte Divertikulitis
II	akute komplizierte Divertikulitis ▪ IIa: Peridivertikulitis ▪ IIb: gedeckte Perforation, parakolischer Abszess, Fistelbildung ▪ IIc: freie Perforation
III	chronisch-rezidivierende Divertikulitis

Stadieneinteilung: Die Divertikulitis wird anhand der klinischen Symptomatik und der CT-Befunde nach Hansen und Stock in 3 Stadien eingeteilt (**Tab. 4.9**).

Laut S2k-Leitlinie (2014) der Deutschen Gesellschaft für Gastroenterologie, Verdauungs- und Stoffwechselkrankheiten (DGVS) und der Deutschen Gesellschaft für Allgemein- und Viszeralchirurgie (DGAV) wird allerdings empfohlen, zukünftig die in **Tab. 4.10** gezeigte neue Klassifikation **(Classification of Diverticular Disease, CDD)** zu verwenden. Unter anderem werden darin auch die perforierten Verläufe (gedeckte/freie Perforation, Abszessgröße und -lokalisation) und die chronischen Verläufe noch weiter differenziert.

Differenzialdiagnosen: Die wichtigste Differenzialdiagnose ist das Kolonkarzinom. Im Hinblick auf die Fistelbildung muss auch an einen Morbus Crohn gedacht werden. Weitere Differenzialdiagnosen sind das Reizdarmsyndrom, eine Colitis ulcerosa, die Appendizitis, die ischämische Kolitis oder auch eine Urozystitis.

Therapie: Zur Behandlung der Divertikulose wird eine **Änderung der Lebensgewohnheiten** empfohlen. Die wichtigsten Maßnahmen sind eine Umstellung auf **ballaststoffreiche Kost** mit reichlicher Flüssigkeitszufuhr und ausreichende Bewegung.

Die Therapie der akuten Divertikulitis umfasst stationäre Aufnahme, **Nahrungskarenz, parenterale Ernährung, Kühlung** (Eisblase), **Analgetika** und die **Gabe von Breitbandantibiotika i. v.** (nach Abnahme der Blutkulturen zur Erregerdiagnostik). Leichte Verläufe können evtl. ambulant durch ballaststoffarme Ernährung, orale Antibiose und Spasmolyse therapiert werden.

Die **antibiotische Therapie** sollte Anaerobier und gramnegative Bakterien erfassen. Wirksam ist z. B. die Kombination von **Metronidazol** und Cephalosporinen der 2. Generation wie Cefuroxim. Alternativ zu Cefuroxim können auch Fluorchinolone wie Ciprofloxacin eingesetzt werden. Bei krampfartigen Schmerzen ist der Einsatz von Spasmolytika und bei starker Schmerzsymptomatik die Gabe von Pethidin (Meperidine) indiziert.

Interventionelle Therapie: Abszesse werden durch Sonografie- oder CT-gesteuerte perkutane Abszessdrainage entlastet. Divertikelblutungen können ggf. endoskopisch gestillt werden.

Operative Therapie: Die Indikation zum operativen Eingriff bei **Divertikulose** sollte sorgsam gestellt werden. Nichtbeherrschbare Blutungen oder Blutungsrezidive sollten chirurgisch versorgt werden (bei massivem Blutverlust → ggf. **hämorrhagischer Schock**: Volumensubstitution und Gabe von Erythrozytenkonzentraten, ggf. intensivmedizinische Versorgung).

Tab. 4.10 **Klassifikation der Divertikulitis/Divertikelkrankheit (CDD)** nach S2k-Leitlinie der DGVS und DGAV[1] (2014)

Typ	Bezeichnung	Befunde/Beschreibung
0	**asymptomatische Divertikulose**	▪ Zufallsbefund; asymptomatisch ▪ keine Krankheit
1	**akute unkomplizierte Divertikelkrankheit/Divertikulitis**	
▪ 1a	ohne Umgebungsreaktion	▪ auf die Divertikel beziehbare Symptome ▪ Entzündungszeichen (Labor): optional ▪ Schnittbildgebung: typisch
▪ 1b	mit phlegmonöser Umgebungsreaktion	▪ Entzündungszeichen (Labor): obligat ▪ Schnittbildgebung: phlegmonöse Divertikulitis
2	**akute komplizierte Divertikulitis**	▪ wie 1b, zusätzlich:
▪ 2a	Mikroabszess	▪ gedeckte Perforation, kleiner Abszess (≤ 1 cm) ▪ minimale parakolische Luft
▪ 2b	Makroabszess	▪ para- oder mesokolischer Abszess (> 1 cm)
▪ 2c	freie Perforation	▪ freie Perforation, freie Luft/Flüssigkeit ▪ generalisierte Peritonitis (c1: eitrig, c2: fäkal)
3	**chronische Divertikelkrankheit**	▪ rezidivierende oder anhaltende Symptomatik
▪ 3a	symptomatische unkomplizierte Divertikelkrankheit (SUDD)	▪ typische Symptomatik ▪ Entzündungszeichen (Labor): optional
▪ 3b	rezidivierende Divertikulitis ohne Komplikationen	▪ Entzündungszeichen (Labor): obligat ▪ Schnittbildgebung: typisch
▪ 3c	rezidivierende Divertikulitis mit Komplikationen	▪ Nachweis von Stenosen, Fisteln, Konglomerat
4	**Divertikelblutung**	▪ Nachweis der Blutungsquelle

[1] DGVS: Deutschen Gesellschaft für Gastroenterologie, Verdauungs- und Stoffwechselkrankheiten; DGVA: Deutschen Gesellschaft für Allgemein- und Viszeralchirurgie

Tab. 4.11 **Indikationen und Zeitpunkt der operativen Therapie einer Divertikulitis**

OP-Zeitpunkt	Indikationen
notfallmäßig	freie Perforation, Ileus, starke, konservativ nicht zu beherrschende Darmblutungen
dringlich	gedeckte Perforation, Fisteln, Stenosen und perkutan nicht zu drainierende Abszesse
elektiv	rezidivierende Divertikulitiden

Indikationen und Zeitpunkt der operativen Therapie der **Divertikulitis** zeigt Tab. 4.11.

LERNTIPP !

Im Frühjahr 2019 wollte das IMPP wissen, dass die Vermeidung einer malignen Entartung der Divertikulitis **kein** Grund für eine Operation ist.

OP-TECHNIK

Divertikulose:
- bei lokaler Blutung: Segmentresektion mit Anastomose
- bei diffuser Blutung: im Notfall Resektion bis zur Kolektomie mit ileorektaler Anastomose oder Anlage eines endständigen Ileostomas und Rektumblindverschluss.

Divertikulitis: Die elektive Sigmaresektion wird bevorzugt **laparoskopisch** durchgeführt.

Bei gedeckter Perforation erfolgt eine Laparotomie, das betroffene Darmstück wird reseziert und mittels End-zu-End-Anastomose verschlossen.

Die freie Perforation kann nach Resektion des betroffenen Darmsegments mit einer Ausleitung des Darms über ein Stoma (oral der Resektionsstelle) therapiert werden (zumeist bei vorliegender Peritonitis). Der distale Darmabschnitt wird blind verschlossen (**Diskontinuititätsresektion nach Hartmann**). Das Peritoneum muss gespült werden. Die Rückverlagerung mit End-zu-End-Anastomose erfolgt bei günstigem Verlauf nach 12–16 Wochen. In einigen Fällen ist auch eine **Resektion mit primärer Anastomose** und protektivem Ileostoma möglich (auch bei diesem Vorgehen kann bei günstigem Verlauf das Ileostoma in einer zweiten Operation rückverlagert werden).

PRÜFUNGSHIGHLIGHTS

Divertikulose und Divertikulitis:
- !! Pathogenese: **Schwachstellen in der Kolonwand** (= Muskellücken für darmwandversorgende Blutgefäße) begünstigen das Auftreten von **Pseudodivertikeln**
- ! **Risikofaktoren**: erhöhtes Alter, Adipositas, Obstipation, Ernährungsgewohnheiten
- ! **Bacteroides fragilis** ist ein typischer Auslöser einer **akuten Divertikulitis**.
- ! Ein **komplettes Pseudodivertikel** überragt mit seiner vorgewölbten Kuppel deutlich das benachbarte Darmwandniveau.
- !!! **Klinik bei Divertikulitis**: Schmerzen im linken Unterbauch, druckschmerzhafte Walze im linken Unterbauch, Fieber, Erbrechen, Stuhlunregelmäßigkeiten
- !!! **Komplikationen**: Perforation, Fistelbildung (kolovesikal, -enteral und -kutan), Darmstenosen, Harnwegsinfektionen, untere GI-Blutung (v. a. beim älteren Patienten ist die Divertikelblutung häufig Ursache einer unteren GI-Blutung)
- **Diagnostik:**
  - !!! Bei Verdacht auf eine akute Divertikulitis ist die **CT** mit rektaler Kontrastmittelfüllung die Methode der Wahl.
  - ! Die Stadien der Divertikulitis wurden bislang nach **Hansen und Stock** klassifiziert (Hinweis: Eine neuere Klassifikation wurde 2014 veröffentlicht: Classification of Diverticular Disease, CDD).
  - !! **perforierte Divertikulitis**: akutes Abdomen, Leukozytose, CRP-Anstieg, **freie Luft** in der CT
  - ! **gedeckt perforierte Divertikulitis mit Abszessbildung**: In der CT kann man eine Kontrastmittelfahne außerhalb des Darms erkennen. Untersucht man das Abszesspunktat mikrobiologisch, können E. coli nachgewiesen werden.
  - ! Bei einer chronischen Divertikulitis erkennt man dilatierte Darmschlingen vor der Stenose.
- !! **Differenzialdiagnosen**: Kolonkarzinom, chronisch-entzündliche Darmerkrankungen, ischämische Kolitis, Urozystitis
- **Therapie**:
  - !! Umstellung auf **ballaststoffreiche Nahrung** bei Divertikulose
  - !!! Nahrungskarenz, Eisblase, Analgetika, parenterale Flüssigkeitssubstitution bei Divertikulitis, außerdem kalkulierte i. v.-**Antibiotikatherapie** (v. a. gegen Anaerobier und gramnegative Keime wie Bacteroides) mit **Metronidazol** und Ciprofloxacin oder einem Cephalosporin sowie **Pethidin** bei starken Schmerzen.
  - ! **OP**-Verfahren bei elektiver Sigmaresektion: bevorzugt **laparoskopisch**
  - ! Bei perforierter Divertikulitis kommt (neben einer primären Anastomose) eine **Diskontinuitätsresektion nach Hartmann** mit (bestenfalls vorübergehender) Stomaanlage, Blindverschluss des Rektums und Spülung therapeutisch infrage.
  - ! Die Vermeidung einer malignen Entartung der Divertikulitis ist **keine** OP-Indikation.

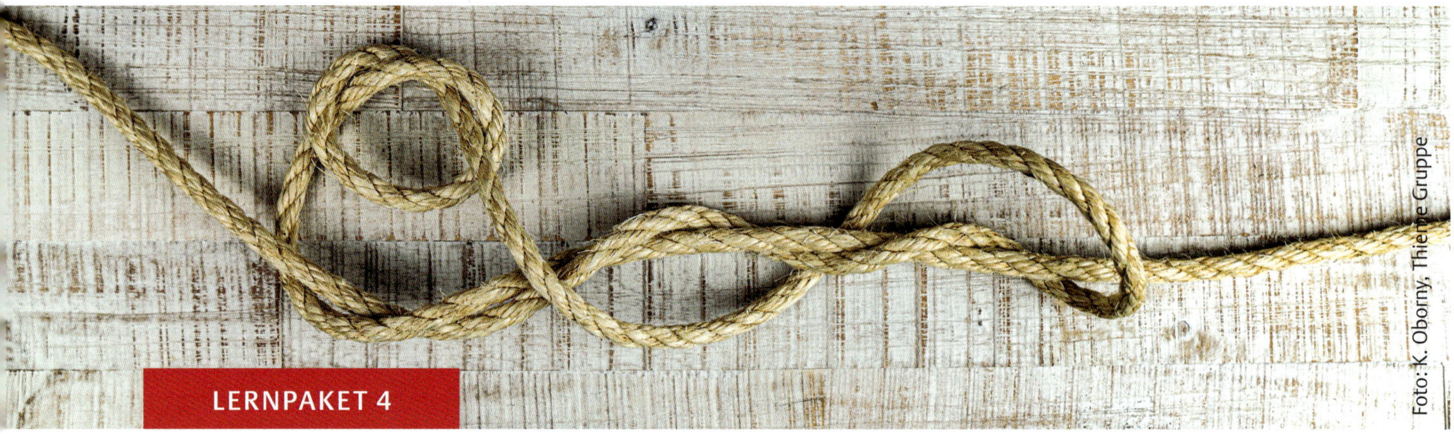

4.9 Durchblutungsstörungen des Darms

4.9.1 Akuter Mesenterialarterienverschluss (akuter Mesenterialinfarkt)

DEFINITION Akuter Verschluss einer Mesenterialarterie mit Darmischämie und Gangrän des betroffenen Darmsegments (Mesenterialinfarkt).

Ätiopathogenese: Ursächlich für einen akuten Mesenterialinfarkt sind **akute arterielle Thrombosen** auf dem Boden eines atherosklerotisch vorgeschädigten Gefäßes oder **kardiale Embolien**. Sehr seltene Ursachen sind Aortenaneurysmen oder -dissektionen oder entzündliche Gefäßveränderungen (z. B. Takayasu-Arteriitis oder Panarteriitis nodosa).

Am häufigsten (> 90 %) wird der akute Mesenterialinfarkt durch einen **Verschluss** der **A. mesenterica superior** ausgelöst, die den größten Anteil des Darms (von der Flexura duodenojejunalis bis zur linken Kolonflexur) mit Blut versorgt. Der spitze Abgang der A. mesenterica superior aus der Aorta stellt nämlich eine Prädilektionsstelle für Embolien und arterielle Thrombosen dar. Andererseits ist die A. mesenterica superior – anders als der Truncus coeliacus und die A. mesenterica inferior – eine funktionelle Endarterie, sodass ein akuter Hauptstammverschluss nicht kompensiert werden kann und praktisch immer zum Darminfarkt führt. Akute Verschlüsse der A. mesenterica inferior (versorgt das distale Kolon und Rektum) werden gut kompensiert, da sie über die **Riolan'sche Anastomose** mit dem Stromgebiet der A. mesenterica superior verbunden ist. Verschlüsse der A. mesenterica superior können nur selten über die Riolan'sche Anastomose kompensiert werden.

Tab. 4.12 **Klinischer Verlauf des akuten Mesenterialinfarkts**

Stadium	Pathogenese	klinische Symptome
Initialstadium	Infarzierung (0–6 h nach Gefäßverschluss)	Leitsymptom: akut einsetzende, heftige, diffuse und schlecht lokalisierbare Bauchschmerzen, weiche Bauchdecke (keine Abwehrspannung) Begleitsymptome: Übelkeit, Erbrechen, Durchfall, Unruhe, Schweißausbrüche, Tachykardie, Hyperperistaltik
Intervallstadium	Darmwandnekrose (7–12 h nach Gefäßverschluss)	Rückgang der Schmerzen („Stadium des faulen Friedens"), Verschlechterung des Allgemeinzustands, Entwicklung eines paralytischen Ileus mit Hypo- bis Aperistaltik
Endstadium	diffuse Peritonitis (13–48 h nach Gefäßverschluss)	akutes Abdomen mit Abwehrspannung, blutiger Stuhlgang, Meläna, Erbrechen, paralytischer Ileus, progredientes Kreislauf- und Multiorganversagen

Klinische Pathologie: Der akute Mesenterialarterienverschluss führt aufgrund der ausgeprägten kollateralen Blutversorgung des Darms zu einem **hämorrhagischen Infarkt**. Makroskopisch imponieren die betroffenen Darmabschnitte gebläht, dunkelrot und brüchig (**Abb. 4.15**).

Klinik: Klinisch verläuft der akute Mesenterialinfarkt häufig in 3 Phasen (**Tab. 4.12**). Bei Verschluss kleinerer Gefäße kommt es häufig zur lokal begrenzten ischämischen Kolitis (S. 68).

LERNTIPP !

Wenn Sie den **typischen Erkrankungsverlauf** beim Mesenterialinfarkt im Kopf haben, dann ist es überhaupt kein Problem mehr, die richtige Diagnose abzuleiten. Oft sind es ältere Patienten, die starke, diffuse Bauchschmerzen hatten, welche dann aber vorübergehend besser geworden sind, bis sich schließlich ein akutes Abdomen mit deutlich reduziertem Allgemeinzustand eingestellt hat.

Wegweisend ist auch die Vorgeschichte des Patienten. In praktisch allen IMPP-Fällen zum Mesenterialinfarkt litten die Patienten an Herzbeschwerden, die meisten hatten **Vorhofflimmern** (→ Embolie). Auch Bauchschmerzen, die nach dem Essen auftreten, können vor einem Infarkt bestanden haben (→ Thrombose).

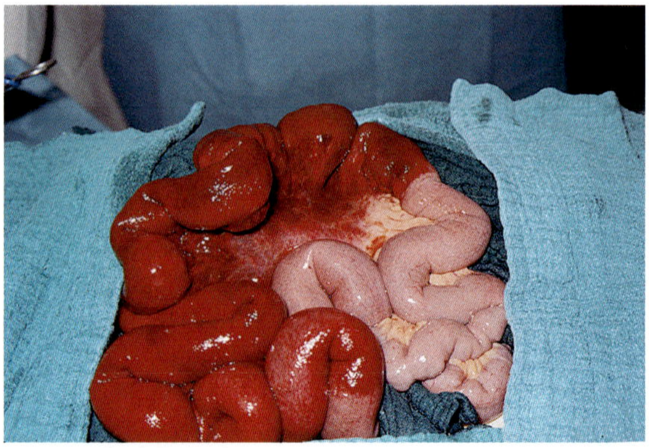

Abb. 4.15 Darminfarkt. Man erkennt gut die geblähten, dunkelroten Darmabschnitte, die einem segmentalen (peripheren) Gefäßverschluss entsprechen. [aus Henne-Bruns et al., Duale Reihe Chirurgie, Thieme, 2012]

Diagnostik:

> **LERNTIPP** !
>
> Achten Sie in den Fallstudien stets auf die beiliegenden Befunde: Oft ist von einem **aufgetriebenem Abdomen**, **fehlenden Darmgeräuschen**, **Blut am Fingerling** und – praktisch immer vorhanden – von einer deutlichen **Laktaterhöhung** die Rede.

Anamnestisch sollte nach prädisponierenden Grunderkrankungen gefragt werden (postprandiale Bauchschmerzen? Vorhofflimmern?). Bei der **rektalen Untersuchung** findet man häufig **Blut** am **Fingerling**. Auskultatorisch hört man bei der akuten Mesenterialarterienthrombose evtl. ein **pulssynchrones Strömungsgeräusch** im Oberbauch, bei Patienten mit embolischem Mesenterialverschluss lässt sich evtl. ein **unregelmäßiger Puls** als Hinweis auf ein Vorhofflimmern tasten. Zur Befundsicherung sollte ein **EKG** geschrieben werden. Der wegweisende Befund in der **Labordiagnostik** ist ein **erhöhter Serumlaktatwert** (> 4 mmol/l). Zusätzlich lassen sich häufig ein LDH-Anstieg, eine metabolische Azidose (Blutgasanalyse), eine Leukozytose und ein erhöhter Hämatokrit (→ Flüssigkeitssequestration bei paralytischem Ileus) nachweisen.

Methode der Wahl ist die **CT-Angiografie**. Sie sollte unverzüglich bei V. a. akuten Mesenterialinfarkt durchgeführt werden, damit eine irreversible Darmschädigung möglichst verhindert werden kann. **Bestätigt** sich der **Verdacht**, muss der Patient **sofort operiert** werden. Alternativ ist auch eine Angiografie (Zöliakografie) möglich – mit ihr kann der Verschluss in > 90 % der Fälle nachgewiesen werden; sie bietet zudem die Möglichkeit einer interventionellen Therapie.

In der Sonografie sind im Spätstadium stehende, verdickte Darmschlingen und freie Flüssigkeit nachweisbar. Die **Röntgen-Abdomenübersicht** zeigt zu diesem Zeitpunkt Luftspiegel und erweiterte Dünndarmschlingen als Hinweis auf einen Ileus.

Als Ultima Ratio muss eine **diagnostische Laparoskopie** durchgeführt werden.

> PRAXIS Bei V. a. akuten Mesenterialinfarkt muss aus Zeitgründen auf eine **weiterführende Diagnostik verzichtet** werden, da die **Ischämietoleranzzeit** des Darms nur etwa **6 h** beträgt. Wird innerhalb dieser Zeitspanne keine revaskularisierende Therapie eingeleitet, ist der betroffene Darmabschnitt irreversibel geschädigt.

Differenzialdiagnosen: Differenzialdiagnostisch muss an alle Ursachen des **akuten Abdomens** (S. 10) gedacht werden. Bei der angiologischen Differenzialdiagnose stehen folgende Krankheitsbilder im Vordergrund:

- **Mesenterialvenenthrombose** (S. 76): weniger dramatischer Verlauf, Symptome setzen langsam ein
- **Non-okklusive Mesenterialischämie** (NOMI): Abnahme der mesenterialen Perfusion infolge einer Reduktion des Herzzeitvolumens oder lokaler Gefäßspasmen. Prädisponierend wirken Herzinsuffizienz, Herzinfarkt, Herzglykosidtherapie (Vasospasmus im Splachnikusgebiet) oder die langfristige Gabe adrenerger Substanzen. Klinisch kommt es zum Bild der **ischämischen Enterokolitis** (S. 68).

Therapie:

Sofortmaßnahmen: Parallel zur Diagnostik muss eine **Antikoagulation** mit **Heparin** begonnen werden. Außerdem sollte ein ZVK zur Flüssigkeitsbilanzierung angelegt werden. Zudem müssen eine Schockprophylaxe/-therapie durch Flüssigkeits- und Elektrolytsubstitution, eine intravenöse **Antibiose**, die sich gegen gramnegative und -positive Keime richtet (z. B. Piperacillin und Tazobactam) und eine suffiziente **Analgesie** eingeleitet werden.

Operative Therapie: Entscheidend ist die sofortige operative Embolektomie oder Thrombektomie zur Wiederherstellung der viszeralen Durchblutung (innerhalb der ersten 6 h). Die Rekonstruktion nach Thrombektomie erfolgt mittels Patchplastik oder intestinalen Bypasses. Bereits infarzierte Darmsegmente müssen reseziert werden. Eine angiografische Thrombolyse ist nur selten möglich.

Postoperative Therapie: Vollheparinisierung, bei Einsatz von Kunststoffprothesen und weiter bestehender Emboliequelle Umstellung auf **orale Antikoagulation** (Vitamin-K-Antagonisten).

Prognose: Die Letalität des akuten Mesenterialinfarkts beträgt 80 %.

> **PRÜFUNGSHIGHLIGHTS**
>
> - ! Zu den Ursachen einer akuten mesenterialen Ischämie zählt u. a. die **Arterienthrombose bei Arteriosklerose**.
> - ! Betroffen ist i. d. R. die A. mesenterica superior.
> - ! Bei einem kompletten proximalen, nicht durch Kollateralen kompensierten **Verschluss der A. mesenterica superior** ist neben einer Dünndarminfarzierung eine rechtsseitige Dickdarmischämie zu erwarten.
> - !!! **Klinik:** Die Beschwerden stehen sehr oft im Zusammenhang mit Herzerkrankungen (z. B. **Vorhofflimmern**)
>   - Zu Beginn ist der Schmerz diffus und schlecht zu lokalisieren, begleitend Erbrechen, weiche Bauchdecke
>   - vorübergehende Besserung, Rückgang der Symptomatik („Stadium des faulen Friedens")
>   - später: diffuse Peritonitis, akutes Abdomen, paralytischer Ileus, Blut im Stuhl, Sepsis
> - ! Mit zunehmendem Verlauf einer mesenterialen Ischämie entwickelt sich ein paralytischer Ileus mit in der Auskultation praktisch **fehlenden Darmgeräuschen**.
> - !! Bei Verdacht auf eine akute mesenteriale Ischämie gilt ein **Multidetektor-CT des Abdomens mit Kontrastmittel** (CT-Angiografie) als diagnostischer Goldstandard.
> - ! Röntgen: erweiterte Darmschlingen bei paralytischem Ileus
> - ! Die **non-okklusive Mesenterialischämie** entsteht charakteristischerweise auf dem Boden einer gravierenden hämodynamischen Störung (→ typischerweise im Rahmen einer länger anhaltenden, kardiovaskulär bedingten Hypotonie mit konsekutiver Minderperfusion der mesenterialen Strombahn ohne lokalen Verschluss der zentralen mesenterialen Gefäße).
> - !! **Laktaterhöhung** im Labor!
> - !! Als Sofortmaßnahme und zur Stabilisierung der Vitalparameter ist möglichst früh eine **adäquate intravenöse Volumenzufuhr** indiziert.
> - !! Therapie: Antibiose gegen gramnegative und -positive Keime (z. B. Piperacillin und Tazobactam).

4.9.2 Chronische Mesenterialischämie

Synonym: Ortner-Syndrom

DEFINITION Chronische Verschlusskrankheit der Mesenterialgefäße mit ischämischer Schädigung des Darms.

Ätiologie: **Atherosklerose** der darmversorgenden Arterien. Typischerweise erkranken Patienten höheren Alters.

Pathophysiologie: Durch die vielen physiologischen Anastomosen zwischen den 3 großen Darmarterien (Truncus coeliacus, A. mesenterica superior, A. mesenterica inferior) bleiben chronische Verschlüsse einer Arterie i. d. R. asymptomatisch. Im Rahmen des chronischen Verschlussprozesses entwickeln sich aus den Anastomosen kräftige Kollateralen, die die mangelnde Durchblutung kompensieren können. **Symptomatisch** wird die viszerale Verschlusskrankheit erst, wenn **2** der **3 Mesenterialgefäße hochgradig stenosiert** sind.

Klinik: Das **Leitsymptom** der viszeralen Verschlusskrankheit ist die **Angina abdominalis** (Tab. 4.13), also postprandiale Bauchschmerzen (→ mit der Nahrungsaufnahme übersteigt der Durchblutungsbedarf des Darms die poststenotische Perfusionskapazität). Im weiteren Verlauf entwickelt sich durch die zunehmende Darmischämie ein **Malabsorptionssyndrom** mit Gewichtsverlust, Fettstühlen, Meteorismus und Mangelerscheinungen und/oder eine **ischämische Kolitis** mit blutiger Diarrhö, Übelkeit und Fieber. Schreitet der Stenosierungsprozess bis zum vollständigen Verschluss der Mesenterialarterie fort, entwickelt sich das klinische Bild des Mesenterialinfarkts (S. 74).

PRAXIS Die Kombination aus postprandialen Schmerzen, Malabsorption und abdominellem Gefäßgeräusch wird **Ortner-Trias** genannt.

Diagnostik:
- **Anamnese:** postprandiale Bauchschmerzen, Risikofaktoren für eine Atherosklerose
- **Auskultation:** pulssynchrone Strömungsgeräusche über dem Abdomen
- **Duplexsonografie:** poststenostische Zunahme der Flussgeschwindigkeit (> 200 cm/s sind pathognomonisch für eine relevante Stenose)
- **CT-** oder **MRT-Angiografie**
- **Angiografie** (Zöliakografie): Methode der Wahl, um das Ausmaß der Stenosierung zu erfassen und die korrekte Therapie zu planen.

Therapie: Kurzstreckige Stenosen können **interventionell** mit der perkutanen transluminalen Angioplastie (PTA) und evtl. mit einer Stentimplantation versorgt werden. Ist eine interventionelle Behandlung nicht möglich, kann eine **operative Revaskularisation** mit der Thrombendarteriektomie (TEA) oder der Anlage eines aortoarteriellen Bypasses erfolgen. Ischämische Darmabschnitte müssen reseziert werden.

PRÜFUNGSHIGHLIGHTS

– **! Postprandiale Bauchschmerzen** können auch **Vorboten** eines akuten Infarkts sein.

Tab. 4.13 **Klinische Stadien der viszeralen Verschlusskrankheit**

Stadium	Symptome
I	asymptomatisch (Zufallsbefund in der Sonografie oder Arteriografie)
II	Angina abdominalis (postprandiale, ischämische Abdominalschmerzen) = Stadium der chronisch-kompensierten Ischämie
III	abdomineller Dauerschmerz, Malabsorptions-Syndrom, ggf. ischämische Kolitis = Stadium der chronisch-kritischen Ischämie
IV	Mesenterialinfarkt

4.9.3 Mesenterialvenenthrombose

Epidemiologie: Venöse Thrombosen machen ca. 15 % der abdominellen Gefäßverschlüsse aus. Sie treten gehäuft bei Patienten mit Pfortaderthrombose, Thrombophlebitis migrans, entzündlichen Prozessen im Abdominalbereich (z. B. Appendizitis) oder Thrombophilie auf. Auch bei Kompression von Gefäßen durch Tumoren oder paraneoplastisch kann es zu Mesenterialvenenthrombosen kommen.

Pathologisch handelt es sich um einen hämorrhagischen Darminfarkt mit livider Verfärbung der infarzierten Darmabschnitte und ausgeprägten Einblutungen.

Klinik und Diagnostik: langsam einsetzende abdominelle Schmerzen, Übelkeit, Erbrechen, Hämatemesis und blutige Diarrhö oder Teerstuhl, häufig auch hämorrhagischer Aszites. In der (CT-)Angiografie fehlt die Darstellung des venösen Systems.

Therapie: Therapeutisch muss je nach Zustand des Patienten zwischen reiner Antikoagulation (→ bei milden Formen) bzw. fibrinolytischer Therapie und operativer Thrombektomie mit Resektion infarzierter Darmabschnitte und begleitender Antikoagulation gewählt werden. Bei Darmgangrän mit Durchwanderungsperitonitis ist eine Laparotomie mit Darmresektion unumgänglich. Zur langfristigen Behandlung sollte eine orale Antikoagulation eingeleitet werden.

4.10 Darmtumoren

4.10.1 Dünndarmtumoren (Jejunum, Ileum)

Epidemiologie: sehr selten; 75 % der Dünndarmtumoren sind benigne, 25 % maligne.

Klinische Pathologie: **Benigne** Dünndarmtumoren sind mesenchymalen (v. a. Leiomyome, Fibrome und Lipome) und epithelialen (Adenome) Ursprungs. Zu den **malignen** Tumoren zählen:
- epitheliale Tumoren: Adenokarzinome
- mesenchymale Tumoren: Sarkome, gastrointestinale Stromatumoren, Kaposi-Sarkome
- neuroendokrine Tumoren (NET): am häufigsten Karzinoid.

Metastasierung: lymphogen v. a. in die mesenterialen Lymphknoten und hämatogen vorwiegend in die Leber.

Klinik: lange asymptomatisch, im Verlauf abdominelle Schmerzen, Ileussymptomatik und chronische Blutungsanämie. Patienten mit metastasiertem Karzinoid klagen über die typischen Symptome des Karzinoidsyndroms (Flush).

Diagnostik: Methode der ersten Wahl ist das **Enteroklysma** nach **Sellink** oder die **abdominelle CT**. Weitere Verfahren sind die Hydro-MRT, die Doppelballonenteroskopie und die Videokapselendoskopie. Bei V. a. Karzinoid wird Chromogranin-A im Serum (ggf. Serotonin im Serum oder 5-Hydroxyindolessigsäure im Urin) bestimmt.

Therapie: Die **En-bloc-Resektion** des betroffenen Dünndarmsegments inklusive der Lymphabflusswege mit anschließender Anastomosierung ist die Therapie der Wahl. Aufgrund der großen Ileusgefahr sollten auch gutartige bzw. bereits metastasierte Tumoren operiert werden. Bei malignen Lymphomen kann die Heilungsrate durch die Kombination von Operation und **Radio-Chemotherapie** gesteigert werden. Bei GIST wird eine adjuvante Therapie mit **Tyrosinkinaseinhibitoren** (z. B. Imatinib) durchgeführt.

Prognose: Die Prognose benigner Dünndarmtumoren ist gut. Bei den malignen Tumoren beträgt die durchschnittliche 5-Jahres-Überlebensrate (abhängig vom histologischen Typ) ca. 35 %. Die günstigste Prognose haben Karzinoide und Lymphome.

4.10.2 Polypen des Kolons

DEFINITION Polypen sind solitäre oder multiple Gewebewucherungen, die sich über das Schleimhautniveau erheben. Bei ≥ 50 Polypen spricht man von einer **Polyposis**.

Epidemiologie: Die Häufigkeit von Kolonpolypen nimmt im Alter stark zu. Männer entwickeln etwas häufiger Kolonpolypen als Frauen.

Ätiologie: Meist treten Polypen des Kolons sporadisch auf; als **Risikofaktor** wird u. a. eine **ballaststoffarme**, fett- und eiweißreiche **Kost** diskutiert. Erbliche Polypenerkrankungen sind deutlich seltener (**Tab. 4.14**).

LERNTIPP !

Zu den verschiedenen Polyposeformen wird immer wieder einmal eine Frage gestellt. Multiple Polypen im Magen-Darm-Trakt und punktförmige Veränderungen am Lippenrot sind übrigens typisch für das Peutz-Jeghers-Syndrom.

Tab. 4.14 **Übersicht über autosomal-dominant vererbbare polypöse Erkrankungen des Magen-Darm-Trakts**

Polyposetyp	Genlokalisation	Lokalisation der Polypen	extraintestinale Symptome	Risiko der Entartung zum kolorektalen Karzinom
adenomatöse Polyposeformen				
familiäre adenomatöse Polyposis (FAP)	APC-Tumorsuppressorgen (Chromosom 5) (in 25 % Neumutationen)	> 100 Adenome v. a. in Kolon (**Abb. 4.16**), Rektum (seltener Magen, Duodenum)	in 85 %: CHRPE (kongenitale Hypertrophie des retinalen Pigmentepithels)[1] FAP-Varianten: • Gardner-Syndrom: Epidermoidzysten, Osteome, Fibrome und Desmoide • Turcot-Syndrom: Glio- und Medulloblastome	fast 100 % (obligate Präkanzerose) Beginn der malignen Transformation ab 15. Lebensjahr
attenuierte adenomatöse Polyposis (AAPC)	s. FAP	> 5, aber < 100 Adenome, v. a. rechtes Kolon	–	fast 100 % (obligate Präkanzerose) Beginn der malignen Transformation ab 50. Lebensjahr
MUTYH-assoziierte Polyposis (MAP)	biallelische Mutationen im MUTYH-Gen (autosomal-rezessive Vererbung)	20 bis Hunderte Adenome v. a. im Kolon (seltener Duodenum)	–	43–100 % Beginn der malignen Transformation ab 50. Lebensjahr
hamartöse Polyposeformen				
familiäre juvenile Polyposis	MADH4-Gen	hamartöse Polyposis von Kolon und Rektum (häufig Invagination, Obstruktion, Blutungen)	–	8–10 %
Peutz-Jeghers-Syndrom	STK11/LKB1-Gen (in 10–20 % Neumutationen)	hamartöse Polyposis von Magen, Dünndarm und Kolon	Pigmentation der Mundschleimhaut, der Lippen und perioral benigne endokrine Ovarial-, Hodentumoren (→ erhöhtes Risiko für Mamma-, Ovarial- und Pankreaskarzinome)	35–40 %
Cowden-Syndrom	PTEN/MMAC 1-Gen	hamartöse Polyposis des Magen und Kolon	hamartomatöse Tumoren der Ovarien, Mamma und Schilddrüse, Papeln im Gesicht, Händen und Füßen, Papillomen der Mundschleimhaut	–

[1] harmloser Augenhintergrundbefund, hilfreich bei Identifizierung betroffener Familienangehöriger

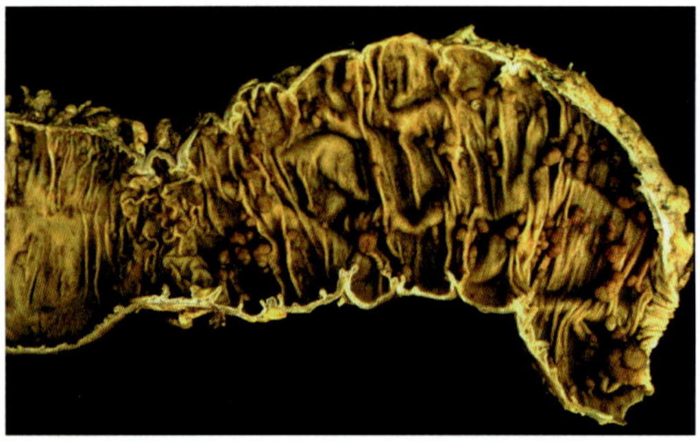

Abb. 4.16 **Familiäre adenomatöse Polyposis (FAP).** Im gesamten Kolon erkennt man Adenome. [aus Krams et al., Kurzlehrbuch Pathologie, Thieme, 2013]

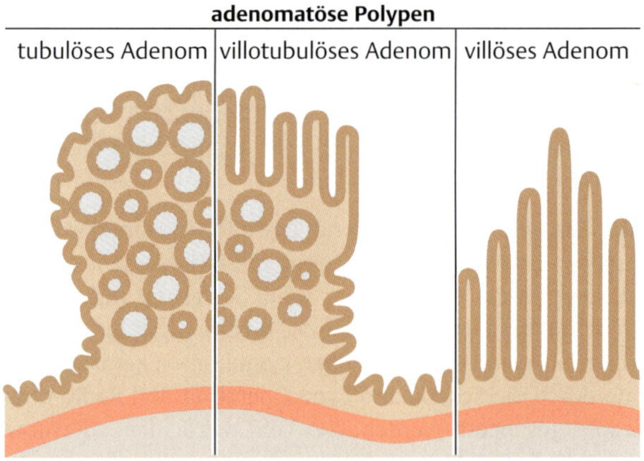

Abb. 4.17 **Polypen.** Adenomatöse Polypen. [aus Riede, Werner, Schaefer, Allgemeine und spezielle Pathologie, Thieme 2004]

Tab. 4.15 **Einteilung der Kolonpolypen und assoziiertes Karzinomrisiko**

Formen		Entartungsrisiko
nichtneoplastische Polypen (5 %)		
hyperplastische Polypen	Schleimhauthyperplasie durch Ansammlung regulärer Gewebskomponenten	keines
entzündliche Polypen	Pseudopolypen aus entzündlichem Granulationsgewebe, häufig bei chronisch-entzündlichen Darmerkrankungen; charakteristisch ist der Sägeblattaspekt, der durch die aufgeworfenen Epithelfalten entsteht	keines
hamartöse Polypen	tumorartige Fehlbildungen, die durch eine fehlerhafte Differenzierung von Keimgewebe während der Embryonalphase entstehen; die einzelnen Gewebsanteile sind atypisch zusammengesetzt; hierzu zählen die juvenile Polyposis und das Peutz-Jeghers-Syndrom	vereinzelt Entartung möglich
neoplastische Polypen (95 %)		
intraepitheliale Polypen	**(klassische) Adenome** (75 % aller Polypen) sind echte Neoplasien aus epithelialem Schleimhautgewebe, die über Epitheldysplasien entarten können (→ Adenom-Karzinom-Sequenz). Abhängig vom histologischen Aufbau werden unterschieden:	Korrelation mit Größe, Aufbau und Dysplasiegrad
	▪ **tubuläre Adenome** (45 %): breitbasig oder gestielte Polypen mit glatter Oberfläche, mikroskopisch erkennt man drüsig-tubuläre Wucherungen der Kryptenschläuche	▪ < 1 cm: 1 % ▪ 1–2 cm: 5 % ▪ > 2 cm: 20 %
	▪ **tubulovillöse Adenome** (45 %): Mischformen, die aus tubulären Adenomen hervorgehen und eine zottige Oberfläche besitzen	abhängig von der Adenomgröße bis zu 30 %
	▪ **villöse Adenome** (10 %): häufig breitbasig aufsitzende Polypen mit zottiger Oberfläche, mikroskopisch erkennt man ausgestülpte, fingerartige Schleimhautzotten mit zystischer Erweiterung der Schleimhautdrüsen, evtl. exzessive Schleimbildung.	abhängig von der Adenomgröße über 50 %
nichtepitheliale Polypen	submuköse Polypen, die durch eine submuköse Gewebeansammlung mit Vorwölbung der Schleimhaut ins Lumen entstehen (z. B. Lipome, Fibrome, Hämangiome)	praktisch nie

Klinische Pathologie: Histopathologisch unterscheidet man zwischen **neoplastischen** und **nichtneoplastischen** Polypen (**Tab. 4.15** und **Abb. 4.17**). Die Polypen neigen unterschiedlich stark zur malignen Entartung, insbesondere Patienten mit Adenomen (echte Neoplasien) sind gefährdet, im Verlauf an einem Karzinom zu erkranken (**Adenom-Karzinom-Sequenz**). Entartungskriterien sind der histologische Typ (v. a. villös), die Wuchsform (v. a. breitbasig) und die Größe der Polypen (> 1 cm).

LERNTIPP !

Machen Sie sich v. a. bewusst, wie ein tubuläres Adenom aussieht!

Klinik: Polypen des Kolons sind meist **symptomlos** und werden daher häufig zufällig bei einer Darmspiegelung entdeckt. Große Polypen können durch eine Ileussymptomatik, Blut- und Schleimbeimengungen im Stuhl oder zunehmende Stuhlgangsbeschwerden symptomatisch werden.

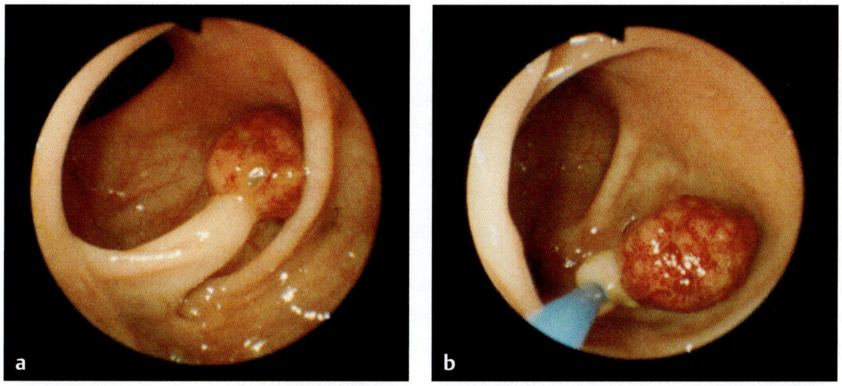

Abb. 4.18 **Kolonpolyp. a** Gestielter Kolonpolyp. **b** Polypektomie. Der Polyp wird mittels Diathermieschlinge entfernt. [aus Henne-Bruns et al., Duale Reihe Chirurgie, Thieme, 2012]

Diagnostik: Koloskopie (Abb. 4.18).

Therapie: Adenome müssen **vollständig** (inkl. Polypenstiel) **entfernt** (Polypektomie) und **histologisch** untersucht werden. Die Auswahl des Polypektomieverfahrens hängt von der Adenomgröße und -konfiguration ab:

- Gestielte Polypen (< 5 cm) können während der Koloskopie mit einer Biopsiezange (< 5 mm) oder Schlinge (> 5 mm) abgetragen werden.
- Alle weiteren Polypen < 5 cm werden endoskopisch via Mukosaresektion (EMR), Submukosadissektion (ESD) oder Vollwandresektion entfernt.
- Sehr große Polypen > 5 cm werden primär chirurgisch exzidiert.
- Bei Patienten mit **FAP** ist eine **prophylaktische Kolektomie** mit Proktomukosektomie und ileoanaler Pouch-Anastomose zum Diagnosezeitpunkt (vor dem 20. Lebensjahr) indiziert.

Zeigt sich in der Histologie eine hochgradige intraepitheliale Dysplasie oder ein Adenokarzinom, wird nachreseziert bzw. kann in Abhängigkeit von der Eindringtiefe auch eine endoskopische Vollwandresektion durchgeführt werden.

Nachsorge: Bei nichtneoplastischen Polypen (z. B. Hamartome) reicht eine koloskopische Kontrolle nach 5 Jahren. Wurde ein Adenom im Gesunden entfernt, sollte die erste Kontrollkoloskopie nach 3 Jahren erfolgen (anschließend bei unauffälligem Befund alle 5 Jahre). Wurde das Adenom nicht sicher im Gesunden reseziert, sollte bereits nach 3 Monaten nachkontrolliert werden. Bei erblicher Polyposis müssen die Patienten und die Familienangehörigen regelmäßig kontrolliert werden (bei Familienangehörigen von FAP-Patienten ist eine jährliche Koloskopie ab dem 10. Lebensjahr indiziert).

PRÜFUNGSHIGHLIGHTS

- ! **familiäre Polyposis-Syndrome**
- ! **Peutz-Jeghers-Syndrom:** multiple Adenome im Magen-Darm-Trakt und Veränderungen am Lippenrot
- ! Risiko der Entwicklung eines Kolonkarzinoms bei verschiedenen polypösen Erkrankungen
- ! Die FAP entsteht durch eine Keimbahnmutationen im **APC-Gen**.
- ! Bei der **autosomal-rezessiv** vererbten Form der **FAP** (MUTYH-assoziierte Polyposis, MAP) besteht eine Wahrscheinlichkeit von 100 %, dass eine erkrankte Person die Mutation an die eigenen Kinder weitervererbt.
- ! **makroskopischer Befund** bei **FAP**
- !! **histologischer Befund** eines **tubulären Adenoms**
- ! **Gestielte Polypen** (< 5 cm) können während der Koloskopie gleich abgetragen werden.
- ! Bei der FAP wird die **prophylaktische Proktokolektomie** mit ileo-pouchanaler Anastomose (IPAA) zwischen dem Ende der Pubertät und dem 20. Lebensjahr empfohlen.

4.10.3 Kolorektales Karzinom (KRK bzw. CRC)

Epidemiologie

In Mitteleuropa erkranken jährlich etwa 30/100 000 Einwohner an einem kolorektalen Karzinom. Damit ist das kolorektale Karzinom die zweithäufigste Krebserkrankung bei Männern und Frauen. Männer erkranken etwas häufiger als Frauen, der Altersgipfel liegt zwischen dem 60. und 70. Lebensjahr.

LERNTIPP !

Zum kolorektalen Karzinom stellt das IMPP immer wieder Fragen, allerdings sind diese meistens breit gestreut und wiederholen sich leider kaum!

Ätiologie und Risikofaktoren

95 % aller kolorektalen Karzinome entstehen auf dem Boden eines Adenoms (sog. Adenom-Karzinom-Sequenz, s. u.). Zu den Risikofaktoren zählen:

- **Nahrungs- und Genussmittel:** Rauchen, Alkohol, fett- und fleischreiche und (umstritten) faserarme Ernährung, Übergewicht
- **genetische Faktoren:**
  - positive Familienanamnese: Bei positiver Familienanamnese beträgt das Karzinomrisiko ca. 10 % und liegt damit etwa doppelt so hoch wie in der Normalbevölkerung (6 %).
  - erbliche polypöse Erkrankungen wie die FAP (**Tab. 4.14**)
  - Lynch-Syndrom (= hereditäres, nichtpolypöses Kolonkarzinom = HNPCC) mit autosomal-dominanter Vererbung (s. u.)
- **Risikoerkrankungen:** Kolonadenome (**Tab. 4.15**), Mamma-, Korpus- und Ovarialkarzinom, langjährige Pancolitis ulcerosa (etwa 20 % nach 15 Jahren), Morbus Crohn (seltener).

Lynch-Syndrom: Ursache des **Lynch-Syndroms** sind **autosomal-dominant** vererbbare Mutationen in verschiedenen DNA-Reparaturgenen (Mismatch-Reparaturgene, z. B. MSH2, MLH1, PMS 2, MSH6), die zum Auftreten typischer **Mikrosatelliteninstabilitäten** (→ Nachweis mittels **immunhistochemischen und molekularpathologischen Untersuchungen** (PCR) am Tumorgewebe) führen. Etwa 75 % der Patienten mit HNPCC entwickeln im Laufe

LERNPAKET 4

Tab. 4.16 **Diagnosekriterien des Lynch-Syndroms**

Kriterientyp	Kriterien
Amsterdam-II-Kriterien (alle Kriterien müssen erfüllt sein)	▪ mind. 3 Familienangehörige mit einem HNPCC-assoziierten Karzinom (Kolon, Rektum, Endometrium, Dünndarm, Magen, Ovar), wobei mind. einer von ihnen mit den anderen beiden erstgradig verwandt sein muss ▪ Die Krebserkrankung muss in mindestens 2 aufeinanderfolgenden Generationen auftreten. ▪ Mind. 1 Patient muss vor dem 50. Lebensjahr erkrankt sein.
Bethesda-Kriterien (mind. 1 Kriterium muss erfüllt sein)	**Beachte:** Die Bethesda-Kriterien sind weniger spezifisch und deshalb klinisch nicht so weit verbreitet, erlauben aber auch in kleinen Familien eine Diagnose: ▪ Patienten mit positiver Familienanamnese entsprechend den Amsterdam-Kriterien ▪ Patienten mit synchronen oder metachronen Tumoren des HNPCC-Spektrums ▪ Patienten mit KRK oder einem erstgradig Verwandten mit KRK und/oder HNPCC-assoziierten Tumoren (einer vor dem 45. Lebensjahr) und/oder kolorektalem Adenom (vor dem 40. Lebensjahr) ▪ Patienten mit Kolon- oder Endometriumkarzinom vor dem 45. Lebensjahr ▪ Patienten mit Adenomen vor dem 40. Lebensjahr

ihres Lebens ein kolorektales Karzinom (5 % aller KRK entstehen auf dem Boden eines Lynch-Syndroms); das mediane Erkrankungsalter beträgt etwa 45 Jahre. Daneben ist das Risiko von **Endometriumkarzinomen** (bis zu 60 %) sowie bösartigen Tumoren des Magens, des Dünndarms, der ableitenden Harnwege, der Haut und des Ovars erhöht. Damit eine genetische Diagnostik bei Verdacht auf HNPCC erfolgt, müssen bestimmte Kriterien erfüllt sein (**Tab. 4.16**).

LERNTIPP !

Vor allem in letzter Zeit ist das Lynch-Syndrom ein beliebtes Prüfungsthema. Merken Sie sich dabei v. a. den Zusammenhang mit dem Endometriumkarzinom und die Diagnosekriterien aus **Tab. 4.16**.

Klinische Pathologie

95 % der kolorektalen Karzinome sind **Adenokarzinome**, die sich entweder aus **Adenomen** (am häufigsten) oder aus einer **Epitheldysplasie** (z. B. Colitis ulcerosa) entwickeln. Zwischen dem Beginn der Adenomentstehung und der karzinomatösen Entartung liegen i. d. R. 10 Jahre. Für die Entwicklung vom Normalgewebe über das Adenom und die intraepitheliale Dysplasie bis hin zum Karzinom (→ **Adenom-Karzinom-Sequenz**) sind mehrere genetische Veränderungen notwendig, die stufenweise ablaufen (sog. Tumorprogressionsmodell nach Vogelstein):

- Mutation des Tumorsuppressorgens APC (veränderte Signalübertragung) → kleine (< 1 cm) Adenome mit geringgradiger Dysplasie
- Mutation des Onkogens K-RAS → Wachstum der Adenome (1–2 cm) und Zunahme der Dysplasie (mittelgradige Dysplasie)
- Mutation oder Verlust des Tumorsuppressorgens DCC (Zelladhäsionsproteindefekt) → Wachstum der Adenome (> 2 cm) und Zunahme der Dysplasie (hochgradige Dysplasie)
- Mutation oder Verlust des Tumorsuppressorgens p53 → maligne Entartung (Karzinom).

80 % der Adenokarzinome sind sog. **Low-grade-Karzinome** (G1, G2), die histologisch tubuläre, azinäre, kribriforme oder papilläre Strukturen aufweisen. Abhängig von der Differenzierung lässt sich ggf. eine Schleimsekretion nachweisen. Zu den **High-grade-Karzinomen** (G3, G4) zählen das muzinöse Adenokarzinom (massive Schleimproduktion und -retention mit gallertig-glasiger Schnittfläche, sog. Gallertkarzinom), das Siegelringkarzinom (intrazelluläre Schleimanhäufung) und das undifferenzierte (anaplastische) Adenokarzinom. Bei den restlichen 5 % der kolorektalen Karzinome handelt es sich um Plattenepithelkarzinome, Leiomyosarkome, maligne Karzinoide, maligne Melanome und intestinale Kaposi-Sarkome (bei AIDS).

LERNTIPP !

Um die IMPP-Fragen zu den histologischen Subtypen beantworten zu können, hat es bislang ausgereicht zu wissen, dass das Adenokarzinom am häufigsten ist. Merken Sie sich auch, dass Adenokarzinome Schleim sezernieren können. Im Histo-Bild erkennen Sie die Schleimansammlungen im Lumen.

Lokalisation:

- Rektum: ca. 60 %
- Sigma: ca. 20 %
- Colon transversum und C. descendens: ca. 10 %
- Colon ascendens und Zäkum: ca. 10 %.

Klinik

Kolorektale Karzinome bleiben lange asymptomatisch. Blut- und Schleimabgang, ungewollter Gewichtsverlust, verändertes Stuhlverhalten, Schwäche, Anämie, ein tastbarer Tumor oder Ileus treten erst relativ spät auf. Eventuell klagen die Patienten über zunehmende Kreuzschmerzen.

Metastasierung

Lymphogene Metastasierung: Die Metastasierung erfolgt über die regionalen perikolischen bzw. perirektalen Lymphknoten in die weiter entfernten Lymphknoten entlang der mesenterialen Gefäße. Beim Rektumkarzinom hängt das Ausmaß der lymphogenen Metastasierung von der Lokalisation des Tumors ab:

- oberes Rektumdrittel (12 bis 16 cm ab ano): paraaortale Lymphknoten (günstigste Prognose)
- mittleres Rektumdrittel (6 bis < 12 cm ab ano): paraaortale Lymphknoten und Lymphknoten der Beckenwand
- unteres Rektumdrittel (< 6 cm ab ano): paraaortale Lymphknoten, Lymphknoten der Beckenwand und inguinale Lymphknoten (ungünstigste Prognose).

Hämatogene Metastasierung:

- Kolonkarzinome und hochsitzende Rektumkarzinome metastasieren über die Pfortader vorwiegend in die **Leber**.
- Das Karzinom des unteren Rektumdrittels kann über die V. cava inferior auch direkt in die **Lunge** metastasieren.

Diagnostik

Mit der **digital-rektalen Untersuchung** können etwa 30 % der Rektumkarzinome ertastet werden. Im Rahmen der Darmkrebsvorsorge kann ein **positiver Hämoccult-Test** erster Hinweis auf eine kolorektale Krebserkrankung sein. **Cave:** Ein negatives Testergebnis schließt ein Karzinom nicht sicher aus! Die Standardvorsorgeuntersuchung ist heutzutage jedoch die Koloskopie.

> **LERNTIPP** !
>
> Die **digital-rektale Untersuchung** ist der erste Schritt, um ein Rektumkarzinom festzustellen. Äußert ein Patient karzinomverdächtige Symptome, wie z. B. ein verändertes Stuhlverhalten, Blut im Stuhl, einen ungewollten Gewichtsverlust, evtl. auch in Kombination mit banal erscheinenden Kreuzschmerzen, müssen Sie unbedingt hellhörig werden und ein Rektumkarzinom abklären.
>
> Die wichtigste Maßnahme, um ein KRK abzuklären, ist die **komplette Koloskopie**. Diese ist auch erforderlich, wenn ein Patient mit bekannten Hämorrhoiden immer wieder von Blut im Stuhl berichtet.

Entscheidend für die Diagnosestellung ist die **Koloskopie** mit **Biopsieentnahme** (Abb. 4.19). Um histopathologisch ein Karzinom zu diagnostizieren, muss die Biopsie tief genug sein, sodass eine **Invasion über die Basalmembran** (Lamina muscularis mucosae) hinaus beurteilt werden kann. Da kolorektale Karzinome in etwa 5 % der Fälle multipel auftreten, muss auch bei einem bereits rektoskopisch gesicherten Rektumkarzinom immer eine **komplette Koloskopie** durchgeführt werden.

> **LERNTIPP** !
>
> Bei **endoskopisch gesicherten Rektumkarzinomen** ist die Bestimmung des genauen Abstands der Tumorunterkante zum Anus mit dem **starren Rektoskop** für die Therapieentscheidung wichtig.

Wenn eine komplette Koloskopie nicht möglich ist, kann der Darm alternativ mithilfe einer **Kolon-Kapselendoskopie** oder einer CT- oder MRT-Kolonografie (**virtuelle Koloskopie**) untersucht werden. Anhand eines **Röntgen-Kolonkontrasteinlaufs** lassen sich Tumorausdehnung und Lokalisation dokumentieren. Besondere Bedeutung erlangt der Kontrasteinlauf bei der Beurteilung endoskopisch nicht passierbarer Stenosen.

Staging: Die regionale Tumoreindringtiefe und der Befall der regionalen Lymphknoten werden mit der **Endosonografie** und der MRT bestimmt. Zum Staging gehören außerdem die **Abdomensonografie** und eine **CT** (Lebermetastasen) sowie eine **Röntgen-Thoraxaufnahme** (pulmonale Metastasierung beim Rektumkarzinom). Bei V. a. Blaseninfiltration oder Infiltration von Uterus oder Ovarien ist eine Zystoskopie bzw. gynäkologische Ultraschalluntersuchung indiziert.

Zur Verlaufs- und Therapiekontrolle eignen sich die **Tumormarker** CEA und (fakultativ) CA 19–9. Sensitiver als das CEA ist der Nachweis der mRNA des tumorassoziierten Antigens HL-6.

Genetische Testung: Eine prädiktive genetische Testung wird erst empfohlen, wenn die Risikopersonen volljährig sind (ab dem 18. Lebensjahr). Dies liegt v. a. an der starken psychischen Belastung, die die Diagnose eines HNPCC mit sich bringt.

Stadieneinteilung

Die Stadieneinteilung des kolorektalen Karzinoms nach UICC und Dukes ist in **Tab. 4.17** dargestellt.

> **LERNTIPP** !
>
> Beim kolorektalen Carcinoma in situ ist die Submukosa noch intakt! Wenn der Tumor alle Wandschichten infiltriert hat, handelt es sich um das Stadium T 3 N0 M0.

Mindestens 12 regionäre Lymphknoten sollten entnommen und histologisch untersucht werden, um den **Lymphknotenstatus** für das Staging korrekt zu erfassen.

Differenzialdiagnosen

Differenzialdiagnostisch muss v. a. an **gutartige kolorektale Tumoren** (Adenome, Polypen), **entzündliche Darmerkrankungen** (Morbus Crohn, Colitis ulcerosa, Divertikulose), ein Reizdarmsyndrom und Hämorrhoiden gedacht werden.

Therapie und Prognose

Eine kurative Therapie des kolorektalen Karzinoms ist nur durch eine **radikale operative Tumorresektion** möglich. Sie sollte bis zum **Stadium III** (Dukes C) bei allen kolorektalen Karzinomen versucht werden. Die Entfernung von tumortragenden Darmabschnitten kann laparoskopisch oder offen erfolgen und sollte stets auch die **Resektion** von **zugehörigem Mesenterium** und **regionalem Lymphabflussgebiet** beinhalten.

Chirurgische Therapie des Kolonkarzinoms: Die onkologische Kolonresektion erfolgt je nach Tumorlokalisation entweder als rechts- oder linksseitige Hemikolektomie, Transversumresektion oder Sigmaresektion.

OP-TECHNIK

LERNPAKET 4

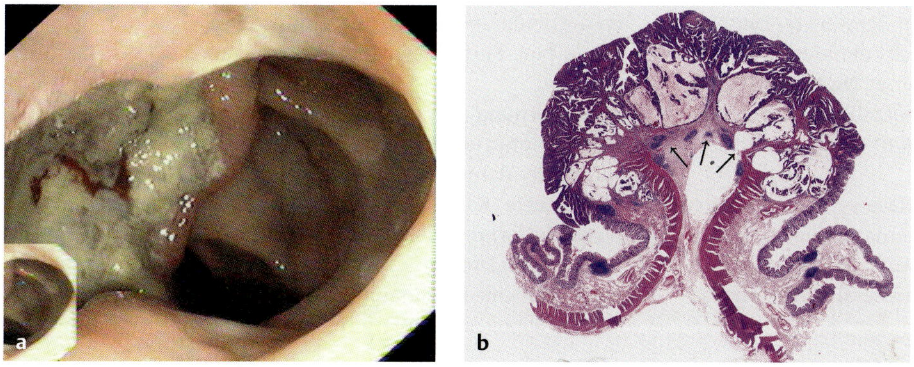

Abb. 4.19 **Kolonkarzinom. a** Koloskopischer Befund. **b** Histologie: Kolonkarzinom in einem tubulovillösen Adenom, das die Muscularis propria infiltriert (Pfeile). [a: aus Greten, Rinninger, Greten, Innere Medizin, Thieme, 2010; b: aus Krams et al., Kurzlehrbuch Pathologie, Thieme, 2010]

Tab. 4.17 **Stadieneinteilung des kolorektalen Karzinoms** (nach UICC, 2017, und Dukes)

UICC	Dukes	TNM	Beschreibung
0		Tis N0 M0	Carcinoma in situ (Infiltration der Lamina propria, aber keine Ausbreitung durch die Muscularis mucosae in die Submukosa)
I	A	T 1/T 2 N0 M0	▪ Infiltration der Submukosa (T 1) ▪ Infiltration der Muscularis propria (T 2)
II	B	T 3/T 4 N0 M0	▪ Infiltration durch die Muscularis propria in die Subserosa (= alle Wandschichten des Darms infiltriert) oder in nicht peritonealisiertes perikolisches oder perirektales Gewebe (T 3) ▪ Perforation des viszeralen Peritoneums (T 4a) bzw. direkte Infiltration anderer Organe oder Strukturen (T 4b)
III	C	jedes T N1/N2 M0	T 1, T 2, T 3 oder T 4 (s. o.), zusätzlich: ▪ Metastase(n) in 1 (N1a) bzw. 2–3 (N1b) regionären Nll. ▪ Tumorknötchen (Satelliten) im Fettgewebe der Subserosa oder im nichtperitonealisierten perikolischen/-rektalen Fettgewebe ohne regionäre Lymphknotenmetastasen (N1c) ▪ Metastasen in 4–6 (N2a) bzw. 7 oder mehr (N2b) regionären Nll.
IVA	D	jedes T jedes N M1	T 1, T 2, T 3 oder T 4 bzw. N1 oder 2 (s. o.), zusätzlich Fernmetastase(n) ▪ auf 1 Organ beschränkt (M1a; Peritoneum ausgenommen) ▪ in mehr als 1 Organ (M1b) ▪ im Peritoneum mit/ohne Metastasen in anderen Organen (M1c)

Kurative Behandlung: En-bloc-Entfernung aller tumortragenden Abschnitte mitsamt dem entsprechenden Lymphabflussgebiet. Die verschiedenen Operationsprinzipien richten sich nach der Tumorlokalisation:

- **rechte Hemikolektomie:** Entfernung von Zäkum und Colon ascendens bei Tumorsitz in diesem Bereich (Versorgungsgebiet der A. ileocolica, der A. colica dextra und des rechten Astes der A. colica media → Arterien der A. mesenterica superior), inkl. der Resektion der letzten Zentimeter des terminalen Ileums und der rechten Kolonflexur. Befindet sich der Tumor im Bereich der rechten Flexur, muss eine erweiterte rechte Hemikolektomie unter Mitnahme des Transversums durchgeführt werden.
  Die Anastomosierung des Ileum mit dem Colon transversum nach Resektion der dazwischenliegenden Darmabschnitte bezeichnet man als Ileotransversostomie.
- **linke Hemikolektomie:** Entfernung der von der A. mesenterica inferior versorgten Dickdarmanteile inklusive der linken Kolonflexur. Befindet sich der Tumor im Bereich der linken Flexur, muss eine erweiterte linke Hemikolektomie unter Mitnahme des Transversums durchgeführt werden.
- **Transversumresektion:** Entfernung der von der A. colica media (bis zu ihrem Abgang aus der A. mesenenterica superior) versorgten Dickdarmanteile und En-bloc-Resektion des Omentum majus. Die Entfernung der linken Kolonflexur wird notwendig, wenn die Gefäßarkaden nicht ausreichend vorhanden sind.
- **Resektion des Colon sigmoideum:** Ligatur der A. mesenterica inferior unter Erhalt der A. colica sinistra bei begrenztem Tumor im mittleren oder distalen Colon sigmoideum. Bei weiterer Lymphknotenbeteiligung wird eine linke Hemikolektomie erforderlich.

Der betroffene Darmabschnitt wird dabei in **No-touch-Technik** entfernt, um eine Verschleppung von Tumorzellen zu vermeiden. Man ligiert den Darm proximal und distal des Tumors und setzt die Gefäße ab (**Abb. 4.20**).

Präoperativ diagnostizierte **Lebermetastasen** werden in einem 2. Eingriff oder auch simultan reseziert. Alternativ können sie heute auch mittels sonografisch oder CT-kontrollierter Radiofrequenzablation bzw. selektiver interner Radiotherapie (SIRT) behandelt werden.

Chirurgische Therapie des Rektumkarzinoms: Abhängig von der Lokalisation wird entweder eine sphinktererhaltende Operation (anteriore Rektumresektion, tiefe anteriore Rektumresektion) oder eine abdominoperineale Rektumexstirpation mit Anlage eines endständigen Anus praeter durchgeführt. Bei Low-grade-T 1-Tumoren ohne Lymphgefäßinvasion ist auch eine lokale transanale endoskopische Mukosaresektion möglich. Ab dem Stadium T 3 bzw. N1 wird das Rektumkarzinom vorbehandelt. Das jeweilige **Operationsverfahren** wird nach der exakten Lokalisation, der Tumorgröße und dem Staging gewählt:

- Tumor im oberen Rektumdrittel: **anteriore Rektumresektion** mit partieller mesorektaler Exzision
- Tumor im mittleren Rektumdrittel: **tiefe anteriore Rektumresektion mit totaler mesorektaler Rektumresektion** (**Abb. 4.21**)
- tiefsitzendes Rektumkarzinom: **abdominoperineale Rektumexstirpation und totale mesorektale Exstirpation**, alternativ: abdominoperineale Resektion mit koloanaler Anastomose
- weniger radikale Methoden: posteriore Resektion oder peranale Karzinomexstirpation (bei Low-grade-T 1-Tumoren ohne Lymphgefäßinvasion)
- palliativ: Diskontinuitätsresektion nach Hartmann (oraler Teil des Dickdarms als Kolostoma zur Bauchdecke, aboraler Anteil wird blind verschlossen).

Wichtige Grundsätze sind des Weiteren:

- das Einhalten eines adäquaten **Sicherheitsabstands**: nach distal ca. 1 cm bei Tumoren im unteren und ca. 5 cm bei Tumoren im mittleren und oberen Rektumdrittel
- die En-bloc-Entfernung von Nachbarorganen bei V. a. Tumorinfiltration
- die **Entfernung** aller **pararektalen Lymphknoten** und der **Lymphknoten entlang der A. rectalis superior** bis zum Ursprung der A. mesenterica inferior
- die **partielle** (Karzinome im oberen Rektumdrittel) bzw. **komplette Entfernung des Mesorektums** (Karzinome im mittleren und unteren Drittel)
- nach Möglichkeit Schonung der autonomen Beckennerven (Plexus hypogastrici inferiores, Nn. hypogastrici).

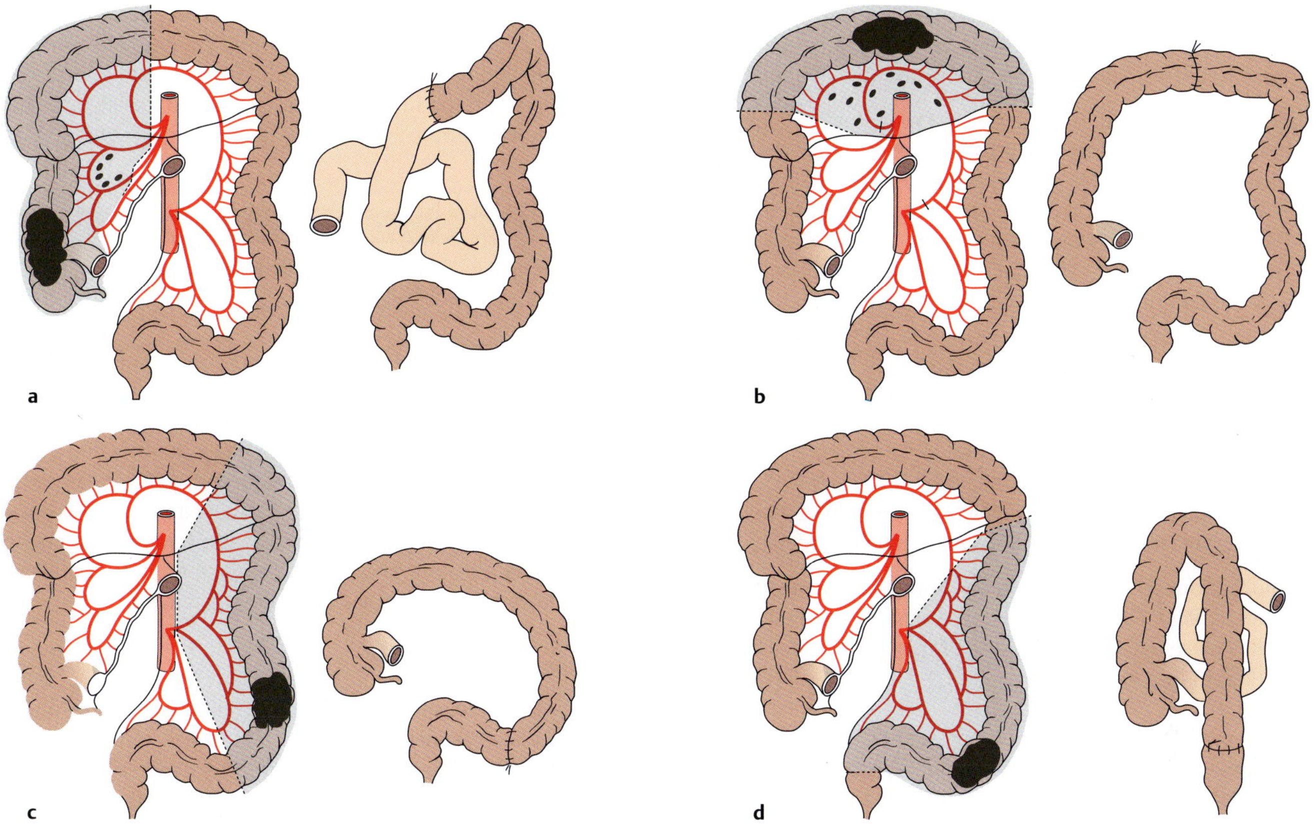

Abb. 4.20 **Standardoperationsverfahren beim Kolonkarzinom.** **a** Hemikolektomie rechts mit End-zu-End-Ileotransversostomie. **b** Transversumresektion. **c** Hemikolektomie mit Transversosigmoidostomie. **d** Sigmaresektion mit Deszendorektostomie. [aus Henne-Bruns et al., Duale Reihe Chirurgie, Thieme, 2012]

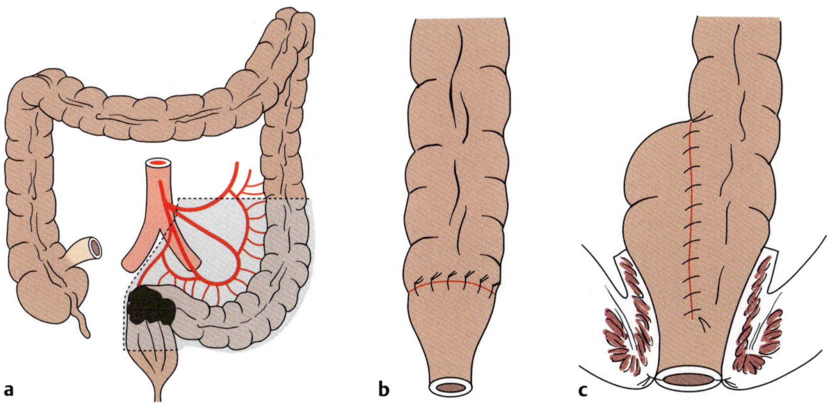

Abb. 4.21 **(Tiefe) anteriore Rektumresektion.** **a** Anteriore Rektumresektion bei Karzinom im oberen Rektumdrittel. **b** Koloanale Anastomose nach tiefer anteriorer Rektumresektion (schlechtere Ergebnisse). **c** Rektumersatz mit koloanaler Pouchanlage nach tiefer anteriorer Rektumresektion (bestes funktionelles Ergebnis). [aus Henne-Bruns et al., Duale Reihe Chirurgie, Thieme, 2012]

LERNPAKET 4

LERNTIPP !

Bei der chirurgischen Therapie von Kolon- und Rektumkarzinomen versucht das IMPP, Ihnen ein Bein zu stellen, daher lesen Sie bitte die Antwortmöglichkeiten genau! Dabei geht es i. d. R. um das dazugehörige Lymphabflussgebiet und die versorgende Arterie:

- **Rektum- und Sigmaresektionen:** Entfernung des Lymphabflussgebiets der A. mesenterica **inferior**
- **Hemikolektomie links:** Entfernung der Lymphabflussgebiete der A. mesenterica **inferior**
- **Hemikolektomie rechts:** Entfernung der Lymphabflussgebiete entlang der A. ileocolica und A. colica dextra (beide aus der A. mesenterica **superior**).

Neoadjuvante Therapie: Eine präoperative Radio-Chemotherapie (5-FU) wird beim **Rektumkarzinom** im **Stadium II** und **III** (Dukes B und C) empfohlen. Hierdurch wird das Auftreten von Lokalrezidiven gesenkt, die 5-Jahres-Überlebensrate erhöht und die Möglichkeit einer sphinktererhaltenden kurativen R0-Resektion geschaffen. Bei Lokalisation im Kolon kommen neoadjuvante Therapieverfahren nur selten zum Einsatz.

Adjuvante Therapie:

- **Kolonkarzinom:** Durch die postoperative 6-monatige Gabe von 5-FU/Folinsäure (evtl. kombiniert mit Oxaliplatin oder Irinotecan) kann das Langzeitüberleben von Patienten mit Kolonkarzinom im **Stadium III (Dukes C)** verbessert werden.
- **Rektumkarzinom:** Nach der neoadjuvanten Radio-Chemotherapie wird postoperativ die Chemotherapie vervollständigt (keine Bestrahlung mehr).

- KRK mit hoher **Mikrosatelliteninstabilität** (MSI), z. B. beim Lynch-Syndrom, haben eine bessere Prognose und Patienten profitieren im Stadium II nicht von adjuvanter Chemotherapie.

Palliativmaßnahmen: Führt das Tumorwachstum zu einer **fortschreitenden Darmstenosierung**, können Umgehungsanastomosen oder (falls nötig) ein Anus praeter angelegt werden. Bei Befall des Kolons kommen auch endoskopische Therapieverfahren (Kryo-, Lasertherapie, Operation) infrage.

Im **metastasierten Stadium** kann eine Polychemotherapie mit 5-FU, Folinsäure und Oxaliplatin oder Irinotecan erwogen werden. Zur oralen Gabe eignet sich Capecitabin (orale Pro-Drug von 5-FU; ggf. Alternative zur i. v.-Applikation des 5-FU). Die zusätzliche Gabe von monoklonalen Antikörpern gegen VEGF oder EGF (Cetuximab oder Bevacizumab) kommt ebenfalls in Betracht, jedoch nur, wenn der Tumor keine Mutation im EGFR-Signaltransduktionsweg aufweist (Onkogene K-RAS, N-RAS, BRAF). Durch die palliative Chemotherapie kann eine durchschnittliche Lebensverlängerung um über 20 Monate erzielt werden.

Komplikationen: Schwerwiegende Komplikationen nach der Operation sind Nachblutungen, eine Anastomoseninsuffizienz und der mechanische Ileus. Die Operationsletalität nach elektivem Eingriff liegt bei 3 %.

Anastomoseninsuffizienz: Eine Anastomoseninsuffizienz tritt i. d. R. entweder kurz nach der Operation oder erst nach etwa einer Woche auf. Ursächlich können dabei sowohl intraoperative Fehler, z. B. wenn die Anastomose unter unsachgemäßer Spannung angelegt wurde, oder Vorerkrankungen bzw. eine Medikamenteneinnahme (z. B. Glukokortikoide) des Patienten sein, die die Durchblutungsverhältnisse im Anastomosenbereich beeinträchtigen. Zudem ist das Risiko einer Insuffizienz umso höher, je weiter aboral die Anastomose liegt. Eine insuffiziente Anastomose imponiert klinisch mit Bauchschmerzen und Fieber und fällt im Labor durch erhöhte Entzündungsparameter (z. B. CRP, Leukozytose) auf.

LERNTIPP !

Fieber, das wenige Tage nach einer Rektumresektion auftritt, beruht oft auf einer Anastomoseninsuffizienz.

Prognose

Tab. 4.18 gibt eine Übersicht über die stadiengerechten Therapiestrategien und die Prognose des kolorektalen Karzinoms. Da **lokoregionale Tumorezidive** relativ **häufig** sind, sollte insbesondere ab dem UICC-Tumorstadium II in den ersten 2 Jahren eine **engmaschige Nachsorge** erfolgen: d. h. alle 6 Monate klinische Untersuchung, Bestimmung des Tumormarkers CEA, Abdomensonografie und Rektumbiopsie bei Rektumkarzinom.

Prophylaxe

Die beste Darmkrebsprophylaxe ist die Teilnahme an den angebotenen **Vorsorgeuntersuchungen**. Patienten mit erhöhtem Darmkrebsrisiko oder auffälligem Befund sollten entsprechend öfter bzw. früher koloskopiert werden (**Sekundärprävention**, **Tab. 4.19**). Zum jährlichen **HNPCC-Früherkennungsprogramm** gehören neben der Koloskopie außerdem die Abdomensonografie, die gynäkologische Untersuchung und die Sonografie sowie

Tab. 4.18 Stadiengerechte Therapie und Prognose des kolorektalen Karzinoms

Dukes	UICC	Kolonkarzinom	Rektumkarzinom	5-Jahres-Überlebensrate
A	I	• kurative En-bloc-Resektion	• kurative En-bloc-Resektion	> 90 %
B	II		• neoadjuvante Radio-Chemotherapie (→ Downstaging) • Versuch einer kurativen En-bloc-Resektion • adjuvante Chemotherapie (5-FU)	70–85 %
C	III	• Versuch einer kurativen En-bloc-Resektion • adjuvante Chemotherapie (Oxaliplatin + 5-FU/Folinsäure)		30–60 %
D	IV	• isolierte Lungen- und Lebermetastasen: Resektion bzw. lokale Therapie (z. B. Radiofrequenzablation)		25–50 %
		• Polychemotherapie (5-FU, Folinsäure und Oxaliplatin oder Irinotecan) und monoklonale Antikörper gegen VEGF oder EGF (Cetuximab oder Bevacizumab)		0–5 %

Tab. 4.19 Kontrollkoloskopie bei Risikogruppen

Risikogruppe	Kontrollkoloskopien
familiäre adenomatöse Polyposis	• ab dem 10. Lebensjahr jährliche Koloskopie
Lynch-Syndrom	• ab dem 25. Lebensjahr bzw. 5 Jahre vor dem niedrigsten Erkrankungsalter in der Familie jährliche Koloskopie
kolorektale Adenome	• nach kompletter Abtragung im Gesunden (Darm vollständig untersucht und gut beurteilbar): 1. Kontrollkoloskopie nach 3 Jahren, danach bei unauffälligem Befund im 5-Jahres-Intervall • nach unvollständiger Abtragung oder inkompletter Darmuntersuchung: 1. Kontrollkoloskopie nach 3 Monaten, 2. und 3. Kontrollkoloskopie nach 1 und 3 Jahren, danach bei unauffälligem Befund im 5-Jahres-Intervall
Pancolitis ulcerosa	• ab dem 8. Jahr nach Erkrankungsbeginn jährliche Koloskopie
kolorektale Karzinome oder Adenome in der Verwandtschaft	• 1. Koloskopie mit 40 Jahren (mit 30 Jahren, wenn KRK-Patient < 45 Jahren)

die Ösophagoduodenoskopie. Regelmäßige **sportliche Betätigung** im aeroben Bereich hat multiple physiologische und psychologische Effekte, die u. a. bei Darmkrebs zu einer Reduktion der Gesamtmorbidität und -mortalität führen.

PRÜFUNGSHIGHLIGHTS

- !! **Risikofaktoren** für ein KRK
- !! Bei verändertem Stuhlverhalten, Kreuzschmerzen und Gewichtsverlust sollten Sie das Rektum zunächst **digital austasten**.
- !!! häufigste Lokalisation: **Rektum**, zweithäufigste: Colon sigmoideum
- ! Metastasierung: hämatogen am häufigsten in die Leber
- !! Klinik: verändertes Stuhlverhalten, Blut im Stuhl, ungewollte Gewichtsabnahme
- **Lynch-Syndrom:**
  - !!! Ursächlich sind autosomal-dominant vererbbare Mutationen in Mismatch-Reparaturgenen (MSH2, MLH1, MSH6 und PMS 2), die zum Auftreten typischer Mikrosatelliteninstabilitäten führen.
  - ! Diese **Mikrosatelliteninstabilität** der DNA kann mittels immunhistochemischen und molekularpathologischen Untersuchungen (PCR) am Tumorgewebe nachgewiesen werden.
  - !!! Assoziationen mit anderen Malignomen: **Endometrium-**, Magen- und Dünndarmkarzinome sowie Urothelkarzinom, Keratoakanthom, kolorektales Karzinom
  - !! **Diagnosekriterien** (Amsterdam-Kriterien)
- Diagnostik:
  - !! Histologie: **Adenokarzinom** bei Invasion über die Lamina muscularis mucosae hinaus, evtl. schleimsezernierend
  - !!! **koloskopischer Befund**
  - ! **starre Rektoskopie** bei endoskopisch gesicherten Rektumkarzinomen zur Bestimmung des genauen Abstands der Tumorunterkante zum Anus für die Therapieentscheidung obligat
  - ! **Endosonografie**: zur Einschätzung der T-Klassifikation nach UICC
  - ! Eine genetische Testung ist erst ab dem 18. Lebensjahr empfohlen.
  - !! **Stadieneinteilung** inklusive **Prognose**: TNM-Klassifikation
  - ! Staging: mind. 12 regionäre Lymphknoten entnehmen und untersuchen
- Therapie
  - ! Abgänge der A. mesenterica superior
  - !! **sphinktererhaltende, tiefe anteriore Rektumresektion:** Entfernung des tumortragenden Rektums, des gesamten Mesorektums und der Lymphknoten entlang der A. rectalis superior bis zur A. mesenterica inferior
  - ! **Tumor im mittleren Rektumdrittel:** tiefe anteriore Rektumresektion mit totaler mesorektaler Exzision
  - ! **Tumor im Colon descendens:** Hemikolektomie links
  - !!! **neoadjuvante Therapie:** zur Senkung der Lokalrezidivrate (bei UICC II und III)
  - ! Für die **Therapieplanung** sind folgende molekulargenetische Tumoreigenschaften relevant: **mutierte Onkogene** im EGFR-Signalweg (**KRAS**, **NRAS**, **BRAF**) und **Mikrosatelliteninstablilität**.
  - ! **Palliative Therapie des metastasierten Kolonkarzinoms:** 5-Fluorouracil/Folinsäure mit Oxaliplatin
  - ! Im metastasierten Stadium kann auch **Capecitabin per os** (orale Pro-Drug von 5-FU) gegeben werden.
  - ! **Anastomoseninsuffizienz**: Hinweisend ist **Fieber** am 5. postoperativen Tag.
- ! Tumormarker: **CEA** ist der entscheidende Parameter in der Nachsorge.
- ! Im UICC-Stadium II liegt die 5-Jahres-Überlebensrate etwa bei 70–85 %.
- Prophylaxe
  - !! Die **Koloskopie** dient der **Sekundärprävention** eines Kolonkarzinoms (d. h., sie ist eine Maßnahme zur Früherkennung).
  - ! HNPCC-Früherkennungsmaßnahmen
  - ! Regelmäßige **sportliche Betätigung** im aeroben Bereich führt zu einer Reduktion der Gesamtmorbidität und -mortalität.

5 Akutes Abdomen

5.1 Überblick

Für Allgemeines zum Leitsymptom „Akutes Abdomen" (S. 10). Im Folgenden werden die wichtigsten chirurgischen Krankheitsbilder, die zu einem akuten Abdomen führen können, beschrieben.

5.2 Appendizitis

DEFINITION Entzündung des Wurmfortsatzes.

Der umgangssprachliche Begriff „Blinddarmentzündung" ist nicht korrekt: Eine Entzündung des Zäkums (Blinddarms) bezeichnet man als Typhlitis.

Epidemiologie: Die Appendizitis ist die häufigste Ursache des akuten Abdomens. Der Häufigkeitsgipfel liegt zwischen dem 10. und 30. Lebensjahr. In rund 20 % aller Fälle verläuft eine Appendizitis kompliziert (z. B. Perforation).

Lagevarianten: Die Appendix kann in verschiedenen Positionen aufgefunden werden, was die klinische Diagnostik erschwert. Die häufigsten Varianten sind:

- **retrozäkale Lage**: Appendix hinter dem Zäkum nach kranial hochgeschlagen.
- **absteigende Lage:** Appendix reicht kaudal ins kleine Becken.
- **horizontale Lage:** Appendix verläuft horizontal hinter dem Zäkum.

Bei Malrotation und Situs inversus ist das Zäkum in den rechten oberen Quadranten bzw. nach links verlagert. Ab dem 4. Schwangerschaftsmonat steht das Zäkum hoch im rechten Oberbauch.

Ätiopathogenese: unklar. In vielen Fällen entwickelt sich die akute Appendizitis infolge eines **Verschlusses des Wurmfortsatzes** durch Kotsteine oder viskösen Stuhl. Seltener sind Fremdkörper (z. B. Kirschkerne), Parasiten (z. B. Oxyuren bei Kindern) oder Tumoren ursächlich. Durch die Obstruktion erhöht sich der intraluminale Druck, was zur Hypoxie mit Ulzerationen und bakterieller Migration führt. Darüber hinaus werden auch nervöse oder allergische Auslösefaktoren diskutiert. In komplizierten Fällen findet man eine Besiedelung des Wurmfortsatzes mit Bacteroides fragilis und E. coli.

Verlauf: in erster Linie akut. Die Infektion schreitet innerhalb von 24–36 h zum Vollbild einer Gangrän mit Perforation fort. Einen subklinischen und schubhaften Verlauf bezeichnet man als sekundär chronische Appendizitis.

Klinische Pathologie: Die **akute Appendizitis** verläuft in **Stadien**, deren Übergänge fließend sein können.

- **Primäraffekt:** granulozytäres Schleimhautinfiltrat, Fibrinexsudation und vermehrte Gefäßzeichnung (Hyperämie) auf der Serosa. Klinisch geht er mit einem diffusen Bauchschmerz um die Nabelregion einher (s. u.), der durch die Reizung von vegetativen (segmental ungeordneten) Nervenendigungen bedingt ist (**viszeraler Schmerz**).
- **phlegmonöse Appendizitis**: granulozytäres Infiltrat in allen Wandschichten, eitriges Sekret im Appendixlumen sowie makroskopisch geschwollener und hyperämischer Wurmfortsatz. Übergreifen der Entzündung auf das Peritoneum parietale und Reizung der segmental geordneten Lumbalnerven, sodass der Schmerz exakt lokalisierbar wird (**somatischer Schmerz**).
- **ulzerophlegmonöse Appendizitis:** zusätzlich multiple Ulzerationen der Schleimhaut
- **abszedierende Appendizitis:** Abszesse und Nekrosen in allen Wandschichten, die als Periappendizitis auf auch das Mesenterium übergreifen können.
- **gangränöse Appendizitis:** makroskopisch schwarzrote oder graugrüne Appendix mit verbreiterten, durch Fäulniserreger besiedelten Nekrosezonen; häufig Perforationen aufgrund der brüchigen Wand.

Klinik: Anfangs besteht ein diffuser, kolikartiger **Schmerz** im Epigastrium oder periumbilikal, der sich nach ca. 4 h in einen Dauerschmerz im rechten unteren Quadranten umwandelt, wenn die Entzündung auf das benachbarte Peritoneum parietale übergreift. Häufig bestehen Appetitlosigkeit, Übelkeit, Erbrechen sowie Wind- und Stuhlverhalt (evtl. mit anschließender Diarrhö). Die früher häufig als klinischer Hinweis genannte axillo-rektale Temperaturdifferenz von bis zu 1 °C hat inzwischen keine Bedeutung mehr für die Diagnosestellung. Hodenschmerzen oder Hodenhochstand können beim Mann auftreten. Bei retrozäkaler Lage der Appendix ist eine entzündliche Mitreaktion des Ureters möglich (z. B. Erythrozyturie).

Kommt es zur Perforation, können die Schmerzen für kurze Zeit nachlassen, bis dann die Symptomatik bis hin zum akuten Abdomen rasch fortschreitet. Bei sehr adipösen Patienten fehlt die volle Ausprägung der Symptome häufig. Die Einnahme von Medikamenten wie z. B. NSAR oder Glukokortikoiden kann die Symptomatik kaschieren.

LERNTIPP !

Die klassischen Appendizitis-Symptome müssen Sie kennen, da diese direkt oder indirekt gerne in Prüfungsfragen vorkommen. Daneben sollten Sie aber stets im Hinterkopf behalten, dass die Beschwerden keinesfalls immer so typisch ausgeprägt sein müssen: v. a. Adipöse oder Patienten im hohen Alter klagen nicht über die charakteristischen Schmerzen, obwohl häufig bereits eine Perforation vorliegt.

Appendizitis im Alter: Die sog. Altersappendizitis geht in der Regel mit stark verminderten Symptomen einher, d. h., der Schmerz ist oft nur minimal und die Temperaturerhöhung kaum messbar. Bei diesen Patienten liegt zum Zeitpunkt der Diagnosestellung oft bereits eine Perforation vor!

Appendizitis bei Kindern: Der Häufigkeitsgipfel der akuten Appendizitis bei Kindern liegt zwischen dem 12. und 14. Lebensjahr. Bei Kleinkindern ist die Diagnosestellung besonders schwierig, da praktisch jede Infektion in dieser Altersgruppe Bauchbeschwerden verursacht und eine Anamnese häufig unspezifisch bleibt. Die Entzündung verläuft meist heftiger mit ausgeprägten Allgemeinsymptomen, Perforationen sind häufiger als bei Erwachsenen.

Appendizitis bei Schwangeren: Die Diagnose ist schwierig zu stellen, da der wachsende Uterus die Appendix nach kranial verlagert und sich dadurch die Schmerzlokalisation ändert (rechter Oberbauch). Beschwerden wie Fieber, Abdominalschmerzen und Erbrechen können bestehen. Meist finden sich auch Pulsbeschleunigung und eine Leukozytose.

Komplikation: Die Perforation ist die häufigste Komplikation der akuten Appendizitis, von der v. a. ältere Patienten oder Kleinkinder betroffen sind. Eine **gedeckte Perforation** führt zu Abszessbildungen (je nach Zäkumlage z. B. Ileoinguinalabszess, Douglas-Abszess, subphrenischer Abszess). Die **freie Perforation** geht mit einer ausgeprägten Peritonitis einher (radiologisch freie Luft im Abdomen).

Diagnostik: Prüfung der klassischen Appendizitis-Zeichen (**Abb. 5.1**):

- **McBurney-Punkt** (a): Druckschmerz über dem lateralen Drittel der Verbindungslinie zwischen Nabel und Spina iliaca anterior superior.
- **Blumberg-Zeichen** (sog. Loslassschmerz) (b): Bei Druck und plötzlichem Loslassen im linken unteren Quadranten treten Schmerzen im Bereich der Appendix auf.
- **Lanz-Punkt** (c): Druckschmerz über dem äußeren und mittleren Drittel rechtsseitig einer Verbindungslinie beider Spinae iliacae anteriores superiores.
- **Rovsing-Zeichen** (d): Schmerzen auf der rechten Seite bei retrogradem Ausstreichen des Kolons.
- **Douglas-Schmerz** (e): Schmerz auf der rechten Seite bei vaginaler oder rektaler Untersuchung der Frau.

Bei retrozözaler Appendixlage sind folgende Zeichen positiv:

- **Psoaszeichen**: Dehnungsschmerz oberhalb des Leistenbands bei retrozökaler Appendixlage. Ausgelöst durch Beugung des Beins gegen Widerstand.
- **Chapman-Zeichen**: Schmerzen beim Aufstehen
- **Baldwin-Zeichen**: Bei retrozökaler Appendizitis Schmerzen durch Fallenlassen des in gestrecktem Zustand gehobenen rechten Beines.

Tab. 5.1 **Differenzialdiagnosen der Appendizitis**

Differenzialdiagnose	wegweisende Befunde/Untersuchungen
gynäkologische Differenzialdiagnosen	
Adnexitis	Die Abgrenzung ist oft schwierig, da Schmerz und Lokalisation ähnlich sind; gynäkologische Untersuchung (z. B. Portioschiebeschmerz, druckschmerzhafte Adnexe), Sonografie (z. B. Tubenverdickung, freie Flüssigkeit).
Ovulationsschmerz (Mittelschmerz)	oft anamnestisch bekannte Episoden (zyklusabhängig)
stielgedrehte Ovarialzyste	plötzlich einsetzender starker Schmerz nach abrupten Bewegungen (Anamnese!), Sonografie
Extrauteringravidität	Schwangerschaftstest, Anamnese
internistische Differenzialdiagnosen	
Divertikulitis (sog. „Linksappendizitis")	insbesondere bei älteren Patienten, Fieber, Sonografie
Morbus Crohn	Anamnese, Durchfälle, Sonografie, Koloskopie mit Biopsieentnahme
rechtsseitiges Kolonkarzinom	Gewichtsverlust, Blut im Stuhl, Koloskopie, CT
ischämische Kolitis	Koloskopie, Sonografie, Kolonkontrasteinlauf
bakterielle/virale Gastroenteritis (v. a. Yersiniose)	Klinik (Durchfälle, mesenteriale Lymphadenitis bei pseudoappendizitischer Verlaufsform der Yersiniose), Sonografie (Lymphadenitis mesenterialis), Stuhlkultur, Erregernachweis
perforierendes Duodenalulkus	akutes Abdomen, Abdomenübersichtsaufnahme (freie Luft)
Pankreatitis	Labor (Amylase ↑, Lipase ↑), Sonografie
Psoasabszess	Sonografie, evtl. CT, MRT (Spondylodiszitis)
pädiatrische Differenzialdiagnosen	
Stuhlverhalt (häufig!)	Klysma applizieren
Gastroenteritis	Klinik (z. B. Übelkeit, Erbrechen, Durchfälle, evtl. Fieber), Stuhlkultur
Meckel-Divertikulitis	Blut im Stuhl, Szintigrafie
Invagination und Volvulus	Sonografie, Enteroklysma nach Sellink, Kolonkontrasteinlauf

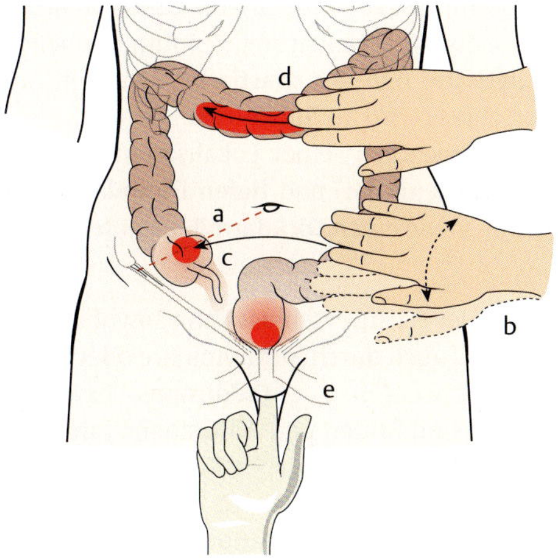

Abb. 5.1 **Druck- und Schmerzpunkte bei Appendizitis.** [aus Henne-Bruns et al., Duale Reihe Chirurgie, Thieme, 2012]

Labor: Leukozytose (> 10 000/µl) mit Linksverschiebung, CRP-Erhöhung, evtl. Erythrozyturie oder Leukozyturie. Außerdem axillorektale **Temperaturdifferenz** erheben.

PRAXIS Die Appendizitis ist eine klinische Diagnose und kann durch blande Labor- oder Sonografiebefunde nicht sicher ausgeschlossen werden.

Bildgebung: In Kombination mit der klinischen Symptomatik ist die **Abdomen-Sonografie** die aussagekräftigste Untersuchung. Die Entzündung des Wurmfortsatzes stellt sich normalerweise schießscheibenartig mit echoarmem Rand und echodichtem Kern dar (sog. **Kokardenphänomen**). Eine aufgehobene Komprimierbarkeit der Appendix mit > 7 mm Durchmesser und/oder eine Wandverdickung (3 mm) sprechen für eine Appendizitis. Ein heller Reflex mit Schallschatten im Lumen kann von einem Koprolithen (Kotstein) ausgehen und ist darum immer verdächtig.

Weiterführende bildgebende Verfahren (z. B. Abdomen-CT) kommen bei atypischen Verläufen, atypischem Patientenalter oder schlechter Aussagekraft der bisherigen Untersuchungen (z. B. Adipositas) zum Einsatz.

Differenzialdiagnosen: s. Tab. 5.1.

LERNTIPP !

Seien Sie fit bei den Differenzialdiagnosen der Appendizitis! So können Sie Punkte machen! Insbesondere nach den gynäkologischen Differenzialdiagnosen und der Yersiniose wird gefragt.

Therapie: Besteht der V. a. eine Appendizitis, wird der Patient in eine chirurgische Klinik überwiesen. Die **Appendektomie** – offen oder laparoskopisch – ist das Verfahren der Wahl.

Ein perityphlitischer Abszess wird durch eine Abszessdrainage und Appendektomie therapiert.

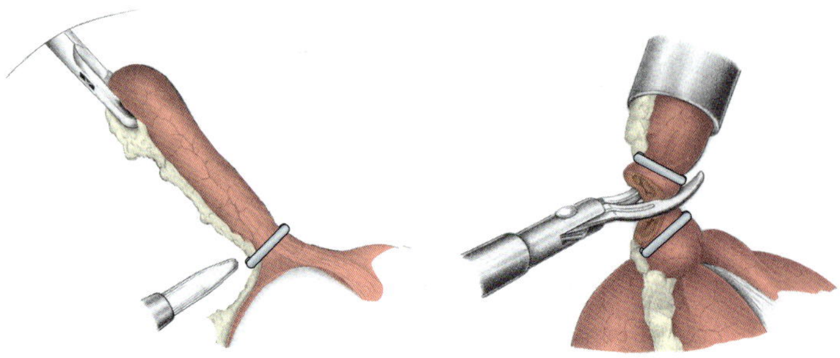

Abb. 5.2 **Appendektomie.** **a** Aufspannen des Mesenteriolums. **b** Absetzen des Mesenteriolums, Ligatur an der Appendixbasis und Absetzen der Appendix. [aus Schumpelick, Operationsatlas Chirurgie, Thieme, 2006]

OP-TECHNIK

Konventionelle (offene) Appendektomie: Die Bauchdecke wird mit einem **Wechselschnitt** eröffnet, d. h., die Schnittführung wechselt je nach Faserrichtung der einzelnen Bauchdeckenschichten, sodass man die Bauchmuskeln in ihrer Faserrichtung spaltet. Das Peritoneum wird gespalten und die Appendix aufgesucht. Dazu verfolgt man am besten die **Taenia libera** des Zäkums bis zur Appendixbasis. Anschließend werden die Gefäße unterbunden und die Appendixbasis ligiert. Der Wurmfortsatz wird abgesetzt und der Stumpf mit einer sog. **Tabaksbeutelnaht** invertiert. Lässt sich intraoperativ der Verdacht auf eine Appendizitis nicht bestätigen, muss ein **Meckel-Divertikel** (S. 56) im gleichen Eingriff ausgeschlossen werden (Verfolgung des Ileums nach oral für mindestens 150 cm). Bei der Frau sollten auch die Adnexe kontrolliert werden. Danach wird die Bauchdecke wieder schichtweise verschlossen und bei einer perforierten Appendix eine Drainage eingelegt. Bei Perforation ist postoperativ eine Antibiotikatherapie erforderlich.

Laparoskopische Appendektomie: Zunächst werden ein Blasenkatheter angelegt, die Trokare eingebracht und ein Pneumoperitoneum erzeugt. Man sucht die Appendix auf und setzt die Gefäße ab. Der entzündete Wurmfortsatz wird nach Freilegung an der Basis entweder mittels Klammernahtgerät oder alternativ über einen Clip oder eine Ligatur (Röderschlinge) abgesetzt und geborgen (Abb. 5.2).

Komplikationen: Postoperativ können sich ein Bauchdecken- und Douglasabszess sowie ein Ileus oder eine Insuffizienz des Appendixstumpfes entwickeln. Klinisch bestehen Schmerzen, persistierendes Fieber und Abgang von schleimigem Stuhl. Die Therapie erfolgt mittels perkutaner Drainage.

Prognose: Die Letalität der Appendizitis beträgt heute zwischen 0 und 0,3 %, bei einer Perforation 1 %. Schlechter ist die Prognose bei älteren Patienten (erhöhte Perforationsgefahr und Operationsletalität).

PRÜFUNGSHIGHLIGHTS

- **!!! Klinik**: zunächst Schmerzen im Epigastrium (kolikartig), die dann in den rechten Unterbauch wandern (diffus und dauernd), Fieber, axillorektale Temperaturdifferenz, Erythrozyturie bei retrozäkaler Lage, bei Perforation evtl. vorübergehend nachlassende Schmerzen
- **!** Die makroskopisch sichtbare Hyperämie ist Zeichen einer beginnenden Appendizitis.
- Diagnostik:
  - **!!! Appendizitis-Zeichen**
  - **!** Die **Abdomen-Sonografie** ist, in Kombination mit der klinischen Symptomatik, die aussagekräftigste Untersuchung.
  - **!!** Wandverdickung in der Sonografie, Kokardenphänomen
  - **!** Die Abdomen-CT hat bei adipösen Patienten oft die beste Aussagekraft.
- **!! Differenzialdiagnosen:** gynäkologische Ursachen (Extrauteringravidität, Ovulationsschmerz, stielgedrehte Ovarialzyste, Adnexitis)
- Therapie:
  - **!! offene OP-Technik:** Eröffnen der Bauchdecke mittels Wechselschnitt, Verfolgung der Taenia libera, um die Appendix aufzusuchen, Ausschluss eines Meckel-Divertikels durch Exploration des Darmabschnittes ca. 150 cm proximal der Bauhin-Klappe
  - **! laparoskopische OP-Technik:** Der entzündete Wurmfortsatz wird nach Freilegung an der Basis mittels eines Klammernahtgerätes oder alternativ über einen Clip oder eine Fadenschlinge abgesetzt und dann geborgen.
  - **!** OP-Komplikationen.

5.3 Ileus

DEFINITION Als Ileus bezeichnet man eine **funktionelle oder mechanische Störung der Darmpassage** (Darmverschluss).

Formen: Man unterscheidet einen **mechanischen Ileus**, bei dem ein Hindernis in der Darmpassage vorliegt, von einem **funktionellen Ileus** ohne mechanische Behinderung. Zum funktionellen Ileus zählen der **paralytische** und der **spastische** Ileus. Ein unvollständiger Darmverschluss wird als **Subileus** bezeichnet.

Der Ileus lässt sich hinsichtlich seiner Lokalisation in einen **hohen** (Duodenum, oberes Jejunum) und **tiefen Dünndarmileus** (unteres Jejunum, Ileum) sowie einen **Dickdarmileus** unterteilen.

Ätiologie:

Mechanische Ursachen: Der Darmverschluss kann sowohl durch Kompression von außen als auch durch intraluminäre oder intramurale Prozesse ausgelöst werden (sog. **Okklusions-** bzw. **Obstruktionsileus**). Beispiele sind Briden und Adhäsionen (am häufigsten), Tumoren, Gallensteine, Fremdkörper, Kotballen oder ein Bezoar. Eine Strangulation führt zusätzlich zu einer mesenterialen Durchblutungsstörung (sog. **Strangulationsileus**). Sie kann bedingt sein durch eine Invagination (typisch bei Kindern), Inkarzeration bei Hernien oder Volvulus.

Funktionelle Ursachen:

- **primär paralytischer Ileus:** Mesenterialvenenthrombose (→ hämorrhagische Infarzierung von Darmanteilen)
- **sekundär paralytischer Ileus:**
  - Trauma, Koliken, Peritonitis und Sepsis, entzündliche Prozesse (z. B. bei Pankreatitis)
  - Stoffwechselerkrankungen (z. B. Diabetes mellitus, Urämie, Hypokaliämie, akute intermittierende Porphyrie)
  - Medikamente (z. B. Spasmolytika oder Opiate)
  - mechanischer Ileus im Endstadium.

Pathogenese: Anfänglich kommt es bei jeder Ileusform durch das „Stehenbleiben" von Darminhalt zu einer massiven Überdehnung (Distension) der Darmwand. Diese geht mit einer Minderdurchblutung und einer Hypoxie einher. Zudem wird – als Folge von Minderperfusion, entzündlichen Prozessen und erhöhter Osmolarität im Lumen – vermehrt **Flüssigkeit** in das Darmlumen **sezerniert**, wodurch einerseits der Druck im Darm weiter steigt und andererseits ein Flüssigkeitsmangel in den Gefäßen resultiert. Beim hohen Dünndarmileus verstärkt sich der Flüssigkeitsmangel durch das starke Erbrechen. Im Bereich der aufgehobenen Darmpassage ist das lokale **Bakterienwachstum** stark erhöht. Bakterielle Endotoxine gelangen durch die vorgeschädigte Mukosa in die Blutbahn und lösen damit die sog. **Ileuskrankheit** mit Sepsis, Schock, Multiorganversagen und Peritonitis aus.

Beim Strangulationsileus ist zusätzlich der Blutfluss behindert: Die Folge sind Thrombosierungen, Hypoxie mit Azidose sowie eine bakterielle Durchwanderung, die zum septischen Schock führt.

Idiopathischer paralytischer Ileus (**Ogilvie-Syndrom**, auch idiopathische Pseudoobstruktion): Er tritt bei älteren Menschen im Bereich von Zäkum und Colon ascendens auf. Als Ursache wird heute eine gesteigerte Sympathikusaktivität mit nachgeschalteter Peristaltikhemmung angenommen. Daraus resultiert ein massiv dilatiertes Kolon mit der Gefahr der Zäkumperforation.

Klinik: Klinisch geht der Ileus einher mit einem akuten Abdomen (S. 10) mit Bauchschmerzen, Meteorismus, Erbrechen bis zum Koterbrechen bei tiefsitzendem Ileus (Miserere) und Stuhl- und Windverhalt.

- **hoher Dünndarmileus:** Typisch ist das starke und voluminöse Erbrechen (→ Flüssigkeits- und Elektrolytverlust). Der Darminhalt distal des Verschlusses wird noch entleert (kein initialer Stuhlverhalt).
- **tiefer Dünndarmileus:** kolikartige Bauchschmerzen mit Erbrechen, Stuhl- und Windverhalt, Meteorismus
- **Dickdarmileus:** spätes Koterbrechen, Übelkeit, Stuhl- und Windverhalt mit starkem Meteorismus
- **Strangulationsileus:** schlagartige Schmerzen mit Übelkeit und Stuhlverhalt im Verlauf
- **paralytischer Ileus:** keine Schmerzen, Symptome sind Übelkeit, Erbrechen, Stuhlverhalt und Meteorismus. Charakteristisch ist der Auskultationsbefund (s. u.).

Diagnostik: Auskultatorisch zeigt der frühe mechanische Ileus eine **vermehrte Peristaltik** mit **hochgestellten,** metallisch klingenden **Darmgeräuschen**, da der Darm versucht, das mechanische Hindernis zu überwinden. Im Verlauf entwickelt sich ebenfalls eine Atonie, sodass er nicht mehr vom paralytischen Ileus abgegrenzt werden kann. Beim paralytischen Ileus sind über dem gesamten Abdomen keine Darmgeräusche zu hören („**Totenstille**").

> **LERNTIPP** !
>
> Beim mechanischen Ileus ist die Peristaltik zuerst deutlich erhöht, was man an den hochgestellten und metallisch klingenden Darmgeräuschen erkennt. Beim paralytischen Ileus hört man überhaupt keine Darmgeräusche.

Zu den diagnostischen Standardverfahren gehören die Sonografie und die Abdomenübersichtsaufnahme in Linksseitenlage oder im Stehen (**Abb. 5.3**).

- **Sonografie:** Der Dünndarmileus zeigt sich mit dilatierten flüssigkeits- oder stuhlgefüllten Dünndarmschlingen. Wird ein Darmabschnitt in Längsrichtung dargestellt, können die Kerckring-Falten als sog. „Strickleitermuster" imponieren. Bei einem mechanischen Hindernis kann ein nachgeschalteter kollabierter „Hungerdarm" dargestellt werden. Typisch ist auch die Pendelperistaltik vor der Stenose. Bei einer Paralyse stehen die Darmschlingen still. Bei einem Dickdarmileus lässt sich lediglich der überblähte Kolonrahmen darstellen.
- **Abdomenübersicht:** Der **mechanische Ileus** zeigt typische Spiegel aus Luft und Flüssigkeit proximal des Verschlusses. Typisch sind wenige Spiegel beim hohen und viele Spiegel beim tiefen Verschluss. Der **paralytische Ileus** zeigt stehende und dilatierte Dünn- und Dickdarmschlingen mit Luft-Flüssigkeits-Spiegeln.

> **LERNTIPP** !
>
> Der hohe Verschluss zeigt wenige Spiegel, der tiefe Verschluss viele Spiegel. Prägen Sie sich ein, wie diese Spiegel im Röntgenbild aussehen!

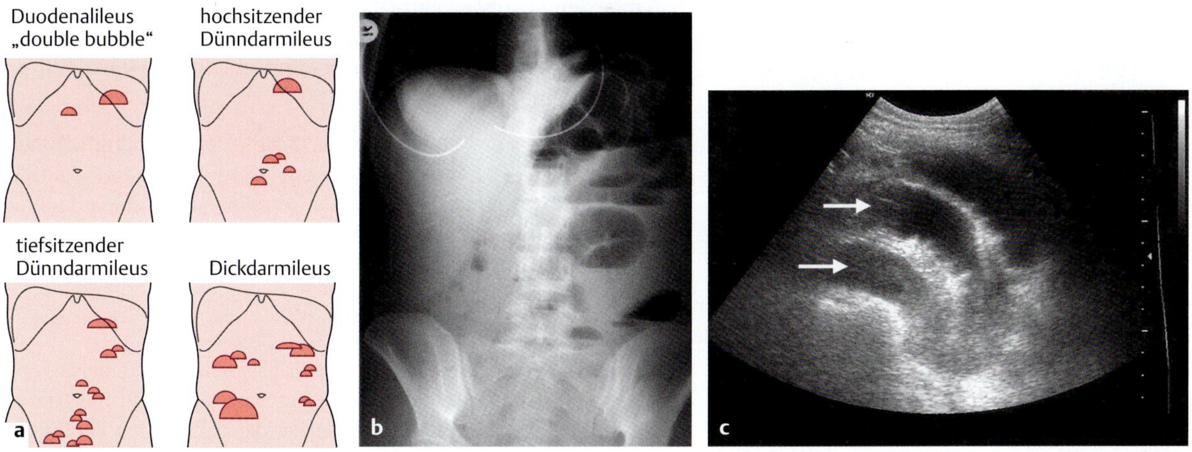

Abb. 5.3 Ileus.
a Röntgenbefunde bei mechanischem Ileus (schematische Darstellung). [aus Reiser, Kuhn, Debus, Duale Reihe Radiologie, Thieme, 2017]
b Abdomenübersichtsaufnahme bei Ileus. Typische Spiegel in Magen und Duodenum. [aus Hirner, Weise, Chirurgie, Thieme, 2008]
c Sonografie bei Ileus. Der Pfeil zeigt auf dilatierte und flüssigkeitsgefüllte Darmschlingen. [aus Henne-Bruns et al., Duale Reihe Chirurgie, Thieme, 2012]

Therapie: Ein paralytischer Ileus wird vornehmlich konservativ behandelt, der mechanische operativ.

Treten beim **paralytischen Ileus** Stoffwechselstörungen auf, steht deren Behandlung mit Kontrolle und Einstellung der entsprechenden Grunderkrankung im Vordergrund. Des Weiteren ist die Dekompression des gestauten Darms indiziert. Dies kann beispielsweise durch eine Spinal- oder Periduralanästhesie (parasympathomimetische Wirkung), aber auch durch die pharmakologische Sympathikolyse (z. B. Dihydroergotamin) und nachgeschaltete Gabe von Peristaltika (z. B. Neostigmin) erfolgen. Entwickelt sich eine Peritonitis, muss chirurgisch interveniert werden. Unterstützend werden eine Magensonde gelegt und Einläufe gemacht (→ Entlastung von Magen und Darm).

PRAXIS Peristaltikanregende Medikamente sind beim mechanischen Ileus absolut kontraindiziert.

Operationsindikation: Der komplette **mechanische** Ileus ist grundsätzlich **immer** eine absolute Operationsindikation. Nur in Ausnahmefällen, wenn der Zustand des Patienten durch supportive Maßnahmen (z. B. kardiopulmonale Regulation, Elektrolytausgleich) maßgeblich verbessert werden kann, darf die chirurgische Intervention für wenige Stunden aufgeschoben werden. Notfallindikation ist ein Ileus vaskulärer Genese.

Operationsverfahren: Die chirurgische Therapie ist vom zugrunde liegenden Befund abhängig. Im Vordergrund steht die Beseitigung des mechanischen Hindernisses. Oft ist auch eine **explorative Laparotomie** zu diagnostischen Zwecken indiziert.

OP-TECHNIK

Typische Verfahren sind die Adhäsiolyse und/oder Bridenlösung. Der betroffene Darmabschnitt muss reseziert werden, wenn der Darm bereits irreversibel geschädigt wurde. Die Darmresektionen sollten möglichst sparsam durchgeführt werden. Gegebenenfalls kann nach 24 h ein erneuter Eingriff zur Evaluation der Darmdurchblutung notwendig werden (sog. „Second-look-Operation").

PRÜFUNGSHIGHLIGHTS

- ! Beim Ileus kommt es initial zu einer massiven Überdehnung der Darmwand.
- ! In der **Sonografie** zeigt sich der Dünndarmileus mit dilatierten flüssigkeits- oder stuhlgefüllten Dünndarmschlingen.
- !! **Röntgenbildbefundung** bei Ileus: typische Spiegelbildung und dilatierte Darmschlingen
- ! Zur Entlastung von Magen und Darm können eine Magensonde gelegt und Einläufe gemacht werden.

5.4 Peritonitis

DEFINITION Diffuse oder lokalisierte **Entzündung** des Bauchfells.

Einteilung: Neben der Unterscheidung zwischen **primärer** und **sekundärer** Peritonitis lässt sich eine Peritonitis nach folgenden Kriterien differenzieren:

- **Ausdehnung:** lokalisierte oder diffuse (generalisierte) Form
- **Auftreten:** akute oder chronisch-exsudative Form
- **Ätiologie:** bakteriell (ca. 95 %), chemisch-toxisch (Urin, Gallenflüssigkeit, Röntgenkontrastmittel), strahlungsbedingt
- **vorherrschendes Sekret:** seröse, fibröse, hämorrhagische, gallige, purulente, karzinomatöse und kotige Form.

Ätiologie:

Primäre Peritonitis: selten (1 %); entwickelt sich infolge einer aufsteigenden Keimverschleppung in die Bauchhöhle über das Lymph- oder Blutsystem (z. B. nach einer Adnexitis), durch **Keime aus der Darmflora** oder als Komplikation einer Tuberkulose. Erreger sind Strepto-, Pneumo- sowie Staphylokokken und gramnegative Keime (insbesondere Bacteroides fragilis und Fusobakterium). Die primäre Peritonitis tritt bevorzugt auf bei Kindern (Mädchen > Jungen) und Erwachsenen mit Risikofaktoren (z. B. Immunsuppression, Aszites).

Sekundäre Peritonitis: Nach **Schädigung im Abdomen** kommt es zu einer **Keimbesiedelung** der Bauchhöhle. Ausgangsort ist dabei meist der Gastrointestinaltrakt, ursächlich sind z. B. die Perforation eines Hohlorgans, iatrogene Maßnahmen (intraoperative Keimverschleppung, Nahtinsuffizienz, Punktionen, postoperativ) oder penetrierende entzündliche Prozesse. Neben den bakteriellen Ursachen gibt es **sekundäre abakterielle Peritonitiden**, z. B. durch Fremdkörper (Barium, Puder), durch Galle, durch eine Peritonealkarzinose sowie bei Stoffwechselerkrankungen.

Pathogenese: Es kommt zu einer **Permeabilitätserhöhung** der Gefäße mit Einstrom von Granulozyten zur Phagozytose und zur Exsudation eines eiweißreichen Ödems. Durch die große Oberfläche des Peritoneums (ca. 2 m^2) kann eine **massive Volumenverschiebung** (3–6 l) die Folge sein (hypovolämischer Schock!). In der weiteren Folge kann sich z. B. durch Abdeckung des Herdes mit dem Omentum majus ein lokaler Abszess ausbilden, der bevorzugt im subphrenischen bzw. subhepatischen Bereich, im Douglas-Raum oder zwischen den Darmschlingen liegt. Fehlt die lokale Begrenzung, entwickelt sich eine diffuse Peritonitis mit generalisierter Fibrinbildung.

Klinik: Die Peritonitis ist meist durch die Symptome eines akuten Abdomens charakterisiert. Dabei lässt sich – je nach Ausdehnung – eine lokalisierte **Abwehrspannung** (reflektorische Anspannung der Bauchmuskulatur = Défense) bis hin zum **„brettharten" Abdomen** mit ausgeprägtem Schmerzempfinden (v. a. durch Druck und Bewegung) und eine Schonhaltung mit meist angezogenen Beinen nachweisen. Daneben kommt es zu Allgemeinsymptomen (Fieber) und gestörter Darmperistaltik. Bei ausgeprägter, diffuser Peritonitis können Zeichen eines Schocks bestehen.

Komplikationen sind v. a. der **septische Schock**, der zum Multiorganversagen führen kann, und die Ausbildung von intraabdominellen Abszessen. Intraabdominelle Verwachsungen entstehen im weiteren Verlauf und können zum mechanischen Ileus führen. Durch die massive Volumenverschiebung entwickelt sich ein hypovolämischer Schock.

Diagnostik: Für Näheres zur Diagnostik siehe Abschnitt Akutes Abdomen (S. 10). **Freie Flüssigkeit** wird am besten sonografisch, **freie Luft** (Perforation) mittels Abdomenübersichtsaufnahme oder CT dargestellt. Der Keimnachweis erfolgt im Verdachts- und Zweifelsfall durch eine peritoneale Punktion oder durch einen intraoperativen Abstrich.

Therapie:

Primäre Peritonitis: Die Therapie erfolgt **rein medikamentös** mit Antibiotika, da hier eine operative Herdsanierung nicht möglich ist. Initial werden die Patienten (wie bei der sekundären Peritonitis) mit einem Breitspektrum-Antibiotikum behandelt (z. B. Cephalosporin der 3. Generation bzw. Fluorchinolon der Gruppe 3, beide in Kombination mit Metronidazol). Nach Keim- und Resistenznachweis sollte rasch auf eine gezielte Antibiose umgestellt werden.

Sekundäre Peritonitis: Neben der antibiotischen und ggf. intensivmedizinischen Therapie ist die umgehende operative Herdsanierung angezeigt. In der Regel ist ein einmaliger Eingriff mit Bauchhöhlenspülung (einzeitig oder kontinuierlich über eine Drainage) und entsprechender Herdsanierung ausreichend. Bei ausgeprägtem Befund ist die mehrmalige operative Revision mit provisorischem Bauchdeckenverschluss möglich (Laparostoma, Schienengleitverband, Reißverschlussprinzip).

Prognose: hohe Letalität (20–30%). Die Überlebenswahrscheinlichkeit lässt sich mithilfe des Mannheimer-Peritonitis-Index (Berücksichtigung von Alter, Geschlecht, Begleiterkrankungen, Peritonitisdauer vor der Operation, Herd und Ausbreitung sowie der Art des Exsudats) und APACHE-II-Scores (u.a. Laborparameter, Blutdruck, Herzfrequenz, Bewusstsein, Alter, Begleiterkrankungen) abschätzen.

5.4.1 Intraabdominelle Abszesse

Intraabdominelle Abszesse (= begrenzte Peritonitis) können nach einer gedeckten Perforation, einer entzündlichen Organerkrankung, postoperativ/posttraumatisch oder auch selten durch hämatogene Keimverschleppung entstehen. Sie entstehen bevorzugt subphrenisch, subhepatisch sowie im Douglas-Raum. Klinisch können die typischen klinischen Zeichen (Rötung, Schwellung, Schmerz) aufgrund der intraabdominellen Lage fehlen. Zumeist liegen systemische Entzündungszeichen vor. **Diagnostisch** ist neben Abstrich oder Punktion (meist Kolibakterien, Streptokokken und Anaerobier) eine Sonografie und ggf. auch eine CT (bei tief gelegenen oder komplexen Befunden) indiziert. **Therapeutisch** wird der Abszess bevorzugt transkutan oder endoskopisch intern drainiert, ggf. exzidiert, nachkürettiert und gespült. Die Wundbehandlung erfolgt bei den oberflächigen Wunden meist offen oder mit Vakuumversiegelung.

6 Proktologie

6.1 Grundlagen

6.1.1 Anatomie

Die anorektale Region ist die Übergangszone zwischen Darmschleimhaut und Hautoberfläche. Die Haut des Analkanals ist von einem empfindlichen Plattenepithel ausgekleidet. Die Haut enthält zahlreiche apokrine und ekkrine Schweißdrüsen, Follikel und Talgdrüsen.

Topografie: Rektumampulle und Anus bilden zusammen das **Kontinenzorgan.** Der Übergang von distalem Rektum (Kolonschleimhautepithel) und Anus (Plattenepithel) stellt die sog. Linea dentata, die durch Krypten und Papillen des Epithels gebildet wird, dar. Wichtig für die Kontinenz sind der autonome M. sphincter ani internus und der willentlich gesteuerte M. sphincter ani externus sowie die Muskeln des Beckenbodens (M. levator ani und M. puborectalis). Die Feinregulierung wird durch das Corpus cavernosum recti (Plexus haemorrhoidalis) geschaffen, das sich bei Kontraktion des M. sphincter ani internus mit Blut füllt und das Rektum abschließt. Die Rektumampulle nimmt eine Reservoirfunktion ein (**Abb. 6.1**).

Gefäßversorgung: Rektum und Analkanal werden versorgt durch die **A. rectalis superior** (Ast der A. mesenterica inferior), die den größten Teil des Rektums durchblutet, die **A. rectalis media** (aus der A. iliaca interna) im untersten Teil der Ampulle und die **A. rectalis inferior** (aus der A. pudenda interna) im Bereich des Analkanals und der Sphinktermuskulatur. Der venöse Abfluss erfolgt analog zu den Arterien. Die Vv. rectales mediae et inferiores leiten das Blut über die Vv. iliacae in die V. cava inferior, die V. rectalis superior dagegen über die V. mesenterica inferior in die Portalvene (**portokavaler Umgehungskreislauf**). Dies ist für die Resorption von Medikamenten (Zäpfchen) und die Ausbreitung von Tumoren von Bedeutung.

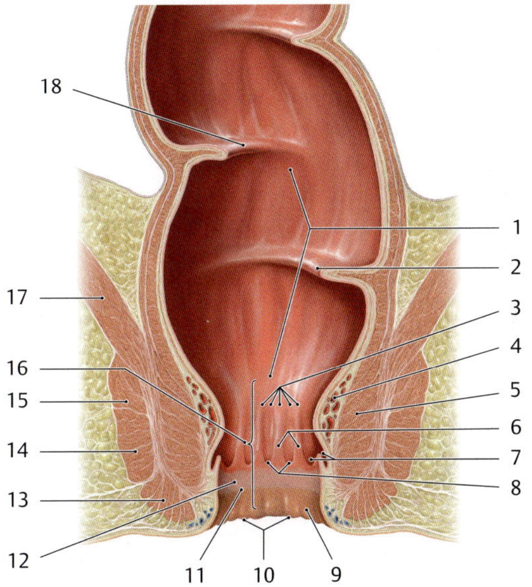

Abb. 6.1 Anatomischer Längsschnitt durch den Analkanal. 1 Ampulla recti, 2 Plica transversa recti inferior, 3 Junctio anorectalis, 4 Corpus cavernosum recti, 5 M. sphincter ani internus, 6 Columnae anales, 7 Sinus anales, 8 Valvulae anales, 9 perianale Haut, 10 Anus, 11 Linea anocutanea, 12 Pecten analis, 13 Pars subcutanea, 14 Pars superficialis, 15 Pars profunda, 16 Canalis analis, 17 M. levator ani, 18 Plica transversa recti media (Kohlrausch-Falte). [aus Schünke M, Schulte E, Schumacher U. Prometheus. LernAtlas der Anatomie. Innere Organe. Illustrationen von M. Voll und K. Wesker. 5. Aufl. Stuttgart: Thieme; 2018]

Lymphabfluss: Der Lymphabfluss erfolgt von Rektum und oberem Analkanal über die regionalen Lymphknoten in die Nll. mesenterici inferiores bzw. vom restlichen Analkanal in die iliakalen Lymphknoten.

Nervensystem: Die Region wird sympathisch über den **Plexus rectalis** (Nervi splanchnici lumbales et sacrales) und durch den **Plexus hypogastricus** superior und inferior innerviert. Der Sympathikus ist für den Erhalt der Kontinenz (Kontraktion des M. sphincter ani internus) verantwortlich. Die parasympathischen Fasern kommen aus dem Plexus hypogastricus inferior (Nervi splanchnici pelvici) und steuern die Defäkation. Viszerosensible Informationen (Dehnungsrezeptoren) verlaufen mit den sympathischen und parasympathischen Fasern. Der N. pudendus vermittelt sowohl die willkürliche Innervation des M. sphincter ani externus als auch die sensible Versorgung der Haut des Anus.

6.1.2 Proktologische Diagnostik

- **Anamnese:** Fragen nach Änderung der Stuhlgewohnheiten, Schmerzen mit oder ohne Zusammenhang mit der Defäkation, Pruritus ani, Prolapserscheinungen, Blutungen (Menge? Farbe?)
- **Inspektion und digitale Untersuchung:** Hautveränderungen, Fisteln, Prolapserscheinungen (evtl. unter Provokation beim Pressen), Raumforderungen (Verschieblichkeit? Konsistenz?). Die Befunde werden unabhängig von der Untersuchungsposition stets in Bezug auf die Steinschnittlagerung (SSL) angegeben (→ entspricht einer Unterteilung des Anus analog einer Uhr).
- **Endoskopie:** Prokto- und evtl. Rektoskopie mit Biopsieentnahme. Bei Blutungen muss immer eine totale Koloskopie durchgeführt werden, um eine 2. Blutungsquelle auszuschließen.
- **Endosonografie**: insbesondere zum lokalen Staging von Karzinomen und zur Verlaufsbeobachtung von Fisteln und Abszessen
- **Elektromyografie:** bei V. a. myogene Erkrankungsursachen
- **Defäkografie:** radiologische Darstellung des Defäkationsvorgangs mittels Instillation von Barium in die Rektumampulle
- **MRT**
- **Analmanometrie:** Beurteilung der Sphinkterfunktion.

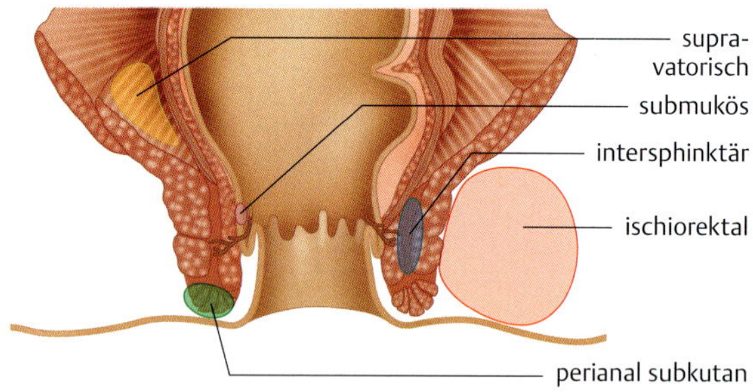

Abb. 6.2 **Analabszesse.** [Hirner, Weise, Chirurgie, Thieme, 2008]

6.2 Entzündliche Erkrankungen

6.2.1 Analabszess und Analfisteln

DEFINITION
- **Analabszess:** akute perianale Entzündung
- **Analfistel:** spontane Perforation des Abszesses nach innen und außen.

Epidemiologie: Analfisteln und -abszesse kommen in allen Altersgruppen vor. Der Altersgipfel liegt zwischen dem 20. und 50. Lebensjahr. Zu ⅔ sind Männer, zu ⅓ Frauen betroffen.

Ätiopathogenese: Ausgehend von einer Infektion der Analpapillen (Papillitis) kann es zu einer Infektion der schleimproduzierenden Proktealdrüsen kommen. Dadurch entstehen Störungen des Schleimabflusses, die die Ausbreitung und Abkapselung der Infektion begünstigen.

Einteilung: Analabszesse werden anhand ihrer Lokalisation eingeteilt (**Abb. 6.2**):
- submuköser Abszess: oberhalb der Linea dentata unter der Rektumschleimhaut
- subanodermaler (subkutaner) Abszess: im Analkanal unter dem Anoderm
- periproktitischer Abszess: perianal unter der Haut
- intersphinktärer Abszess: zwischen den Analsphinkteren im Intersphinktärspalt
- supralevatorischer (pelvirektaler) Abszess: extramural oberhalb des M. levator ani
- ischiorektaler Abszess: unterhalb des M. levator ani in der Fossa ischiorectalis.

Analfisteln werden wiederum nach ihrem Verlauf in Bezug zu den Schließmuskeln kategorisiert (**Abb. 6.3**).
- **intersphinktäre Analfistel** (50 %): durchquert den inneren Sphinkter und verläuft im Intersphinktärspalt weiter zu ihrem äußeren Ostium, ohne den äußeren Schließmuskel zu durchbrechen.
- **transsphinktäre Analfistel** (30–40 %): durchquert den inneren und äußeren Sphinkter. Wird der äußere Sphinkter in der oberen Hälfte durchbohrt, spricht man von einer hohen transsphinktären Analfistel, bei Durchbohrung in der unteren Hälfte von einer tiefen transsphinktären Fistel.
- **marginale** (subkutane) **Analfistel** (5–10 %): direkt unter der Analhaut, durchbohrt keine muskulären Anteile

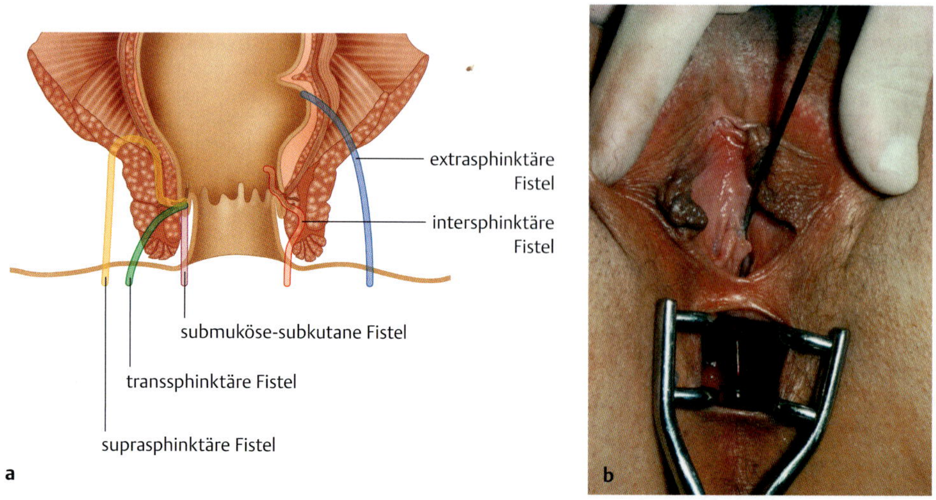

Abb. 6.3 **Analfisteln. a** Verlauf von Analfisteln. **b** Rektovaginale Fistel. [a: aus Hirner, Weise, Chirurgie, Thieme, 2008; b: aus Schumpelick et al., Kurzlehrbuch Chirurgie, Thieme, 2010]

- **suprasphinktäre Analfistel** (5 %): durchquert den Levatormuskel (mit oder ohne Durchquerung des inneren Sphinkters) und verläuft in der Fossa ischiorectalis nach perianal.
- **atypische Analfistel** (5 %): geht nicht von der Linea dentata aus. Ursachen: Morbus Crohn, Karzinome, Leukosen, Verletzungen, Bestrahlungen oder venerische Infektionen.
  - extrasphinktär: Fistel mit innerem Ostium im Rektum bzw. Sigmoideum, durchbohrt den Levatormuskel
  - rektoorganisch: z. B. Scheide, Blase, Prostata, Harnröhre und Harnleiter
  - submukös: Fistel unter der Schleimhaut aufsteigend ins Rektum (bei Morbus Crohn).

Klinik:
- **Abszess:** lokale Schmerzen, Rötung, (druckdolente) Schwellung, evtl. auch Allgemeinsymptome wie Fieber
- **Fistel:** sichtbares Fistelostium, Sekretion mit Juckreiz, evtl. chronisches Ekzem sowie Kotabgang durch den Fistelgang.

Diagnostik: Durch Inspektion und digital-rektale Untersuchung lassen sich Fistel und Abszess relativ sicher diagnostizieren. Wichtig sind eine Prokto- und Rektoskopie. Bei einer atypischen Fistel ist auch eine komplette Koloskopie angezeigt, um eine relevante Begleiterkrankung (z. B. Morbus Crohn) auszuschließen.

Der Fistelgang kann mittels Fistulografie (Einspritzen von iodhaltigem Kontrastmittel in den Fistelgang) oder endorektaler bzw. endoanaler Sonografie dargestellt werden. Die Endosonografie ist auch zur Darstellung von Abszessen geeignet. Gegebenenfalls (z. B. bei Rezidiven) ist auch eine MRT indiziert.

Therapie:
Indikation: Operationsindikationen sind:
- Analfisteln (→ absolute Operationsindikation, um langfristigen Komplikationen wie Schädigungen des Kontinenzorgans, Verklebung des Ostiums und Fistelkarzinomen vorzubeugen)
- Analabszesse **unterhalb der Levatormuskulatur**.

Bei Abszessen **oberhalb der Levatormuskulatur** (intrapelvin) besteht das Risiko der intraoperativen Schädigung der Sphinktermuskulatur (Stuhlinkontinenz!). Deshalb ist bei diesen Abszessen eine perineale **Drainage** (evtl. endosonografisch gesteuert) therapeutisch gerechtfertigt. Nach der Abszessspaltung sollte nach einer begleitenden Fistel gesucht werden (z. B. Sondierung). Aus unversorgten Fisteln können sich immer wieder neue Abszesse entwickeln.

Vorbereitung: Vor der Operation sollte der Darm gereinigt werden. Ein größerer Blutverlust oder generell ein großes Operationsrisiko ist nicht zu erwarten.

OP-TECHNIK

Vorgehen:
- **Abszesse unterhalb der Levatormuskulatur:** lanzettförmige Abszessentdeckelung (Stichinzision ist nicht ausreichend), Resektion der Abszessmembran, Spülung der Wundhöhle
- **marginale, intersphinktäre** und **tiefe transsphinktäre Fisteln:** Fistelspaltung mit Durchtrennung der aboralen Muskelanteile (Erhaltung der Kontinenz)
- **hohe transsphinktäre, suprasphinktäre** und **atypische Fisteln:** Es besteht Inkontinenzgefahr, daher: Fistulektomie (Exzision des Fistelgangs und Verschluss des inneren Ostiums) mit offener Wundbehandlung (äußeres Ostium), alternativ: Einlage eines antibiotikahaltigen Implantats
- **weitere Therapieoptionen:**
  - **Fistelplug-Versorgung**: nach Exzision des externen Fistelostiums (der Fistelgang wird in diesem Fall nicht exzidiert) und Spülung des Fistelkanals „Einziehen" des Kollagen- oder synthetischen Plugs mittels Hilfsfaden in den Fisteltrakt, Fixierung des Plugs an der inneren Fistelöffnung, dabei Verschluss der Mukosa bzw. des Anoderms, Kürzen des externen Überstands des Plugs knapp unter Hautniveau
  - sog. **LIFT-Verfahren** (Ligation of the Intersphincteric Fistula Tract): sphinkterschonende, minimalinvasive Technik, bei der nach Exzision der äußeren Fistelöffnung nur der intersphinktäre Anteil des Fistelgangs selektiv ligiert, die betroffene Proktealdrüse jedoch belassen wird.

Postoperatives Management: Die Perianalregion und die Wunde müssen täglich gereinigt werden. Außerdem muss darauf geachtet werden, dass die Wundränder nicht verkleben und damit eine Heilung von innen nach außen ermöglicht wird.

Komplikationen: Kontinenzverlust bei kompletter Durchtrennung des **M. sphincter ani externus**. In diesem Fall muss die Kontinenz durch eine direkte Sphinkterrekonstruktion (Muskelnaht) wiederhergestellt werden.

Prognose: Die Wunde im Perianalbereich verheilt i. d. R. innerhalb von 6–12 Wochen (regelmäßige Kontrollen). Die Heilungschancen nach Einlage einer Kollagenprothese in den Fistelgang liegen bei 80 %. Prinzipiell sind allerdings Fistel- und Abszessrezidive jederzeit möglich, insbesondere bei Begleiterkrankungen.

LERNPAKET 4

6.2.2 Proktitis

DEFINITION Entzündung des unteren Rektums.

Ätiologie:
- **spezifische Proktitis:** im Rahmen einer chronisch-entzündlichen Darmerkrankung bei Befall des Rektums (Morbus Crohn und Colitis ulcerosa).
- **radiogene Proktitis:** Strahlentherapie von Tumoren im anorektalen Bereich oder in direkter Nachbarschaft (z. B. Prostata) löschen
- **venerisch induzierte Proktitis** bei Lues, Gonorrhö, Ulcus molle, Granuloma venereum, Lymphogranuloma inguinale, AIDS.

Zudem kann eine Proktitis auch **allergisch** oder **medikamentös** (Laxanzien, Antibiotika) bedingt sowie auf **morphologische Veränderungen** (z. B. Rektumprolaps, Hämorrhoiden) zurückzuführen sein.

Klinik: Die klinischen Symptome unterscheiden sich je nach Ursache. Die spezifischen und venerischen Proktitiden werden im Komplex mit der ursächlichen Krankheit auffällig. Radiogene Proktitiden führen zu mitunter schmerzhaften Blutungen. Die Intensität von Schmerzen (schmerzlose bis starke, tenesmenartige Schmerzen) und Blutung hängt dabei von der Ausdehnung des Befundes ab. Generell bleibt die Proktitis meist relativ lange ohne Symptome, im Verlauf kann es dann zu unspezifischen und unterschiedlich ausgeprägten Befunden kommen: erhöhter Empfindlichkeit im Analbereich, Schmerzen beim Stuhlgang sowie schleimig-blutigen oder eitrigen Absonderungen.

Diagnostik: **(Sexual-)Anamnese**, Blutentnahme und Abstrich bei Verdacht auf eine infektiöse Ursache, in Zweifelsfällen auch Rekto- oder Koloskopie.

Therapie: Bei spezifischen und venerischen Proktitiden ist die **Grunderkrankung** zu behandeln. Radiogene Proktitiden können je nach Schwere des Verlaufs mit lokalen oder systemischen Kortisongaben therapiert werden. Bei schwersten, therapierrefraktären Verläufen ist die vorübergehende Anlage eines Anus praeter möglich.

6.2.3 Pyoderma fistulans significa

DEFINITION Erkrankung der apokrinen Drüsen und des benachbarten Bindegewebes. Prädilektionsorte sind der inguinoperineale Bereich, die Axillen und die Vorderseite des Thorax.

Epidemiologie: Männer und Frauen sind gleichermaßen betroffen. Der Erkrankungsgipfel liegt zwischem dem 20. und 30. Lebensjahr. Die Inzidenz ist relativ hoch (1:300).

Ätiologie: Abszessbildung durch **Infektion von aufgestautem Drüsensekret**. Ursächlich sind ein Verschluss der apokrinen und follikulären Drüsen sowie eine Infektion entlang der Haarwurzel. Die Faszie und das subfasziale Bindegewebe sind jedoch **nie** betroffen. Die wichtigsten Erreger sind Streptokokken und Staphylococcus aureus. Die Erkrankung wird durch Deodorant, Rasur, Diabetes mellitus, Adipositas und genetische Faktoren begünstigt.

Klinik und Komplikationen: zunächst derbe **subkutane Knoten**, die später in **Abszesse** mit Schmerzen, Rötung und Schwellung übergehen. Sezernierende Fisteln können sich ausbilden. Die akute Infektion kann zu einer **Sepsis** führen. Die chronische Infektion kann in seltenen Einzelfällen maligne entarten.

Diagnostik: Blickdiagnose. Differenzialdiagnostisch müssen eine Furunkulose, eine Analfistel oder ein Pilonidalsinus ausgeschlossen werden.

Therapie und Prognose: Frühe Stadien können konservativ mittels **Antibiotika** und **antiphlogistischen Maßnahmen** behandelt werden. Bei ausgedehnten Befunden werden Abszess und Fistelgänge exzidiert. Die Rezidivrate schwankt (je nach Ausdehnung der Behandlung) zwischen 3 und 50 %.

6.2.4 Pilonidalsinus

Synonym: Sinus pilonidalis, Steißbeinfistel, Haarnestgrübchen, Rekrutenabszess, Jeep's disease

DEFINITION Epitheleinschluss behaarter Haut über dem Steißbein (Rima ani).

Epidemiologie: Es sind vorwiegend Patienten mit starker dunkler Behaarung und Patienten mit Druckbelastung in der Steißbeinregion (Fernfahrer etc.) betroffen.

Ätiopathogenese: Durch eine Hyperkeratose am Ausführungsgang der Talgdrüse kommt es zu einer Talgretention und evtl. zum Einschluss von Oberflächenepithel und Haaren. Die genaue Ursache ist jedoch unklar, möglicherweise spielen mangelnde Hygiene und starke Schweißproduktion eine Rolle (Begünstigung der Infektion). Es bildet sich schließlich ein sekundärer Abszess aus, der perforieren kann.

Klinik und Diagnostik: Ein entzündeter Pilonidalsinus (**Abb. 6.4 b**) geht mit den Symptomen eines Weichteilabszesses einher: **Schmerzen**, **Rötung** und (druckdolente) **Schwellung** am kranialen Teil der Rima ani. Es handelt sich dabei um eine Blickdiagnose. Es kann sich eine Fistel entwickeln, die bis zum Periost reicht und blind endet. Der Fistelgang sollte intraoperativ dargestellt werden.

Therapie:
Bei nicht infiziertem Pilonidalsinus kann eine isolierte Exzision der einzelnen Haarbälge als **„Pit Picking"** erfolgen.

Bei Vorliegen einer Infektion muss nach intraoperativer Darstellung des Fistelsystems (mittels einer Injektion von Methylenblau in die Abszesshöhle) dieses zusammen mit der Abszesshöhle **komplett im Gesunden** bis in die Tiefe **exzidiert** werden. Die Wundheilung erfolgt entweder primär durch eine Hautplastik (Wundheilung innerhalb von 12 Tagen, Gefahr von Rezidiven) oder sekundär (Wundheilung über mehrere Wochen, geringere Gefahr eines Rezidivs bei gleichzeitiger Schaffung einer stabilen Narbe).

OP-TECHNIK

Postoperativ ist auf eine sorgfältige Hygiene (insbesondere bei sekundärem Wundverschluss) mit regelmäßigen Verbandwechseln und Wundkontrollen zu achten.

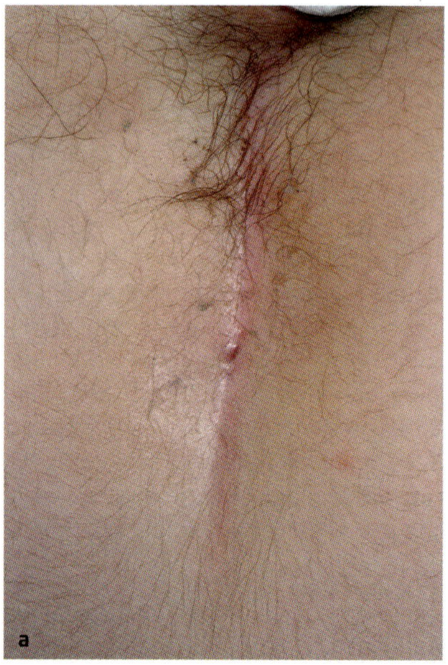

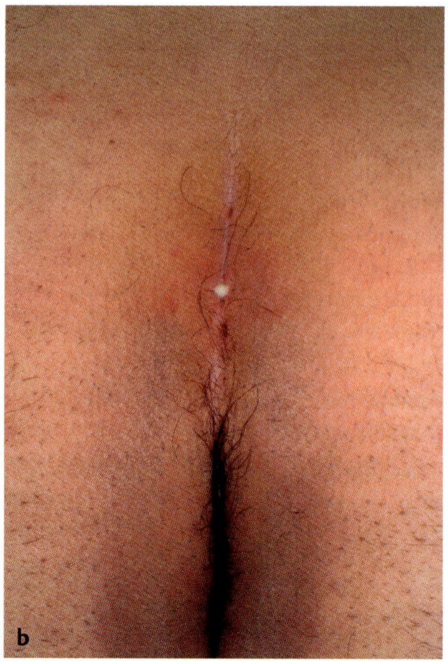

Abb. 6.4 **Pilonidalsinus.**
a Reizlose Fistelöffnung. [aus Messmann, Lehratlas der Koloskopie, Thieme, 2014]
b Akute Abszedierung mit Rötung, Schwellung und eitriger Sekretion. [aus Messmann, Lehratlas der Koloskopie, Thieme, 2014]

Prognose: Bei primärem Wundverschluss besteht ein Rezidivrisiko von etwa 20 %.

PRÜFUNGSHIGHLIGHTS

Analabszess und Analfisteln

- !! **Therapie** von Abszessen unterhalb der Levatormuskulatur: lanzettförmige Abszessentdeckelung (Stichinzision ist nicht ausreichend), Resektion der Abszessmembran, Spülung der Wundhöhle
- ! Bleiben Analfisteln unversorgt, können sich daraus immer wieder **neue Abszesse** entwickeln.

Pilonidalsinus

- ! **Epidemiologie:** starke dunkle Behaarung, Druckbelastung in der Steißbeinregion (Fernfahrer etc.).
- !! Klinik bei infiziertem **Pilonidalsinus**: **Schmerzen**, **Rötung** und (druckdolente) **Schwellung** am kranialen Teil der Rima ani.

6.3 Hämorrhoiden

DEFINITION Beschwerden bei erweiterten Gefäßen des Plexus haemorrhoidalis.

Epidemiologie: Aufgrund der ballaststoff- und flüssigkeitsarmen Ernährung sind sie eine Volkskrankheit in der westlichen Welt (bei ca. 50 % der Bevölkerung > 30–50 Jahren sind vergrößerte Hämorrhoidalknoten nachweisbar). Männer und Frauen sind gleichermaßen betroffen. Die Erkrankung ist in Entwicklungsländern deutlich seltener und teilweise gänzlich unbekannt.

Ätiopathogenese: Ein behinderter venöser Abfluss aus dem Plexus haemorrhoidalis führt zum Blutstau und damit zur übermäßigen Füllung der Schwellkörper. Ursachen sind meist zu starkes Pressen bei der Defäkation (Anspannung des M. sphincter ani internus), Gravidität sowie ein Sphinkterspasmus oder eine -sklerose im Rahmen einer anderen proktologischen Erkrankung. Ob ein erhöhter Druck in der V. mesenterica durch portale Hypertension zu Hämorrhoiden führen kann, ist umstritten. Prädisponierend sind hohes Lebensalter sowie Adipositas und sitzende Tätigkeiten.

Einteilung und Lokalisation: Die Hämorrhoiden finden sich – analog zum Verlauf der Äste der A. rectalis superior und zu deren Durchbruch durch die Rektumwand – an 3, 7 und 11 Uhr in Steinschnittlage (SSL). Die Einteilung erfolgt nach Stadien und korreliert mit der Ausprägung der Symptome (**Abb. 6.5**):

- **Grad I:** nur mit dem Proktoskop und nicht von außen sichtbar. Immer über der Linea dentata lokalisiert.
- **Grad II:** Beim Pressen fallen die Hämorrhoiden in den Analkanal vor, ziehen sich aber spontan zurück.
- **Grad III:** Beim Pressen fallen die Hämorrhoiden in den Analkanal, ziehen sich aber nicht spontan zurück. Die manuelle Reposition ist aber möglich.
- **Grad IV:** Die Hämorrhoiden sind vor dem Analkanal gelegen und lassen sich auch nicht reponieren. Entspricht einem zirkulären Analprolaps.

Klinik: Hauptsymptom des Hämorrhoidalleidens ist die peranale Blutung, die Beschwerden bei Hämorrhoidalleiden sind uncharakteristisch, Schmerzen gehören nicht zur typischen Symptomatik und beruhen z. B. auf begleitenden Fissuren oder Thrombosen. Es kann zu Juckreiz und einem perianalen Ekzem kommen.

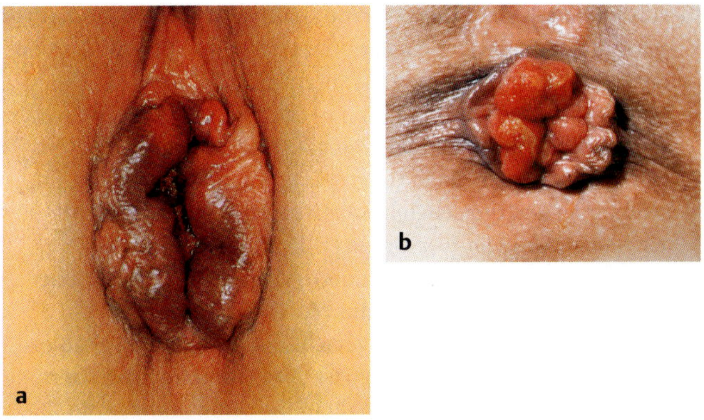

Abb. 6.5 Hämorrhoiden. a Grad II. **b** Grad III mit Analprolaps. [a: aus Winkler, Otto, Proktologie. Ein Leitfaden für die Praxis, Thieme 2011; b: aus Hirner, Weise, Chirurgie, Thieme, 2008]

Diagnostik: Proktologische Basisuntersuchung mit Anamnese, Inspektion, Palpation und Proktoskopie. Die Untersuchung selbst ist in Steinschnitt-, Linksseiten- oder Knie-Ellenbogen-Lage durchführbar.

LERNTIPP !

Merken Sie sich: Auch wenn Ihr Patient gesichert an Hämorrhoiden leidet, müssen Sie bei peranalen Blutabgängen ein kolorektales Karzinom ausschließen. Dazu tasten Sie zuerst das Rektum digital aus und schließen eine Rektokoloskopie an.

Therapie: Die Art der Behandlung richtet sich nach dem Erkrankungsstadium:

- **Grad I:** konservative Maßnahmen, Infrarottherapie, Sklerosierung
- **Grad II:** Sklerosierung, Gummibandligatur
- **Grad III:** Gummibandligatur, evtl. Operation → ggf. Hämorrhoidopexie (nach Longo)
- **Grad IV:** Hämorrhoidektomie.

Konservative Therapie: Hämorrhoiden im Stadium I sind voll reversibel. Bei diesen Patienten kann dementsprechend eine **ballaststoff-** und **flüssigkeitsreiche Kost** zur Stuhlregulierung als alleinige Therapie empfohlen werden. Sitzbäder können ebenfalls unterstützend wirken. Antiphlogistische und adstringierende Suppositorien und Salben (Kortikosteroide und Lokalanästhetika) sind wegen der lokalen Nebenwirkungen bei Daueranwendung (Atrophie, Pilzbefall) nur als überbrückende Maßnahme geeignet.

Operative Therapie: Nach präoperativer Reinigung des Darms (z. B. mittels Klysma) stehen verschiedene chirurgische Vorgehensweisen zur Verfügung: OP-TECHNIK

- **Infrarottherapie:** Durch eine Infrarotlichtquelle wird (durch Temperaturen von bis zu 100 °C) eine Koagulation des Blutes bewirkt. Dies bewirkt eine Drosselung der Blutzufuhr zu den Hämorrhoiden.
- **Sklerosierung:** Durch submuköses Einspritzen einer Sklerosierungslösung (Polidocanol, Chininlösung, Phenolerdnussöl) in den Hämorrhoidalknoten wird eine fibrotische Reaktion hervorgerufen. Der Knoten wird dadurch im Gewebe fixiert und kann nicht mehr prolabieren. Er bildet sich dann sekundär zurück, da auch die arterielle Blutzufuhr gedrosselt wird.

- **Gummibandligatur** (nach Barron): Die Schleimhaut oberhalb der Hämorrhoiden wird angesaugt und ein Gummiband an die Basis des Knotens gestülpt. Dadurch wird die arterielle Durchblutung reduziert und die Hämorrhoide nekrotisch.
- **Hämorrhoidektomie** (nach Milligan-Morgan oder Ferguson, Hämorrhoidopexie nach Longo): Die Hämorrhoidalknoten werden an den typischen Lokalisationen (s. o.) aufgesucht und ausgeschält. Die Blutversorgung durch die zuführenden Arterien wird durch eine Ligatur unterbrochen. Bei der Methode nach Milligan-Morgan wird die Wunde offen gelassen, bei der Operation nach Parks direkt verschlossen. Vorteil der Staplerhämorrhoidopexie nach Longo ist der komplette Erhalt der Kontinenzfunktion, da die Analhaut belassen und nur die Schleimhaut über der Hämorrhoide entfernt wird.

Komplikationen:

- **Sklerosierung:** Ulzerationen, Rektosigmoidnekrose bei direkter Injektion in eine Rektalarterie.
- **Gummibandligatur:** pelvine Sepsis (selten, aber oft letal)
- **Hämorrhoidektomie:** Analstenose (bei Entfernung großer Schleimhautanteile und darauffolgendem narbigem Umbau), sensorische Inkontinenz (durch Resektion oder Zerstörung der Analhaut, sog. Whitehead-Anus), Mukosa-Ektropion.

Prognose: Bei der Hämorrhoidektomie können zwar keine Rezidive auftreten, dafür sind jedoch sog. Satellitenknoten möglich. Bei den anderen Behandlungsmethoden können die Hämorrhoiden jederzeit rezidivieren.

PRÜFUNGSHIGHLIGHTS

- ! Hämorrhoiden können zum peranalen Blutabgang und evtl. zum analen Prolaps führen.
- ! Klinik: Juckreiz, perianales Nässen, perianales Ekzem
- !! Diagnose: Bei Blutungen sollte immer eine digital-rektale Austastung und anschließend eine **Endoskopie** erfolgen.
- ! Therapie **Grad IV:** Hämorrhoidektomie.

6.4 Analvenenthrombose

Synonym: perianale Thrombose

DEFINITION Thrombose der perianal gelegenen Venen mit plötzlich einsetzenden Schmerzen und livider Schwellung.

Ätiopathogenese: Die Thrombose wird meist durch einen starken Pressakt (z. B. Geburt) oder körperliche Anstrengung ausgelöst. Sie tritt gehäuft bei Patienten mit vergrößerten Hämorrhoiden und nach Kälteexposition auf (insbesondere bei feuchter Kälte wie z. B. beim Surfen). Die Thrombose ist meist im Bereich des sensiblen Anoderms gelegen und deshalb stark schmerzhaft.

Klinik: plötzliche **Schmerzen** nach körperlicher Anstrengung oder Pressen, die mit einem prallen, **livaden bis blauschwarzen kugeligen perianalen Knoten** einhergehen (Abb. 6.6).

Therapie und Prognose: Die Erkrankung **heilt** ohne Therapie **spontan** aus. Bei geringen Schmerzen ist eine konservative Therapie mit **lokalen antiphlogistischen Maßnahmen** (Kühlung, Salben und Zäpfchen) meist ausreichend. Bei starken Schmerzen kann eine **Inzision in Lokalanästhesie** durchgeführt werden. Die Analvenenthrombose heilt innerhalb von 2–3 Wochen, danach bleibt eine Mariske (s. u.) als Residuum bestehen.

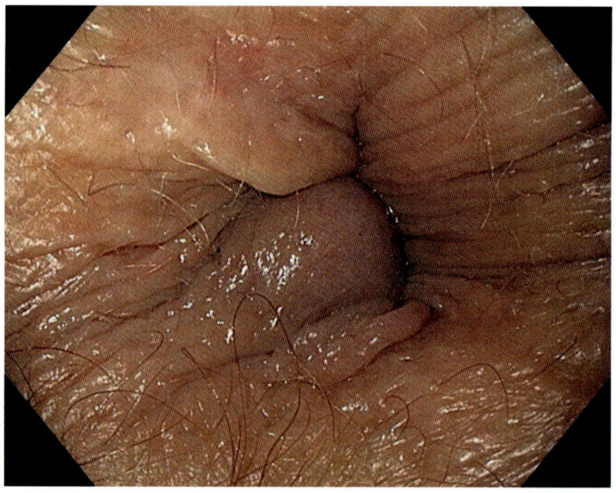

Abb. 6.6 Analvenenthrombose. [aus Messmann, Lehratlas der Koloskopie, Thieme, 2014]

PRÜFUNGSHIGHLIGHTS

- ! Klinik: plötzliche Schmerzen, blauschwarzer kugeliger, perianaler Knoten.

6.5 Marisken

DEFINITION Schlaffe Hautfalten in der Perianalregion.

Marisken sind **sehr häufig**. Sie kommen bei bis zu 80 % der älteren Bevölkerung vor. Sie stellen i. d. R. den Endzustand einer Analvenenthrombose dar. Meist bestehen keinerlei Beschwerden, in seltenen Fällen kann es jedoch infolge der eingeschränkten Analhygiene zu einer bakteriellen oder pilzbedingten Dermatitis kommen. Marisken sind eine reine Blickdiagnose. Differenzialdiagnostisch gilt es, Kondylome und Vorpostenfalten bei chronischen Analfissuren auszuschließen. Bei ausgeprägten Beschwerden ist eine Exzision (elektrochirurgisch) in Lokalanästhesie indiziert.

6.6 Analfissur

DEFINITION Radiär verlaufende Läsion im Anoderm distal der Linea dentata, i. d. R. bei 6 Uhr (90 %) bzw. 12 Uhr in der SSL.

Epidemiologie: Analfissuren haben einen Häufigkeitsgipfel zwischen dem 30. und 40. Lebensjahr, können aber in jedem Alter auftreten. Beide Geschlechter sind gleichermaßen betroffen.

Ätiopathogenese: Die exakte Pathogenese der Analfissur ist bis dato ungeklärt. In den meisten Studien wird eine Hypertonie des M. sphincter ani internus als zentraler Punkt angesehen. Diese geht mit einer Ischämie, Schmerzen sowie einem Entzündungsreiz und dadurch einem reflektorisch weiter ansteigenden Sphinktertonus einher. Je nach Genese unterscheidet man sekundäre (oder atypische) Analfissuren von den primären. Sekundäre Analfissuren entstehen als Folge einer Grunderkrankung und sind häufiger atypisch (lateral) lokalisiert und multifokal vorhanden.

Oberhalb der Fissur besteht im chronischen Stadium oft eine hyperthrophe Analpapille. Unterhalb zeigt sich häufig eine sog. **Vorpostenfalte** (Anschwellen einer Hautfalte).

Klinik: Leitsymptom ist der heftige, stechende und nur langsam nachlassende Schmerz direkt nach der Defäkation. Blutauflagerungen auf dem Toilettenpapier können ebenfalls vorkommen. Im chronischen Stadium dominiert die anale Enge das Bild, Blutauflagerung auf Stuhl und Toilettenpapier kommen regelhaft vor. Die Schmerzen sind dabei gering.

Diagnostik: Die Diagnose erfolgt aus Anamnese und Inspektion. Eine digital-rektale Untersuchung ist oft nur in Lokalanästhesie möglich und zeigt einen hellroten Hauteinriss bei Spreizen der Afteröffnung. Im chronischen Stadium zeigt sich eine Vorpostenfalte, die fälschlicherweise oft als Mariske interpretiert wird.

Therapie und Prognose: Die Spontanheilungsrate akuter Analfissuren ist unter konservativer Therapie (lokale Applikation von Calciumantagonisten, Lokalanästhetika) mit 60–90 % hoch. Bei chronischen Analfissuren sind lokal applizierte Calciumantagonisten die medikamentöse Erstlinientherapie. Botulinum-Toxin kann ggf. als Zweitlinientherapie, alternativ zu einem operativen Vorgehen (Erstlinientherapie: Fissurektomie), eingesetzt werden.

PRÜFUNGSHIGHLIGHTS

- ! **Klinik**: heftige, stechende Schmerzen nach der Defäkation, die nur langsam nachlassen, und Blutauflagerungen auf Stuhl und Toilettenpapier.
- ! **Diagnostik:** proktologische Untersuchung unter adäquater Analgesie.

6.7 Anal- und Rektumprolaps

DEFINITION

- **Analprolaps:** Vorfall von Analhaut (Anoderm, nichtverhornendes Plattenepithel) vor die Anokutangrenze.
- **Rektumprolaps:** Vorfall des Rektum in seiner gesamten Zirkumferenz durch den Anus.

Epidemiologie: Die Inzidenz des Rektumprolaps liegt bei 2,5 pro 100 000 Einwohnern. Das Durchschnittsalter liegt bei 70 Jahren. Frauen sind deutlich häufiger betroffen als Männer. Die Inzidenz des Analprolaps ist eng mit dem Hämorrhoidalleiden verknüpft.

Ätiopathogenese:

- **Analprolaps:** Ursache sind meist Hämorrhoiden 3. oder 4. Grades.
- **Rektumprolaps:** Insuffizienz der Haltestrukturen des Beckenbodens infolge einer globalen Beckenboden- oder Sphinkterinsuffizienz. Begünstigende Faktoren sind chronische Obstipation, Enteroptose, vorbestehende Muskelinsuffizienzen im Bereich des Beckenbodens und ein Descensus perinei.

Klinik:

- **Analprolaps** (S. 95)
- **Rektumprolaps:** Je nach Ausprägung fällt das Rektum nach der Defäkation oder infolge anderweitig erhöhten intraabdominellen Drucks (z. B. Husten, Heben) vor. Im fortgeschrittenen Stadium ist auch ein spontaner Prolaps möglich. Es können zusätzlich Schmerzen, Stuhlinkontinenz, Blutungen, Schleimabgang mit Nässe und Juckreiz bestehen.

Komplikationen: Beim Rektumprolaps kann es zu Inkarzerationen und Nekrose kommen. Es besteht das Risiko der analen Inkontinenz bei fortgeschrittener Erkrankung.

Diagnostik:

- **Analprolaps:** inspektorisch typisches radiäres, rosa-weißliches Faltenmuster
- **Rektumprolaps:** Vorfall der dunkelroten Schleimhaut (zirkuläre Faltung, evtl. mit starker Schleimsekretion), insbesondere beim forcierten Pressen.

In jedem Fall ist eine Koloskopie zum Tumorausschluss angezeigt. Beim Rektumprolaps sind eine Sphinktermanometrie und eine Defäkografie zur Diagnostik der chronischen Obstipation notwendig.

Therapie und Prognose:

- **Analprolaps:** Die Therapie entspricht der Behandlung von Hämorrhoiden Grad III und IV (S. 95).
- **Rektumprolaps:** Um eine Inkarzeration zu verhindern, wird das Rektum zunächst manuell reponiert. Eine definitive operative Versorgung muss sich zur Verhinderung von Komplikationen (insbesondere Inkontinenz) anschließen.

OP-TECHNIK

Dabei wird das Rektum intraabdominal fixiert (offen oder laparoskopisch, sog. **Rektopexie**) und das Sigma meist zu Verbesserung der chronischen Obstipation reseziert (Resektionsrektopexie). Der Zugangsweg erfolgt meist von abdominal, bei schlechtem Allgemeinzustand des Patienten kann auch der peranale Weg gewählt werden (höhere Komplikationsrate).

6.8 Defäkationsstörungen mit Inkontinenz

Synonym: Incontinentia alvi

Ätiologie:

- **sensorische Inkontinenz:** Anodermverlust (z. B. iatrogen, Analatresie, Tumor), Sensibilitätsstörungen (z. B. Polyneuropathie, Querschnitts-Syndrome), allgemeine Behinderung der Sensorik durch Hämorrhoiden, Proktitis, Tumoren oder Prolaps-Syndrome
- **myogene Inkontinenz:** Sphinkterläsionen (traumatisch, iatrogen), Sphinkterlähmung (z. B. Altersinvolution), Sphinkteragenesie, generalisierte Beckenbodeninsuffizienz
- **mechanische Inkontinenz:** Verlust des Anorektalwinkels, Verlust der Reservoirfunktion des Rektums (z. B. iatrogen, Morbus Crohn, Colitis ulcerosa, Diarrhöen, enterokotische Fistel), Fisteln (Bypass des Sphinkters)
- **neurogene Inkontinenz:** Nervenläsionen (peripher oder zentral/rückenmarksnah).

Klinik: Klinisch unterscheidet man 5 Schweregrade der Inkontinenz nach Williams:

- Grad 1: kontinent für Gas, flüssigen und festen Stuhl
- Grad 2: unkontrollierter Gasabgang, aber kontinent für flüssigen und festen Stuhl
- Grad 3: gelegentlich unkontrollierter Verlust von flüssigem Stuhl, aber kontinent für festen Stuhl
- Grad 4: gelegentlich unkontrollierter Verlust von festem Stuhl
- Grad 5: komplette Inkontinenz. Unkontrollierter Verlust von festem und flüssigem Stuhl.

Diagnostik:

- Anamnese
- proktologische Untersuchung mit genauer Inspektion und digital-rektaler Austastung (Tumoren, Sphinktertonus, Prolaps)
- Koloskopie und Proktoskopie: bei weiter oral gelegener Ursache
- Sphinktermanometrie
- Elektromyo- (Sphinkterfunktion) und Elektroneurografie (Nervenleitgeschwindigkeit des N. pudendus)
- Endosonografie: v. a. bei muskulären Sphinkterläsionen.

Therapie:
- **konservativ:** Maßnahmen zur Stuhlregulierung, evtl. Loperamid und Biofeedbacktraining
- **operativ:**
  - bei traumatischen Schäden am muskulären Sphinkter Sofort-OP
  - bei gestörter Sphinkterfunktion: **Rekonstruktionsmaßnahmen** bzw. Sphinkterplastiken
  - Ultima Ratio: künstlicher Darmausgang.

6.9 Analkarzinom

DEFINITION Tumor im analen Bereich unterschiedlicher Histologie. Nach der Lokalisation wird zwischen Analrand- (an oder unterhalb der Linea anocutanea) und Analkanalkarzinomen oberhalb der Linea anocutanea unterschieden.

Epidemiologie: Das Analkarzinom ist mit 5 % aller kolorektalen Tumoren selten.

Ätiologie: Als prädisponierende Faktoren werden chronisch-entzündliche Erkrankungen (u. a. auch Geschlechtserkrankungen) und analer Geschlechtsverkehr diskutiert.

Histologie: Histologisch wird zwischen Plattenepithel-, basaloiden (kloakogenen) und Adenokarzinomen (von den Proktealdrüsen ausgehend) unterschieden.

Metastasierung: Das Analkarzinom kann lymphogen in die Iliakal-, Mesenterial- und Leistenlymphknoten metastasieren. Lokal infiltriert es in das Rektum und die Nachbarorgane des kleinen Beckens (Harnblase, Prostata, Harnröhre, Vagina). Hämatogene Metastasen sind bei Diagnosestellung selten.

Klinik: Die Symptome sind **unspezifisch** und umfassen Blutungen, Pruritus, Kontinenzstörungen und anale Missempfindungen.

Diagnostik: **Anamnese**, **Inspektion** und **digital-rektale Untersuchung** führen meist schon zur Verdachtsdiagnose. Zum Staging werden eine Koloskopie durchgeführt und die lokalen Lymphknoten (Leiste) palpiert. Ebenso sind Leisten- sowie Abdomensonografie und Röntgen-Thorax- bzw- CT-Aufnahmen indiziert.

Therapie:
- **konservative Therapie:** Plattenepithel und kloakogene Analkarzinome werden primär strahlentherapeutisch, in fortgeschrittenen Stadien kombiniert mit einer Chemotherapie (5-Fluorouracil, Mitomycin C) behandelt.
- **operative Therapie:** Resttumoren nach Bestrahlung, Rezidive und Adenokarzinome erfordern eine Rektumresektion. Analrandkarzinome werden primär nur operiert, wenn die Kontinenz nach der Resektion (mit 1–2 cm Sicherheitsabstand) erhalten bleibt. Alternativ erfolgt auch hier eine Radiotherapie.

Prognose: Die 5-Jahres-Überlebensrate beträgt bei nicht nachweisbarem Resttumor ungefähr 80 %. Metastasen bestehen bei rund 20–30 % der Patienten und können bei gut ⅓ geheilt werden.

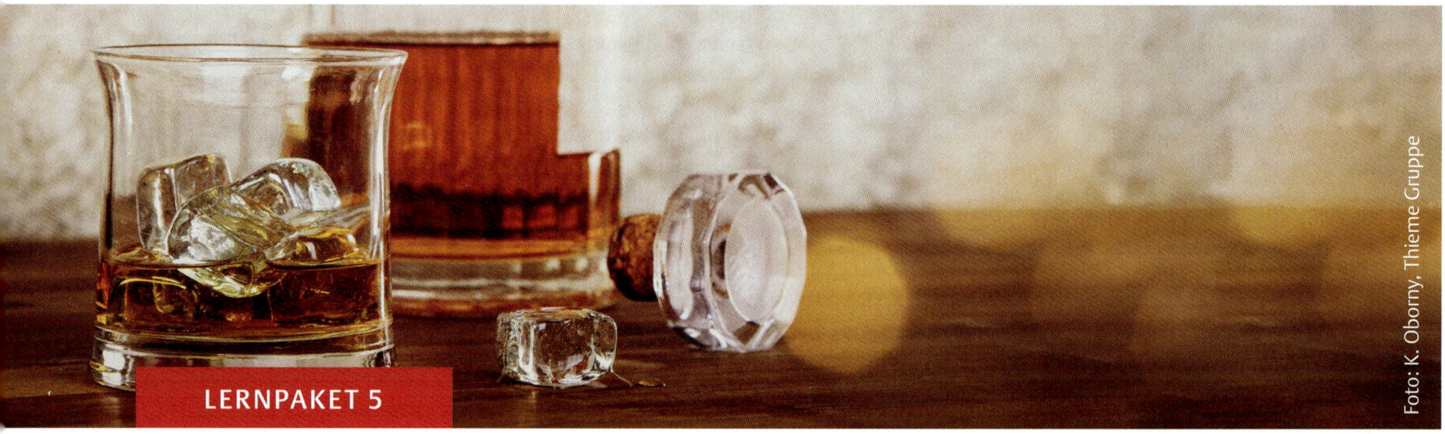

7 Leber

7.1 Grundlagen

7.1.1 Anatomie

Topografie: Die Leber liegt im rechten Oberbauch in enger Beziehung zu rechter Niere und Nebenniere, Colon transversum, Magen und Duodenum. Sie macht etwa 2,5 % des Körpergewichts beim Erwachsenen aus. **Anatomisch** wird die Leber in 4 Lappen unterteilt: Lobus hepatis dexter, Lobus hepatis sinister, Lobus caudatus und Lobus quadratus, wobei das Lig. falciforme die Grenze zwischen dem größeren rechten und dem kleineren linken Leberlappen bildet. In der **Chirurgie** orientiert man sich nicht an den anatomischen Grenzen, sondern am Versorgungsgebiet der rechten bzw. linken arterioportalen Strombahn (**Abb. 7.1**). Die chirurgische Grenze verläuft dabei zwischen der suprahepatischen V. cava inferior und der Gallenblase.

Entsprechend ihrer Blutversorgung bzw. dem Gallenfluss besteht die Leber aus **8 Segmenten** (nach Couinaud), wobei die Segmente I–IV auf den (chirurgisch) linken Lappen und die Segmente V–VIII auf den rechten Lappen entfallen.

Die Leber wird durch die Ligg. coronaria (Umschlag von parietalem zu viszeralem Blatt des Peritoneums), die Ligg. triangularia dexter et sinister (Verstärkung der Ligg. coronaria im Bereich des lateralen Umschlags), das Lig. falciforme, das Lig. teres hepatis (obliterierte Umbilikalvene) und durch den intraabdominellen

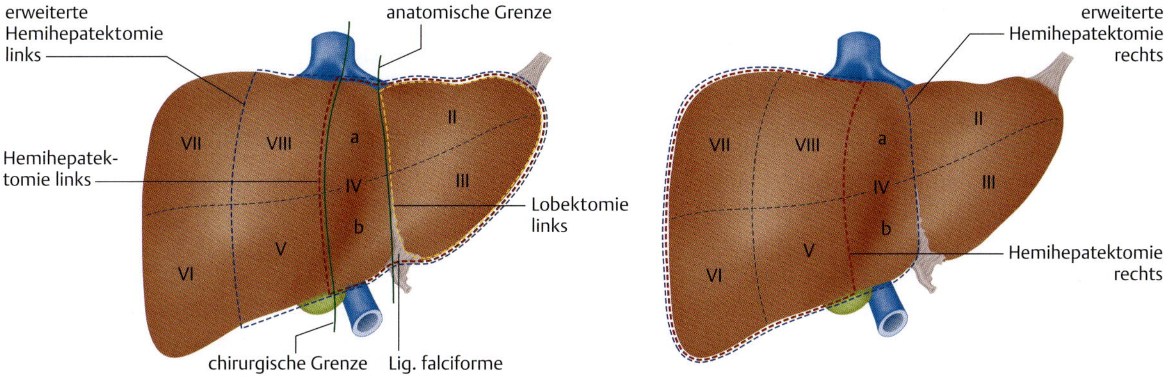

Abb. 7.1 Anatomische und chirurgische Lebergrenzen sowie Leberresektionsmöglichkeiten. [aus Hirner, Weise, Chirurgie, Thieme, 2008]

Druck fixiert. Im Lig. hepatoduodenale verlaufen die Blutgefäße zur Leber bzw. die extrahepatischen Gallengänge in Richtung Papilla Vateri. Ebenso vorhanden sind Lymphgefäße.

LERNTIPP !

Achtung! Sie müssen die Lebergrenzen unterscheiden können. Prägen Sie sich v. a. die chirurgische Grenze gut ein, damit Sie im Falle einer Leberparenchymverletzung diese zielsicher dem richtigen Segment und Lappen zuordnen können!

Gefäßversorgung und Lymphabfluss: Die Leber ist aufgrund ihrer Stoffwechselleistung sehr gut durchblutet (25 % der HZV, etwa 1,5 l/min). ⅓ des Blutes erhält sie aus der **A. hepatica propria** (aus der A. hepatica communis, einem Hauptast des Truncus coeliacus), ⅔ aus der **Portalvene.** Der venöse Abfluss erfolgt über 3 Hauptvenen direkt in die V. cava inferior.

Der Lymphabfluss erfolgt kaudal in die Nodi lymphoidei hepatici und Nodi lymphoidei coeliaci, kranial in die medastinalen Lymphknoten.

Nervensystem: Die sympathische Innervation (Abbau von Glykogen, Hemmung der Gallensäurensekretion) erfolgt über das Ganglion coeliacum, die parasympathische (Steigerung der Gallensäurensekretion) aus dem Ramus hepaticus des Nervus vagus. Der Peritonealüberzug und die Glisson-Kapsel der Leber werden durch den Nervus phrenicus sensibel innerviert.

7.1.2 Aufgaben der Leber

Tab. 7.1 fasst die wichtigsten physiologischen Funktionen der Leber zusammen.

Tab. 7.1 **Aufgaben der Leber**

physiologische Funktion	Erläuterung
Kohlenhydratstoffwechsel	Aufrechterhaltung eines konstanten Blutzuckerspiegels durch: ▪ Speicherung überschüssiger Glukose in Form von Glykogen (Glykogensynthese) ▪ bei Überschreiten der Kohlenhydratspeicherkapazität Umwandlung der Kohlenhydrate in Triglyzeride (Lipogenese) ▪ Freisetzung der Glukose aus den Glykogenspeichern (Glykogenolyse) oder Neusynthese aus Aminosäuren, Laktat, Pyruvat und Glyzerin (Glukoneogenese) bei sinkendem Blutzuckerspiegel oder erhöhtem Energiebedarf ▪ Umwandlung von „Austauschzuckern" wie Galaktose und Fruktose in Glukose
Proteinstoffwechsel	▪ Synthese körpereigener Proteine aus den in der Leber und im Darm zu Aminosäuren und Ammoniak abgebauten Nahrungseiweißen. Synthetisiert werden z. B. Albumin, Transportproteine wie Coeruloplasmin und Transferrin, Akute-Phase-Proteine, Gerinnungs- und Komplementfaktoren, Cholinesterase, Apolipoproteine, α_1-Antitrypsin.
Fettstoffwechsel	Abhängig vom Nahrungsfettangebot erfolgen in der Leber ▪ Neubildung von Triglyzeriden aus Kohlenhydraten und Aminosäuren (Lipogenese) oder ein Abbau der Fettreserven (Lipolyse) ▪ Speicherung der synthetisierten Triglyzeride ▪ Einbau der Triglyzeride in VLDL und Abgabe in das Blut ▪ Synthese von Cholesterin und Gallensäuren
sekretorische Funktion	▪ Synthese und Sezernierung von etwa 700 ml Gallenflüssigkeit pro Tag ▪ Bildung (Somatomedine), Aktivierung (Vitamin D, Schilddrüsenhormone) und Abbau (Sexualhormone) von Hormonen
Speicherungsfunktion	▪ Speicherung von Vitaminen und Spurenelementen und bedarfsgerechte Abgabe an den Körper
Abbau-, Entgiftungs- und Ausscheidungsfunktion	▪ Abbau endogener (z. B. Sexualhormone) und exogener (z. B. Medikamente) Substanzen ▪ Entgiftung und Ausscheidung nutzloser oder schädlicher Stoffwechselprodukte (z. B. Ammoniak, Bilirubin) oder Fremdstoffe (Arzneimittel) durch Biotransformation ▪ Einschleusung des beim Proteinabbau entstehenden neurotoxischen Ammoniaks in den Harnstoffzyklus und Umwandlung in ungiftigen, harngängigen Harnstoff

LERNPAKET 5

7.1.3 Pathophysiologie

Die Leber reagiert auf die unterschiedlichsten Schädigungen (z. B. Infektionen, toxische Substanzen [Alkohol, Medikamente] oder Sauerstoffmangel) mit relativ einheitlichen und unspezifischen Reaktionsmustern. Zu den typischen Reaktionen des Lebergewebes gehören

- **Entzündungen des Leberparenchyms:** „Hepatitis“ (S. 105)
- eine **Leberverfettung:** „Fettlebererkrankungen“ (S. 111) und
- die **intrahepatische Cholestase** (S. 102).

Das Endstadium chronischer Lebererkrankungen ist, unabhängig von der Ursache, die **Leberzirrhose** (S. 117), die zu einer portalen Hypertension (S. 120) und ihren typischen Folgen führt.

Metabolische Leberinsuffizienz

Die wichtigste klinische Folge der o. g. Veränderungen ist die Entwicklung einer metabolischen Leberinsuffizienz. Pathogenetisch liegt der Leberinsuffizienz ein Untergang von funktionstüchtigem Lebergewebe zugrunde. Die häufigsten **Ursachen für ein akutes Leberversagen** sind fulminant verlaufende Hepatitiden und Vergiftungen. Eine chronische Leberinsuffizienz entsteht im Rahmen von Alkoholismus, chronisch-persistierenden Hepatitiden, Medikamentenschädigungen, Stoffwechselerkrankungen und einer länger bestehenden intra- oder posthepatischen Cholestase.

Die **klinischen Symptome** einer akuten und chronischen Leberschädigung werden unter dem Oberbegriff der Leberinsuffizienz zusammengefasst. Sie sind Ausdruck der verminderten Syntheseleistung und Entgiftungsfunktion der Leber. Zu ihnen zählen:

- Ikterus (Störung der Bilirubinkonjugation und -elimination)
- erhöhte Blutungsneigung (Gerinnungsfaktormangel)
- Ödem- und Aszitesbildung (Hypoalbuminämie)
- hepatische Enzephalopathie (Ammoniakanstieg)
- Malabsorption und Kachexie (verminderte Proteinsynthese).

7.1.4 Leitsymptome

Ikterus

Synonym: Gelbsucht

DEFINITION Gelbfärbung der Skleren, der Haut und der Schleimhäute infolge einer erhöhten Gewebeeinlagerung von Bilirubin. Ab einer Serumkonzentration > 2,5 mg/dl verfärben sich Skleren und Schleimhäute, ab > 3–4 mg/dl die Haut.

Ätiopathogenese: Ursächlich ist ein vermehrter Anfall von Bilirubin. Bilirubin entsteht beim Abbau von Hämoglobin. Normalerweise wird es an Albumin gebunden zur Leber transportiert und dort konjugiert, damit es über die Galle ausgeschieden werden kann. Das für die Konjugation verantwortliche Enzym ist die UDP-Glucuronyltransferase. Im Darm wird Bilirubin durch bakterielle Enzyme in Urobilinogen umgewandelt und größtenteils über den Stuhl als Stercobilin ausgeschieden, der Rest des Urobilinogens wird resorbiert und gelangt zurück zur Leber (enterohepatischer Kreislauf). Zum Teil wird Urobilinogen auch über den Harn ausgeschieden.

Abhängig von der Ursache unterscheidet man verschiedene Ikterusformen (**Tab. 7.2**):

- **prähepatischer (hämolytischer) Ikterus:** bei Hämolyse oder einer ineffektiver Hämatopoese
- **intrahepatischer (hepatozellulärer) Ikterus:** entweder verminderte Bilirubinaufnahme in die Leberzelle (z. B. Hyperbilirubinämie des Neugeborenen), verminderte Konjugation in der Leberzelle (z. B. infektiöse oder medikamentöse Hepatitis, Morbus Gilbert-Meulengracht, Leberzirrhose) oder verminderte Exkretion von Bilirubin in die Gallenwege (= intrahepatische Cholestase).

Tab. 7.2 **Ikterusformen**

	prähepatischer Ikterus	hepatischer Ikterus	posthepatischer Ikterus
Serum			
direktes Bilirubin	normal	+	+
indirektes Bilirubin	+	+	normal
Urin			
Bilirubin	normal	+	+
Urobilinogen	+	+	normal
Stuhlfarbe	dunkel	hell	hell

- **posthepatischer Ikterus:** Behinderung des Galleabflusses in den Gallenwegen (= extrahepatische Cholestase).

Diagnostik:

- **Anamnese:** Wichtig sind v. a. Fragen nach der zeitlichen Entwicklung des Ikterus (akut – schleichend), möglichen Begleitsymptomen, Farbveränderungen in Stuhl und Urin, Gewichtsverlust (maligne Ursache?), nach früheren Erkrankungen bzw. Grunderkrankungen, Sexualkontakten, früheren Bluttransfusionen (Hepatitis B, C?), Auslandsreisen (Hepatitis A?), Alkohol-, Medikamentenkonsum oder Lösungsmittelkontakt.
- **körperliche Untersuchung:** Bei der Inspektion muss auf Leberhautzeichen, eine Feminisierung bei Männern, Kollateralenbildung (Caput medusae), Hautfarbe (Blässe bei Anämie) oder Kratzspuren als Zeichen des Pruritus geachtet werden. Die Palpation gibt Auskunft über eine Vergrößerung der Leber oder der Milz; möglicherweise ist die Gallenblase tastbar (Courvoisier-Zeichen).
- **Basisdiagnostik:** Neben den Laboruntersuchungen (BSG, Blutbild, Retikulozyten, Leberwerte, direktes und indirektes Bilirubin, Serumelektrophorese, Quick/INR) steht die Abdomensonografie im Mittelpunkt.
- Das **weitere Vorgehen** orientiert sich an der wahrscheinlichen Ursache (**Abb. 7.2**).

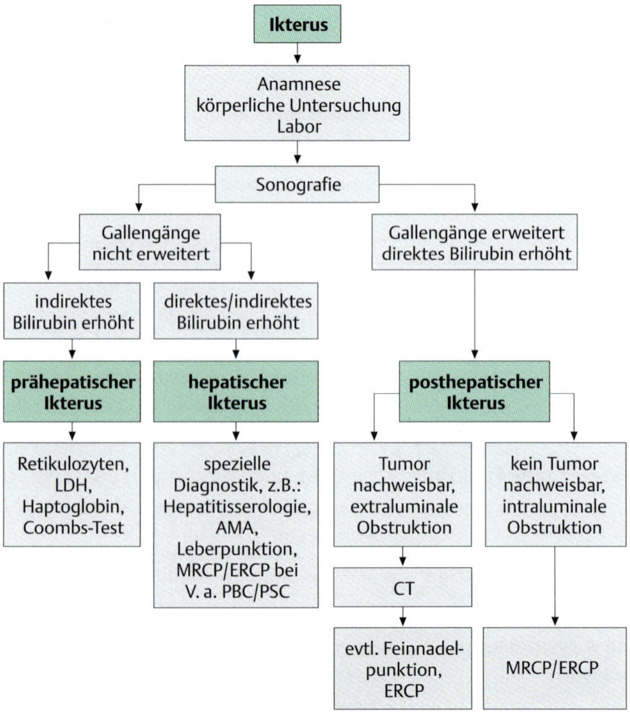

Abb. 7.2 **Diagnostisches Vorgehen bei V. a. Ikterus.** [aus Hahn, Checkliste Innere Medizin, Thieme, 2010]

Differenzialdiagnosen: Neben den in **Tab. 7.3** dargestellten Ursachen sollte auch an einen falschen Ikterus (**Pseudoikterus**) gedacht werden. Dabei handelt es sich um eine Gelbfärbung der Haut ohne Beteiligung von Skleren und Schleimhäuten bei normalen Serumbilirubinkonzentrationen. Auftreten kann er z. B. nach monatelangem exzessivem Karottengenuss.

Tab. 7.3 **Differenzialdiagnosen des Ikterus**

Ursache	Begleitsymptome und Befunde	Diagnostik
prähepatischer Ikterus		
Hämolyse	Anämie, Hepatosplenomegalie, bei hämolytischen Krisen Fieber, Oberbauchschmerzen, Ikterus	Retikulozyten ↑, LDH ↑, Haptoglobin ↓, Bilirubin (indirekt > direkt), Hämoglobinämie, Hämoglobinurie
ineffektive Hämatopoese (oft megaloblastäre Anämie)	ggf. Hämolysezeichen (bei ausgeprägter megaloblastärer Anämie)	makrozytäre Anämie, Retikulozyten ↓, LDH ↑, Haptoglobin normal
intrahepatischer Ikterus		
akute infektiöse Hepatitis (meist Virushepatitis)	anfangs allgemeines Krankheitsgefühl, subfebrile Temperatur, Hepatomegalie, oft auch asymptomatisch, bei Cholestase (→ schwere Leberschädigung): dunkler Urin und heller Stuhl	direktes und indirektes Bilirubin ↑, GPT > GOT, bei Cholestase γGT und AP ↑, Hepatitisserologie, Autoimmunantikörper
chronische Hepatitis	Allgemeinsymptome, Hepatomegalie, Druckgefühl im rechten Oberbauch, u. U. Leberzirrhose	direktes und indirektes Bilirubin ↑, Transaminasen ↑, Hepatitisserologie, Autoimmunantikörper
Leberzirrhose	Leberhautzeichen, Aszites	direktes und indirektes Bilirubin ↑, Syntheseparameter ↓ (z. B. CHE, Quick, Albumin), Elektrophorese (γ-Globuline ↑), Sonografie, Biopsie
toxische Leberzellschädigung: ▪ alkoholtoxische Fettleberhepatitis (ASH) ▪ nichtalkoholische Fettleber (NASH)	Anamnese (chronischer Alkoholkonsum, Stoffwechselerkrankungen wie Diabetes mellitus oder Autoimmunerkrankung, Medikamenteneinnahme, Chemikalienexposition, Schwangerschaft)	direktes und indirektes Bilirubin ↑, GOT und GPT ↑ ↑ (bei ASH: GOT/GPT [de-Ritis-Quotient] > 1, bei NASH: < 1), γGT ↑
intrahepatische Cholestase bei:	Juckreiz, Maldigestion	direktes und indirektes Bilirubin ↑, γ-GT und AP ↑
▪ parenteraler Ernährung		
▪ postoperativ		
▪ Schwangerschaft: 3. Trimenon		
Stauungsleber bei Rechtsherzinsuffizienz	druckschmerzhafte Leber, Zeichen der Rechtsherzinsuffizienz	direktes und indirektes Bilirubin ↑, Transaminasen ↑
Konjugationsstörungen		
▪ Morbus Gilbert-Meulengracht	oft zufällig bei Jugendlichen oder Stress, Stuhlfarbe bleibt dunkel	v. a. indirektes Bilirubin leicht ↑, Abfall nach Phenobarbital
▪ Crigler-Najjar-Syndrom	Manifestation nach der Geburt (Typ 1) oder zwischen 1 und 10 Jahren (Typ 2)	indirektes Bilirubin ↑ ↑
Ausscheidungsstörungen (selten)		
▪ Dubin-Johnson-Syndrom	Pigmentation der Leber, variabler Manifestationszeitpunkt	v. a. direktes Bilirubin leicht ↑
▪ Rotor-Syndrom	Ikterus oft im Kindesalter	
weitere Ursachen (selten)		
▪ Sarkoidose	Hiluslymphknotenschwellung	Klinik, Leberbiopsie
▪ maligne Lymphome	B-Symptomatik, Splenomegalie	
▪ Amyloidose	Hepatosplenomegalie, Hypotonie, Herzinsuffizienz, Polyneuropathie	
▪ Hämosiderose	Hautpigmentierung, Bronzediabetes, Hepatomegalie, verminderte Behaarung	

Tab. 7.3 Fortsetzung

Ursache	Begleitsymptome und Befunde	Diagnostik
posthepatischer Ikterus		
Steine	Gallenkoliken, dunkler Urin, heller Stuhl	Sonografie, ERCP
Pankreaskarzinom	abh. von der Lokalisation früh (Kopf) bzw. eher spät (Korpus) symptomatisch: Courvoisier-Zeichen, dunkler Urin, heller Stuhl, Schmerzen mit gürtelförimger Ausstrahlung in den Rücken, Gewichtsverlust	Amylase und Lipase ↑, Endosonografie, ERCP (MRCP), CT
Gallengangskarzinom	Frühsymptome selten, später evtl. Druckschmerz, evtl. Courvoisier-Zeichen, dunkler Urin, heller Stuhl	ERCP (MRCP)
primär sklerosierende Cholangitis	Assoziation mit Colitis ulcerosa, dunkler Urin, heller Stuhl	pANCA, γGT und aP ↑, ERCP

Cholestase

DEFINITION Störung der Gallensekretion oder des Gallenabflusses mit Rückstau von gallenpflichtigen Substanzen ins Blut und Erhöhung der Cholestaseparameter.

Cholestaseformen und Ätiologie:
- **intrahepatische Cholestase** (obstruktiv/nicht obstruktiv): Störung der hepatozytären Gallesekretion oder des intrahepatischen Galletransports.
- **extrahepatische Cholestase** (obstruktiv): bei Obstruktion der extrahepatischen Gallengänge durch intraluminalen Verschluss oder Kompression von außen.

Mögliche Ursachen einer Cholestase zeigt **Tab. 7.4**.

Darüber hinaus kann man **primär cholestatische Erkrankungen** (S. 116) von **sekundär** cholestatischen Erkrankungen (z. B. Cholestase bei Choledocholithiasis) unterscheiden.

Klinik: abhängig von der Ursache und der Dauer ihres Bestehens. Möglich sind **Ikterus** und quälender **Juckreiz** (Pruritus). Die Ursache für den Juckreiz ist noch nicht endgültig geklärt, jedenfalls konnte ein eindeutiger Zusammenhang zwischen der Höhe der Gallensäuren im Serum und der Stärke des Juckreizes noch nicht sicher belegt werden. Auch molekulare Mechanismen scheinen bei der Pruritusentstehung eine Rolle zu spielen: Das Enzym ist bei Patienten mit cholestatischem Pruritus erhöht.

Durch eine Störung der Fettverdauung und -absorption kann es zu einem **Malassimilationssyndrom** mit Steatorrhö, Meteorismus, Gewichtsverlust und Vitaminmangelerscheinungen kommen. Die verminderte Ausscheidung von Cholesterin kann zu Cholesterineinlagerungen in der Haut (**Xanthelasmen**) und einem erhöhten Blutcholesterinspiegel führen.

Komplikationen: **biliäre Zirrhose**.

Diagnostik:
- **Anstieg der klassischen Cholestaseparameter** (S. 104): AP, γ-GT und Bilirubin. Typisch ist auch eine **Bilirubinurie** mit **Braunfärbung des Urins**. Aufgrund der fehlenden biliären Galleexkretion ist der Stuhl durch die fehlenden Stuhlfarbstoffe hell.
- Bei autoimmuner Genese kann die serologische Untersuchung Hinweise geben (z. B. IgM-Erhöhung, AMA, ANCA).
- **Sonografie:** zur Differenzierung zwischen intra- und extrahepatischer Cholestase. Die Ätiologie einer intrahepatischen Cholestase lässt sich aber nur histologisch sicher klären. Im nichtgestauten Zustand lassen sich die intrahepatischen Gallengänge sonografisch nicht darstellen. Bei der mechanischen Cholestase zeigt sich proximal des Verschlusses eine Aufweitung der Gallengänge, manchmal gelingt auch der Nachweis des Abflusshindernisses (z. B. Konkremente). Typisch für die obstruktive Cholestase ist außerdem das sog. **Doppelflintenphänomen**, das durch die parallel verlaufenden Lumina der geweiteten intrahepatischen Gallengänge und Lebervenen entsteht.
- **ERCP** oder **MRCP** bei extrahepatischer Cholestase.

Tab. 7.4 **Ursachen der intra- und extrahepatischen Cholestase**

Form	Ätiologie
intrahepatische Cholestase	▪ obstruktiv: – intrahepatische Tumoren – intrahepatische Gallensteine ▪ nicht obstruktiv: – infektiöse oder toxische Schädigung der Leberzellen (z. B. Virushepatitis, Alkohol) oder der Gallengänge (Cholangitis), Arzneimittel (**Tab. 7.12**) oder Toxine – Stoffwechselerkrankungen der Leber – Mukoviszidose – familiäre Syndrome (z. B. Dubin-Johnson- und Rotor-Syndrom) – Destruktion der Gallengänge (z. B. bei primär-biliärer Zirrhose, bei primär-sklerosierender Cholangitis oder nach Lebertransplantation [„vanishing bile duct syndrome“])
extrahepatische Cholestase	▪ intraluminaler Verschluss: Steine, Papillenstenose, Entzündungen, Strikturen und Parasiten (z. B. Askariden, Bilharziose) ▪ Kompression von außen: Entzündungen der Umgebung (z. B. Pericholezystitis, Pankreatitis, Leberabszess), Pankreaspseudozysten, Pankreas- oder Gallengangskarzinom, Mirizzi-Syndrom

LERNTIPP !

Die empfindlichsten Cholestaseparameter sind die alkalische Phosphatase (AP) und γ-GT.

PRAXIS Bei intrahepatisch bedingter Cholestase können die Stuhlentfärbung und der Juckreiz fehlen, wenn der Galleabfluss nicht komplett verlegt ist.

Therapie: Therapie der Wahl bei obstruktiver Cholestase ist die **endoskopische Beseitigung des Abflusshindernisses** (z. B. Steinentfernung, Stenteinlage, Anlage einer biliodigestiven Anastomose) zur Wiederherstellung der Drainage. Bei der intrahepatischen Cholestase steht – soweit möglich – die Behandlung der Grunderkrankung im Vordergrund.

PRÜFUNGSHIGHLIGHTS

- !! **Metabolische Leberinsuffizienz**: u. a. Gerinnungsfaktormangel.

Ikterus

- ! **Ikterusformen**
- !! Ab einem **Gesamtbilirubinwert** von > 2,5 mg/dl verfärben sich **Skleren** und Schleimhäute, ab > 3–4 mg/dl die **Haut**.

Cholestase

- ! **Ätiologie** der intra- und extrahepatischen Cholestase.
- !!! Klinik: Ikterus mit braunem Urin und hellem Stuhl, Pruritus, selten Blutcholesterinspiegel ↑
- !! Diagnostik: alkalische Phosphatase (**AP**) ↑, γ-GT ↑ und Bilirubin ↑.

Aszites

Der Aszites wird im Abschnitt Komplikationen der Leberzirrhose (S. 123) besprochen.

7.1.5 Diagnostik

Anamnese: Hierbei sollte nach Art und Dauer der Beschwerden sowie vorliegenden Risikofaktoren für eine Lebererkrankung (z. B. Alkohol-Abusus) gefragt werden.

Körperliche Untersuchung: Im Spätstadium **chronischer Lebererkrankungen** kommt es zu typischen, an der Haut sichtbaren Veränderungen, sog. „Leberhautzeichen" (**Abb. 7.3**):

- **Spider-Nävi** (Gefäßspinnen), v. a. im Bereich des Thorax und Gesichts
- **Palmar-** und **Plantarerythem**
- **Lacklippen** und **Lackzunge**
- Mundwinkelrhagaden
- Kratzspuren durch chronischen Juckreiz
- Hautatrophie mit Teleangiektasien
- Weißnägel
- Ikterus
- Dupuytren-Kontraktur.

Darüber hinaus können weitere typische Symptome, wie Bauchglatze, Caput medusae oder Hodenatrophie, auftreten.

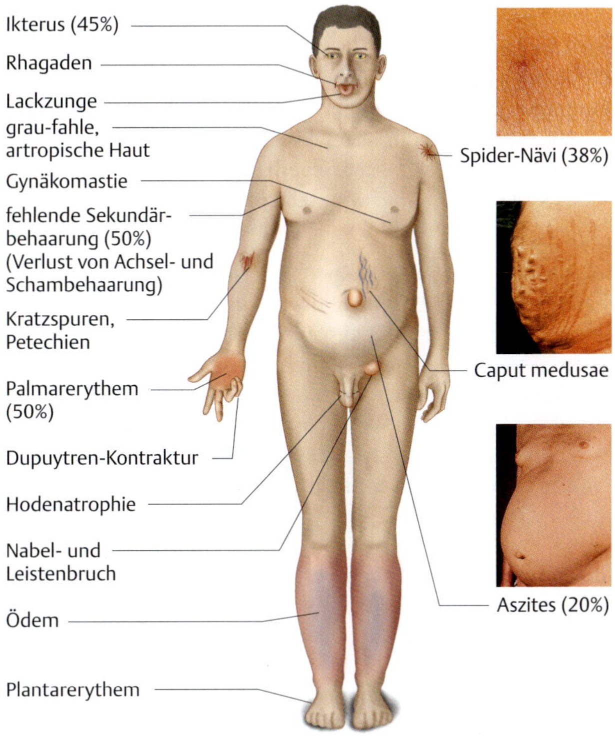

Abb. 7.3 **Symptome des Spätstadiums chronischer Lebererkrankungen.** [aus Schewior-Popp, Sitzmann, Ullrich, Thiemes Pflege, Thieme, 2017]

LERNTIPP !

Nach den Leberhautzeichen fragt nicht nur das IMPP gerne, auch in der Klinik werden Sie diese Befunde zu Gesicht bekommen. Schärfen Sie also Ihre Fähigkeiten zur Blickdiagnose und merken Sie sich, auf welche Hautveränderungen Sie im Zusammenhang mit einer chronischen Lebererkrankung zuerst schauen müssen! Lacklippen sehen übrigens wie rot geschminkte Lippen aus.

Labordiagnostik bei Lebererkrankungen:
Indikatoren einer Leberzellschädigung:

- **zytoplasmatische Enzyme:** Glutamat-Pyruvat-Transaminase (GPT) und Laktatdehydrogenase (LDH)
- **mitochondriale Enzyme:** Glutamat-Oxalacetat-Transaminase (GOT; etwa $^1/_3$ auch im Zytoplasma) und Glutamat-Dehydrogenase (GLDH).

Diese Enzyme werden bei Leberzellschädigung vermehrt freigesetzt und steigen somit im Blut an.

Die unterschiedliche Lokalisation der Leberenzyme macht man sich bei der **Abschätzung des Leberschadens** zunutze:

- Bei einer **leichten Leberschädigung** mit Störung der Funktion der Zellmembran, aber ohne Zelluntergang kommt es zu einem Anstieg der zytoplasmatischen Enzyme (GPT, LDH, teilweise GOT).
- Bei einer **schweren Leberschädigung** mit Zelluntergang können auch die mitochondrialen Enzyme (GOT und GLDH) in das Blut übertreten.

PRAXIS In der Routinediagnostik werden zur Überprüfung der Leberzellintegrität häufig nur die beiden Transaminasen bestimmt. Die Relation zwischen GOT- und GPT-Erhöhung (**GOT-GPT-Quotient** bzw. **de-Ritis-Quotient**) bietet dabei einen ersten Anhalt zur Abschätzung des Ausmaßes der Leberschädigung:
- de-Ritis-Quotient < 1: leichte Leberschädigung
- de-Ritis-Quotient > 1: schwere Leberschädigung.

Cholestaseparameter: Bei einer Cholestase (s. o.) kommt es zu einem Anstieg von Enzymen, die in den Gallengangsepithelien gebildet und mit der Galle ausgeschieden werden. Zu diesen Enzymen zählen die γ-Glutamyl-Transferase (**γ-GT**), die alkalische Phosphatase (**AP**) und die Leucin-Aminopeptidase (LAP). Zudem kann das in der Leber **konjugierte Bilirubin** nicht mehr ausgeschieden werden und steigt deshalb im Serum an. Insbesondere in den ersten 24 h einer Cholestase steigen auch die Transaminasen leicht an.

Indikatoren für eine Leberinsuffizienz: Die wichtigsten laborchemischen Indikatoren für eine **verminderte Syntheseleistung** der Leber sind
- Abnahme der Cholinesterase (CHE)-Konzentration
- Abnahme der Albuminkonzentration
- Erniedrigung des Quick-Wertes (verminderte Synthese von Gerinnungsfaktoren).

Indikatoren für eine **verminderte Entgiftungs-** und **Ausscheidungsfunktion** sind erhöhte Serumkonzentrationen von Ammoniak und Bilirubin.

LERNTIPP !

Eine insuffiziente Leber produziert nicht mehr ausreichend Gerinnungsfaktoren, sodass es konsekutiv zur Koagulopathie kommt.

Bildgebende Diagnostik: Das bildgebende Verfahren der ersten Wahl bei V. a. eine Lebererkrankung ist die **Sonografie**. Mit ihrer Hilfe lassen sich Veränderungen der Organkontur, -größe und -struktur nachweisen. Darüber hinaus können Raumforderungen diagnostiziert und z. T. auch differenziert werden (z. B. Tumor vs. Zyste). Verdächtige Areale können sonografiegesteuert punktiert und histologisch untersucht werden. Aszites kann nachgewiesen und ggf. sonografiegesteuert abpunktiert werden. Die **Farbduplexsonografie** ist bei der portalen Hypertension zur Beurteilung der Flussverhältnisse indiziert. Bei unklaren sonografischen Befunden oder beim Staging maligner Leberprozesse kommen die **MRT** oder die **kontrastmittelverstärkte CT** zum Einsatz. **Endoskopisch** können Varizen diagnostiziert werden.

PRÜFUNGSHIGHLIGHTS

- !! **Leberhautzeichen**
- ! Eine **Leberinsuffizienz** führt zur **Koagulopathie**.

7.1.6 Operationsverfahren an der Leber

Leberresektion

Die Leber hat als einziges parenchymatöses Organ die Fähigkeit, sich in gewissen Maßen selbst zu regenerieren (beispielsweise nach Leberteilresektionen). Voraussetzung für einen langfristigen Erhalt der Syntheseleistung der Leber ist jedoch eine zirrhosefreie Restleber, was bedeutet, dass die Regenerationsfähigkeit mit zunehmendem Zirrhosegrad auch zunehmend eingeschränkt wird (im Stadium Child C sind Leberresektionen weitestgehend kontraindiziert). Grundsätzlich unterscheidet man 2 Leberresektionsverfahren:
- **anatomische Resektion:** Resektion anhand des segmentalen Leberaufbaus, der durch das arterielle/portale, biliäre und venöse System definiert ist. Sie ist Methode der Wahl für Malignomoperationen in kurativer Absicht, da durch die klar definierten Grenzen der Mindestabstand von 1 cm zum Tumor leichter eingehalten werden kann.
- **nichtanatomische (= atypische) Resektion**: häufig nur indiziert bei gutartigen Tumoren, zur diagnostischen Keilresektion sehr kleiner Tumoren sowie bei schweren Leberverletzungen. Beispiele sind Enukleationen oder tangentiale Resektionen.

Präoperative Maßnahmen: Patienten mit schlechter Leberfunktion können aufgrund hoher Letalität nur im Notfall operiert werden. Patienten mit Aszites erhalten präoperativ Diuretika und sollten ihre Flüssigkeitszufuhr einschränken. Eine portale Hypertension muss medikamentös behandelt werden.

Präoperative Diagnostik:
- Bestimmung der Gerinnungsparameter und Leberenzyme
- Bestimmung der Herz-Kreislauf-Funktion vor großen Resektionen
- bildgebende Verfahren wie Sonografie und CT (seltener MRT), Angiografie (zur präoperativen Abklärung der genauen Blutversorgung der Leber).

OP-TECHNIK

Vorgehen: Der Zugang erfolgt über einen rechtsseitigen Rippenbogenrandschnitt, der im Bedarfsfall über die Mittellinie hinaus zur linken Seite erweitert werden kann. Bei ausgedehnteren Eingriffen kann er auch median bis zum Xiphoid verlängert werden (sog. Mercedes-Stern-Schnitt). Anschließend werden die wichtigen Strukturen, insbesondere des Lig. hepatoduodenale, präpariert, vgl. Pringle-Manöver (S. 131); evtl. ist auch eine intraoperative Sonografie indiziert. Der Blutfluss zur Leber darf nicht länger als 1 h kontinuierlich unterbrochen werden (intermittierend länger). Abhängig vom Ausmaß des Befundes werden dann folgende Resektionsverfahren durchgeführt (**Abb. 7.1**):
- **Segmentresektion:** Resektion einzelner Segmente (Mono-, Bi-, Multisegmentresektion). Indiziert bei benignen und malignen Lebertumoren, beim infiltrierenden Gallenblasenkarzinom im Stadium T 2, bei Tumoren in einer Leberzirrhose im Stadium Child B und evtl. bei Parenchymeinrissen.
- **Lobektomie links:** Resektion des anatomischen linken Leberlappens (Segmente II und III). Indiziert bei Tumoren im linken Leberlappen, die die anatomische Grenze (Lig. falciforme) nicht überschreiten.
- **Hemihepatektomie:** Resektion des chirurgischen (nicht des anatomischen!) linken bzw. rechten Leberlappens. Indiziert bei malignen Tumoren, sehr großen benignen Tumoren, großen Parenchymverletzungen oder Tumoren bei Leberzirrhose im Child-A-Stadium. Bei großen Tumoren kann eine **erweiterte Hemihepatektomie** (Trisegmentektomie) durchgeführt werden: Dabei werden der linke Leberlappen und die Segmente V und VIII bzw. der rechte Leberlappen und die Segmente IVa und IVb entfernt. Eine noch radikalere Resektion ist unter Berücksichtigung der Regenerationsfähigkeit nicht möglich.

Prognose: Ein wichtiger Parameter für die Beurteilung der Syntheseleistung der Leber ist – insbesondere in der frühen postoperativen Phase – die **Thromboplastinzeit** (Quick-Wert). **Komplikationen** der Leberresektion sind Blutungen, Bildung eines Bilioms, also einer mit Galle gefüllten Zyste (im CT sichtbar als dünnwandige Flüssigkeitsansammlung), Entstehung von Gallefisteln und Abszessen sowie die Entwicklung eines postoperativen Leberversagens. Die Operationsletalität ist durch die verbesserten Operationsmethoden und Standardisierung abhängig von der Grunderkrankung auf 0–15 % reduziert worden.

PRÜFUNGSHIGHLIGHTS

- ! Die zirrhosefreie Restleber ist Voraussetzung für einen langfristigen Erhalt ihrer Syntheseleistung.
- ! Die Thromboplastinzeit eignet sich am besten, um die Lebersyntheseleistung in der frühen postoperativen Phase zu beurteilen.
- ! CT-Bild eines Bilioms (dünnwandige Flüssigkeitsansammlung).

7.2 Hepatitis

7.2.1 Grundlagen

DEFINITION Entzündliche Schädigung des Lebergewebes unterschiedlicher Ätiologie.
- **akute Hepatitis**: Ausheilung < 6 Monaten
- **chronische Hepatitis:** keine Ausheilung nach 6 Monaten.

Ätiologie:

Akute Hepatitiden: entstehen am häufigsten durch eine **Virusinfektion** (Hepatitisviren, Coxsackie-Viren, EBV, CMV, Gelbfieber) oder **alkoholisch bedingt**, z. B. alkoholische Fettleberhepatitis (S. 111). Weitere Ursachen sind Autoimmunhepatitis, bakterielle Infektionen (z. B. Leptospiren, Salmonellen, Rickettsien), Begleithepatitiden bei Entzündungen der Umgebung (z. B. Cholangitis, pyogene Abszesse), Medikamente, hereditäre Stoffwechselerkrankungen mit Leberbeteiligung oder eine akute Organabstoßung bzw. Graft-versus-Host-Reaktion.

Chronische Hepatitiden: Sie sind am häufigsten die Folge einer Infektion mit dem **Hepatitis-B-, -C- oder -D-Virus** (S. 106). Weitere Ursachen sind
- andere Viren (CMV, EBV, HSV)
- Autoimmunhepatitis
- hepatotoxische Noxen, z. B. Alkohol und Medikamente
- Spätkomplikation bei primär biliärer Zirrhose (PBC), primär sklerosierender Cholangitis (PSC)
- hereditäre Stoffwechselerkrankungen mit Leberbeteiligung (z. B. Hämochromatose, Morbus Wilson)
- Stauungshepatitis
- bakterielle (z. B. Leptospirose, Tuberkulose, Brucellose), parasitäre (z. B. Schistosoma, Amöben) oder mykotische Infektionen
- primär nichthepatische Erkrankungen, z. B. chronisch-entzündliche Darmerkrankungen, Kollagenosen
- chronische Organabstoßung.

Klinik:

Akute Hepatitis: Bei viralen Hepatitiden findet sich häufig ein sog. **Prodromalstadium** mit grippeähnlichen Symptomen (Abgeschlagenheit, Müdigkeit, Myalgien), Übelkeit und Erbrechen sowie Arthralgien. Generell können **Ikterus, Cholestase** und **Hepatomegalie mit Kapseldehnungsschmerzen** auftreten. Die Ausprägung der Symptome ist dabei sehr variabel, akute Virushepatitiden können – wie chronische Virushepatitiden – auch asymptomatisch verlaufen.

Chronische Hepatitis: Die Symptome sind häufig unspezifisch. Bei geringer entzündlicher Aktivität sind die Patienten oft beschwerdefrei. Bei höherer entzündlicher Aktivität treten v. a. **Müdigkeit, Abgeschlagenheit** und **Appetitlosigkeit** auf. Darüber hinaus kann es zu Druckgefühl im Oberbauch und unter dem rechten Rippenbogen kommen. Die Leber ist häufig vergrößert tastbar. Auch Arthralgien, Myalgien und Juckreiz machen den Patienten Beschwerden. Im Spätstadium können die typischen Symptome der Leberzirrhose auftreten (S. 117).

Komplikationen:

akute Hepatitis:
- **cholestatische Hepatitis:** selten bei akuter Virushepatitis
- **fulminante Hepatitis:** akutes, rasch fortschreitendes Leberversagen
- **rezidivierende Hepatitis:** bei viraler Genese.

chronische Hepatitis:
- Leberzirrhose
- akut-auf-chronisches Leberversagen (ACLF)
- hepatozelluläres Karzinom.

Diagnostik: Anamnestisch sollten die verschiedenen Risikofaktoren abgefragt werden:
- Vorerkrankungen, z. B. Autoimmunerkrankungen, Stoffwechselerkrankungen etc.
- Abklärung möglicher Noxen: Medikamentenanamnese, Alkoholanamnese
- Risikofaktoren für infektiöse Hepatitiden: Urlaubsreisen, Bluttransfusionen (v. a. vor 1990), Drogenabusus, häufig wechselnde Sexualpartner, Dialyse etc.

Labor:
- **akute Hepatitis:** Typisch ist eine **Erhöhung der Transaminasen**. Der de-Ritis-Quotient (GOT/GPT) kann bei der Differenzierung zwischen viraler und alkoholtoxischer Hepatitis hilfreich sein: Er ist bei der akuten Virushepatitis i. d. R. < 1, bei alkoholtoxischer Genese dagegen > 1. Ikterische Verläufe zeigen sich labordiagnostisch durch eine **Hyperbilirubinämie**, **Urobilinogenurie** und **Bilirubinurie**. Außerdem lassen sich häufig ein **Anstieg des Serumeisens** (Freisetzung aus Hepatozyten), eine Erhöhung der **Entzündungsparameter** (CRP, BSG), eine **Lymphozytose** und ein **Anstieg der Gammaglobuline** in der Serumelektrophorese nachweisen. Bei einem fulminanten Verlauf finden sich die Indikatoren einer verminderten Synthese- und Entgiftungsleistung der Leber.
- **chronische Hepatitis:** Bei der chronisch-aktiven Hepatitis findet sich häufig eine **dauerhafte Transaminasenerhöhung**. Diese ist jedoch deutlich geringer ausgeprägt als bei der akuten Hepatitis (meist < 300 U/l). Auch bei der chronischen Hepatitis ist der de-Ritis-Quotient meist < 1. Mit Entwicklung einer Leberzirrhose ändert sich das Verhältnis zwischen GOT und GPT jedoch (de-Ritis-Quotient meist > 1). Im Rahmen entzündlicher Schübe steigen die Bilirubin- und Cholestaseparameter an. Im Spätverlauf kommt es zu den typischen Zeichen der Leberzirrhose mit **verminderter Synthese-** und **Entgiftungsleistung**.

Zum Nachweis einer viralen Genese der Hepatitis (S. 108) dienen Serologie und PCR.

Sonografie: Bei der akuten Hepatitis kann die Leber ödematös vergrößert sein (Echogenität normal oder vermindert), bei der chronischen Hepatitis zeigt sich ggf. eine verdichtete Leberstruktur bei normaler oder verminderter Lebergröße. Die Sonografie dient in erster Linie dem Nachweis typischer Komplikationen der chronischen Hepatitis (Leberzirrhose, hepatozelluläres Karzinom).

Histologie: Die Leberbiopsie mit histologischer Untersuchung ist v. a. zur Beurteilung der entzündlichen Aktivität (Grading) und des Fibrosierungsausmaßes (Staging) bei **chronischer Hepatitis** wichtig (Tab. 7.5). Klassische histologische Zeichen der chronischen Hepatitis sind **Milchglashepatozyten** (typisch bei Hepatitis B → HBV-haltige Hepatozyten, Abb. 7.4), eine **lymphomonoztäre Infiltration**, **Mottenfraß-** bzw. **Brückennekrosen** und eine Bindegewebsvermehrung mit Septenbildung.

Bei der unkomplizierten akuten Hepatitis zeigen sich histologisch Einzelzellnekrosen (sog. **Councilman-Körperchen**), eine Proliferation der Kupffer-Zellen, ballonierte Hepatozyten und eine entzündliche Mitreaktion der Periportalfelder. Typisch für die fulminante Hepatitis ist das Auftreten von **Brückennekrosen**, die von einer Zone in die andere reichen und zu einer venovenösen, venoportalen oder portoportalen Brückenbildung der Nekroseareale führen.

Therapie: Die Therapie der unkomplizierten akuten Hepatitis erfolgt häufig rein symptomatisch. Je nach Ursache sind darüber hinaus ggf. spezifische Maßnahmen zu ergreifen (z. B. Absetzen auslösender Medikamente, spezifische antiinfektiöse Therapie). Bei den chronischen Hepatitiden stehen die Behandlung der Grunderkrankung sowie die Therapie der Komplikationen im Vordergrund.

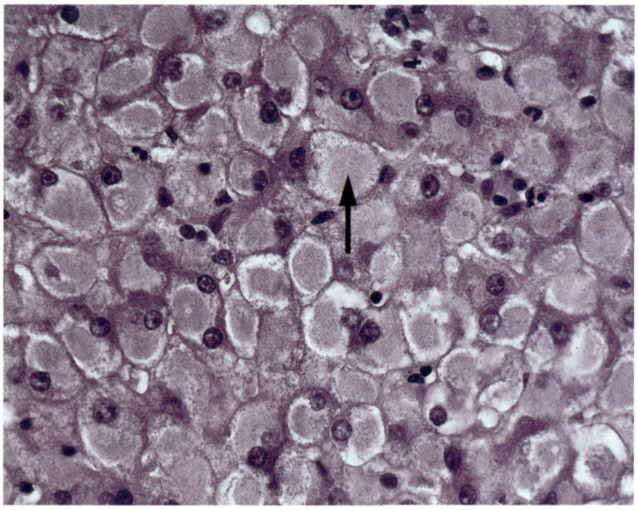

Abb. 7.4 **Milchglashepatozyten.** HBV-haltige Hepatozyten mit homogenem feingranulärem Zytoplasma. [aus Riede, Werner, Schaefer, Allgemeine und spezielle Pathologie, Thieme, 2004]

7.2.2 Virushepatitis

LERNTIPP !

Nicht nur das IMPP stellt sehr gerne Fragen zu den Virushepatitiden, auch in der Klinik besteht eine ziemlich hohe Wahrscheinlichkeit, dass Sie als Arzt mit Patienten mit positiver Hepatitis-Serologie konfrontiert werden. Daher sollten Sie auch wissen, wie Sie sich selbst am besten schützen können und im Falle einer Nadelstichverletzung handeln müssen.

Die Virushepatitis wird im Skript Infektionserkrankungen noch einmal besprochen.

DEFINITION Entzündung des Lebergewebes durch die Hepatitisviren A, B, C, D und E (seltener durch CMV, EBV oder HSV).

Epidemiologie: Die **Hepatitis A** ist v. a. in Ländern mit niedrigem Hygienestand endemisch. In Deutschland betrifft sie v. a. Urlaubsrückkehrer. Die Inzidenz beträgt ca. 30/100 000. **Die Hepatitis B** ist v. a. in China und Zentralafrika endemisch. In Deutschland beträgt die Prävalenz der Virusträger ca. 0,5 %. Betroffen sind v. a. Risikogruppen (s. u.). Die **Hepatitis C** zeigt in Deutschland eine Prävalenz von ca. 1 %. Die **Hepatitis D** und **E** sind selten.

Grundlagen: Tab. 7.6 gibt einen Überblick über die typischen Hepatitisviren.

Pathogenese: Hepatitisviren besitzen **keine direkt zytotoxische Wirkung**. Die hepatische Zellschädigung erfolgt sekundär im Rahmen der immunologischen Viruselimination. **Zytotoxische T-Lymphozyten** erkennen das Virusantigen auf der Zelloberfläche der Hepatozyten. Hierdurch kommt es entweder zu einer direkten Zelllyse oder zu einer Viruseliminierung durch Freisetzung immunmodulatorischer Zytokine (TNFα, IFNγ). Die Folge ist in beiden Fällen eine **entzündliche Gewebereaktion**. Immunkomplexvermittelte Entzündungsreaktionen scheinen bei den extrahepatischen Symptomen der Virushepatitis eine Rolle zu spielen.

LERNTIPP !

Die Leberzellen werden durch die zytotoxischen T-Lymphozyten geschädigt und nicht direkt durch das Virus.

Klinik:

Akute Hepatitis: Etwa 70 % der akuten Virushepatitiden verlaufen asymptomatisch. Die symptomatische Virushepatitis beginnt typischerweise mit einem **Prodromalstadium**, in dem die Patienten unter grippalen Symptomen, gastrointestinalen Beschwerden, Arthralgien und Myalgien leiden. Die Dauer beträgt wenige Tage bis einige Wochen. Im Anschluss an das Prodromalstadium ent-

Tab. 7.5 **Histologische Klassifikation der chronischen Hepatitis**

Stadieneinteilung	minimal	geringgradig	mittelgradig	hochgradig
Grad der entzündlichen Aktivität (Grading)	geringe portale Infiltration	einzelne Mottenfraßnekrosen, geringe entzündliche Aktivität im Leberläppchen	zahlreiche Mottenfraßnekrosen, deutliche entzündliche Aktivität, einzelne Gruppennekrosen	ausgeprägte Mottenfraß- und Brückennekrosen
Ausmaß der Fibrose (Staging)	leichte portale Faservermehrung	leichte portale Faservermehrung, leichte bindegewebige Ausziehung	deutliche portale Faservermehrung, inkomplette und komplette Septen	zahlreiche Septen; Übergang in Zirrhose

Tab. 7.6 **Übersicht über die Hepatitisviren** (A, B, C, D und E)

	Hepatitis A	Hepatitis B	Hepatitis C	Hepatitis D	Hepatitis E
Erreger	HAV (Picornaviridae)	HBV (Hepadnaviridae)	HCV (Flaviviridae)	HDV (Viroid, Infektion mit HBV notwendig)	HEV (Hepeviridae)
Übertragungsweg	fäkal-oral	parenteral, sexuell, perinatal	parenteral, selten sexuell oder perinatal, 25 % unklar	parenteral, sexuell, perinatal (nur bei HBV-Trägern)	fäkal-oral
Inkubationszeit	2–6 Wochen	1–6 Monate	2–10 Wochen	3–4 Monate	2–8 Wochen
fulminanter Verlauf	0,2 %	1 %	< 1 %	2–10 % (bei Superinfektion)	20 % bei Schwangeren, sonst selten
chronischer Verlauf	nein	5–10 % (perinatal > 90 %)	chronisch aktiv: ca. 75 %	> 90 % bei Superinfektion 5 % bei Koinfektion	nein
Prophylaxe	aktive und passive Impfung	aktive und passive Impfung	keine Impfung Vermeidung von Blutkontakten	aktive und passive Impfung gegen HBV	keine Impfung Hygienemaßnahmen

wickelt sich das Stadium der **hepatischen Organmanifestation**. Hier werden ein anikterischer (ca. 70 %) und ein ikterischer Verlauf (30 %) mit Gelbfärbung von Haut, Schleimhaut und Skleren, bräunlichem Urin sowie Juckreiz unterschieden. Durch die Cholestase kann sich der Urin bräunlich verfärben sowie der Stuhl entfärben. Mit Beginn des Ikterus geht es den Patienten i. d. R. besser. Aufgrund einer Hepatomegalie können **Kapseldehnungsschmerzen** auftreten. Etwa 20 % der Patienten entwickeln zusätzlich eine Splenomegalie und eine Lymphknotenvergrößerung.

LERNTIPP !

Eine akute Virushepatitis kann sich klinisch mit einem dunkel verfärbten Urin (Urobilinogen ↑) und einem hellem Stuhl (Stercobilin ↓) äußern.

Chronische Hepatitis: Eine Viruspersistenz mit Entwicklung einer chronischen Hepatitis wird bei der Hepatitis B, der Hepatitis C und der Hepatitis D beobachtet. Die klinische Symptomatik hängt von der entzündlichen Aktivität ab.

- **geringe entzündliche Aktivität:** Die Patienten sind i. d. R. beschwerdefrei, gelegentlich treten Müdigkeit, Leistungsminderung und uncharakteristische Oberbauchbeschwerden auf.
- **mäßige bis starke Aktivität:** Häufigstes Symptom ist die Müdigkeit. Zusätzlich treten Leberdruckschmerz (durch Hepatomegalie), Appetitlosigkeit und Arthralgien auf. Im entzündlichen Schub kann es zu einem Ikterus kommen. Typisch ist das Auftreten von Leberhautzeichen (S. 103) und hormonellen Störungen wie Hodenatrophie, Potenzstörungen, Verlust der Sekundärbehaarung („Bauchglatze"), Gynäkomastie und sekundäre Amenorrhö.

Abhängig von der Viruslast können **extrahepatische Manifestationen** auftreten: Exantheme, Polyarthritis, Sjögren-Syndrom, Panarteriitis nodosa, Glomerulonephritiden, Kryoglobulinämie.

Erregertypische Verlaufsformen:

- **Hepatitis A:** verläuft meist symptomatisch, heilt immer aus, keine Chronifizierung
- **Hepatitis B:**
  - **akute Hepatitis B** (ca. 90 % d. F.): meist asymptomatisch mit vollständiger Ausheilung, fulminante Verläufe sind sehr selten
  - **chronische Hepatitis B** (ca. 5–10 % d. F.): Prädisponierend sind z. B. Immunsuppression, Drogenabhängigkeit. Komplikation: Leberzirrhose und hepatozelluläres Karzinom
    - **70–90 %** der chronischen HBV-Träger sind **klinisch gesund** (chronisch-inaktive Hepatitis, Status des gesunden HBs-Antigen-Trägers).
    - 10–30 % entwickeln eine chronisch-aktive Hepatitis
    - bei Übertragung innerhalb von 6 Monaten nach der Geburt: 90 % chronischer Verlauf (Entwicklungsländer).
- **Hepatitis C:**
  - **akute Hepatitis C:** meist asymptomatisch mit Chronifizierung, die symptomatische akute HCV-Infektion (ca. 15 %) heilt i. d. R. aus.
  - **chronische Hepatitis C:** etwa 50–75 % der HCV-Infektionen, Komplikationen: Leberzirrhose und hepatozelluläres Karzinom
- **Hepatitis D:** Eine HDV-Infektion kann **nur bei Hepatitis-B-Trägern** erfolgen, entweder als **Simultan-** (meist schwerer Verlauf, aber Ausheilung) oder **Superinfektion** (häufiger fulminante Verläufe, oft Chronifizierung)
- **Hepatitis E:** i. d. R. milder Verlauf, keine Chronifizierung, fulminante Verläufe gehäuft bei Schwangeren.

Komplikationen:

akute Hepatitis:

- cholestatische Hepatitis, fulminante Hepatitis
- **Viruspersistenz** und Übergang in eine **chronische Hepatitis**.
- **rezidivierende Hepatitis:** In etwa 20 % d. F. kommt es nach Ausheilung zu einem Rezidiv.

chronische Hepatitis:

- **Leberzirrhose**
- **hepatozelluläres Karzinom**

Diagnostik: Die Diagnose einer akuten Virushepatitis wird durch den Nachweis veränderter Laborparameter und virusspezifischer serologischer Marker gestellt. Typisch ist eine **Erhöhung der Transaminasen**, die Hinweis auf das Ausmaß der Leberzellzerstörung gibt. Zum Nachweis einer chronischen Virushepatitis und ihrer Komplikationen kommen zusätzlich sonografische und histologische Untersuchungen zum Einsatz.

Tab. 7.7 **Serologische und molekulargenetische Virushepatitisdiagnostik**

Virus	Infektionstyp	serologische bzw. molekulargenetische Parameter
Hepatitis A	frische Infektion	▪ anti-HAV-IgM
	stattgehabte Infektion/Impfung	▪ anti-HAV-IgG (lebenslange Persistenz)
Hepatitis B	frische/akute Infektion	▪ HBsAg ▪ anti-HBc-IgM **diagnostische Lücke:** Wenn HBsAg bereits negativ und anti-HBs-IgG noch nicht nachweisbar ist, ist anti-HBc-IgM der einzige Hinweis auf eine frische HBV-Infektion.
	Infektiosität	▪ HBV-DNA ▪ HBeAg (fehlender Nachweis des HBeAg schließt Infektiosität jedoch nicht aus!)
	chronische Infektion (HBsAg-Persistenz > 6 Monate)	
	▪ chronisch-inaktive Hepatitis (asymptomatischer, gesunder, nichtinfektiöser HBsAg-Träger)	▪ positiv: HBsAg, anti-HBe-IgG, anti-HBc-Gesamt-Ig ▪ negativ: anti-HBs-IgG, HBeAg, anti-HBc-IgM ▪ In der Regel lässt sich keine HBV-DNA nachweisen (bei manchen Patienten wenige HBV-DNA-Kopien).
	▪ chronisch-aktive Hepatitis (infektiös!)	▪ positiv: HBsAg, HBeAg (ggf. negativ), anti-HBc-IgG, HBV-DNA ▪ negativ: anti-HBs-IgG, anti-HBe-IgG (ggf. positiv), anti-HBc-IgM
	stattgehabte Infektion mit Ausheilung (keine Chronifizierung)	▪ positiv: anti-HBs-IgG, anti-HBc-IgG
	Impfung	▪ positiv: anti-HBs-IgG ▪ negativ: anti-HBc-IgG
Hepatitis C	frische Infektion/Infektiosität	▪ HCV-RNA
	chronische Infektion	▪ HCV-RNA, anti-HCV (Auftreten nach 1–5 Monaten)
Hepatitis D	frische Superinfektion (Koinfektion)	▪ positiv: anti-HDV-IgM, HDV-RNA, HBsAg ▪ negativ: anti-HBc-IgM
	frische Simultaninfektion (Koinfektion)	▪ anti-HDV-IgM, HDV-RNA, HBsAg, anti-HBc-IgM
Hepatitis E	frische Infektion	▪ anti-HEV-IgM

Labor: siehe auch allgemeine Hepatitisdiagnostik (S. 105):
- **akute Hepatitis:** Der de-Ritis-Quotient liegt typischerweise < 1.
- **chronische Hepatitis:** Bei der chronischen Hepatitis C lassen sich in etwa 20 % der Fälle Anti-LKM1-Autoantikörper nachweisen, die wichtig für die Unterscheidung von der Autoimmunhepatitis (S. 111) sind.

Serologie und PCR: Die Aufdeckung der viralen Genese gelingt durch den Nachweis **spezifischer Antigene** und **Antikörper gegen die verschiedenen Virusbestandteile** (Serologie) sowie der **viralen DNA** bzw. **RNA** (PCR bzw. RT-PCR). Alle genannten Parameter sind Marker für Infektiosität und Aktivität (**Tab. 7.7**), weshalb sie neben der diagnostischen Aussage auch von großer therapeutischer und prognostischer Bedeutung sind.

PRAXIS Der große Vorteil der **PCR** liegt in der **Frühdiagnostik**. DNA und RNA können häufig bereits lange vor Auftreten der Antikörper nachgewiesen werden.

Bei allen Viren, deren Diagnostik über den Nachweis von **Virus-RNA** stattfindet (hier: HCV und HDV), wird anstelle einer konventionellen PCR eine **RT-PCR** durchgeführt: Da herkömmliche Polymerasen, wie sie bei einer PCR zum Einsatz kommen, keine RNA-Fragmente amplifizieren können, wird die RNA in einem 1. Schritt durch Einsatz einer reversen Transkriptase zunächst in cDNA (komplementäre DNA) umgeschrieben. Diese cDNA kann dann im 2. Schritt mittels PCR amplifiziert werden.

LERNTIPP !

Die **Virushepatitisdiagnostik** ist ein unglaublich beliebtes Thema für Prüfungsfragen. Es lohnt sich also wirklich, wenn Sie sich die Zeit nehmen und die verschiedenen Marker genau studieren (**Tab. 7.7**). Tipp: Schauen Sie sich an, welche Parameter für eine **frische Infektion** und für **Infektiosität** sprechen, welche eine **chronische Infektion** anzeigen und welche nach einer **Ausheilung** oder einer **Impfung** nachweisbar sind.

Wichtige Virusmarker zur Beurteilung des HBV-Status (Abb. 7.5):
- **HBs-Antigen** (Hüllprotein → **s**urface; **HBsAg**): Diagnose einer (akuten oder chronischen) HBV-Infektion; potenziell vorhandene Infektiosität (→ Bestimmung von HBV-DNA).
- **HBV-DNA**: Marker für Virusreplikation bzw. Infektiosität sowie für die Prognose
- **anti-HBc-IgG:** bester Marker für eine abgelaufene bzw. persistierende HBV-Infektion (lebenslange Persistenz, „Durchseuchungsmarker“, „Seronarbe“), anti-HBc-IgG schützt nicht (!) vor einer Reinfektion, bei einer Impfung bleibt es negativ.
- **anti-HBs-IgG:** Immunität nach stattgehabter Infektion oder Impfung, keine Infektiosität (Marker für Ausheilung); im Gegenzug ist ein anhaltend negativer anti-HBs-IgG-Status beweisend für eine chronische Infektion.

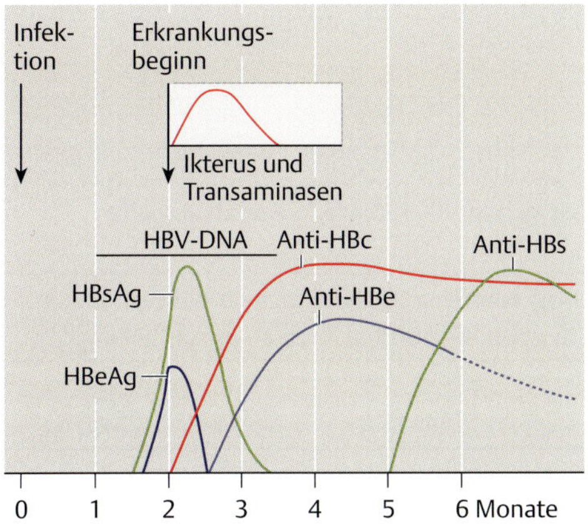

Abb. 7.5 Serologischer Verlauf einer akuten Hepatitis-B-Infektion. [aus Baenkler et al., Duale Reihe Innere Medizin, Thieme, 2018]

Weitere Virusmarker mit geringerer Bedeutung zur Beurteilung des HBV-Status:

- **HBe-Antigen** (Protein des Hepatitis-B-Virus, das von befallenen Wirtszellen sezerniert wird → excretory; **HBeAg**): wird während der Virusreplikation freigesetzt; Marker für Infektiosität, aber cave: Da der fehlende Nachweis des HBe-Ag eine Infektiosität nicht ausschließt (aufgrund von Mutationen sind heute 50 % der Patienten HBe-Ag-negativ), hat der Marker inzwischen im Hinblick auf die Infektiosität an Bedeutung verloren (Infektiosität wird stattdessen via HBV-DNA ermittelt). Als prognostischer Marker spielt er jedoch noch eine Rolle.
- **anti-HBe-IgG:** Hinweis auf geringe oder fehlende Infektiosität (Serokonversion von HBe-Antigen zu anti-HBe-IgG ist erfolgt).
- **HBc-Antigen** (Kernprotein → core; **HBcAg**): verbleibt intrazellulär und kann nur im Rahmen einer Biopsie in den Leberzellen, nicht aber im Blut nachgewiesen werden.

LERNTIPP !

Wiederholen Sie noch einmal, wie Sie eine akute Hepatitis B feststellen – das könnten Sie auch in der mündlichen Prüfung gefragt werden! Bei entsprechendem Verdacht bestimmen Sie zuerst **HBsAg** und anti-HBc-Gesamt-Ig. Sind beide Marker positiv, müssen Sie die Infektiosität des Patienten klären. Dazu bestimmen Sie die virale DNA mittels PCR (**HBV-DNA** → Viruslast/-replikation?). Bei schweren Verläufen sollte zusätzlich geprüft werden, ob anti-HDV-IgM vorhanden sind (Hepatitis-D-Koinfektion?).

Histologie: Näheres zur Histologie finden Sie im Abschnitt Hepatitis-Grundlagen (S. 106).

LERNTIPP !

Rufen Sie sich noch einmal die Histologie in Erinnerung: Ein charakteristisches Merkmal der **chronischen Hepatitis B** sind sog. **Milchglashepatozyten**. Bei ihnen erscheint das Zytoplasma bedingt durch den Virusbefall heller.

Therapie:

Allgemeinmaßnahmen: körperliche Schonung, bei schwerem Verlauf evtl. Bettruhe und Weglassen aller potenziell hepatotoxischen Noxen, insbesondere die akute Virushepatitis wird symptomatisch behandelt.

Pharmakotherapie:

- **akute Hepatitis:** Von den akuten Hepatitiden wird ausschließlich die akute Hepatitis C medikamentös behandelt. Durch frühzeitige Gabe von direkt antiviralen Agenzien (**DAA**, Näheres dazu s. Therapie der chronischen Hepatitis C) kann in > 95 % d. F. eine chronische Verlaufsform verhindert werden.
- **chronische Hepatitis B:**
  - Behandlungsbedürftig ist die hochreplikative chronische Hepatitis B. Therapieziel ist das Erreichen des gesunden HBsAg-Trägerstatus (im Idealfall HBsAg negativ) mit dauerhaftem Abfall der HBV-DNA (< 2.000 IU/ml, im Idealfall negativ). Typischerweise kommen die Nukleosid-/Nukleotid-Analoga **Entecavir** oder **Tenofovir** zum Einsatz (Ansprechraten bis zu 70 %). Nur in seltenen Fällen kommt eine Behandlung mit Interferon α in Betracht.
  - Bei Patienten mit niedrig-replikativer chronischer Hepatitis B (gesunder HBsAg-Träger) und ohne weitere Risikofaktoren ist keine medikamentöse Therapie erforderlich!
- **chronische Hepatitis C:** Therapieziel ist ein Verschwinden der HCV-RNA und eine Normalisierung der Transaminasen. Therapie der Wahl ist auch hier inzwischen eine Interferon-freie Behandlung, in diesem Fall mit **direkt antiviralen Agenzien (DAA)**. Zum Einsatz kommen **Kombinationen** (2–3 Medikamente) **aus Protease- und Polymerase-Inhibitoren** über 8 bis max. 16 Wochen. Die Erfolgsrate dieses Behandlungsregimes liegt bei 90–100 %, es treten nur geringe Nebenwirkungen auf. Für die verschiedenen Gruppen von Patienten (abhängig von HCV-Geno- und Subtyp, möglichen Vortherapien und Fibrosestadium) stehen dabei unterschiedliche Kombinationsmöglichkeiten zur Verfügung. Die alleinige Gabe von PEG-Interferon α kommt wie die kombinierte Gabe mit Ribavirin und die Tripletherapie (PEG-Interferon α plus Ribavirin plus Protease-Inhibitor) praktisch nicht mehr zum Einsatz.
- **chronische Hepatitis D:** Eine Therapie mit Interferon α oder den klassischen Nukleosid-Analoga Lamivudin und Ribavarin ist nur selten erfolgreich. Derzeit wird die Kombination von pegyliertem Interferon α mit neueren Nukleosid- bzw. Nukleotid-Analoga (Entecavir und Tenofovir) versucht.

LERNTIPP !

Therapie der Wahl:
- **chronische Hepatitis B:** Nukleosid-/Nukleotid-Analoga
- **chronische Hepatitis C:** DAA-Kombination

Operative Therapie: Bei fortschreitendem Leberversagen ist die Lebertransplantation (S. 105) die effektivste Behandlung.

Prophylaxe: Prophylaktische Maßnahmen zur Vermeidung einer HAV- und HEV-Infektion umfassen die **Nahrungsmittel- und Trinkwasserhygiene** sowie die gründliche Händedesinfektion. Zu den wichtigsten Maßnahmen zur Prophylaxe einer HCV-, HBV- und HDV-Infektion gehören die **Vermeidung von Blutkontakten**, das Blutspende-Screening, die Verwendung von Kondomen, die Vermeidung eines promiskuitiven Verhaltens, der Verzicht auf „needle sharing" bei Drogenabhängigen und das Schwangeren-Screening.

Für die Hepatitis A und B existiert die Möglichkeit einer aktiven und passiven **Impfung**:

LERNPAKET 5

Tab. 7.8 Tab. 7.8 **Heilungschancen bei Virushepatitis**

Hepatitis	Heilungschance
A	▪ definitive Ausheilung in praktisch 100 % der Fälle
B	▪ akute Hepatitis B: Ausheilung in ca. 95 % d. F. ▪ chronische Hepatitis B: Durch Gabe von Nukleosid-/Nukleotid-Analoga lässt sich in 90–100 % d. F. eine dauerhafte Unterdrückung der Virusreplikation erzielen.
C	▪ akute Hepatitis C: Durch eine Therapie mit direkt antiviralen Agenzien (DAA) können > 95 % d. F. geheilt werden. ▪ chronische Hepatitis C: Durch die kombinierte Gabe von DAA kommt es in etwa 90–100 % d. F. zu einer Ausheilung.
D	▪ Simultaninfektion: Ausheilung in ca. 95 % d. F. (s. HBV) ▪ Superinfektion: geringe Heilungschancen
E	▪ definitive Ausheilung in 98 % d. F.; sehr selten chronischer Verlauf (im Prinzip nur bei Immunsuppression, z. B. nach Transplantation) ▪ Ausnahme: bei Schwangeren beträgt die Letalität 20 %

Hepatitis A:

- **aktive Impfung** (Totimpfstoff): indiziert bei gefährdetem Personal (z. B. Gesundheitsberufe, Kindergärtner, Kanalarbeiter) und in Hepatitis-A-Endemiegebiete Reisenden
- **passive Impfung** (Standard-Immunglobulin): als Postexpositionsprophylaxe nach Kontakt mit Hepatitis-A-Kranken.

Hepatitis B:

- **aktive Impfung** (gentechnologisch hergestellter Totimpfstoff mit dem HBs-Ag) indiziert bei
  - Kindern und Jugendlichen (STIKO-Empfehlung)
  - bestimmten Risikogruppen: Patienten mit chronischen Erkrankungen, Drogenabhängigen, Homo- und Heterosexuellen mit promiskuitivem Verhalten, beruflichem Kontakt mit HBs-Antigen-Trägern (z. B. medizinisches Personal, Arbeiter in Kinderheimen oder Gefängnissen), Empfängern von Blut bzw. Blutprodukten (z. B. Hämophiliepatienten), Dialysepatienten
  - in Hepatitis-B-Endemiegebiete Reisenden.
  Risikogruppen werden vor der Impfung auf ihren anti-HBc-Status (Infektion in der Vergangenheit?) untersucht. Eine Impfung ist bei negativem anti-HBc-Status oder Nachweis von anti-HBc, aber unzureichendem Immunschutz (anti-HBs-Titer < 100 IU/l) indiziert. Bei bestimmten Risikogruppen, wie z. B. medizinischem Personal, muss der Impferfolg durch eine Nachkontrolle ca. 2 Monate nach der 3. Impfung der Grundimmunisierung überprüft werden. Liegt der anti-HBs-Titer dabei < 100 IU/l, handelt es sich um einen sog. Non- oder Low-Responder-Status. Um einen Schutz zu erreichen, muss eine weitere Dosis des Impfstoffs verabreicht werden; eine erneute Grundimmunisierung ist nicht indiziert.
- Indikationen für eine **Postexpositionsprophylaxe** (kombinierte Aktiv-Passiv-Immunisierung) sind
  - Z. n. Nadelstichverletzung (bei nicht ausreichendem Titer, d. h. anti-HBs-Titer < 100 IU/l)
  - Schleimhautkontakt mit HBs-Ag-positivem Material
  - Neugeborene HBs-Ag-positiver Mütter.

PRAXIS Eine Impfung gegen das Hepatitis-B-Virus schützt auch vor einer Hepatitis-D-Infektion.

Prognose: Die Heilungschancen der akuten und chronischen Virushepatitiden zeigt **Tab. 7.8**. Die Letalität der fulminanten Hepatitis liegt bei 60–80 %. Die Prognose der therapierefraktären chronischen Hepatitis wird durch die Entwicklung einer **Leberzirrhose** und eines **hepatozellulären Karzinoms** bestimmt.

PRÜFUNGSHIGHLIGHTS

Virushepatitis

- **Ätiologie:**
  - ! **Akute** Hepatitiden entstehen am häufigsten durch eine **Virusinfektion** (neben den Hepatitisviren A, B, C, D und E auch durch **EBV**).
  - ! **Hepatitis C** wird am häufigsten **parenteral** übertragen.
  - ! **Hepatitis E** wird am häufigsten **fäkal-oral** übertragen.
- ! **Pathogenese: zytotoxische T-Lymphozyten** schädigen die Hepatozyten.
- !!! **Klinik:** Fieber, Ikterus, Übelkeit, bräunlicher Urin (v. a. akute Hepatitis). Müdigkeit, Arthralgien, Myalgien, Appetitlosigkeit und Schmerzen am rechten Rippenbogen (v. a. chronische Hepatitis), extrahepatische Manifestationen (Panarteriitis nodosa)
- **Diagnostik:**
  - !! **Transaminasen:** bei einer akuten Hepatitis typischerweise deutlich erhöht (→ Hinweis auf das Ausmaß der Leberzellzerstörung)
  - ! **Frühdiagnostik:** Nachweis der Viren-DNA oder -RNA mittels **PCR**
  - ! Zur **Hepatitis-C**-Diagnostik wird vor der PCR eine reverse Transkription, insgesamt also eine **RT-PCR**, durchgeführt.
  - ! Zur **Hepatitis-B**-Diagnostik werden bei positivem **HBsAg** (und anti-HBc-Gesamt-IgG) die **HBV-DNA** (sowie HBeAg) bestimmt.
  - ! Um die **Infektiosität** einer **Hepatitis-B**-Infektion festzustellen, bestimmt man die **HBV-DNA** (mittels PCR).
  - ! **chronische Hepatitis B**: HBsAg-Persistenz > 6 Monate
  - !! Bei der **chronisch-inaktiven Hepatitis B** (asymptomatischer, gesunder, nichtinfektiöser HBsAg-Träger) sind HBsAg und anti-HBc-IgG **positiv**; anti-HBs-IgG, HBeAg und anti-HBc-IgM sind **negativ**.
  - ! Bei einer **ausgeheilten Hepatitis B** ist anti-HBs-IgG positiv.
  - !! **Histologie:** Bei der chronischen Hepatitis B finden sich **Milchglashepatozyten.** Weitere histologische Zeichen der Hepatitis sind Septenbildung, Einzelzellnekrosen, lymphozytäre Infiltrate in den Portalfeldern und Brückennekrosen.

- **Therapie:**
  - !! Zur Standardtherapie bei **Hepatitis B** gehören Nukleosid-Analoga wie z. B. **Entecavir**.
  - ! Eine **Leberzirrhose** stellt eine **Kontraindikation** für die Interferontherapie dar.
  - !! Eine Zeitlang war PEG-Interferon α plus Ribavirin der **Therapiestandard** chronischen **Hepatitis C**, inzwischen ist es eine Kombination aus direkt antiviralen Agenzien (**DAA**).
- **Prophylaxe:**
  - ! Um den Erfolg der Hepatitis-B-Impfung festzustellen, muss der **Anti-HBs-Titer** bestimmt werden.
  - ! Liegt der **Anti-HBs-Titer** nach der Grundimmunisierung bei **< 100 IU/l**, muss erneut eine Dosis des Impfstoffes verabreicht werden.
  - !! Bei Nadelstichverletzungen ist **keine Postexpositionsprophylaxe** notwendig, wenn der Anti-**HBs-Titer ≥ 100 IU/l** beträgt.

7.2.3 Autoimmunhepatitis (AIH)

Bei der Autoimmunhepatitis handelt es sich um eine chronisch-aktive Hepatitis, die in etwa 80 % der Fälle **Frauen** betrifft. Der Altersgipfel liegt um das 30. Lebensjahr. Die Assoziation mit bestimmten HLA-Merkmalen (HLA-B8, -DR3 und -DR4) weist auf eine **genetische Prädisposition** hin. Die Patienten leiden unter **Müdigkeit, uncharakteristischen Oberbauchbeschwerden** und **Appetitlosigkeit**. Häufig liegt bereits bei Diagnosestellung eine Leberzirrhose mit nachlassender Leberfunktion vor (**Ikterus, Gewichtsabnahme**, Amenorrhö). Die Autoimmunhepatitis ist typischerweise **mit anderen Autoimmunerkrankungen assoziiert** (z. B. Autoimmunthyreoiditis, rheumatoide Arthritis, Sjögren-Syndrom, chronisch-entzündliche Darmerkrankungen, hämolytische Anämie). Typische diagnostische Kennzeichen der Autoimmunhepatitis sind

- **Hypergammaglobulinämie** durch Erhöhung der IgG-Fraktion
- Nachweis von **Autoantikörpern**
- Histologiebefund mit plasmazellulärem Infiltrat
- negative Virusserologie.

Im Labor lassen sich frühzeitig die Indikatoren für eine **nachlassende Lebersyntheseleistung** sowie eine **Erhöhung von Transaminasen** und **BSG** nachweisen. Abhängig von den nachweisbaren Autoantikörpern werden verschiedene Typen der Autoimmunhepatitis unterschieden (**Tab. 7.9**).

In einigen Fällen werden Syndrome bei der Überlappung mit anderen autoimmunen Lebererkrankungen beobachtet, z. B. mit der primär biliären Zirrhose (S. 116) oder der primär sklerosierenden Cholangitis (S. 117). Die wichtigste Differenzialdiagnose ist die LKM-1-positive Hepatitis C. Die Therapie erfolgt durch Gabe von **Glukokortikosteroiden** und **Azathioprin**. Bei Nichtansprechen kann ein Therapieversuch mit Ciclosporin A unternommen werden. In den meisten Fällen ist eine **lebenslange Immunsuppression** notwendig. Bei Versagen der Therapie kommt als Ultima Ratio eine Lebertransplantation in Betracht. Allerdings kommt es in 40 % der Fälle zu einem Wiederauftreten der AIH in der transplantierten Leber. Unter immunsuppressiver Therapie liegt die 10-Jahres-Überlebensrate bei über 90 %. In 40 % der Fälle kommt es trotz Therapie zur Entwicklung einer Zirrhose.

Tab. 7.9 **Formen der Autoimmunhepatitis**

Typ	Autoantikörper	Epidemiologie
I	• ANA • Anti-SMA (smooth muscle antigen)	häufigste Form (80 %)
II	• Anti-LKM-1 (liver kidney microsome antigen).	v. a. Kinder (häufig Therapieversagen)

PRAXIS Die Autoimmunhepatitis ist eine **Ausschlussdiagnose**. Erst das Ansprechen auf die immunsuppressive Therapie sichert die Diagnose.

PRÜFUNGSHIGHLIGHTS

- ! **Autoimmunhepatitis Typ II**: Autoantikörper Anti-LKM-1 (liver kidney microsome antigen)

7.3 Fettlebererkrankungen

DEFINITION **Fettlebererkrankungen** sind Erkrankungen unterschiedlicher Genese, die mit einer histologisch nachweisbaren Leberzellverfettung einhergehen. Lassen sich gleichzeitig entzündliche Infiltrate nachweisen, spricht man von einer **Fettleberhepatitis**.

Ätiologie:

- **alkoholische Fettlebererkrankung** (AFLD) bzw. alkoholische Steatohepatitis (ASH) : chronischer Alkoholabusus
- **nichtalkoholische Fettlebererkrankung** (NAFLD) bzw. nicht-alkoholische Steatohepatitis (NASH) : metabolisches Syndrom, toxische Medikamentenwirkungen (z. B. Steroide, Amiodaron, Tamoxifen), selten: längerfristige parenterale Ernährung mit zu hoher Glukosezufuhr, ausgeprägter Eiweißmangel (Kwashiorkor) und Schwangerschaft (Schwangerschaftsfettleber, s. Skript Gynäkologie).

Epidemiologie: Von einer alkoholischen Fettlebererkrankung sind 5–10 %, von einer nichtalkoholischen Fettlebererkrankung ca. 30 % der Bevölkerung in den Industrienationen betroffen.

Pathogenese: Pathogenetisch liegt der Fettleber ein **Ungleichgewicht zwischen** dem **Anfall** und dem hepatischen **Abbau** bzw. **Abtransport der Fette** zugrunde. Zu einem erhöhten Fettgehalt der Leber führen

- erhöhte exogene (alimentäre) Fett- bzw. Kohlenhydratzufuhr (Umwandlung von Kohlenhydraten in Triglyzeride)
- vermehrte endogene Fettsäure- und Triglyzeridsynthese
- verminderte hepatische Fettsäureoxidation
- verminderte hepatische VLDL-Synthese mit Störung der Fettausschleusung aus der Leber.

Pathogenese der alkoholischen Leberschädigung: Alkohol ist sehr kalorienreich (ca. 30 kJ bzw. 7,2 kcal/g). Wird er in größeren Mengen aufgenommen, wird die hepatische Speicherkapazität für Kohlenhydrate überschritten. Die überschüssigen Kohlenhydrate werden in **Triglyzeride** umgewandelt und in der Leber gespeichert. Beim Abbau von Alkohol fällt vermehrt **NADPH** an, das die Fettsäureoxidation hemmt und die **Fettsäuresynthese** fördert. Zudem wirkt das beim Abbau entstehende Acetaldehyd **direkt lebertoxisch**. Bei chronischem Alkoholkonsum kommt es zur Induktion des Cytochrom-P450-abhängigen mikrosomalen ethanoloxidierenden Systems (MEOS). Dies führt zu einem deutlich gesteigerten Sauerstoffverbrauch mit läppchenzentraler Hypoxie und entzündlicher Schädigung des Lebergewebes mit allmählichem Übergang in eine Leberfibrose/-zirrhose.

LERNPAKET 5

Pathogenese der nichtalkoholischen Fettlebererkrankung: Die NAFLD tritt als hepatische Manifestation des metabolischen Syndroms auf. Neben der **erhöhten Kalorienzufuhr** spielt die **Insulinresistenz** des Fettgewebes (gesteigerte Lipolyse) und der Skelettmuskulatur (verminderte Glukoseaufnahme mit Hyperglykämie) eine entscheidende Rolle. Die Folge ist ein vermehrter Anfall freier Fettsäuren in den Hepatozyten, die dort in Triglyzeride eingebaut werden (Lipogenese). Da die Hyperinsulinämie zu einer Hemmung der hepatischen VLDL-Synthese führt, können die synthetisierten Triglyzeride nicht aus der Leber ausgeschleust werden. Erhöhte Triglyzeridsynthese und verminderter hepatischer Abtransport führen schließlich zur Entwicklung der Fettleber.

Klinische Pathologie:

- **Leberzellverfettung** (**Tab. 7.10**) mit ballonierten und wabigen Hepatozyten (**Abb. 7.6a**)
- Proliferation des glatten endoplasmatischen Retikulums (Ort der Fettsynthese)
- **entzündliche Zellinfiltrate** (Steatohepatitis) und zunehmende **Fibrosierung** und **Sklerosierung** (bei alkoholischer Fettleberhepatitis v. a. **zentrolobulär**).
- **Mallory-Körperchen:** intrazellulär gelegene PAS-positive hyaline Ablagerungen (**Abb. 7.6b**) → typisch für alkoholische Fettleber.

> **LERNTIPP** !
>
> Kennen Sie eine andere Erkrankung, die ebenfalls mit PAS-positiven Hyalineinschlüssen in den Hepatozyten einhergeht? Ein Beispiel ist der α_1-Antitrypsin-Mangel (s. Skript Endokrines System), da die pathologischen α_1-Antitrypsin-Moleküle in den Hepatozyten akkumulieren. Wie bei der alkoholtoxischen Leberzirrhose tritt auch dort eine feintropfige Verfettung der Hepatozyten auf.

Klinik und Diagnostik: Die klinische Symptomatik und die diagnostischen Befunde sind stadienabhängig (**Tab. 7.11**).

Tab. 7.10 Stadieneinteilung der Fettleber

Stadium	Einteilung
Leberverfettung (<50 % der Hepatozyten betroffen)	▪ leicht: 5–10 % ▪ mäßig: >10–25 % ▪ stark: >25–50 %
Fettleber (>50 % der Hepatozyten betroffen)	▪ I: ohne Bindegewebsvermehrung ▪ II: mit Bindegewebsvermehrung ▪ III: Zirrhose

Komplikationen:

- Entwicklung einer **Leberzirrhose** (S. 117) mit ihren Komplikationen.
- **Zieve-Syndrom:** Das Zieve-Syndrom tritt v. a. nach protrahierten Alkoholexzessen auf. Es ist durch die Trias **Ikterus, Hyperlipoproteinämie** und **hämolytische Anämie** gekennzeichnet. Der Ikterus entsteht im Rahmen einer passageren intrahepatischen Cholestase. Im Labor zeigen sich eine Erhöhung des direkten Bilirubins und der γ-GT, eine Hyperlipidämie, eine Retikulozytose und ein LDH-Anstieg. In der Knochenmarkpunktion zeigen sich Schaumzellen (→ DD: andere hämolytische Anämien). Histologisch imponieren eine **massive Leberzellverfettung** und intrahepatische Cholestase. Unter strikter Alkoholkarenz bessern sich die Symptome und die Laborparameter normalisieren sich.

Differenzialdiagnosen: Hepatitiden anderer Genese (S. 105).

Tab. 7.11 Klinische und diagnostische Befunde bei Fettleber und Fettleberhepatitis

Stadium	Befunde
Fettleber (Steatosis hepatis)	▪ **Klinik:** uncharakteristische Oberbauchbeschwerden, druckdolente und vergrößerte Leber (Diskrepanz zwischen starker Lebervergrößerung und geringer Symptomatik!) ▪ **Labor:** γ-GT ↑, Transaminasen – oder leicht ↑; bei AFLD zusätzlich CDT ↑ und megaloblastäre Anämie durch Folsäuremangel ▪ **Sonografie:** vergrößerte, echoverdichtete Leber
Fettleberhepatitis (Steatohepatitis)	▪ **Klinik:** Hepatomegalie, Splenomegalie, Appetitlosigkeit, Übelkeit, Gewichtsverlust, Schmerzen im rechten Oberbauch, Ikterus, Fieber, Leberhautzeichen (S. 103) ▪ **Labor:** – AFLD: γ-GT ↑, Transaminasen ↑ (de-Ritis-Quotient > 1), Zeichen der Leberinsuffizienz (S. 104), Hypergammaglobulinämie (IgA ↑), megaloblastäre Anämie durch Folsäuremangel, CDT ↑, Leukozytose – NAFLD: γ-GT ↑, Transaminasen ↑ (de-Ritis-Quotient < 1) ▪ **Sonografie:** vergrößerte, echoverdichtete Leber
Fettleberzirrhose	▪ häufig mikronoduläre Zirrhose (S. 118)

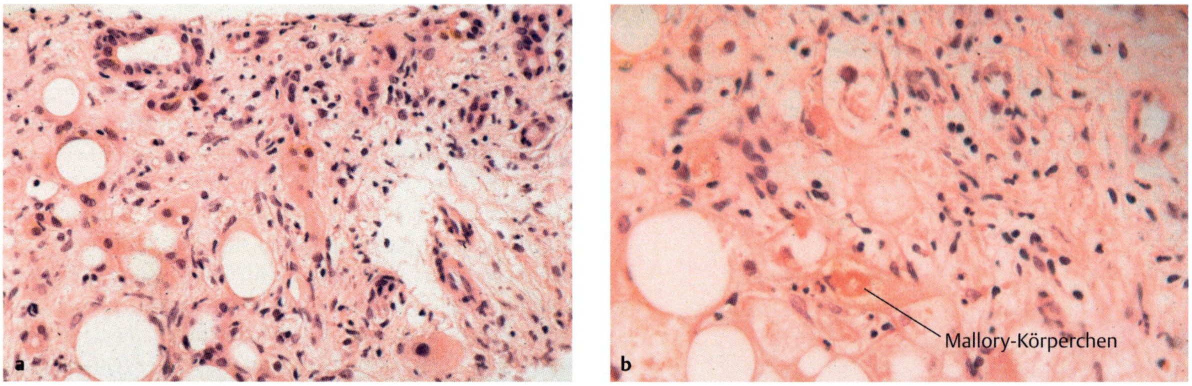

Abb. 7.6 Histologisches Bild der Steatohepatitis. a Ausgeprägte Fibrose mit ballonierten Hepatozyten. **b** Mallory-Körperchen, Fibrose und Ballonierung. [aus Riemann et al., Gastroenterologie in Klinik und Praxis, Thieme, 2007]

Therapie: Die wichtigste Maßnahme bei der AFLD ist die strikte **Alkoholkarenz**, bei der NAFLD eine **Gewichtsnormalisierung** und ggf. eine optimale Diabeteseinstellung. In beiden Fällen sollte die Einnahme potenziell hepatotoxischer Arzneimittel unbedingt vermieden werden.

Prognose: Fettleber und Steatohepatitis sind unter Alkoholkarenz und Gewichtsnormalisierung bzw. Diabeteseinstellung potenziell reversibel! Bei fortgesetztem Alkoholkonsum und unzureichender Therapie des metabolischen Syndroms droht die Entwicklung einer Fettleberzirrhose mit den typischen Folgen einer Leberinsuffizienz und eines hepatozellulären Karzinoms.

PRÜFUNGSHIGHLIGHTS

- ! Adipositas (metabolisches Syndrom) ist ein Risikofaktor für NAFLD.
- ! **klinische Pathologie**: PAS-positive intrazelluläre Einschlüsse
- ! **Sonografie:** vergrößerte, echoverdichtete Leber.

7.4 Leberschäden durch Alkohol

Der chronische Alkoholkonsum ist in den westlichen Ländern die häufigste Ursache für eine Leberschädigung. Zu den Alkohol-bedingten Lebererkrankungen zählen:

- die alkoholische Fettleber (Steatosis hepatis)
- die alkoholische Fettleberhepatitis und
- die alkoholische Leberzirrhose.

Alle 3 Krankheitsbilder stellen dabei unterschiedlich fortgeschrittene Stadien derselben Erkrankung dar und werden ausführlicher im jeweiligen Kapitel besprochen.

Die toxische Alkoholgrenze ist interindividuell sehr verschieden. Sie wird unter anderem von Geschlecht, Begleiterkrankungen, Einnahme potenziell leberschädigender Medikamente und Ernährung beeinflusst. Bei Männern liegt die **toxische Alkoholgrenze** (= maximale Verträglichkeitsgrenze) bei ca. **40 g/Tag**, bei Frauen beträgt sie etwa **20 g/Tag**. Individuell gibt es große Schwankungen. Ein täglicher Alkoholkonsum von > 60 g/Tag erhöht das Zirrhoserisiko beim Mann um den Faktor 15, bei der Frau um den Faktor 500!

Die Alkoholmenge in Getränken lässt sich übrigens folgendermaßen berechnen:

$$\text{Alkoholmenge (g)} = 0{,}8 \cdot \frac{\text{Flüssigkeitsmenge (cm}^3\text{)} \cdot \text{Alkohol (Vol} - \%\text{)}}{100}$$

Laborparameter bei Alkoholismus: Typisch sind eine **makrozytäre Anämie** mit erhöhtem MCV (Folsäuremangel), eine Erhöhung der Transaminasen, von γ-GT und GLDH sowie eine **Erhöhung des CDT** (Carbohydrate-Deficient-Transferrin) und/oder des Ethylglucuronids.

LERNTIPP

Sehr beliebt sind Fragen zu den Laborveränderungen bei Alkoholismus. Unbedingt merken sollten Sie sich dabei das erhöhte **CDT** und die **erhöhten Leberwerte**! Außerdem ist bei Alkoholikern typischerweise das **MCV** als Ausdruck des Folsäuremangels und der damit verbundenen makrozytären Anämie erhöht!

PRÜFUNGSHIGHLIGHTS

- !! Eine **erhöhte CDT** zeigt Ihnen relativ spezifisch einen chronischen Alkoholabusus an.
- ! Die Alkoholmenge in Getränken lässt sich folgendermaßen berechnen:

$$\text{Alkoholmenge (g)} = 0{,}8 \cdot \frac{\text{Flüssigkeitsmenge (cm}^3\text{)} \cdot \text{Alkohol (Vol} - \%\text{)}}{100}$$

- ! Außerdem bei **chronischem Alkoholabusus**: erhöhtes MCV, Erhöhung der Transaminasen, γ-GT und GLDH und/oder des Ethylglucuronids.

7.5 Medikamenteninduzierte Leberschädigung

Eine klinisch relevante Hepatotoxizität durch Medikamente ist mit einer Häufigkeit von 1:1000 bis 1:100 000 selten. Sie wird während der Zulassungsstudien häufig nicht entdeckt, sondern zeigt sich erst bei breiter Verwendung der Arzneistoffe nach ihrer Zulassung. Hepatotoxische Nebenwirkungen sind der häufigste Grund für eine Rücknahme eines Medikamentes vom Markt.

Man unterscheidet obligate und fakultative Hepatotoxine:

- **obligate Hepatotoxine:** Sie führen dosisabhängig, vorhersehbar und reproduzierbar bei jedem Menschen nach nur kurzer Latenz zu einer Leberschädigung. Pathogenetisch lässt sich die Leberschädigung auf einen direkt zytotoxischen Effekt der Substanzen zurückführen.
- **fakultative Hepatotoxine:** Sie führen dosisunabhängig bei einem kleinen Teil der exponierten Personen zu einer Leberschädigung (nicht vorhersehbar und nicht reproduzierbar). Die Latenz zwischen Einnahme und Leberschädigung variiert stark. Pathogenetisch handelt es sich entweder um eine **metabolische** (genetische Varianten der Biotransformationsenzyme, z. B. Langsam- und Schnell-Acetylierer) oder um eine **immunologische Überempfindlichkeit** (Hypersensibilitätsreaktion nach Bindung des Medikamentes an Zelloberflächenproteine mit Bildung eines „Neoantigens").

Das Risiko einer hepatotoxischen Medikamentennebenwirkung wird durch zusätzliche Lebernoxen wie Alkohol und Fehlernährung erhöht. Klinisch werden 4 verschiedene Schädigungsmuster unterschieden, die mit typischen Symptomen und diagnostischen Befunden einhergehen (**Tab. 7.12**).

PRAXIS Denken Sie bei unklaren Leberbeschwerden auch an eine medikamenteninduzierte Leberschädigung (Medikamentenanamnese!).

Andere Lebererkrankungen müssen – häufig durch Biopsie und Histologie – ausgeschlossen werden. Die wichtigste therapeutische Maßnahme ist das **Absetzen der auslösenden Medikamente**. Eine spezifische Therapie existiert nicht (Ausnahme: Acetylcystein als Antidot bei Paracetamol-induzierter Leberschädigung).

LERNPAKET 5

Tab. 7.12 **Schädigungsmuster bei medikamenteninduzierter Leberschädigung**

Schädigungsmuster	Charakteristika	auslösende Medikamente (Beispiele)
zytotoxische (hepatozelluläre) Leberschädigung	▪ **Labor:** Transaminasen ↑ ▪ **Klinik:** akute oder chronische Hepatitis (S. 105)	Ketokonazol, Isoniazid, Rifampicin, Pyrazinamid, Tetrazykline, antiretrovirale Substanzen, NSAR, Paracetamol, MTX, Valproinsäure, Amiodaron, Halothan, Baclofen, Statine, Omeprazol, Losartan, Allopurinol
cholestatische Leberschädigung	▪ **Labor:** Cholestaseparameter ↑ ▪ **Klinik:** intrahepatische Cholestase (S. 102)	Amoxicillin-Clavulansäure, anabole Steroide, Chlorpromazin, Erythromycin, Clopidogrel, orale Kontrazeptiva, Phenothiazine, trizyklische Antidepressiva
gemischte (hepatozelluläre und cholestatische) Leberschädigung	▪ **Labor:** Transaminasen und Cholestaseparameter ↑ ▪ **Klinik:** Mischbild aus Hepatitis und Cholestase	Amitriptylin, Azathioprin, Captopril, Enalapril, Carbamazepin, Clindamycin, Nitrofurantoin, Phenytoin, Sulfonamide, Cotrimoxazol, Verapamil
Tumorbildung	▪ **Klinik:** klinische Symptome treten häufig erst bei Komplikationen (z. B. Blutung) auf	orale Kontrazeptiva (Adenome und fokal noduläre Hyperplasie), Anabolika (HCC), Vinylchlorid, Arsen, Thorotrast (Angiosarkom)

7.6 Stoffwechselerkrankungen der Leber

7.6.1 Angeborene Stoffwechselerkrankungen mit Leberbeteiligung

Die Leber ist ein häufiges Manifestationsorgan bei verschiedenen angeborenen Stoffwechselerkrankungen (**Tab. 7.13**).

7.6.2 Familiäre Hyperbilirubinämie-Syndrome

DEFINITION Störungen des intrahepatischen Bilirubinstoffwechsels.

Pathogenese: Die Störung des intrahepatischen Bilirubinstoffwechsels kann die **Aufnahme des indirekten Bilirubins** in die Hepatozyten, die **Konjugierung** und die **Exkretion des direkten Bilirubins** in die Gallenkanälchen betreffen.

Abhängig von der Lokalisation der Störungen findet sich im Serum eine erhöhte Konzentration von indirektem Bilirubin (→ Störung liegt vor der Glucuronidierung) oder direktem Bilirubin (→ Störung liegt hinter der Glucuronidierung).

Konjugationsstörungen

Morbus Gilbert-Meulengracht: Der **autosomal-rezessiv** vererbte Morbus Gilbert-Meulengracht ist das häufigste familiäre Hyperbilirubinämie-Syndrom und betrifft v. a. Männer (m:w = 4:1). Pathogenetisch liegen der Erkrankung eine Konjugationsstörung durch **verminderte Aktivität der UDP-Glucuronyltransferase** (Restaktivität ca. 75 %) und eine verminderte Bilirubinaufnahme in die Leberzelle zugrunde. Die klinische Symptomatik ist uncharakteristisch. Die Patienten klagen über Kopfschmerzen, Müdigkeit und depressive Verstimmungen. Fasten, Hunger, Stress und Infektionen können ikterische Krisen auslösen. Das Manifestationsalter liegt um das 20. Lebensjahr. Im Serum findet sich eine **Erhöhung des indirekten Bilirubins** (1–5 mg/dl). Nach Fasten oder Nikotinsäuregabe steigt der Bilirubinspiegel (Fasten-/Nikotinsäuretest). In der Leberbiopsie lässt sich die verminderte UDP-Glucuronyltransferase-Aktivität nachweisen. Die **Prognose** ist **gut**, eine Therapie ist nicht erforderlich.

LERNTIPP !

Typische Konstellation: männlicher Jugendlicher, der nach Fasten oder Stress gelbgefärbte Skleren und einen erhöhten (indirekten) Bilirubinspiegel im Labor zeigt.

Crigler-Najjar-Syndrom: Das Crigler-Najjar-Syndrom ist **sehr selten** (< 1/1 000 000). Ihm liegt eine Konjugationsstörung mit erhöhten Serumkonzentrationen des indirekten Bilirubins zugrunde (5–20 mg/dl). Abhängig vom Ausmaß der Konjugationsstörung werden 2 Typen unterschieden:

- **Typ I:** Beim autosomal-rezessiven Typ I fehlt die UDP-Glucuronyltransferase. Klinisch tritt direkt postpartal ein schwerer Ikterus auf. Durch Fototherapie kann der Bilirubinabbau beschleunigt werden. **Ohne Lebertransplantation** verläuft die Erkrankung i. d. R. **letal**.
- **Typ II:** Beim autosomal-dominanten Typ II ist die Aktivität der UDP-Glucuronyltransferase vermindert (< 10 %). Der Ikterus tritt während des ersten Lebensjahres auf. Eine Therapie ist i. d. R. nicht erforderlich, ggf. kann der Bilirubinspiegel durch Gabe von Phenobarbital gesenkt werden. Die **Prognose** ist **gut**.

Sekretionsstörungen

Dubin-Johnson-Syndrom: Beim **autosomal-rezessiv** vererbten Dubin-Johnson-Syndrom handelt es sich um eine Bilirubin-Sekretionsstörung. Die Erkrankung ist selten, Frauen sind häufiger betroffen als Männer. Der Ikterus manifestiert sich häufig im Anschluss an eine Schwangerschaft oder nach Einnahme oraler Antikonzeptiva. Diagnostische Hinweise sind eine Erhöhung des direkten Bilirubins im Serum (2–5 mg/dl) und eine erhöhte Urinkonzentration von Koproporphyrin I. Typisch ist der histologische Nachweis von zentroazinär gelegenem braunschwarzem Pigment (**Abb. 7.7**). Die **Prognose** ist **gut**, eine Therapie ist nicht erforderlich.

Rotor-Syndrom: Auch beim **autosomal-rezessiv** vererbten Rotor-Syndrom handelt es sich um eine Bilirubin-Sekretionsstörung. Die Erkrankung ist selten. Sie verläuft i. d. R. asymptomatisch. Die Laborbefunde entsprechen denjenigen beim Dubin-Johnson-Syndrom (s. o.). In der Histologie lassen sich allerdings keine Pigmentablagerungen nachweisen. Die **Prognose** ist **gut**, eine Therapie ist nicht erforderlich.

Tab. 7.13 **Stoffwechselerkrankungen mit hepatischer Beteiligung**

Erkrankung	Ätiopathogenese	hepatische Manifestationen	extrahepatische Manifestationen
Mukoviszidose	autosomal-rezessiv vererbter Defekt des CFTR-Gens, Bildung zähen Schleims in exokrinen Drüsen aufgrund defekter Chloridkanäle	▪ biliäre Zirrhose (ca. 10 %)	▪ Mekoniumileus und distales intestinales Obstruktions-Syndrom (DIOS) ▪ chronische bronchopulmonale Infektionen, pulmonale Hypertonie, respiratorische Insuffizienz ▪ exokrine Insuffizienz, Diabetes mellitus ▪ Cholelithiasis ▪ weitere: Gedeihstörungen, Infertilität
Hämochromatose	Eisenüberladung des Organismus durch eine autosomal-rezessiv vererbte Störung der Eisenaufnahme	▪ Hepatomegalie (90 %) ▪ Leberzirrhose (75 %) ▪ hepatozelluläres Karzinom ▪ diffuse Hyperdensität	▪ Diabetes mellitus ▪ dunkle Hautpigmentierung ▪ sekundäre Kardiomyopathie ▪ hypophysärer Hypogonadismus, Impotenz ▪ Arthropathie
Morbus Wilson	autosomal-rezessive Kupferspeicherkrankheit durch Coeruloplasmin-Mangel (biliäre Kupferelimination ↓) und pathologische Kupferablagerung im Gewebe	Die Leber ist praktisch immer betroffen: ▪ Fettleber ▪ fulminante Hepatitis ▪ Leberzirrhose (Endstadium)	▪ Parkinsonoid, Psychose, Depression ▪ Kayser-Fleischer-Kornealring, Katarakt ▪ hämolytische Anämie ▪ Kardiomyopathie
α_1-Antitrypsin-Mangel (AAT-Mangel)	autosomal-rezessiv vererbter AAT-Mangel	▪ prolongierter Neugeborenenikterus ▪ chronische Hepatitis ▪ Leberzirrhose ▪ hepatozelluläres Karzinom	▪ Lungenemphysem
chronische hepatische Porphyrie	hereditäre Störung der Hämbiosynthese (Uroporphyrinogen-Decarboxylase ↓) mit Anhäufung und Einlagerung von Porphyrinen	Die Leber ist praktisch immer betroffen: ▪ Fettleber ▪ Hepatomegalie ▪ Leberzirrhose	▪ Fotodermatose ▪ Ausscheidung eines dunklen Urins

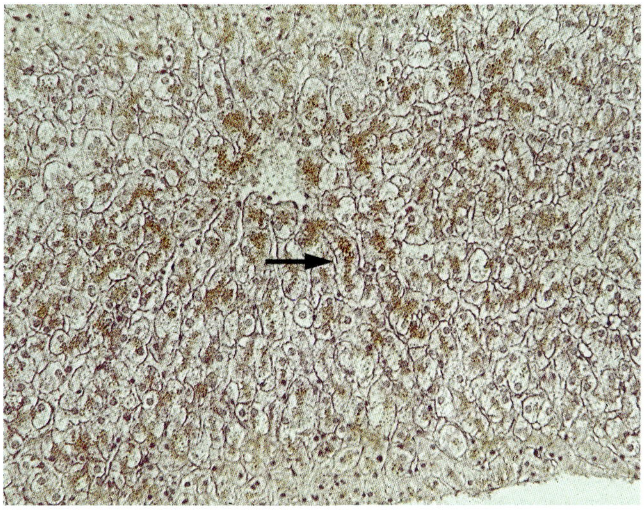

Abb. 7.7 **Dubin-Johnson-Syndrom**. Pigmentablagerungen in den Hepatozyten (Pfeil), Färbung: Berliner Blau (Vergr. 1:100). [aus Riede, Werner, Schaefer, Allgemeine und spezielle Pathologie, Thieme 2004]

PRÜFUNGSHIGHLIGHTS

– ! **Klinik** der **Hämochromatose:** diffuse Hyperdensität des Leberparenchyms, Diabetes mellitus, dunkle Hautpigmentierung, sekundäre Kardiomyopathie, hypophysärer Hypogonadismus, Arthropathie.
– ! **Morbus Wilson** wird autosomal-rezessiv vererbt und führt u. a. zu Coeruloplasmin-Mangel.
– !! **Morbus Gilbert-Meulengracht:** männlicher Jugendlicher, gelbgefärbte Skleren nach Fasten oder Stress, erhöhter Bilirubinspiegel im Labor.

7.7 Primär cholestatische Lebererkrankungen

Bei den hier besprochenen Erkrankungen handelt es sich um primäre Erkrankungen des Gallengangssystems, die sich v. a. an der Leber manifestieren.

7.7.1 Primär biliäre Cholangitis (PBC)

Früher: primär biliäre Zirrhose

DEFINITION Spätkomplikation einer chronisch-destruierenden Zerstörung der intrahepatischen Gallengänge.

Epidemiologie: Die primär biliäre Cholangitis verursacht etwa 1 % aller Leberzirrhosefälle. Die Inzidenz liegt bei 5:100 000. In etwa 90 % der Fälle sind Frauen im mittleren Lebensalter betroffen.

Ätiopathogenese: Die genaue Ätiopathogenese ist unbekannt. Es wird vermutet, dass es sich um eine Autoimmunerkrankung handelt, die möglicherweise durch Infektionen ausgelöst wird. Typisch ist eine Assoziation mit anderen Autoimmunerkrankungen (z. B. Sjögren-Syndrom, rheumatoide Arthritis, Autoimmunthyreoiditis, SLE).

Klinik: Im Frühstadium ist die Erkrankung i. d. R. asymptomatisch und wird evtl. zufällig durch erhöhte γ-GT-Werte im Labor entdeckt. Das häufigste Frühsymptom ist ein **chronischer, quälender Juckreiz**, der häufig Jahre vor dem **cholestatischen Ikterus** auftritt. Im weiteren Verlauf kommen **Müdigkeit, Abgeschlagenheit, Hepatomegalie** und die typischen Symptome einer intrahepatischen Cholestase mit Ikterus und Maldigestion (Steatorrhö und Mangel an fettlöslichen Vitaminen: intestinale Osteopathie) hinzu. Durch die verminderte Cholesterinausscheidung kommt es zu Xanthelasmen im Bereich der Augenlider, Ellenbogen, Handlinien/-innenflächen und der Achillessehne. Häufig werden Melaninablagerungen in der Haut beobachtet, die zu einer dunklen Pigmentierung führen.

Komplikationen: Leberzirrhose im Spätstadium.

Diagnostik:
- **Labor:** Erhöhung der Cholestaseparameter (S. 104), Hypercholesterinämie. In über 95 % der Fälle lassen sich antimitochondriale Autoantikörper (**AMA**) nachweisen. Spezifisch für die primär biliäre Cholangitis ist das Auftreten des AMA-Subtyps Anti-M2. Zielantigen ist die Acetyltransferase an der inneren Mitochondrienmembran. Typisch ist auch eine **Hypergammaglobulinämie** durch Erhöhung der IgM-Fraktion.
- Sonografie: zum Ausschluss einer extrahepatischen Cholestase (S. 102).
- **Histologie:** im Zweifelsfall zur **Diagnosesicherung**. Abhängig vom Ausmaß der Leberschädigung werden 4 Stadien unterschieden (**Tab. 7.14**).

Differenzialdiagnosen: Siehe Cholestase (S. 102).

Therapie: Eine kausale Therapie ist nicht bekannt. Der einzig kurative Behandlungsansatz ist die **Lebertransplantation**, die im zirrhotischen Spätstadium die Therapie der Wahl ist.

Symptomatisch erfolgt eine medikamentöse Therapie mit **Ursodesoxycholsäure** (UDCA). UDCA vermindert die endogene Synthese lebertoxischer Gallensäuren, verbessert die biliäre Ausscheidung der Gallensäuren und kann die Fibrosierungstendenz aufhalten. Wichtig ist ein möglichst frühzeitiger Therapiebeginn! Bei Therapieversagen ist seit Anfang 2017 die Kombination mit **Obeticholsäure** zugelassen (2. Wahl), bei UDCA-Unverträglichkeit kann Letzteres auch als Monotherapie verabreicht werden.

Cholestyramin mindert den Juckreiz und senkt den Cholesterinspiegel, indem es enteral Gallensäuren bindet und dadurch ihre Ausscheidung steigert. Die Maldigestion kann durch **Substitution fettlöslicher Vitamine** und **Ersatz langkettiger Fettsäuren durch mittelkettige** behandelt werden (mittelkettige Fettsäuren können aufgrund ihres hydrophilen Charakters gallensäureunabhängig durch Diffusion in die Enterozyten aufgenommen werden).

PRAXIS Immunsuppressiva sind nicht wirksam!

Prognose: Der wichtigste **prognostische Parameter** ist der **Serumbilirubinspiegel** (mittlere Überlebenszeit bei normalem Bilirubinspiegel 12 Jahre, bei Werten > 6 mg/dl nur noch 2 Jahre). Durch den frühzeitigen Einsatz von Ursodesoxycholsäure kann die Prognose verbessert werden. Nach Lebertransplantation beträgt die 10-Jahres-Überlebensrate zwischen 70 und 90 %. Allerdings kommt es in etwa 20 % der Fälle zu einem Wiederauftreten der Erkrankung in der Transplantatleber.

Tab. 7.14 **Histologische Stadieneinteilung der primär biliären Zirrhose**

Stadium	histologischer Befund
I	lymphomonozytäre Infiltration der Portalfelder, epitheloidartige Granulome, Zerstörung des Gallengangepithels (Abb. 7.8)
II	Gallengangsproliferation mit Ausbildung von Pseudogallengängen
III	Verödung und Vernarbung der Portalfelder, Mottenfraßnekrosen, Untergang kleiner Gallengänge (Duktopenie)
IV	Zirrhose (makroskopisch erscheint die Leber grünlich)

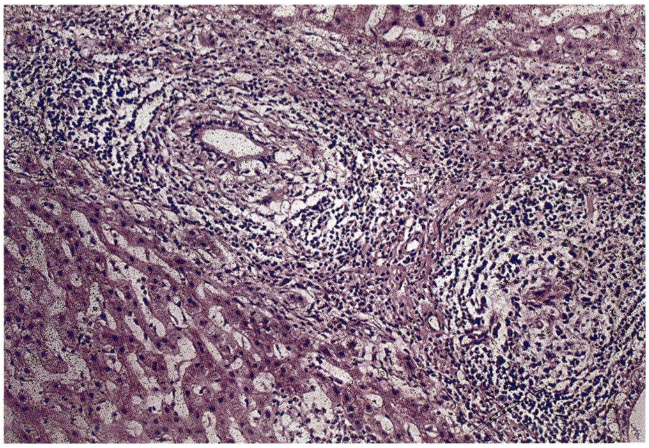

Abb. 7.8 **Primär biliäre Cholangitis, Stadium I.** Lymphozytäre Infiltration eines Portalfeldes. [aus Riede, Werner, Schaefer, Allgemeine und spezielle Pathologie, Thieme 2004]

7.7.2 Primär sklerosierende Cholangitis (PSC)

DEFINITION **Chronisch-progrediente, sklerosierende Destruktion** der extra- und intrahepatischen Gallenwege, die im Spätstadium zu einer biliären Zirrhose führt.

Epidemiologie: Die Inzidenz beträgt etwa 1/100 000 Neuerkrankungen/Jahr. Männer sind etwa doppelt so häufig betroffen wie Frauen. Der Erkrankungsgipfel liegt zwischen dem 30. und 50. Lebensjahr.

Ätiopathogenese: unbekannt. Eine Assoziation mit den HLA-Merkmalen B8 und DR3 weist auf eine genetische Prädisposition hin. Es besteht eine starke Assoziation mit der **Colitis ulcerosa** (ca. 80 % aller Patienten mit PSC leiden zusätzlich an einer Colitis ulcerosa), was – genauso wie das Auftreten von Autoantikörpern – auf eine autoimmune Genese hindeutet.

LERNTIPP !

Denken Sie an den Zusammenhang zwischen der Colitis ulcerosa und der primär sklerosierenden Cholangitis!

Klinik: Zu Beginn ist die Erkrankung häufig asymptomatisch und wird zufällig im Labor entdeckt (γ-GT ↑). Im weiteren Verlauf treten uncharakteristische Oberbauchbeschwerden, Müdigkeit, Ikterus, Juckreiz und Maldigestion mit Vitaminmangelerscheinungen, Gewichtsverlust und Steatorrhö auf.

Komplikationen: Rezidivierende bakterielle Cholangitiden sind häufig. Im Spätstadium entwickelt sich eine biliäre Zirrhose. Etwa 8 % der Patienten entwickeln ein cholangiozelluläres Karzinom (CCC). Auch das Risiko kolorektaler Karzinome ist erhöht.

PRAXIS Bei gleichzeitigem Auftreten einer PSC und einer Colitis ulcerosa ist das Risiko eines kolorektalen Karzinoms 5-mal so groß wie bei einer isolierten Colitis ulcerosa.

Diagnostik: Im Labor zeigt sich ein **Anstieg der Cholestaseparameter** (S. 104). In etwa 80 % der Fällen lassen sich antizytoplasmatische Antikörper mit perinukleärem Fluoreszenzmuster (**pANCA**) nachweisen.

Goldstandard zum Nachweis einer PSC ist die **ERCP** oder **MRCP**. Sie zeigt das charakteristische Bild mit **perlschnurartigen Gangunregelmäßigkeiten**, die durch das Nebeneinander von Strikturen und Gangaussackungen entstehen (**Abb. 7.9**).

In der **Leberbiopsie** imponiert die PSC durch eine **periduktale Fibrose** mit einer **zwiebelschalenartigen Ummauerung** der intrahepatischen Gallengänge und einer progredienten Lumeneinengung (**Abb. 7.10**). Außerdem lassen sich entzündliche Infiltrate und Gallengangsproliferationen nachweisen.

Therapie: Die Therapie erfolgt rein symptomatisch, eine Heilung ist nicht möglich. Die **medikamentöse Therapie** entspricht derjenigen der primär biliären Zirrhose (Ursodeoxycholsäure, Cholestyramin). Rezidivierende Cholangitiden werden **antibiotisch** behandelt.

Gallengangsstenosen können durch **endoskopische Bougierung** und **Stenteinlage** interventionell therapiert werden. Im Endstadium ist die Lebertransplantation die Ultima Ratio.

Prognose: Die mittlere Überlebenszeit ohne Lebertransplantation liegt zwischen 10 und 20 Jahren. Durch frühzeitigen Einsatz von Ursodeoxycholsäure kann der Verlauf verlangsamt werden.

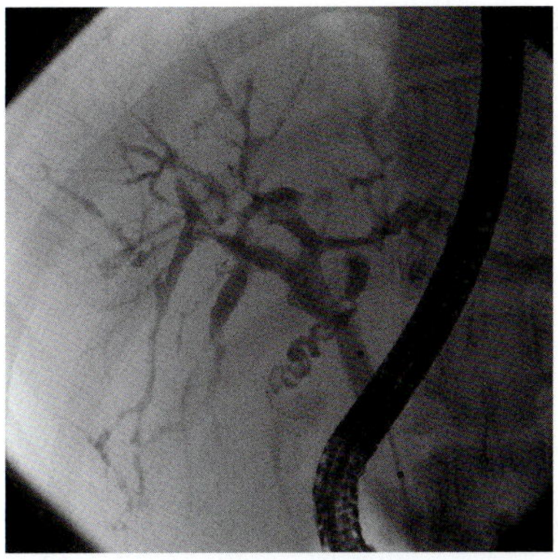

Abb. 7.9 **Primär sklerosierende Cholangitis.** Unregelmäßige Strikturen und Dilatationen der Gallengänge (ERCP). [aus Riemann et al., Gastroenterologie in Klinik und Praxis, Thieme, 2007]

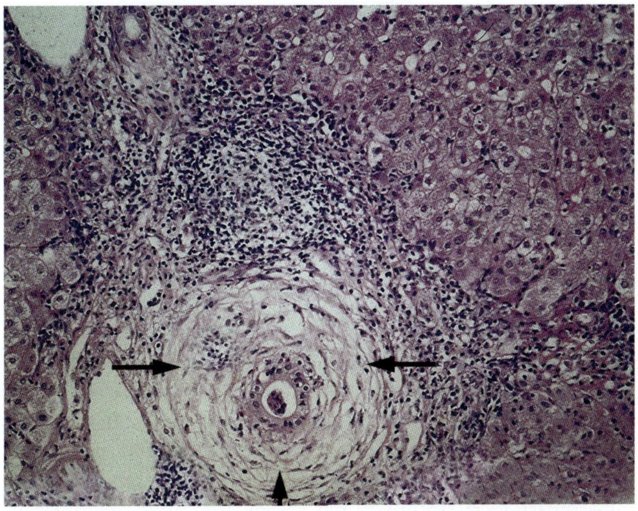

Abb. 7.10 **Histologisches Bild der PSC.** Zwiebelschalenartige Ummauerung der Gallengänge. [aus Riede, Werner, Schaefer, Allgemeine und spezielle Pathologie, Thieme, 2004]

PRÜFUNGSHIGHLIGHTS

- ! Bei der primär biliären Zirrhose lassen sich **antimitochondriale Antikörper** nachweisen.
- ! Die primär sklerosierende Cholangitis geht mit einem erhöhten **Risiko** cholangiozellulärer und kolorektaler **Karzinome** einher.

7.8 Leberzirrhose

DEFINITION Irreversibles Endstadium chronischer Leberschädigung. Die Leberzirrhose ist durch eine Kombination aus Zellnekrose, entzündlicher Infiltration und gestörter Regeneration des Lebergewebes gekennzeichnet.

Epidemiologie: Die Inzidenz der Leberzirrhose liegt in den Industrieländern bei etwa 250/100 000 Neuerkrankungen pro Jahr. Männer sind doppelt so häufig betroffen wie Frauen.

Ätiologie: 95 % der Zirrhosefälle in den Industrieländern werden durch **chronischen Alkoholabusus**, **chronische Virushepatitiden** und nichtalkoholische Fettlebererkrankung (NAFLD) ausgelöst. Seltene Ursachen:

- Autoimmunhepatitis
- medikamenteninduzierte und toxische Leberschäden

- primär biliäre Cholangitis und primär sklerosierende Cholangitis
- Stoffwechselerkrankungen mit hepatischer Manifestation (Morbus Wilson, Hämochromatose, Mukoviszidose, α_1-Antitrypsin-Mangel, hereditäre Fruktoseintoleranz, klassische Galaktosämie, Tyrosinämie Typ I)
- vaskuläre Erkrankungen (Budd-Chiari-Syndrom)
- Stauungszirrhose bei Rechtsherzinsuffizienz und konstriktiver Perikarditis
- Tropenerkrankungen (Bilharziose, Leberegel).

Pathogenese: Am Anfang der Zirrhosegenese steht die **Zellnekrose**. Sie führt zu einer Aktivierung des Gerinnungssystems mit **Thrombenbildung** und **Einwanderung verschiedener Entzündungszellen**. Die Freisetzung proinflammatorischer Zytokine führt gemeinsam mit den Zelltrümmern zu einer Aktivierung der Kupffer-Zellen und Umwandlung der ITO-Zellen in Myofibroblasten. Die Folge ist eine **vermehrte Produktion von extrazellulären Matrixbestandteilen** wie Kollagen und Proteoglykanen. Diese lagern sich entlang der Sinusoide im Disse-Raum zwischen den Portalfeldern bzw. zwischen Portalfeld und Zentralvene ab. Die **Ausbildung von Bindegewebssepten** führt durch die Entstehung von sog. Regeneratknoten zu einer Veränderung der normalen hepatischen Läppchenstruktur. Die Folge sind ein gestörter Stoffaustausch und ein Anstieg des Strömungswiderstands. Es entsteht eine portale Hypertension (S. 120).

Klinik: Im kompensierten Stadium klagen die meisten Patienten über **diskrete Symptome** wie Müdigkeit, Abgeschlagenheit und uncharakteristische Oberbauchbeschwerden mit Völlegefühl, Meteorismus und Gewichtsabnahme. An der Haut zeigen sich die typischen Leberhautzeichen (S. 103). **Hormonelle Störungen** (Östrogen ↑ /Testosteron ↓) führen beim Mann zu einer Hodenatrophie, Potenzstörungen, einem Verlust der Sekundärbehaarung („Bauchglatze") und einer Gynäkomastie. Frauen leiden unter Menstruationsstörungen mit sekundärer Amenorrhö. Darüber hinaus besteht aufgrund der verminderten hepatischen Synthese von Gerinnungsfaktoren und der Thrombozytopenie bei Hypersplenie-Syndrom eine erhöhte Blutungsneigung.

Komplikationen: Mit Auftreten der Komplikationen kommt es zu einer klinischen Dekompensation, die mit den typischen Zeichen der **metabolischen Leberinsuffizienz** (S. 104) einhergeht. Zu den Komplikationen der Leberzirrhose zählen:
- **portale Hypertension** mit Ausbildung von Fundus- und **Ösophagusvarizen** (S. 120)
- **Aszites** mit Gefahr der spontan-bakteriellen Peritonitis (S. 123)
- **hepatische Enzephalopathie** (S. 126)
- **hepatorenales** (S. 125) und **-pulmonales Syndrom** (S. 125)
- **hepatozelluläres Karzinom** (→ AFP regelmäßig kontrollieren!).

Aufgrund ihrer großen klinischen Bedeutung werden die Komplikationen im Anschluss an dieses Kapitel gesondert besprochen.

Diagnostik: Inspektorisch fallen die typischen **Leberhautzeichen** (S. 103) auf. Bei der klinischen Untersuchung lässt sich stadienabhängig eine **vergrößerte oder verkleinerte Leber** palpieren, die **Leberoberfläche** ist **verhärtet und höckrig**. Bei über 70 % der Patienten ist die Milz vergrößert und es finden sich klinische oder sonografische Hinweise auf Aszites (S. 123). Im Labor zeigen sich die typischen Indikatoren für eine **verminderte Syntheseleistung der Leber** (S. 103). In etwa 80 % der Fälle lässt sich im Serum eine unspezifische **Hypergammaglobulinämie** durch Erhöhung der IgM-Fraktion nachweisen. Bei Hypersplenismus finden sich eine Thrombozytopenie und eine Anämie. Im Rahmen akuter entzündlicher Schübe kommt es zu einer Erhöhung der Leberenzyme (de-Ritis-Quotient > 1) und des Bilirubins. Eine Erhöhung der Cholestaseparameter weist auf einen akuten cholestatischen Schub oder die primär zugrunde liegende Lebererkrankung hin (PBC, PSC).

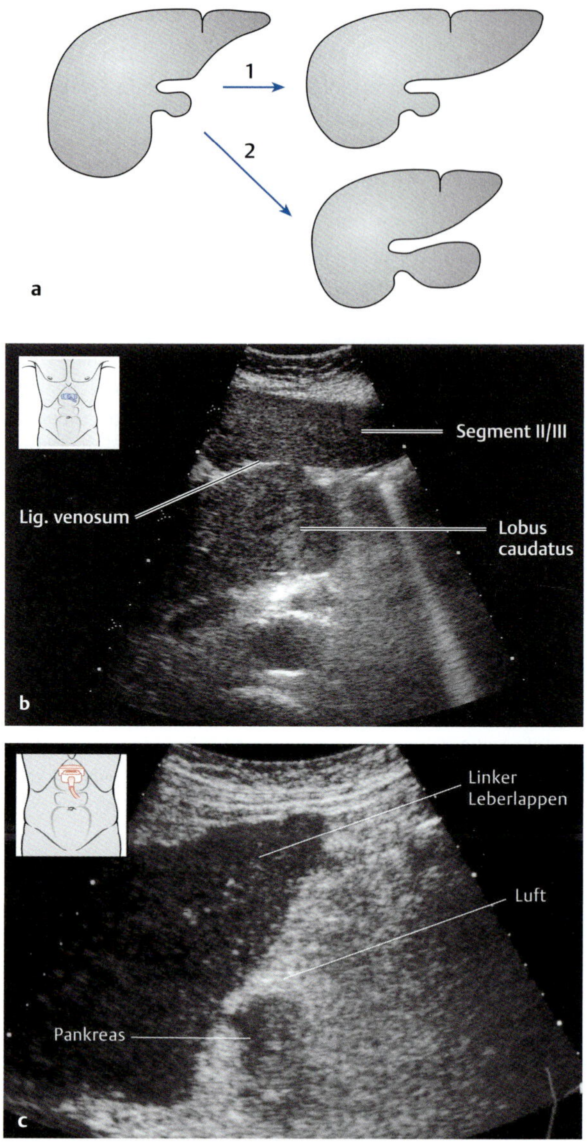

Abb. 7.11 **Sonografiebefund bei Leberzirrhose. a** Die kompensatorische Hypertrophie des Lobus caudatus (2) oder des linken Leberlappens (1) ist die Folge der Schrumpfung des rechten Leberlappens. **b** Sonografische Darstellung des Lobus caudatus bei einem Patienten mit Leberzirrhose. **c** Inhomogenes Parenchymmuster und knotige Leberoberfläche (Patient mit Hämochromatose). [aus Delorme, Debus, Duale Reihe Sonografie, Thieme, 2012]

Sonografisch und **computertomografisch** lassen sich bei der Leberzirrhose eine unregelmäßige Leberoberfläche, ein **abgerundeter Leberrand**, ein **hypertrophierter Lobus caudatus** (**Abb. 7.11a**, **b**) und ein vergröbertes und **inhomogenes Parenchymmuster** (**Abb. 7.11c**) nachweisen. Weitere Befunde sind **rarefizierte Lebervenen** mit gewundenem Verlauf und Kaliberunregelmäßigkeiten, eine **Portalvenenamputation** und eine Lumenvergrößerung der Leberarterien. Die Sonografie eignet sich zudem gut, um Zirrhosekomplikationen wie die portale Hypertension und den Aszites nachzuweisen.

In der Zusammenschau von klinischem Bild, Sonografiebefund, evtl. Fibroscan (Elastizitätsmessung der Leber) und Labor

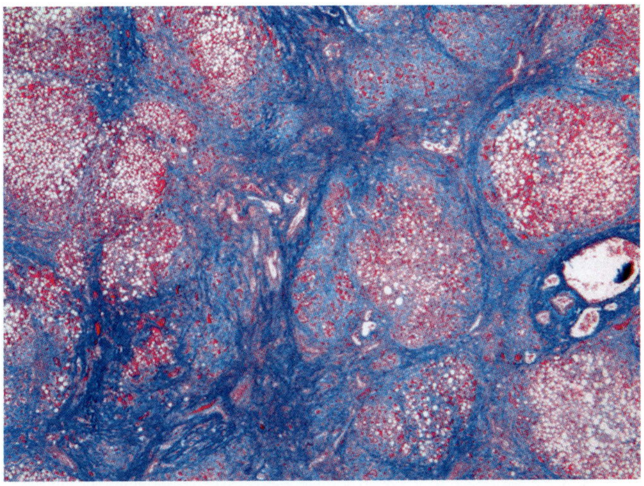

Abb. 7.12 **Histologisches Bild der Leberzirrhose.** Azanfärbung. Einzelne Leberläppchen (rötlich), umgeben von stark vermehrtem Bindegewebe (blau). [aus Krams et al., Kurzlehrbuch Pathologie, Thieme, 2013]

kann die Diagnose in den meisten Fällen gestellt werden. In unklaren Fällen kann die Diagnose durch die **histologische Untersuchung** gesichert werden. Die histologische Trias der Leberzirrhose besteht aus **Zellnekrose, Regeneration** und **Bindegewebsvermehrung** (Abb. 7.12)! Abhängig von der Größe der Regeneratknoten lassen sich 3 Formen der Leberzirrhose unterscheiden:

- **mikronoduläre Zirrhose:** Regeneratknötchen bis 3 mm Durchmesser
- **makronoduläre Zirrhose:** Regeneratknötchen mit einem Durchmesser von 3 mm bis 3 cm
- **gemischtknotige Zirrhose:** Mischbild.

Die Morphologie der Regeneratknoten ist häufig mit bestimmten auslösenden Erkrankungen assoziiert (z. B. mikronoduläre Zirrhose bei Alkoholismus und makronoduläre Zirrhose bei chronischer Virushepatitis). Bei der alkoholtoxischen Leberzirrhose finden sich außerdem intrazelluläre PAS-positive Einschlüsse, Mallory-Körperchen (S. 112). Ein sicherer Rückschluss von der Knotenmorphologie auf die Ätiologie ist allerdings nicht möglich.

LERNTIPP !

Es kann durchaus sein, dass Sie im Examen ein histologisches Bild einer Leberzirrhose vorgelegt bekommen und darauf verschiedene Strukturen erkennen müssen, z. B. Bindegewebe, Lymphozyten oder Gallengänge. Auch wenn Sie kein absoluter Histo-Profi sind, können Sie die Fragen dazu aber problemlos beantworten, wenn Sie sich einfach die typischen Veränderungen merken:
- ausgeprägte Bindegewebssepten (Trabekel), die die Leber in kleine Parenchymsegmente unterteilen
- daraus hervorgehende Regeneratknoten
- proliferierende Gallengänge in den Septen
- Lymphozyteninfiltrate (kleine, chromatinreiche Zellen) als Ausdruck der chronisch-entzündlichen Umbauvorgänge
- Leberzellverfettung.

Mottenfraßnekrosen sind hier übrigens ziemlich untypisch, sie gehören zur Virushepatitis (S. 106)!

Schweregradeinteilung: Die Schweregradeinteilung der Leberzirrhose erfolgt anhand der **Child-Pugh-Kriterien** (Tab. 7.15).

Tab. 7.15 **Schweregradeinteilung der Leberzirrhose nach Child-Pugh**

Parameter	1 Punkt	2 Punkte	3 Punkte
Albumin (Serum)	> 3,5 g/dl	2,8–3,5 g/dl	< 2,8 g/dl
Bilirubin (Serum)	< 2 mg/dl	2–3 mg/dl	> 3 mg/dl
INR (Quick)	< 1,7 (> 70 %)	1,7–2,3 (40–70 %)	> 2,3 (< 40 %)
Aszites	nein	gering (nur sonografisch nachweisbar)	ausgeprägt (klinisch nachweisbar)
Enzephalopathie (S. 126)	keine	leicht (Stadium I–II)	Präkoma, Koma (Stadium III–IV)

Child A: 5–6 Punkte; Child B: 7–9 Punkte; Child C: 10–15 Punkte

LERNTIPP !

Merken Sie sich die Child-Pugh-Kriterien, allen voran **Albumin**!

Therapie: Zu den wichtigsten **Allgemeinmaßnahmen** gehören der Verzicht auf alle hepatotoxischen Noxen (Alkohol, bestimmte Medikamente) und eine **ausreichende Kalorien-** und **Eiweißzufuhr**. Ausnahme: Eiweißrestriktion bei Auftreten einer hepatischen Enzephalopathie (S. 126). Liegt der Leberzirrhose eine alkoholtoxische Genese zugrunde, müssen **Vitamin B_1** und **Folsäure** substituiert werden. Bei primär cholestatischer Genese muss die Maldigestion durch Substitution **fettlöslicher Vitamine** und Einsatz **mittelkettiger Fettsäuren** behandelt werden.

LERNTIPP !

Alkohol hemmt die Aufnahme von Vitamin B_1 im Darm und seinen Transport in die Nervenzellen, daher sollten Alkoholkranke eine entsprechende Prophylaxe erhalten.

Entscheidend ist auch die Therapie der **Grunderkrankung**, z. B. eine Eisenelimination bei Hämochromatose (Aderlässe), eine Kupferelimination bei Morbus Wilson (D-Penicillamin), der Versuch einer Viruselimination bei chronischer Virushepatitis und die immunsuppressive Therapie bei Autoimmunhepatitis.

Rechtzeitig sollte die Indikation für eine **Lebertransplantation** geprüft werden. Neben der Child-Pugh-Schweregradeinteilung (Tab. 7.15) wird dafür der sog. **MELD-Score** (Model for End-stage Liver Disease) verwendet, der nach einer speziellen Formel aus den 3 Parametern Gesamt-Bilirubin, Serum-Kreatinin und INR berechnet wird. Je höher der Wert (gerundet auf ganze Zahlen sind Werte zwischen 6–40 möglich), desto höher ist die Wahrscheinlichkeit des Patienten, ohne Transplantation innerhalb von 3 Monaten zu sterben.

Die Behandlung der **Komplikationen** wird in den jeweiligen Kapiteln besprochen.

Prognose: Die Letalität ist abhängig vom Child-Pugh-Stadium:
- Child A: gering
- Child B: 20–40 % nach einem Jahr
- Child C: 40–60 % nach einem Jahr.

Die häufigsten Todesursachen sind die Leberinsuffizienz, die Varizenblutung und das hepatozelluläre Karzinom (→ regelmäßige Kontrollen von α_1-Fetoprotein und sonografischem Leberbefund).

PRÜFUNGSHIGHLIGHTS

Leberzirrhose
- ! **Ätiologie**
- !! **Klinik:** Leberhautzeichen, Blutungskomplikationen als Folge eines schweren Leberparenchymschadens (stark verminderte Syntheseleistung)
- !! **Sonografiebefund: rarefizierte Lebervenen**, inhomogenes Parenchymmuster, unregelmäßige Leberoberfläche, Aszites
- !! **Komplikationen:** Möglich sind z. B. eine Fundusvarizenblutung, die sich mit pechschwarzem Stuhl äußern kann, oder die Entwicklung eines hepatozellulären Karzinoms, weshalb der AFP-Wert regelmäßig kontrolliert werden muss. Auch eine hepatische Enzephalopathie und ein hepatopulmonales Syndrom können auftreten.
- ! **Histologisches Bild**
- !!! **Child-Pugh-Kriterien**
- !! **Therapie**: Verzicht auf hepatotoxische Noxen, Prophylaxe eines Vitamin B_1-Mangels bei alkoholtoxischer Ursache.

7.9 Komplikationen der Leberzirrhose

Die Leberzirrhose zeichnet sich durch verschiedene, einander z. T. verstärkende Komplikationen aus. Dabei nimmt die **portale Hypertension** eine Sonderstellung ein, da sie wesentlich an der Entwicklung aller weiteren Komplikationen beteiligt ist.

7.9.1 Portale Hypertension

DEFINITION Erhöhung des Pfortaderdrucks (Normbereich < 3–6 mmHg). Gastroösophageale Varizen treten in der Regel ab einem Pfortaderdruck von ca. 12 mmHg auf.

Pathogenese

Der portalen Hypertension liegt eine Reduzierung des prä-, intra- oder posthepatischen Gesamtgefäßquerschnitts zugrunde. Die Folge ist eine **Widerstandserhöhung** in der Pfortader („backflow"-Theorie). Zudem kommt es bei der Leberzirrhose durch eine vermehrte Freisetzung von Vasodilatatoren (z. B. NO) in den Arteriolen des Splanchnikusgebiets zu einer **hyperdynamen Zirkulation** im Bereich der Splachnikusgefäße („forward-flow"-Theorie). Die Kombination aus Widerstandserhöhung und verstärktem Blutfluss in der Pfortader führt zu einem Pfortaderhochdruck.

Ätiologie und Einteilung

Die Widerstandserhöhung kann sowohl in den portalen Gefäßabschnitten vor der Leber (**prähepatisch**), in der Leber (**intrahepatisch**) oder hinter der Leber (**posthepatisch**) liegen (**Tab. 7.16**). Eine sichere Abgrenzung ist nicht immer möglich.

Tab. 7.16 **Ätiologie der portalen Hypertension**

Form	Ursachen
prähepatisch	▪ Pfortaderthrombose ▪ septische Thrombose bei Nabelschnurinfektion des Neugeborenen ▪ Pfortaderkompression durch Tumoren etc. ▪ Trauma
intrahepatisch (am häufigsten)	▪ präsinusoidal: primär biliäre Cholangitis, Morbus Wilson, myeloproliferative Erkrankungen, Schistosomiasis (häufigste Ursache der portalen Hypertension in den Tropen) ▪ sinusoidal: chronische Hepatitis, Leberzirrhose, Peliosis hepatis (S. 137) ▪ postsinusoidal (häufigster intrahepatischer Block): Leberzirrhose (am häufigsten), Venenverschluss-Syndrom (S. 137)
posthepatisch	▪ Rechtsherzinsuffizienz (am häufigsten) ▪ konstriktive Perikarditis ▪ Kavathrombose ▪ Budd-Chiari-Syndrom (S. 137)

Klinik

Ausbildung von Kollateralkreisläufen (klinisch wichtigste Folge): Es bilden sich Umgehungskreisläufe zwischen portalem und kavalem Venensystem. Der vermehrte Blutfluss in normalerweise hämodynamisch nicht beanspruchten Anastomosen führt zu einer ausgeprägten Gefäßerweiterung (**Varizenbildung**).

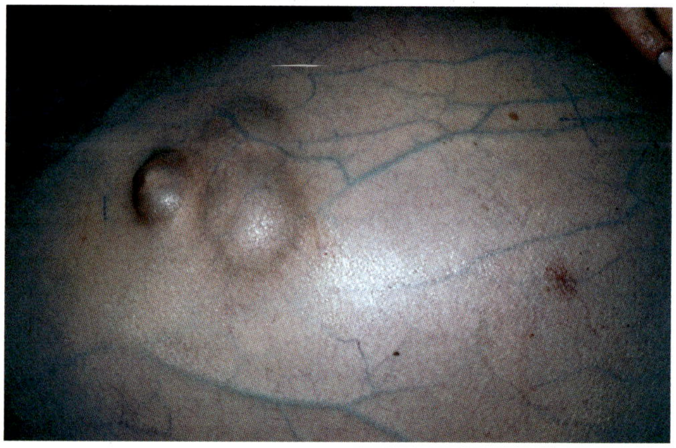

Abb. 7.13 **Caput medusae externum.** [aus Schumpelick et al., Kurzlehrbuch Chirurgie, Thieme, 2010]

- **Ösophagus- und Fundusvarizen:** Der wichtigste Kollateralkreislauf verläuft über submuköse Venengeflechte im Magenfundus (Vv. gastricae breves) und im distalen Ösophagus (Vv. gastricae dextra und sinistra). Ösophagus- und Fundusvarizen können leicht rupturieren und zu einer oberen gastrointestinalen Blutung (S. 14) führen.
- **Rektumvarizen:** Sie entstehen durch vermehrten Blutfluss in submukösen Venen im Bereich des Rektums (Plexus haemorrhoidalis, V. rectalis superior). Die wichtigste Differenzialdiagnose sind Hämorrhoiden. Im Gegensatz zum venösen Blut in den Rektumvarizen werden Hämorrhoiden immer von arteriellem Blut gespeist.
- **Bauchwandvarizen** (Caput medusae): Die Wiedereröffnung der obliterierten umbilikalen Venen (Vv. umbilicales dextra und sinistra) im Lig. teres hepatis führt zur Ausbildung von Kollateralen im Bereich der Bauchwand. Am häufigsten befinden sich diese Kollateralen an der Innenseite der vorderen Bauchwand und sind nur im Farbduplex sichtbar (Caput medusae internum). Seltener kommt es zu direkt sichtbaren Kollateralen an der vorderen Bauchwand (Caput medusae externum, **Abb. 7.13**).

Beeinflussung des systemischen Kreislaufs: Im Rahmen der portalen Hypertension kommt es zu einer verstärkten Freisetzung vasodilatierender Substanzen (z. B. NO) in den Arteriolen des Splanchnikusgebiets. Das venöse Pooling im Splanchnikusgebiet führt zu einer relativen **Hypovolämie** und **Hypotonie im arteriellen Kreislauf**. Die gegenregulatorische **Aktivierung des Renin-Angiotensin-Aldosteron-Systems** und des Sympathikus ist an der Entwicklung des portalen Aszites (S. 123), des hepatorenalen (S. 125) und des hepatopulmonalen Syndroms (S. 125) beteiligt.

Ausbildung eines portosystemischen Shuntflusses: Durch die Umgehungskreisläufe wird das Blut an der Leber vorbeigeleitet. Dadurch wird der hepatische „First-pass"-Metabolismus umgangen. Die Folge ist eine verminderte hepatische Entgiftung toxischer Substanzen mit Entwicklung einer hepatischen Enzephalopathie (S. 126).

Funktionsstörung vorgeschalteter Organe: Durch den erhöhten Druck in der Pfortader kommt es zur Entwicklung einer

- Stauungsgastritis
- Stauungsenteropathie mit Malabsorption und Eiweißverlust
- Splenomegalie mit verstärkter Zellsequestration (Hypersplenie-Syndrom mit Anämie, Thrombozytopenie und Leukopenie).

LERNTIPP !

Die wesentlichen Symptome einer portalen Hypertension sollten Sie unbedingt kennen: Aszites, Splenomegalie und varizenartige Gefäßerweiterungen der Speiseröhre, der Bauchwand (Caput medusae) sowie der rektalen Venen.

Diagnostik

- Die **Farbduplexsonografie** ist die einfachste Methode zum indirekten Nachweis eines erhöhten Pfortaderdrucks. Mit ihr gelingt der Nachweis einer erweiterten Pfortader, einer verminderten Flussgeschwindigkeit im portalen Hauptstamm und einer Umkehr des Blutflusses.
- Genauer gelingt die Beurteilung des Pfortaderdrucks durch eine invasive Druckmessung entweder transjugulär (transjuguläre **Lebervenenverschlussdruck-Messung**) oder direkt intraoperativ.
- Ösophagus- und Fundusvarizen sowie die Gastropathie werden **endoskopisch** nachgewiesen.

Therapie

Die Therapie der Leberzirrhose basiert auf folgenden Säulen:

- Behandlung der Grunderkrankung
- Behandlung von Varizenblutungen (S. 122)
  - endoskopische Blutstillung: Gummibandligatur
  - Ballontamponade
  - medikamentöse Senkung des Pfortaderdrucks mittels Terlipressin
- Behandlung eines Aszites (S. 124)
- Behandlung des hepatorenalen Syndroms (S. 125).

7.9.2 Ösophagus- und Fundusvarizenblutung

DEFINITION Akute obere Gastrointestinalblutung aus rupturierten Ösophagus- oder Fundusvarizen.

Pathogenese und Epidemiologie: Steigt der Druck in der Pfortader deutlich an (> 12 mmHg), besteht eine Rupturgefahr der varikös erweiterten Venengeflechte. Folge einer Ruptur ist eine obere gastrointestinale Blutung (S. 14). Diese Komplikation tritt bei etwa $^1/_3$ der Patienten mit Leberzirrhose auf.

Klinik: Teerstuhl bzw. bei massiver Blutung auch Hämatochezie, Bluterbrechen bis zur Schocksymptomatik.

Risikofaktoren: Hinweise auf ein erhöhtes Blutungsrisiko sind eine vorausgegangene Varizenblutung, ein Varizendurchmesser > 5 mm, das sog. „red color sign" (**Tab. 7.17**) und persistierender Alkoholabusus.

Diagnostik: Ösophagus- und Fundusvarizen werden **endoskopisch** nachgewiesen (**Abb. 7.14**). Bei den Ösophagusvarizen werden endoskopisch 4 Stadien unterschieden (**Tab. 7.17**). Fundusvarizen werden in Abhängigkeit von ihrer Lokalisation in Varizen vom Typ I (von der kleinen Kurvatur über die Kardia ziehend) und vom Typ II (von der großen Kurvatur über die Kardia ziehend) unterteilt.

Tab. 7.17 **Endoskopische Einteilung der Ösophagusvarizen**

Stadium	Endoskopiebefund
I	▪ Venenektasie, die nach Luftinsufflation (in den Ösophagus) verstreicht
II	▪ in das Lumen ragende Varizen, die nach Luftinsufflation verbleiben
III	▪ starke Einengung des Lumens durch vorgewölbte Varizen ▪ „red color sign": rötliche Flecken auf den Varizen durch erhöhten intravarikösen Druck und Ausdünnung des Epithels
IV	▪ Verlegung des Lumens durch vorgewölbte Varizen ▪ „red color sign" und z. T. Erosionen

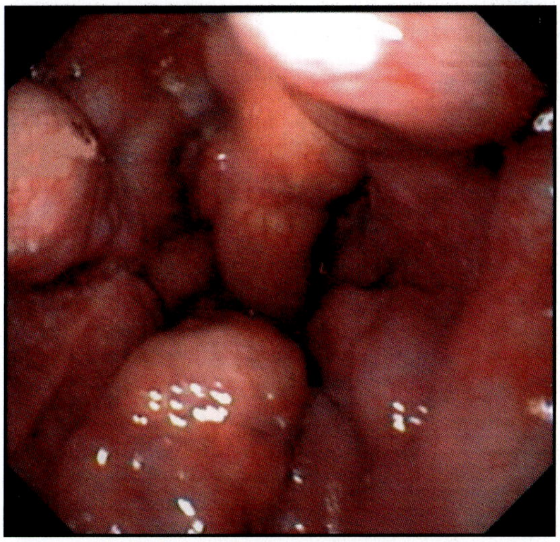

Abb. 7.14 **Stark ausgeprägte Ösophagusvarizen.** [aus Baenkler et al., Duale Reihe Innere Medizin, Thieme, 2018]

Therapie:

> **LERNTIPP** !
>
> Die Therapie der akuten Varizenblutung und die Behandlung der portalen Hypertension zur weiteren Blutungsprophylaxe sind beliebte Prüfungsthemen. Es ist also ganz vorteilhaft, wenn Sie sich hier auskennen! Merken Sie sich dabei insbesondere Propranolol, das prophylaktisch zur Senkung des Pfortaderhochdrucks eingesetzt wird!

Sofortmaßnahmen:
- **Terlipressin** oder **Somatostatin-Analoga** (reduzieren den Druck in der Pfortader und den Blutzufluss in die Varizen)
- Anlage von 2 großlumigen Kathetern und Volumengabe
- Intubation zur Aspirationsprophylaxe.

Endoskopische Blutstillung: Methode der Wahl ist die Anlage einer **Gummibandligatur**, da sie weniger schwerwiegende Komplikationen (Schleimhautnekrosen, Ulzera, Perforation, Narben- und Stenosenbildung) hat als die **Varizensklerosierung**. Persistiert die Blutung nach versuchter endoskopischer Blutstillung, wird eine Sondentamponade durchgeführt: Bei Ösophagusvarizenblutung erfolgt eine **Ballonkompression** mithilfe der **Sengstaken-Blakemore-Sonde**, bei blutenden Fundusvarizen kommt die **Linton-Nachlas-Sonde** zum Einsatz. Um Drucknekrosen zu verhindern, sollte der Ösophagusballon alle 4–6 h für 5 min entblockt werden. Eine weitere Therapieoption ist das Einbringen eines **Varizen-Stents**.

Lässt sich die Blutung endoskopisch nicht beherrschen oder kommt es zu Rezidivblutungen, muss der Pfortaderdruck durch **interventionelle** (TIPS) oder **chirurgische Methoden** (portosystemische Shuntverfahren) gesenkt werden. Letztere kommen heutzutage nur noch selten zur Anwendung. Näheres zu den einzelnen Verfahren s. u.

Weitere Maßnahmen (nach erfolgreicher Blutstillung):
- Antibiotikagabe (z. B. Ciprofloxacin): hohe Gefahr von Sekundärinfektionen
- Vasokonstriktoren wie Terlipressin und Somatostatin über mehrere Tage
- Rezidivprophylaxe
- evtl. auch Vitamin-K-Gabe.

Prophylaxe der Varizenblutung

Primärprophylaxe

Sie sollte bei Varizen mit erhöhtem Blutungsrisiko (Varizen > 5 mm, „red color sign", Child-C) durchgeführt werden. Mittel der Wahl sind **nichtselektive β-Blocker** (Carvedilol oder Propranolol), die zu einer Vasokonstriktion im Splanchnikusgebiet führen. Hierdurch kann das Blutungsrisiko um 50 % gesenkt werden.

Sekundärprophylaxe

Gummibandligatur: Rezidivblutungen sind häufig, eine Sekundärprophylaxe ist daher obligat. Methode der Wahl ist die **Gummibandligatur** der Varizen in mehreren Sitzungen. Zusätzlich erhalten die Patienten einen nichtselektiven β-Blocker.

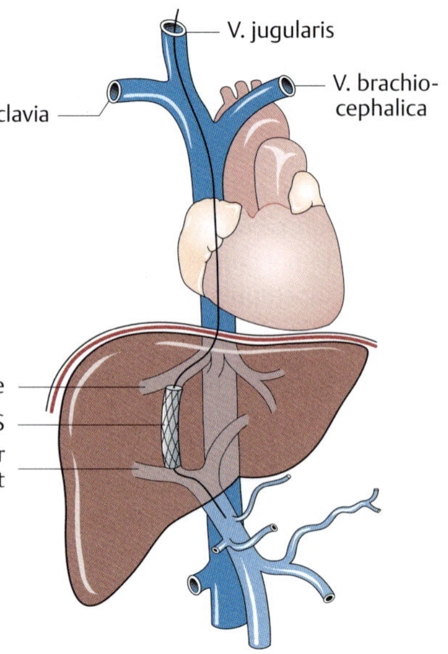

Abb. 7.15 Transjugulärer intrahepatischer portosystemischer Stent-Shunt (TIPS). [aus Henne-Bruns et al., Duale Reihe Chirurgie, Thieme, 2012]

TIPS (transjugulärer intrahepatischer portosystemischer Stent-Shunt): Beim TIPS handelt es sich um ein interventionelles Stent-Verfahren (**Abb. 7.15**), bei dem unter radiologischer Kontrolle über die V. jugularis die rechte Lebervene aufgesucht wird. Von dort punktiert man durch das Parenchym der Leber hindurch den rechten Pfortaderast. Diese neu geschaffene Verbindung wird anschließend durch einen Ballonkatheter dilatiert und mittels Stent offen gehalten. Indiziert ist die TIPS-Anlage **zur akuten Blutstillung** bei endoskopisch oder medikamentös nicht mehr beherrschbarer Blutung sowie zur Vermeidung von Rezidivblutungen, insbesondere zur Überbrückung der Zeit bis zur Lebertransplantation.

Vorteil ist die starke Senkung des portalen Drucks und die damit verbundene Blutstillung. Als Komplikation kann sich eine hepatische Enzephalopathie entwickeln. Eine schwere Einschränkung der Leberfunktion (Child-Pugh-Score > 12) stellt deshalb eine Kontraindikation für den Eingriff dar. Die TIPS-Stents stenosieren häufig innerhalb einiger Monate, was dann eine Redilatation erfordert. Die Letalität innerhalb der ersten 30 Tage nach einem akuten Notfalleingriff beträgt etwa 30–40 %. In Notfallsituationen ist der TIPS operativen Maßnahmen in der Regel überlegen.

Shuntchirurgie: Die OP-Verfahren sind in **Abb. 7.16** dargestellt.

Portokavale Anastomose (PCA): Indikation:
- notfallmäßig bei anhaltender, konservativ nicht beherrschbarer Blutung (selten)
- zur Vermeidung von Rezidiven bei präoperativ geringer portaler Perfusion, guter Leberfunktion (Child A) oder bei Kontraindikationen gegen einen Warren-Shunt (z. B. zu geringer Durchmesser der Milzvene, s. u.).

Anlage eines kompletten Shunts, der die Leber vollständig von der Versorgung durch die Pfortader trennt. Die V. portae wird mit der V. cava inferior entweder in End-zu-Seit- (einfachste Methode) oder in Seit-zu-Seit-Technik (v. a. bei Aszites indiziert) anastomosiert. Die Leberdurchblutung erfolgt ausschließlich über die Leberarterie.

OP-TECHNIK

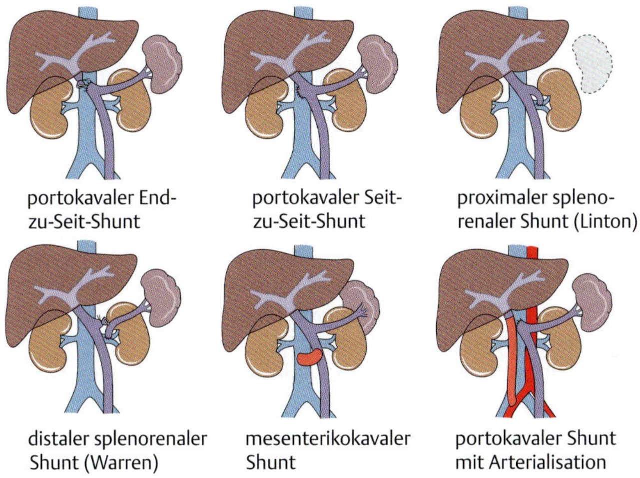

Abb. 7.16 Portosystemische Shunt-Formen. [aus Schumpelick et al., Kurzlehrbuch Chirurgie, Thieme, 2010]

Vorteil dieses Verfahrens sind die gute Drucksenkung und der gute Langzeiterfolg durch die geringe Thrombosierungsrate (ca. 5 %). Nachteilig sind die häufige Aszitesbildung nach der Operation und die Gefahr einer Enzephalopathie bei zu hoher Eiweißzufuhr (stufenweise bis maximal 70 g/d).

Distaler splenorenaler Shunt (Warren-Shunt):

Indikation: Ein Warren-Shunt ist nur in elektiven Situationen bei guter Milzvene (Durchmesser > 9 mm) indiziert. Eine stärker eingeschränkte Leberfunktion (maximal Child B) und Voroperationen im rechten Oberbauch sind dabei keine Kontraindikationen.

OP-TECHNIK

Anlage eines selektiven (= inkompletten) Shunts, bei dem die Perfusion über die V. portae erhalten bleibt. Die V. lienalis wird dabei direkt vor ihrem Zusammenfluss mit der V. mesenterica superior unterbunden und in Form einer End-zu-Seit-Anastomose mit der V. renalis sinistra (→ Abfluss in die V. cava inferior) vereinigt. Der venöse Abfluss des distalen Magens und der V. coronaria ventriculi in die V. portae werden ebenfalls gezielt unterbunden. Dadurch wird der Druck von Ösophagus, Magen und Milz über die linke Nierenvene entlastet.

Vorteil ist die erhaltene Restperfusion der Leber. Im Laufe der Jahre bilden sich Kollateralgefäße aus, die eine Umkehrung des Pfortaderflusses zur Folge haben. Das Thromboserisiko ist mit 20 % relativ hoch.

Weitere Shuntformen:

- **mesenterikokavaler Shunt:** Implantation einer Kunststoffprothese zwischen der V. mesenterica superior und der V. cava inferior
- **portokavaler End-zu-Seit-Shunt mit Arterialisation:** Um die Leberdurchblutung zu steigern, wird bei dieser Shuntform zusätzlich zur PCA ein Interponat aus der V. saphena magna zwischen die A. iliaca und V. portae eingesetzt.
- **proximaler splenorenaler Shunt** (Linton-Shunt): heute obsolet, Entfernung der Milz und Anastomose der V. mesenterica superior mit der linken Nierenvene.

Prophylaxe des Leberkomas

Durch den erhöhten Eiweißanfall im Darm stellt die gastrointestinale Blutung einen Risikofaktor für die Entwicklung eines Leberkomas bei chronischer Leberschädigung dar. Um den Eiweißanfall im Darm zu begrenzen, sollte das **Blut** über eine Magensonde **abgesaugt** werden. Eine diätetische Eiweißrestriktion wird heutzutage nicht mehr durchgeführt (Kachexiegefahr!), infrage kommt jedoch der Ersatz von tierischen durch pflanzliche Eiweiße. Zur Durchführung der Darmreinigung und -dekontamination siehe Kap. Hepatische Enzephalopathie (S. 127).

PRÜFUNGSHIGHLIGHTS

- **Portale Hypertension**
  - ! durch Rückstau Entstehung von Umgehungskreisläufen, bei Persistenz Varizenbildung im Bereich des distalen Ösophagus, des Magenfundus und des Anorektums; außerdem: Caput medusae (paraumbilikal)
  - !! Durch den erhöhten Druck in der Pfortader kommt es zur Entwicklung einer Splenomegalie (Hypersplenie-Syndrom mit Anämie, Thrombozytopenie und Leukopenie).
- **TIPS:**
  - ! Notfallmaßnahme bei endoskopisch nicht beherrschbarer Varizenblutung
  - ! dient der Reduktion bei bestehendem Aszites und der Verhinderung von Varizenrezidivblutungen
  - ! kontraindiziert bei einer schweren dekompensierten Leberzirrhose (Child C)
- **akute Varizenblutung:**
  - ! Sofortmaßnahmen: Terlipressin, großlumigen Zugang legen, Volumengabe, Intubation
  - !! Gummibandligatur: Methode der Wahl zur Blutstillung
  - ! weitere Maßnahmen: Terlipressin über mehrere Tage, Rezidivprophylaxe (bei jedem Patienten ist nach stattgehabter Blutung eine Sekundärprophylaxe mittels Gummibandligatur erforderlich!), Antibiotikagabe und evtl. Vitamin K
- !! **Propranolol** eignet sich bei endoskopisch gesicherten Varizen zur Primärprophylaxe einer oberen GI-Blutung (→ Senkung des Pfortaderdrucks).

7.9.3 Aszites und spontan bakterielle Peritonitis

DEFINITION Ansammlung von freier Flüssigkeit in der Bauchhöhle.

Pathogenese: Ursächlich für die Aszitesbildung ist eine Kombination aus:

- **Hypalbuminämie** mit Erniedrigung des kolloidosmotischen Drucks (durch verminderte Syntheseleistung der Leber und Proteinverlust bei stauungsbedingter exsudativer Enteropathie)
- **portaler Hypertension** (S. 120) mit **Hypervolämie im Splanchnikusgebiet**
- **Hyperaldosteronismus:** Die relative systemische Hypovolämie aufgrund der Vasodilatation im Splanchnikusgebiet führt zu einer Aktivierung des Sympathikus und des Renin-Angiotensin-Aldosteron-Systems. Zusätzlich ist die Aldosteroninaktivierung aufgrund der eingeschränkten Stoffwechselleistung der Leber vermindert. Dadurch kommt es zur vermehrten Natrium- und Wasserrückresorption in der Niere.
- vermehrtem **Austritt von Lymphflüssigkeit** (Überforderung der Kapazität des Lymphsystems durch den erhöhten Flüssigkeitsaustritt aus den Gefäßen).

Klinik: Zunahme des Bauchumfangs, Gewichtszunahme (die Extremitäten erscheinen dagegen meist kachektisch), ausladende Flanken im Liegen und verstrichener Bauchnabel.

Komplikation: Die Asziteskomplikationen lassen sich auf die Erhöhung des intraabdominellen Drucks zurückführen: **Refluxösophagitis**, **Dyspnoe** (durch den Zwerchfellhochstand), **Bauchwandhernien**, (meist rechtsseitiger) **Hydrothorax** (durch Übertritt von intraperitonealer Flüssigkeit durch Zwerchfelllücken). Etwa 15 % aller Patienten mit portalem Aszites entwickeln eine **spontan bakterielle Peritonitis** (SBP). Diese entsteht durch Penetration der Darmbakterien (v. a. E. coli, Proteus, Klebsiellen und Anaerobier) durch die Darmwand. Die spontan bakterielle Peritonitis verläuft i. d. R. zunächst asymptomatisch. Mögliche klinische Symptome sind Fieber und Abdominalschmerzen.

Diagnostik: In der klinischen Untersuchung lässt sich der Aszites ab einer Menge von ca. 500 ml nachweisen. Typische Zeichen sind Fluktuationswellen bei Beklopfen der lateralen Bauchwand, eine Flankendämpfung mit Wechsel bei Lageänderung und die ventrale Dämpfung bei Perkussion in Knie-Ellenbogen-Lage. Die sensitivste Nachweismethode ist die **Sonografie** (Nachweis ab 100 ml, Abb. 7.17).

Die **Herkunft** eines Aszites **klärt** man am besten, indem man die Aszitesflüssigkeit auf ihren **Eiweißgehalt** untersucht (Tab. 7.19). Beim Aszites infolge portaler Hypertension handelt es sich um ein Transsudat (Tab. 7.18). Wichtig ist eine bakteriologische und zytologische Untersuchung des Punktats, um eine spontan bakterielle Peritonitis nachweisen/ausschließen zu können. Beweisend für eine SBP ist eine Granulozytenzahl von > 250/µl Aszites. Der Erregernachweis (aerobe und anaerobe Asziteskultur) gelingt nur selten.

LERNTIPP !

Um zwischen Trans- und Exsudat zu unterscheiden, orientieren Sie sich in erster Linie am Gesamteiweißgehalt.

Tab. 7.18 **Unterscheidung zwischen Trans- und Exsudat**

Parameter	Transsudat	Exsudat
spezifisches Gewicht	< 1016 g/l	> 1016 g/l
Gesamteiweiß	< 3 g/dl	> 3 g/dl
Serumalbumin/Aszites-albumingradient	> 1,1 g/dl	< 1,1 g/dl

Therapie:

LERNTIPP !

Die Therapie des Aszites erfolgt nach einem Stufenschema. Wichtig ist es v. a., dass Sie **Spironolacton** als Diuretikum der Wahl kennen und sich merken, dass man bei der Aszitespunktion **Albumin substituieren** muss, um eine Hypovolämie zu vermeiden.

- **Stufe I:** Kochsalzrestriktion (< 3 g NaCl/Tag), Flüssigkeitsrestriktion (1–1,5 l/Tag) nur bei Hyponatriämie; regelmäßige Bilanzierung und Elektrolytkontrolle.
- **Stufe II:** zusätzliche Gabe von **Aldosteronantagonisten** (Spironolacton) in einer initialen Dosis von 100 mg/Tag. Kommt es nicht innerhalb von 3 Tagen zu einer Besserung, kann die Dosis langsam in 50-mg-Schritten erhöht werden. **Cave:** Auslösung eines hepatorenalen Syndroms (S. 125) und Verschlechterung einer hepatischen Enzephalopathie (S. 126). Bei Bedarf kann zusätzlich **Furosemid** eingesetzt werden.

Tab. 7.19 **Aszitesformen**

Form	Befund
portaler Aszites	Transsudat (Serumalbumin-Aszites-Gradient ≥ 1,1 g/dl)
infektiöser Aszites	neutrophile Granulozyten ↑, Gram-Färbung, bakterielle Anzucht
maligner Aszites	Tumorzellen sind beweisend, aber aufpassen: Fehlen diese, kann ein maligner Aszites nicht ausgeschlossen werden! Für einen malignen Aszites sprechen: Fibronektin > 75 mg/dl, LDH > 200 IE/l, Cholesterin > 45 mg/dl, Albumin-gradient < 1,1 g/dl
chylöser Aszites	Hoher Gehalt an Triglyzeriden und Cholesterin. Ursächlich ist eine Abflussbehinderung des Ductus thoracicus infolge von Tumor, Entzündung, Tuberkulose, Trauma. Pseudochylöser Aszites: niedrigerer Triglyzeridgehalt.
hämorrhagischer Aszites	Neoplasie, Trauma, Pankreatitis, Tuberkulose
pankreatogener Aszites	Aszitesamylase > Serumamylase

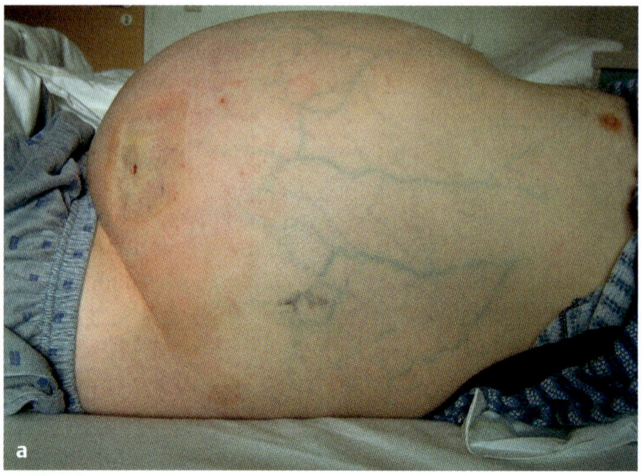

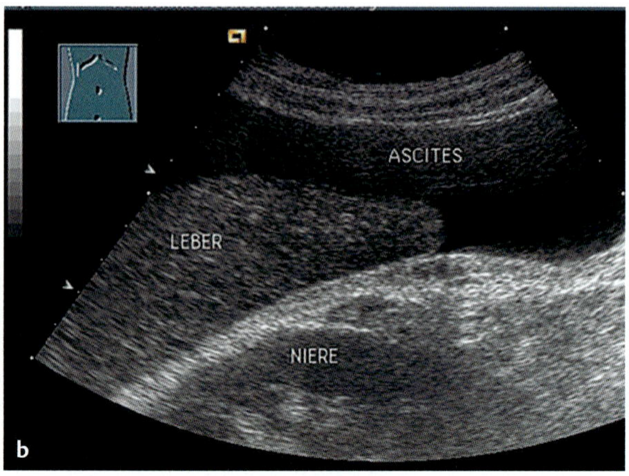

Abb. 7.17 Aszites. **a** Klinik. **b** Sonografie. [a: aus Baenkler et al., Kurzlehrbuch Innere Medizin, Thieme, 2015; b: aus Schmidt, Checkliste Sonografie, Thieme, 2004]

- **Stufe III:** Bei diuretikarefraktärem Aszites kann zunächst eine Sonografie-gesteuerte **therapeutische Aszitespunktion** (Parazentese) im Unterbauch durchgeführt werden. Um eine Hypovolämie zu vermeiden, sollten pro Liter abpunktiertem Aszites 6–8 g **Albumin** substituiert werden. Die zusätzliche Gabe eines Vasokonstriktors wie Terlipressin kann, insbesondere im Zusammenhang mit einem hepatorenalen Syndrom, sehr hilfreich sein. Ultima Ratio ist die Anlage eines transjugulären intrahepatischen portosystemischen Shunts (TIPS) bzw. die Lebertransplantation.

PRAXIS Der Aszites muss unbedingt schonend ausgeschwemmt werden (tägliche Gewichtsabnahme nicht > 500 ml), um das Auftreten eines hepatorenalen Syndroms zu verhindern.

Die Therapie der **spontan bakteriellen Peritonitis** erfolgt mit **Cephalosporinen** der 3. Generation (z. B. Cefotaxim) in Kombination mit **Metronidazol** (Anaerobier). Da die Rezidivrate bei 80 % liegt, sollte eine **Dauerprophylaxe** mit einem **Gyrasehemmer** durchgeführt werden.

Prognose: Die Letalität der rezidivierenden spontan bakteriellen Peritonitis beträgt etwa 50 % binnen eines Jahres. Deshalb muss man einen Aszites punktieren, um eine Infektion auszuschließen!

PRÜFUNGSHIGHLIGHTS

- ! **Diagnostik:** Punktion des Aszites, um eine spontan bakterielle Peritonitis ausschließen zu können.
- ! Diagnostik einer spontan-bakteriellen Peritonitis: **Granulozytenzahl > 250/µl Aszites**
- ! Unterscheidung zwischen Transsudat und Exsudat: **Gesamtprotein** bestimmen
- Therapie der spontan-bakteriellen Peritonitis:
  - !! **Spironolacton** ist das Diuretikum der Wahl bei Aszites.
  - ! Der Aszites wird im **Unterbauch punktiert**. Gleichzeitig wird **Albumin** i. v. **substituiert**.
  - !! Therapie der spontan-bakteriellen Peritonitis: **Cephalosporine** der 3. Generation.

7.9.4 Hepatorenales Syndrom

DEFINITION Funktionelles Nierenversagen im Rahmen einer fortgeschrittenen Leberparenchymschädigung.

Pathogenese: Pathogenetisch beruht das hepatorenale Syndrom auf einer Minderdurchblutung der Niere, die zu einer bedrohlichen **Einschränkung der glomerulären Filtrationrate** (GFR) führt. Aszites, Ödeme und venöses Pooling im Rahmen der portalen Hypertension führen zu einer **relativen Hypovolämie**, die gegenregulatorisch eine Aktivierung des Sympathikus und des Renin-Angiotensin-Systems bewirkt. Beide Systeme führen zu einer Vasokonstriktion der glomerulären Arteriolen. Verstärkt wird die **renale Vasokonstriktion** durch die verminderte hepatische Inaktivierung vasokonstriktorischer Mediatoren (z. B. Leukotriene).

Auslösende Faktoren sind

- forcierte Diuretikatherapie oder Parazentese ohne Plasmavolumenexpansion bei portalem Aszites
- gastrointestinale Blutung
- Einnahme nephrotoxischer Medikamente (z. B. NSAR)
- Sepsis und spontane bakterielle Peritonitis.

Klinik:

- **Typ I** (**akute Form**): rasch progrediente Verschlechterung der Nierenfunktion mit Oligurie und Verdoppelung des Serumkreatinins auf > 2,5 mg innerhalb weniger Tage
- **Typ II** (**chronische Form**): langsam progrediente Verschlechterung der Nierenfunktion.

Diagnostik: Diagnostische Kriterien sind:

- eine **fortgeschrittene Hepatopathie**
- ein **Abfall der GFR** (Kreatinin > 1,5 mg/dl oder Kreatinin-Clearance < 40 ml/min)
- das Fehlen von Schocksymptomen, kein Hinweis auf bakterielle Infektion oder Flüssigkeitsverlust, keine Vorbehandlung mit nephrotoxischen Substanzen
- keine Besserung der Nierenfunktion nach Absetzen von Diuretika und Volumengabe
- eine Proteinurie < 500 mg/Tag
- ein unauffälliger Sonografiebefund der Nieren.

Typisch sind zudem eine **Verdünnungshyponatriämie** mit einer Natriumausscheidung < 10 mmol/l und eine Urinosmolalität, die über der Osmolalität des Plasmas liegt.

Therapie: Die wichtigsten primären Maßnahmen sind das **Absetzen der Diuretika** und der nephrotoxischen Substanzen. Eine spezifische Therapie existiert nicht. Die effektivste Therapie ist die Lebertransplantation.

Vasopressin-Analoga führen zu einer Zunahme des peripheren Widerstands, ohne die renale Vasokonstriktion zu verstärken. Durch die zusätzliche Gabe von **Albumin** wird das intravasale Volumen angehoben. Beide Mechanismen gemeinsam bewirken eine Steigerung der Diurese.

Prognose: Die Prognose der Nierenfunktion ist von der Prognose der zugrunde liegenden Hepatopathie abhängig. Mit Besserung der Leberfunktion normalisiert sich auch die Nierenfunktion. Ohne Lebertransplantation beträgt die Letalität des hepatorenalen Syndroms Typ I > 95 %.

PRÜFUNGSHIGHLIGHTS

- ! Das hepatorenale Syndrom ist ein **funktionelles Nierenversagen** im Rahmen einer fortgeschrittenen Leberinsuffizienz und portalen Hypertonie.
- ! Typisch ist die stark **herabgesetzte Natriumausscheidung** im Urin (< 10 mmol/l)
- ! Therapie: **Vasopressin-Analoga** und **Albumin**.

7.9.5 Hepatopulmonales Syndrom

DEFINITION Das hepatopulmonale Syndrom ist durch die Trias **pulmonale Gasaustauschstörung** mit **Verminderung des pulmonalen Gefäßwiderstandes**, Vorliegen einer **fortgeschrittenen Hepatopathie** und Ausschluss einer kardiopulmonalen Grunderkrankung definiert.

Pathogenese: unklar. Die pulmonale Vasodilatation entsteht vermutlich durch den vermehrten Anfall vasodilatierender Substanzen im Rahmen der portalen Hypertension sowie möglicherweise durch ihre verminderte Inaktivierung in der Leber. Der erhöhte Blutfluss in der Lungenstrombahn führt zu einem gestörten Ventilations-Perfusions-Verhältnis: Durch **Ausbildung intrapulmonaler Shunts** kommt es zu einer verminderten Oxygenierung des arteriellen Blutes. Zudem ist die Sauerstoffdiffusion gestört, was die Hypoxämie verstärkt.

Klinik: Charakteristisch ist eine **im Stehen auftretende Dyspnoe**, die sich typischerweise im Liegen bessert (→ DD kardiale Dyspnoe: Besserung im Sitzen, Verschlechterung im Liegen).

Diagnostik:
- **BGA: arterielle Hypoxämie im Stehen** ($PaO_2 < 70$ mmHg) mit Besserung nach Hinlegen (→ Grund dafür ist vermutlich die im Stehen erhöhte Durchblutung von dilatierten basalen Lungenbereichen und intrapulmonalen Shunts)
- **transösophageale Echokardiografie** oder **Lungenperfusionsszintigrafie** zum Nachweis des intrapulmonalen Shuntflusses.

Therapie: Lebertransplantation, kontinuierliche Sauerstoffgabe gegen die Atemnot.

7.9.6 Hepatische Enzephalopathie

Synonym: portosystemische Enzephalopathie (PSE)

DEFINITION Neuropsychiatrisches Syndrom, das durch einen verstärkten Anfall neurotoxischer Substanzen im Gehirn bei fortgeschrittener Leberschädigung ausgelöst wird.

LERNTIPP !

Mit Abstand am häufigsten fragt das IMPP zu diesem Thema, wie man die hepatische Enzephalopathie am besten verhindern kann. Antwort: **Laktulosegabe** (!). Die früher häufig angewandte, diätetische Eiweißrestriktion wird aufgrund der verbundenen Kachexiegefahr nicht mehr (!) empfohlen.

Pathogenese: Sie beruht auf einem **erhöhten Anfall neurotoxischer Substanzen** (v. a. Ammoniak, aber auch γ-Aminobuttersäure [GABA], Fettsäuren, Mercaptan usw.) im Gehirn. Eine Schädigung des Leberparenchyms führt zu einer verminderten hepatischen Entgiftungsleistung. Im Rahmen der portalen Hypertension werden die neurotoxischen Substanzen durch Ausbildung portosystemischer Shunts an der Leber vorbeigeleitet. Die neurotoxische Wirkung von Ammoniak beruht u. a. darauf, dass es in den Gliazellen unter Verbrauch von Glutamat zu Glutamin verstoffwechselt wird. Dieses reichert sich in den Gliazellen an. Hierdurch kommt es zu einer langsam progredienten **Zellschwellung** (Astrozytose mit großen, chromatinarmen Kernen). Eine Erhöhung des Hirndrucks kann – anders als bei der raschen Zellschwellung beim akuten Leberversagen (S. 127) – durch Kompensationsmechanismen lange Zeit weitgehend vermieden werden.

Auslöser für eine **akute Verschlechterung** sind
- vermehrte Ammoniakbildung im Darm durch einen erhöhten Proteinanfall bei gastrointestinaler Blutung, proteinreicher Nahrung, Obstipation und exsudativer Enteropathie (Abbau der Proteine durch Bakterien im Kolon)
- verstärkte Ammoniakdiffusion ins Gehirn bei Alkalose (NH_3 diffundiert leichter durch die Zellmembran als NH_4^+)
- verstärkter Proteinkatabolismus bei fieberhaften Infektionen (spontan bakterielle Peritonitis)
- Therapie mit GABA-Agonisten (Benzodiazepine, Barbiturate)
- Elektrolytentgleisungen (z. B. Hypokaliämie, Hyponatriämie).

Klinik: Die typischen (stadienabhängigen) Symptome der hepatischen Enzephalopathie zeigt **Tab. 7.20**. Ein Hirnödem ist bei ca. ⅔ der Patienten nachweisbar. Zudem entwickeln ca. 50 % der Patienten eine Verbrauchskoagulopathie. Ebenfalls etwa die Hälfte der Patienten leidet unter gastrointestinalen Blutungen.

Diagnostik: An erster Stelle steht eine gründliche **klinisch-neurologische Untersuchung** mit Zahlenverbindungstest, Rechentest und Schriftprobe. Typische Zeichen einer hepatischen Enzephalopathie sind eine **konstruktive Apraxie** und das Auftreten eines grobschlägigen Tremors („**flapping tremor**"). Im Labor findet sich in > 90 % der Fälle eine **Hyperammoniämie**. Zusätzlich lassen sich erhöhte Transaminasen und verminderte Lebersyntheseparameter (S. 103) nachweisen. Die BGA zeigt eine gemischte metabolisch-respiratorische Alkalose. Der **EEG-Befund** weist auf eine diffuse Hirnleistungsstörung hin.

Tab. 7.20 **Stadieneinteilung der hepatischen Enzephalopathie**

Stadium	klinische Zeichen	diagnostische Hinweise
I	Prodromalstadium: ▪ Schläfrigkeit, Konzentrationsschwäche ▪ verwaschene Sprache ▪ Schlafstörungen ▪ konstruktive Apraxie	▪ konstruktive Apraxie
II	drohendes Koma: ▪ zunehmende Schläfrigkeit, Apathie ▪ grobschlägiger „flapping tremor" (Asterixis) ▪ Hyperreflexie	▪ pathologische Schriftprobe ▪ „flapping tremor" ▪ pathologisches EEG
III	Sopor: ▪ Patient schläft fast immer, ist aber erweckbar ▪ inkohärente Sprache ▪ Hyperreflexie	▪ „flapping tremor" (falls Patient wach) ▪ leichter Foetor hepaticus ▪ pathologisches EEG
IV	Leberausfallkoma: ▪ Patient nicht erweckbar ▪ IVa: Reaktion auf Schmerzreize ▪ IVb: keine Reaktion auf Schmerzreize	▪ „flapping tremor" fehlt ▪ ausgeprägter Foetor hepaticus ▪ pathologisches EEG

Therapie: Ziel ist es, auslösende Faktoren zu beseitigen und die Entwicklung eines Leberausfallkomas zu verhindern.

Beseitigung auslösender Faktoren: Hierzu gehören die Therapie der gastrointestinalen Blutung (S. 14), die Behandlung von Infektionen, z. B. der spontan bakteriellen Peritonitis (S. 123), das Absetzen von Diuretika und Sedativa (ggf. kurzfristige Gabe des Benzodiazepinantagonisten Flumazenil) und der Ausgleich von Elektrolytstörungen.

Prophylaxe eines Leberkomas: Entscheidend ist die Senkung der Konzentration neurotoxischer Eiweißabbauprodukte.

- **diätetische Maßnahmen:** Wichtig sind eine ausreichende Kalorienzufuhr in Form von Kohlenhydraten (→ Verminderung des Eiweißkatabolismus) und sowie der Ersatz von tierischen durch pflanzliche Eiweiße (wg. Kachexiegefahr keine generelle Eiweißrestriktion!)
- **Darmreinigung:** Mittel der Wahl ist die Gabe von **Laktulose**, einem nichtresorbierbaren Disaccharid mit **laxierender Wirkung**. Laktulose wird im Kolon von Bakterien unter Laktatbildung in Galaktose und Fruktose gespalten. Durch den sinkenden pH-Wert im Darmlumen wird das leicht resorbierbare NH_3 verstärkt in das **schwer resorbierbare NH_4** umgewandelt. Durch die Verschiebung des intraluminalen pH-Wertes hat Laktulose auch eine direkt **hemmende Wirkung auf die bakterielle Urease** (verminderte Ammoniakbildung).
- **Darmsterilisation:** Durch Gabe nichtresorbierbarer Antibiotika wie Rifaximin, Neomycin oder Vancomycin wird die ammoniakbildende Darmflora reduziert.
- **Senkung des Ammoniakspiegels:** L-Ornithin-Aspartat fördert den hepatischen Ammoniakabbau durch Stimulation der Harnstoff- und Glutaminsynthese. Verzweigtkettige Aminosäuren können den Ammoniakanfall durch Hemmung des Proteinabbaus senken.
- ggf. **Osmodiuretika**: zur Behandlung eines Hirnödems.

Als Ultima Ratio kommt eine Lebertransplantation in Betracht.

PRÜFUNGSHIGHLIGHTS

- ! **Gastrointestinale Blutungen** können Auslöser für eine akute Verschlechterung sein.
- ! **Klinik:** Apathie, Konzentrationsschwäche, pathologische Schriftprobe, „flapping tremor“
- !!! Prophylaxe: **Laktulose.**

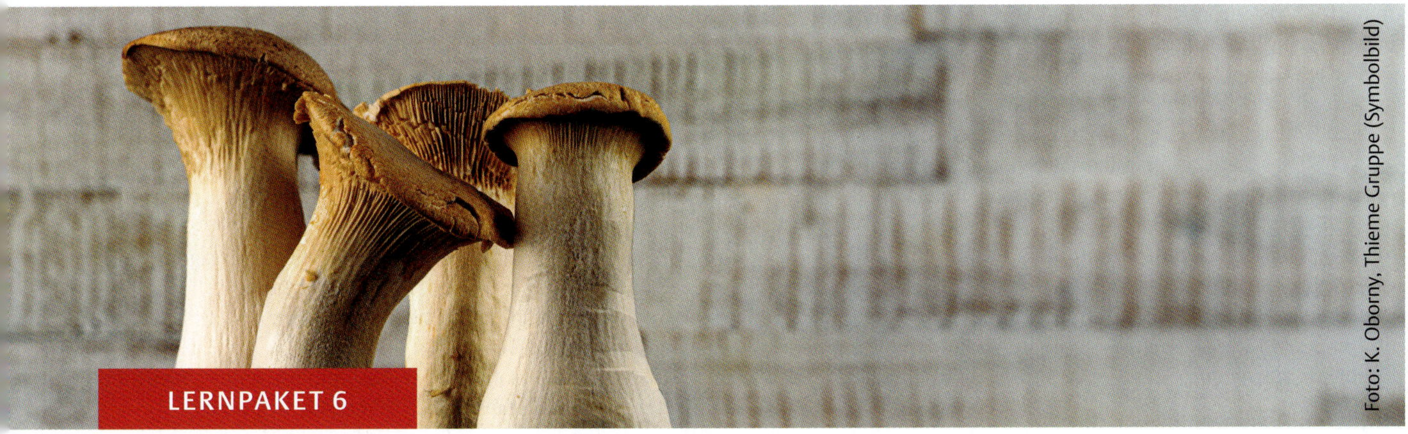

Foto: K. Oborny, Thieme Gruppe (Symbolbild)

7.10 Akutes Leberversagen

DEFINITION Akuter Ausfall der Leberfunktion bei vorher lebergesunden Patienten.

Epidemiologie: sehr selten, in Deutschland ca. 150 Fälle pro Jahr.

Ätiopathogenese: Das akute Leberversagen wird in fast 95 % der Fälle durch eine **Virushepatitis** (ca. 65 %, v. a. HepD und HepE bei Schwangeren) und **Aufnahme hepatotoxischer Substanzen** (30 %, z. B. Paracetamol, Halothan, INH, Knollenblätterpilz, Ecstasy, Tetrachlorkohlenwasserstoff) ausgelöst. Seltenere Ursachen sind die alkoholische Fettleberhepatitis, die akute Schwangerschaftsfettleber, das HELLP-Syndrom, die Schockleber, der Morbus Wilson und das Budd-Chiari-Syndrom. Aufgrund der unterschiedlichen Auslöser ist die Pathogenese des akuten Leberversagens uneinheitlich (z. B. Leberschädigung durch Entzündungen, Toxine, massive feintropfige Leberverfettung). Gemeinsames Endstadium ist ein rascher **Untergang des Lebergewebes**, der zu einer kritischen Einschränkung oder einem kompletten Ausfall der Leberfunktion führt.

Einteilung: Abhängig von der zeitlichen Latenz zwischen Leberschädigung und Auftreten der Symptome werden 3 Verlaufsvarianten unterschieden:

- **fulminantes** Leberversagen (< 7 Tage)
- **akutes** Leberversagen (8–28 Tage)
- **subakutes** Leberversagen (> 29 Tage).

Klinik: hepatische Enzephalopathie (Bewusstseinsstörungen → Leberzerfallskoma) mit „flapping tremor“, Ikterus, Foetor hepaticus, hämorrhagischer Diathese, einer Ammoniak-induzierter Hyperventilation und arteriellen Hypotonie infolge massiver peripherer Vasodilatation.

Komplikationen: Die wichtigste Komplikation ist die Entwicklung eines **Hirnödems** mit Kompression lebenswichtiger Hirnstrukturen. Das Hirnödem entsteht durch einen raschen und massiven Anstieg der Ammoniakkonzentration im Gehirn mit Einlagerung des Glutamins in die Gliazellen (**zytotoxisches Hirnödem**). Anders als bei der chronischen Leberschädigung kann die rasche osmotische Zellschwellung nicht kompensiert werden. Sekundär tritt durch Störungen der Blut-Hirn-Schranke auch ein **vasogenes Hirnödem** hinzu. Unterschreitet die Differenz zwischen Hirndruck und mittlerem arteriellem Druck 30–40 mmHg,

Tab. 7.21 **Kriterien zur notfallmäßigen Lebertransplantation**

	Anwendung	Kriterien
Clichy-Kriterien	v. a. bei viralem akutem Leberversagen	▪ hepatische Enzephalopathie Grad II–IV und ▪ bei Patienten > 30 Jahre: Faktor V < 30 % ▪ bei Patienten < 30 Jahren: Faktor V < 20 %
King's-College-Kriterien	bei Paracetamol-induziertem akutem Leberversagen	▪ arterieller pH < 7,3 unabhängig vom Grad der Enzephalopathie oder (alle 3 gefordert) ▪ INR > 6,5 ▪ Kreatinin > 3,4 mg/dl ▪ hepatische Enzephalopathie Grad II– IV
	bei nicht-Paracetamol-induziertem akutem Leberversagen	▪ INR > 6,5 oder (3 aus 5 gefordert) ▪ Alter < 10 Jahren oder > 40 Jahre ▪ Ätiologie: Non-Virus-Hepatitis, Halothan, Idiosynkrasie ▪ Auftreten der Enzephalopathie > 7 Tage nach Beginn des Ikterus ▪ INR > 3,5 ▪ Bilirubin > 17,4 mg/dl

besteht die Gefahr einer zerebralen Ischämie. Klinische Symptome eines erhöhten Hirndrucks sind **Hypertonie, Bradykardie, gesteigerter Muskeltonus, Papillenödem, Mydriasis** und **Atemstörungen** bis hin zur Apnoe.

Weitere Komplikationen sind

- **gastrointestinale Blutung** (> 50 %) durch Ausfall der hepatischen Synthese von Gerinnungsfaktoren, stressbedingte Ulzerationen der Magenschleimhaut und portale Hypertension
- respiratorische Insuffizienz → hepatopulmonales Syndrom (S. 125)
- akutes Nierenversagen → hepatorenales Syndrom (S. 125)
- Hypoglykämie durch Ausfall der hepatischen Glukoneogenese
- rezidivierende Infektionen durch eine gestörte Funktion des Monozyten-Makrophagen-Systems der Leber (Kupffer-Zellen) und eine verminderte hepatische Komplementfaktorsynthese.

Diagnostik: Im Labor findet sich ein Anstieg der Transaminasen und des Bilirubins, eine Hyperammoniämie, ein verminderter Quickwert (häufig < 20 %), eine Hypoglykämie und eine gemischte metabolisch-respiratorische Alkalose. Zur Überwachung des Hirndrucks sollte eine Hirndrucksonde gelegt werden.

PRAXIS Die Höhe der Transaminasen gibt einen Hinweis auf die Schwere der Leberschädigung. Ein Transaminasensturz tritt auf, wenn große Teile des Leberparenchyms bereits zerstört sind.

Differenzialdiagnosen: Die wichtigste Differenzialdiagnose ist eine rasche Verschlechterung der Leberfunktion bei vorbestehender Hepatopathie, also Leberzirrhose („Leberausfallskoma"). Bei Vorliegen einer Bewusstseinsstörung muss auch eine intrakranielle Blutung ausgeschlossen werden (CCT).

Therapie: Patienten mit akutem Leberversagen müssen **intensivmedizinisch** überwacht und therapiert werden. Im Vordergrund stehen

- Therapie der hepatischen Enzephalopathie und Prophylaxe eines Leberkomas (S. 127)
- Therapie des Hirnödems (z. B. Osmodiuretika)
- Vermeidung bzw. Therapie von Infektionen (prophylaktische Gabe von Breitspektrumantibiotika und -antimykotika)
- Ausgleich einer Hypoglykämie
- Therapie von Gerinnungsstörungen
- Prophylaxe bzw. Therapie eines akuten Nierenversagens (ausreichende Flüssigkeitszufuhr, Nierenersatztherapie)
- Therapie einer respiratorischen Insuffizienz (Sauerstoffgabe, ggf. Intubation und Beatmung).

Zur Ulkusprophylaxe sollte der H_2-Rezeptorantagonist **Ranitidin** eingesetzt werden, da dieser auch den Hirndruck senkt.

Wann immer möglich, sollte eine **kausale Therapie** erfolgen. Hierzu gehören z. B. die Beendigung einer Schwangerschaft bei schwangerschaftsassoziiertem Leberversagen, Entgiftungsmaßnahmen und Antidotgabe bei Aufnahme von Hepatotoxinen (z. B. Acetylcystein bei Paracetamolintoxikation oder Silibenin bei Knollenblätterpilzvergiftung) und der Versuch einer antiviralen Therapie bei fulminanter Hepatitis.

In jedem Fall sollte so früh wie möglich die Indikation zur **Lebertransplantation** geprüft werden (**Tab. 7.21**) und die Patienten sollten ggf. in ein Transplantationszentrum verlegt werden. Bei etwa ⅔ der Patienten erholt sich die Leber unter adäquater intensivmedizinischer Therapie.

Prognose: Unter konservativer Therapie liegt die Mortalität bei 80 %. Etwa die Hälfte der Patienten benötigt eine Lebertransplantation. Die häufigsten Todesursachen sind Hirnödem und Infektionen.

PRÜFUNGSHIGHLIGHTS

– **! Diagnostik:** Bilirubin ↑ ↑.

7.11 Leberzysten

Epidemiologie: Symptomlose Leberzysten finden sich bevorzugt bei Frauen (90 %). Bei ungefähr 1 % der Erwachsenen lassen sich einzelne Leberzysten (meist gefüllt mit seröser Flüssigkeit) sonografisch oder in der Autopsie nachweisen.

Ätiologie und Einteilung: Echte Zysten sind – im Gegensatz zu Pseudozysten – mit Epithel ausgekleidet. Sie können angeboren oder erworben sein und sind meist mit klarer Flüssigkeit gefüllt. Sie treten solitär oder multipel auf.

- **kongenitale Leberzysten:**
  - solitäre Leberzysten: angeborene Malformation des Gallengangsystems
  - multiple, diffuse Zysten (Zystenleber): meist in Kombination mit der autosomal-dominat vererbten polyzystischen Nierendegeneration vom adulten Typ
- **erworbene Leberzysten:**
  - echte Zysten: Folge eines zystischen Tumors
  - Pseudozysten: parasitäre Infektion (Echinokokkose).

Klinik:
- solitäre Zysten: i. d. R. asymptomatisch, Beschwerden bei sehr großen Zysten
- polyzystischer Befall: Druck- und Völlegefühl, Schmerzen, evtl. tastbare Resistenz
- Echinokokkuszysten: gelegentlich Druckgefühl im Oberbauch, evtl. Ikterus, aber: Jeder 10. Patient muss akut wegen Komplikationen behandelt werden.

Komplikationen: Bei sehr großen solitären Zysten atrophiert der betroffene Leberlappen (meist der rechte); der andere Lappen hypertrophiert dabei kompensatorisch. Echinokokkuszysten führen zu Ikterus (Kompression oder Einbruch in das Gallengangsystem), Infektionen der Zyste oder des Gallengangs sowie anaphylaktischen Reaktionen (Kollaps, Schock) bei spontaner Ruptur.

Diagnostik:

Bildgebung: Die **Sonografie** erlaubt meist schon eine Verdachtsdiagnose: Eine flüssigkeitsgefüllte Zyste ist **echofrei, scharfwandig** und zeigt eine **dorsale Schallverstärkung** (Abb. 7.18). Bei Echinokokkuszysten sieht man oft sonografisch die Köpfe der Bandwürmer (sog. **Scolices**), **Kalkeinlagerungen** und **membranöse Binnenstrukturen**. In Zweifelsfällen erlauben Oberbauch-CT sowie Kontrastmittelsonografie und -CT (keine Anreicherung in Zysten!) mit hoher Wahrscheinlichkeit bereits eine Diagnosestellung bzw. die Abgrenzung von einem solitären Prozess (Tumor, Abszess).

> **LERNTIPP** !
>
> Prinzipiell können Zysten in der Sonografie ganz gut erkannt werden: Die flüssigkeitsgefüllten Hohlräume sind glatt begrenzt, echofrei und zeigen eine dorsale Schallverstärkung.

Labor: Echinokokkuszysten zeigen sich im Differenzialblutbild mit einer Eosinophilie. Werden die Gallengänge komprimiert, können Bilirubin und die alkalische Phosphatase erhöht sein.

Immunologische Tests: Es stehen **KBR** (Komplementbindungsreaktion), **Hämagglutinationstest**, **indirekte Immunfluoreszenz** und **ELISA** zum Nachweis einer Echinokokkusinfektion bzw. zur weiteren Differenzierung zwischen E. cysticus und E. multilocularis zur Verfügung.

Differenzialdiagnosen: Leberabszess.

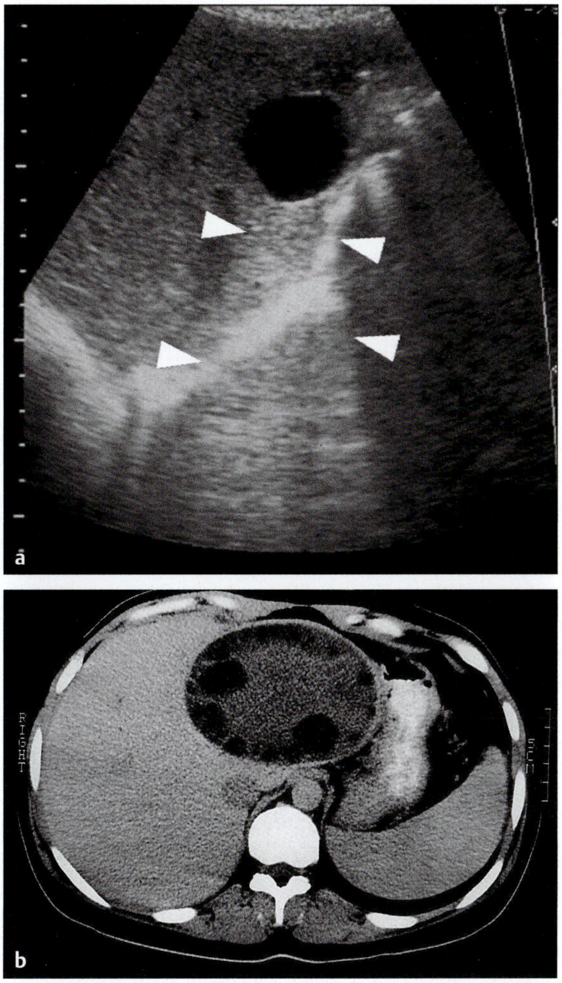

Abb. 7.18 **Leberzysten. a** Sonografischer Befund einer echofreien Zyste mit dorsaler Schallverstärkung (Pfeile). **b** CT-Aufnahme einer intrahepatischen Echinokokkuszyste. [a: aus Reiser, Kuhn, Debus, Duale Reihe Radiologie, Thieme, 2006; b: aus Henne-Bruns et al., Duale Reihe Chirurgie, Thieme, 2008]

Therapie: Bei **asymptomatischen Zysten** ist **keine Therapie** erforderlich. Große Zysten, die Beschwerden hervorrufen, sollten reseziert werden. Methode der Wahl ist die laparoskopische Entfernung von oberflächlichen Zystenanteilen mit Einbringen einer Netzplombe.

Die Therapie von Echinokokkuszysten richtet sich nach dem Erreger:
- **E. cysticus:** präoperative Vorbehandlung für 4 Wochen mit Albendazol bzw. Mebendazol, operative Zystenpunktion (**Cave:** Verschleppung vermeiden!), Abtöten der Scolices mit hyperosmolarer Lösung und Zystenentfernung nach Eröffnung der Kutikula (Zystektomie) oder mit Kutikula (Perizystektomie). Postoperativ sollte die Therapie mit Albendazol oder Mebendazol noch für 1–2 Monate fortgesetzt werden, wenn die Zyste komplett entfernt werden konnte. Gelingt keine vollständige Resektion, ist eine dauerhafte medikamentöse Therapie notwendig (bis zu 2 Jahre).
- **E. multilocularis:** Das Wachstum ist invasiv und die Zyste muss wie ein Malignom behandelt werden: Resektion im Gesunden mit mindestens 1 cm großem Sicherheitsabstand. Gelingt keine vollständige Resektion, ist die lebenslange Gabe von Albendazol oder Mebendazol notwendig.

PRÜFUNGSHIGHLIGHTS

- ! Leberzyste in der Sonografie.
- ! Therapie: bei nicht resezierbarer alveolärer Echinokokkose (= Infektion mit E. multilocularis): lebenslang Albendazol.

7.12 Leberabszess

Ätiologie: Leberabszesse können durch Bakterien (vorwiegend durch Infektionen mit E. coli bzw. grampositiven Erregern wie Staphylo- und Streptokokken) oder Parasiten (Amöbenabszess) hervorgerufen werden. Ein einzelner Abszess tritt bevorzugt im rechten Leberlappen auf, multiple Abszesse typischerweise im linken.

Es gibt 2 Formen:

- **primärer Leberabszess** (am häufigsten): meist hämatogene Fortleitung einer Entzündung aus dem Pfortadergebiet (z. B. Appendizitis, Divertikulitis) oder über die A. hepatica, aufsteigend über die Gallenwege (z. B. eitrige Cholezystitis) oder per continuitatem (z. B. perforiertes Ulcus duodeni).
- **sekundärer Leberabszess:** sekundäre Infektion einer Echinokokkus- oder kongenitalen Zyste.

Die Abszessbildung wird begünstigt durch Immunsuppression, hämatologische Erkrankungen, Drogen- und Alkoholabusus, Diabetes mellitus sowie Malignome.

Klinik: Die Beschwerden **variieren stark** und können bis zum akuten Abdomen oder zu einer Sepsis führen (zunehmende Verschlechterung des Allgemeinzustandes). Meist bestehen Bauchschmerzen, Fieber, Abgeschlagenheit, Übelkeit und Erbrechen. Die Erkrankung kann auch erst Wochen nach der primären Infektion auffällig werden.

Komplikationen: Ruptur mit septischer Streuung oder Peritonitis.

Diagnostik: Im Rahmen der klinischen Untersuchung sind meist ein deutlicher Druckschmerz im rechten Oberbauch, eine vergrößerte Leber und u. U. ein Ikterus (bei zentraler Lokalisation des Abszesses) auffällig. Im Labor zeigen sich eine Leukozytose, ein erhöhtes CRP, evtl. eine Hyperbilirubinämie sowie eine Anämie und erhöhte Transaminasen (in 50 % der Fälle). Serologisch lässt sich ein Amöbenabszess von einem bakteriellen Abszess unterscheiden.

Sonografie und **CT** ermöglichen die Diagnose und die exakte Steuerung von Punktion bzw. Anlage der Drainage. Im **Röntgen-Thorax** können ein Pleuraerguss (meist rechtsseitiger Reizerguss), Zwerchfellhochstand oder Dystelektasen auffällig sein.

Therapie: Primär **konservativ**: Therapie der Wahl ist die sonografische oder CT-gesteuerte Anlage eines **Spüldrainagekatheters** (Abb. 7.19). Zusätzlich muss immer eine systemische i. v.-Antibiotikatherapie (zunächst mit Breitspektrum-Antibiotika, später nach Antibiogramm) durchgeführt werden. Ein Amöbenabszess wird nur medikamentös behandelt: Bereits bei Verdacht wird mit Metronidazol behandelt und die Therapie bei Diagnosesicherung evtl. mit Chloroquin ergänzt. In der Regel verkleinert sich der Abszess innerhalb von 10 Tagen.

Ein **chirurgischer** Eingriff ist indiziert bei komplizierten gekammerten Abszessen, erfolgloser konservativer Therapie, Rezidiven, Gerinnungsstörungen und bei Verdacht auf eine Ruptur. Hierbei wird der Abszess eröffnet, ein Débridement durchgeführt und ebenfalls ein Spülkatheter eingebracht. In Einzelfällen ist auch eine Leberteilresektion erforderlich.

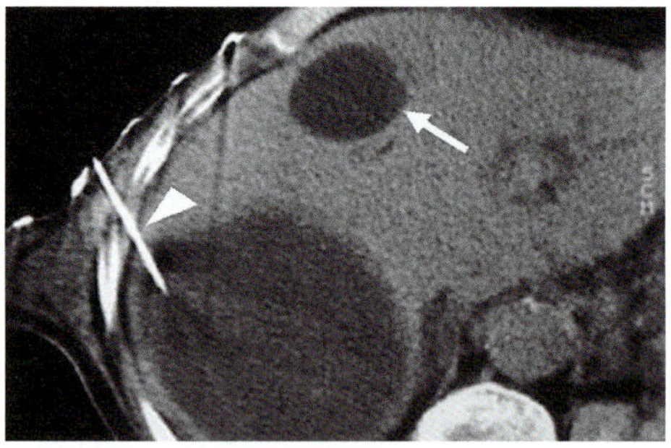

Abb. 7.19 **Leberabszess.** CT-gesteuerte Drainage eines Leberabszesses (Pfeilspitze), als Nebenbefund findet sich eine Leberzyste (Pfeil). [aus Reiser, Kuhn, Debus, Duale Reihe Radiologie, Thieme, 2006]

Prognose: Die Letalität unter der Therapie hängt von der Ursache und den Komplikationen ab, beträgt allerdings bis zu 40 %.

7.13 Lebertrauma

DEFINITION Verletzung der Leber.

Epidemiologie: Die Inzidenz des Lebertraumas ist in den letzten Jahrzehnten insbesondere durch die erhöhten Unfallzahlen deutlich gestiegen. Betroffen sind vorwiegend junge Männer.

Ätiologie: Lebertraumata können entstehen nach perforierenden (Schuss- und Stichverletzungen) sowie stumpfen Verletzungen (Parenchymberstungen) oder Dezelerationstraumata mit Ausriss der Leber aus dem Halteapparat (z. B. nach Auffahrunfall oder Sturz aus großer Höhe). Sie treten häufig auch im Rahmen eines Polytraumas auf.

Einteilung: Abhängig vom Schweregrad unterscheidet man dabei (nach Moore):

- **Grad I:** Kapselriss oder Kapseldefekt, Parenchymriss < 1 cm Tiefe
- **Grad II:** Parenchymriss 1–3 cm Tiefe, subkapsuläres Hämatom < 10 cm, periphere penetrierende Verletzung
- **Grad III:** Parenchymriss > 3 cm Tiefe, subkapsuläres Hämatom > 10 cm, zentrale penetrierende Verletzung, intrahepatische Hämatome < 3 cm, Hilusverletzung (Ast einer Arterie oder Ast der Pfortader)
- **Grad IV:** Parenchymzerreißung eines Lappens, intrahepatische Hämatome > 3 cm, Verletzung der Pfortader, der Leberarterie oder einer größeren Arterie
- **Grad V:** ausgedehnte Verletzung beider Leberlappen, Verletzung der Lebervenen oder der retrohepatischen V. cava.

Klinik: abhängig von der Ursache (Unfall, Stichverletzung etc.) und Ausdehnung der Leberverletzung von Oberbauchschmerzen, Blutungen bis hin zum hämorrhagischen Schock.

Komplikationen: bedrohliche **Blutungen** (v. a. bei III–IV nach Moore), Gallenleckagen und -fisteln, Abszesse sowie Leberinsuffizienz. Besteht eine Verbindung zwischen Gefäß- und Gallensystem, kann es aus der Papille bluten (**Hämobilie**). Bei Verbindungen zwischen dem venösen und biliären System kommt es zur Hyperbilirubinämie (**Bilhämie**).

Diagnostik: Die **CT** ist die Standarduntersuchung zur raschen Abklärung des Verletzungsausmaßes. Unter Umständen lässt sich im Labor eine Bilhämie nachweisen.

Therapie: **Bei kreislaufstabilen Patienten** mit einem Lebertrauma **bis zum Schweregrad II** ist ein **abwartendes Vorgehen** gerechtfertigt. Der Patient wird intensivmedizinisch und regelmäßig sonografisch überwacht und nur bei anhaltender Blutung operiert.

Die **chirurgische Versorgung** ist **bei anhaltender Blutung** oder bei Verletzungen des **Schweregrades III–V** bzw. bei Kreislaufinstabilität indiziert.

Oberflächliche Kapsel- und Parenchymeinrisse können meist mit einer Tamponade und einzelnen Nähten versorgt werden. Die Blutung kann auch mittels Laser- oder Infrarotkoagulation, Fibrinkleber oder Kollagenvlies gestillt werden. Bei ausgedehnten Verletzungen stehen – insbesondere zur Blutungskontrolle – verschiedene Verfahren zur Verfügung, wobei sich die meisten Blutungen durch eine adäquate Kompression beherrschen lassen:

- **Pringle-Manöver:** temporäre, evtl. fraktionierte Unterbrechung des Lig. hepatoduodenale mit einem Tourniquet zur Verminderung der Blutversorgung, um bessere Operationsbedingungen zu schaffen. Die Leber toleriert eine derartige Ischämie maximal 30–45 min. **Cave:** Milzverletzungen müssen zuvor versorgt werden, da es durch die Rückstauung zu starken Blutungen kommen kann!
- **Packing** (**Tamponade**): Die Tamponade der Leber mit Bauchtüchern oder Iodoformstreifen ermöglicht die Blutstillung bis zum Transport in ein Spezialzentrum und zur definitiven operativen Versorgung.
- **vollständige vaskuläre Exklusion:** Bei Dezelerationsverletzungen mit Abriss von Lebervenen muss die Leber oft komplett aus der Kapsel und den Aufhängebändern mobilisiert werden, damit sich die Blutung kontrollieren lässt.
- **atypische Leberresektion:** Sie ist indiziert bei kompletter Parenchymzerreißung und hat das Ziel, möglichst viel vitales Lebergewebe zu erhalten, damit der Patient die posttraumatischen bzw. -operativen Belastungen (Schock, Massentransfusion, Sepsis, oft im Rahmen eines Polytraumas) besser bewältigen kann. Im Gegensatz zu Tumorresektionen wird dabei nur ein Débridement der vollständig zerstörten Anteile durchgeführt.
- **Hepatotomie:** Erweiterung eines Parenchymrisses oder Spaltung des gesunden Parenchyms (insbesondere bei Schussverletzungen), um an tiefer gelegene Strukturen heranzukommen.
- **Hepatostomie:** Einbringen einer schlauchförmigen Drainage mit seitlichen Löchern in einen Schusskanal (zur Versorgung von Schussverletzungen). Das geschädigte Parenchym wird so komprimiert und Blut bzw. Galle nach außen abgeleitet.
- **Transplantation:** In Einzelfällen ist bei einer völlig zerstörten Leber deren Entfernung und notfallmäßige Transplantation möglich.

Prognose: Die Letalität schwerer Leberverletzungen (Grad III–V) liegt zwischen 10 und 30 %.

PRÜFUNGSHIGHLIGHTS

- **! Pringle-Manöver:** Arterioportale Zuflussunterbrechung durch temporäres Abklemmen des Lig. hepatoduodenale.

7.14 Lebertumoren

7.14.1 Gutartige Lebertumoren

Leberhämangiom

Epidemiologie und Pathogenese: Es ist der häufigste benigne Lebertumor und tritt v. a. bei Frauen im mittleren Lebensalter auf. Die Ätiologie ist unbekannt.

Klinik: Hämangiome treten solitär oder multipel auf (Lokalisation häufig subkapsulär), ihr Durchmesser liegt meistens < 4 cm. Meistens handelt es sich um symptomlose sonografische **Zufallsbefunde**. Sehr große Hämangiome (> 10 cm) können durch Verdrängungserscheinungen symptomatisch werden. **Komplikationen** durch Spontanruptur und Blutungen sind selten. Ein Entartungsrisiko besteht nicht.

Diagnostik: Die Diagnose wird i. d. R. **sonografisch** gestellt. Hier imponiert das Hämangiom als scharf begrenzter, echoreicher Rundherd mit einer homogenen Binnenstruktur und dorsaler Schallverstärkung. In der Kontrastmittelsonografie und in der Angio-CT lässt sich das charakteristische **Irisblendenphänomen** (Kontrastmittelenhancement von peripher nach zentral) nachweisen (Abb. 7.20). Mit zunehmender Größe wird die Binnenstruktur immer komplexer, sodass die sonografische Abgrenzung von anderen Leberaffektionen schwierig werden kann. In diesen Fällen ist die **MRT** mit leberspezifischen Kontrastmitteln und dynamischen Sequenzen das Verfahren der Wahl.

Eine **Biopsie** sollte nur bei bildmorphologisch zweifelhafter Diagnose und zentral gelegenen Hämangiomen durchgeführt werden, da bei der Punktion oberflächlicher Tumoren eine große Blutungsgefahr besteht. **Makroskopisch** imponiert der Tumor weinrot mit weicher, schwammiger Konsistenz. In der **Histologie** erkennt man das typische Bild des kavernösen Hämangioms.

Therapie: Embolisation oder Resektion bei Komplikationen (Blutung).

Fokale noduläre Hyperplasie (FNH)

DEFINITION Benigne **hamartöse Wucherung**, die alle Zellen des Lebergewebes enthält.

Epidemiologie und Pathogenese: Sie ist nach dem Hämangiom der zweithäufigste benigne Lebertumor und tritt überwiegend bei **Frauen** (70–90 %) im mittleren Lebensalter auf. Die Ätiologie

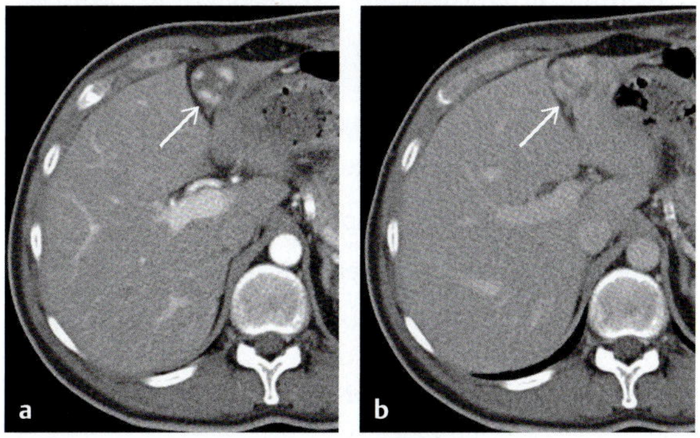

Abb. 7.20 **Leberhämangiom (Irisblendenphänomen). a** In der arteriellen Phase kommt es zur periphernodulären Kontrastmittelaufnahme. **b** In der venösen Phase besteht eine zentripetale KM-Anreicherung (auch der zentralen Anteile). [aus Reiser, Kuhn, Debus, Duale Reihe Radiologie, Thieme, 2017]

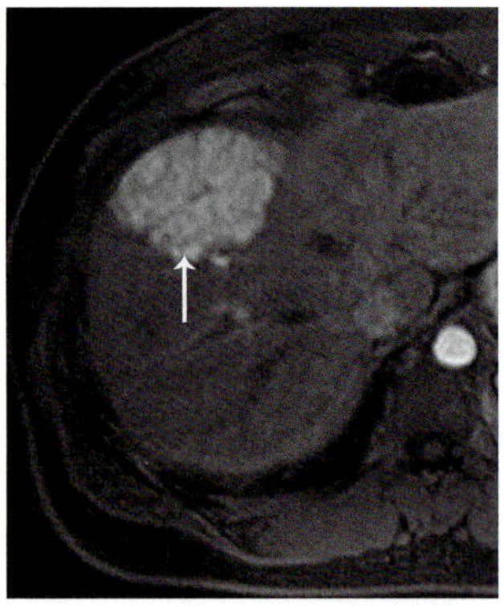

Abb. 7.21 **Fokal-noduläre Hyperplasie in der MRT.** In der arteriellen Phase wird stark Kontrastmittel angereichert, wobei der zentrale Bereich ausgespart bleibt. Eine radiäre Zeichnung lässt sich nachweisen. Ursache sind von zentral nach peripher ziehende Bindegewebssepten und darin verlaufende Gefäße (Radspeichenphänomen). [aus Reiser, Kuhn, Debus, Duale Reihe Radiologie, Thieme, 2017]

ist unbekannt, eine früher postulierte Hormonabhängigkeit wird inzwischen angezweifelt (→ Absetzen oder Fortführen einer Medikation mit oralen Kontrazeptiva hat bei der Mehrzahl der Frauen keinen Einfluss auf das Wachstum der FNH).

Klinik: Die FNH tritt meistens solitär auf, ihr Durchmesser liegt typischerweise < 5 cm. Sie ist i. d. R. **symptomlos**, gelegentlich klagen die Patienten über unspezifische abdominelle Beschwerden. Ein maligne Entartung wird nicht beobachtet.

Diagnostik: Meistens wird sie zufällig im Rahmen einer **Routinesonografie** entdeckt. Hier imponiert sie als rundliche, glatt begrenzte, grob strukturierte Struktur (ähnlich einer Leberzirrhose), die geringfügig echoärmer ist als das umgebende Lebergewebe und eine dorsale Schallabschwächung zeigt. Die typische Radspeichenstruktur (s. u.) ist sonografisch primär unter Kontrastmittelgabe erkennbar. Im **Farbdoppler** gelingt der Nachweis radiärer Gefäße. In der **Angio-CT** zeigt sich typischerweise eine iso- bis hypodense Raumforderung mit rascher Kontrastmittelanreicherung über das zentrale Gefäß (**Radspeichenphänomen, Abb. 7.21**). Während des Zu- und Abstroms kann man die zentrale, sternförmige Narbenfigur erkennen.

Bei diagnostischer Unsicherheit sollte biopsiert werden. **Histologisch** imponiert die FNH als „fokale Leberzirrhose" mit einer zentralen sternförmigen Narbe, von der Bindegewebssepten in die Peripherie ziehen (sog. „Radspeichenstruktur"). Im Zentrum lassen sich zahlreiche mittelgroße Gefäße nachweisen (Hypervaskularisation). Der Glykogen- und der Fettgehalt der Leberzellen ist deutlich erhöht.

LERNTIPP !

Rekapitulieren Sie noch mal die Befunde in der Bildgebung:
- **Leberhämangiom:** Irisblendenphänomen (Kontrastmittel wird von peripher nach zentral angereichert).
- **FNH:** Radspeichenphänomen (Kontrastmittel wird über das zentrale Gefäß nach peripher angereichert)

Therapie: Resektion nur bei Symptomen oder Größenzunahme.

Leberadenom

Synonym: hepatozelluläres Adenom

Epidemiologie und Pathogenese: Das Leberadenom ist selten. Ätiologisch wird ein Einfluss von Sexualhormonen vermutet, da das Leberadenom ein **hormonabhängiges Wachstum** mit assoziiertem Auftreten bzw. entsprechender Größenzunahme unter Kontrazeptivaeinnahme (> 90 % der Fälle treten bei Frauen mit entsprechender Medikation auf). Bei Männern besteht eine Assoziation mit Androgen- und Anabolikaeinnahme, bei Kindern mit Glykogenspeicherkrankheiten. Leberadenome treten häufig solitär auf und können einen Durchmesser von > 10 cm erreichen.

Klinik und Komplikationen: Klinisch stehen unspezifische Oberbauchbeschwerden im Vordergrund, selten werden eine Infarzierung (akuter Abdominalschmerz) oder eine Ruptur (massive, lebensbedrohliche Blutung) beobachtet. Im Langzeitverlauf entarten etwa 10 % der Adenome zum **Leberzellkarzinom**.

Diagnostik: In der **Sonografie** erkennt man eine echogleiche (isodense) oder -arme runde, scharf begrenzte Struktur mit inhomogener Binnenstruktur, echoarmem Randsaum und dorsaler Schallabschwächung (geringe diagnostische Spezifität!). In der **CT** imponiert der Tumor als iso- bis hypodense Raumforderung. Da die Abgrenzung vom Leberzellkarzinom häufig schwierig ist, empfehlen sich Biopsie und **Histologie**. Man findet mehrlagige Trabekel (DD: normale Leber: einschichtige Trabekel) aus nicht lobulär angeordneten Hepatozyten, die strukturell normalen Leberzellen sehr ähnlich sind. Die Hepatozyten erscheinen aufgrund ihres glykogenreichen Zytoplasmas sehr hell. Typisch ist das Fehlen von Zentralvenen und Gallengängen.

Therapie: **Absetzen** der **oralen Kontrazeptiva** (bzw. sind diese kontraindiziert), Resektion in Abhängigkeit vom histologischen Befund. Da Leberadenome bei Männern fast immer potenziell maligne sind, sollten sie bei ihnen grundsätzlich reseziert werden.

Seltene benigne Lebertumoren

Tab. 7.22 zeigt seltene gutartige Lebertumoren.

Tab. 7.22 **Sehr seltene benigne Lebertumoren**

	Gallengangsadenom	Zystadenom
Epidemiologie	Auftreten im mittleren Lebensalter	v. a. bei Frauen um das 50. Lebensjahr
Klinik	Durchmesser i. d. R. < 1 cm, solitäres Auftreten, praktisch immer asymptomatisch; bei einem Durchmesser > 1 cm signifikantes Entartungsrisiko	Durchmesser kann bei > 30 cm liegen, Neigung zur malignen Entartung
Histologie	zahlreiche englumige Gallengänge, die mit regelrechtem kubischem Zylinderepithel ausgekleidet sind (DD Cholangiokarzinom: kein Pleomorphismus)	Zysten, die mit kubischem Zylinderepithel ausgekleidet sind und mit einer schleimigen, gelbbraunen Flüssigkeit gefüllt sind
Therapie	Resektion bei Durchmesser > 1 cm wegen Entartungstendenz	Resektion wegen Entartungstendenz empfohlen

PRÜFUNGSHIGHLIGHTS

Gutartige Lebertumoren

- **! Leberhämangiom: Irisblendenphänomen** mit Kontrastmittelenhancement von peripher nach zentral (in KM-Sono, CT und MRT).
- **!! FNH: Radspeichenphänomen** mit „zentraler Narbe" und radiärer Anordnung der Gefäße (in KM-Sono, CT und MRT).
- **! Leberadenom:** relativ selten, v. a. Frauen, Assoziation mit Einnahme von Kontrazeptiva, Rupturgefahr, Sonografie (→ isodense Struktur) hat geringe diagnostische Spezifität.

7.14.2 Bösartige Lebertumoren

Hepatozelluläres Karzinom (HCC)

Synonym: primäres Leberzellkarzinom

Epidemiologie: In Mitteleuropa erkranken jedes Jahr etwa 3–5/100 000 Einwohnern/Jahr an einem HCC. Männer sind dreimal häufiger betroffen als Frauen. Der Häufigkeitsgipfel liegt zwischen dem 50. und 60. Lebensjahr. In Afrika und Asien ist das HCC wegen der hohen Prävalenz der chronischen Hepatitis B und C wesentlich weiter verbreitet (Inzidenz: 150/100 000) und stellt mit einem Anteil von 20–30 % den häufigsten malignen Tumor dar.

Ätiologie und Risikofaktoren: 80 % der HCC entwickeln sich auf dem Boden einer **Leberzirrhose** (jeder Genese!). Das höchste Risiko haben dabei Patienten mit einer chronischen Hepatitis-B/C- oder einer Hämochromatose-assoziierten Leberzirrhose. Weitere prädisponierende Risikofaktoren sind die nichtalkoholische Fettleber (NAFL), die Aufnahme von Nitrosaminen oder Aflatoxin B, die Schistosomiasis, der angeborene α_1-Antitrypsin-Mangel und das früher häufig verwendete Röntgenkontrastmittel Thorotrast. Diskutiert wird eine Induktion durch die langjährige Einnahme von Androgen- oder Östrogenpräparaten.

Klinische Pathologie: Das HCC ist eine epitheliale Neoplasie der Leberparenchymzellen. Seiner Manifestation gehen i. d. R. die klein- oder großzellige Leberzelldysplasie und die Entwicklung von dysplastischen Knoten als präkanzeröse Veränderungen voraus.

Formen:

- **Makroskopie: massiver** (solitärer großer Tumorknoten, Abb. 7.22a), **multinodulär-multizentrischer** (multiple Tumorknoten) und **diffuser** (diffuse Infiltration der Leber) **Typ**
- **Histologie:** Die verschiedenen Typen sind in **Tab. 7.23** zusammengefasst. Häufig zeigen sich in mehrlagigen Trabekeln angeordnete, polygonale, vergrößerte Tumorzellen mit heterochromatischen Zellkernen, schollig-basophilem Zytoplasma und verschiedenen Zytoplasmaeinschlüssen (z. B. Mallory-Körper). Hochdifferenzierte Tumoren können Galle produzieren (→ Bildung von Gallethromben).
- **Zytologie:** Verfettungs- (fein-/grobtropfige Verfettung), Klarzell- (Glykogenspeicherung im Zytoplasma) und vielkerniger Riesenzelltyp (bei undifferenzierten HCC).

LERNTIPP !

Da das IMPP auch schon Histo-Abbildungen von HCC-Subtypen abgefragt hat, ist es ganz hilfreich, wenn Sie sich zusätzlich in Patho-Büchern noch einmal die verschiedenen Befunde anschauen.

Klinik: Das HCC verläuft lange asymptomatisch und das Krankheitsbild wird von der vorbestehenden Leberzirrhose überdeckt. Zu den **Spätsymptomen** zählen Druckschmerz im rechten Oberbauch, tastbarer Tumor, Gewichtsabnahme und Zeichen der dekompensierten Leberzirrhose (Ikterus, Pruritus, Aszites, Leberhautzeichen). **Paraneoplastische Symptome** wie Fieber, Polyglobulie, Hyperkalzämie, -triglyzeridämie und -cholesterinämie sind häufig. Die meisten Patienten sterben rasch an den Folgen der Tumorkachexie, eines Leberversagens oder einer Ösophagus- bzw. Fundusvarizenblutung.

Metastasierung: Lymphogen metastasiert das HCC in die Lymphknoten des Lig. hepatoduodenale. **Hämatogene** Metastasen siedeln sich in anderen Teilbereichen von Leber, Lunge, Gehirn und Knochen ab. Einige Patienten leiden zum Zeitpunkt der Diagnosestellung an einer Pfortaderthrombose oder zeigen eine Infiltration von Lebervenen und V. cava inferior (durch Screeninguntersuchungen bei Leberzirrhose-Patienten konnte die Zahl der Betroffenen in den letzten Jahren reduziert werden).

Tab. 7.23 **Histopathologische Typen des hepatozellulären Karzinoms**

Typ	Charakteristika
trabekulär-sinusoidaler Typ	▪ häufigster Wachstumstyp ▪ hochdifferenzierte Tumoren (meist GI–II) ▪ zwischen hochdifferenzierten Zellsträngen aus hepatozytenähnlichen Tumorzellen liegen weite mit Endothelzellen ausgekleidete Bluträume
pseudoglandulärer Typ	▪ häufig in Kombination mit trabekulär-sinusoidalem Typ ▪ hochdifferenzierte Tumorzellen, die drüsenartige Strukturen bilden ▪ differenzialdiagnostisch häufig schwierig vom cholangiozellulären Karzinom (S. 148) abzugrenzen
solider Typ	▪ selten ▪ undifferenziertes Karzinom mit Verlust des trabekulären Gewebemusters und polymorphen Tumorzellen
szirrhöser (spindelzelliger) Typ	▪ zwischen mäßig differenzierten Tumorsträngen liegt zellarmes, fibröses, hyalinisiertes Gewebe ▪ häufig nach Bestrahlung oder Chemotherapie
fibrolamellärer Typ	▪ Sonderform, nicht mit Leberzirrhose assoziiert, bevorzugt bei jüngeren Patienten ▪ große Tumorzellen mit großen Kernen und eosinophilem Zytoplasma, die in soliden Formationen oder Trabekeln angeordnet sind; zwischen den Tumorzellen liegen bindegewebige Septen, von einer Kapsel umgeben (→ daher zu 50–80 % resezierbar, prognostisch günstigste Form)
sklerosierender Typ	▪ zentral betonte Sklerosierung ▪ vermutlich besondere Form des cholangiozellulären Karzinoms

LERNPAKET 6

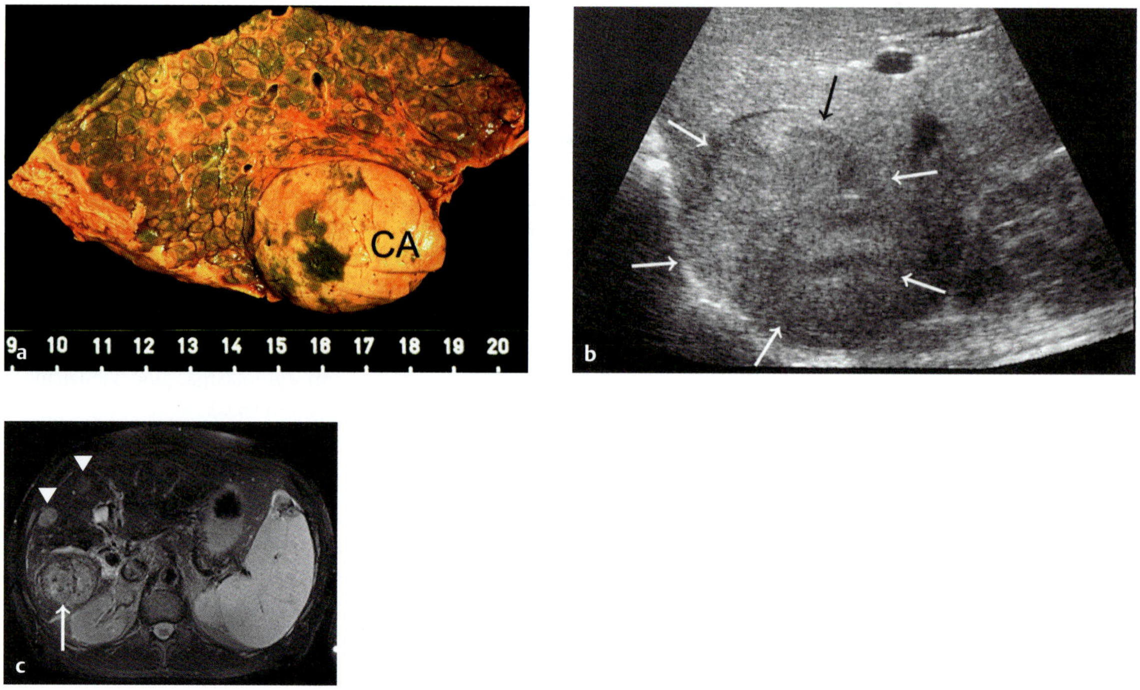

Abb. 7.22 **Hepatozelluläres Karzinom.** **a** Makroskopischer Befund eines hepatozellulären Karzinoms in einer großknotigen Leberzirrhose (CA). **b** Sonografie. **c** Die MRT (T 2-Wichtung) zeigt bei einem anderen Patienten einen Tumor im rechten Leberlappen mit zentraler Nekrose (Pfeil) und zusätzlichen Satellitenherden (Pfeilspitze). [a: aus Krams et al., Kurzlehrbuch Pathologie, Thieme, 2013; b: aus Baenkler et al., Duale Reihe Innere Medizin, Thieme, 2009; c: aus Reiser, Kuhn, Debus, Duale Reihe Radiologie, Thieme, 2017]

Diagnostik:

PRAXIS Andere Ursachen für eine AFP-Erhöhung sind Schwangerschaft (physiologisch), nichtseminomatöse Hodentumoren, gastrointestinale Tumoren, Bronchialkarzinome oder chronische Hepatitiden.

- **Anamnese:** bekannte Leberzirrhose?
- **Labor:** bei etwa 50 % der Patienten ist **α_1-Fetoprotein** im Serum erhöht (AFP, Normwert < 15 µg/l). Beweisend sind AFP-Werte > 200–500 ng/ml. Außerdem sollten neben einem großen Blutbild und den Entzündungswerten sämtliche Parameter zur Beurteilung der Leberfunktion bestimmt werden (Gerinnung, Leberenzyme, Albumin, Bilirubin).
- **Sonografie:** Typisch sind solitäre oder multizentrische echoarme, -gleiche, oder -reiche Strukturen, die sich häufig schlecht vom umgrenzenden Lebergewebe abgrenzen lassen (häufig ohne Randsaum, Abb. 7.22**b**). Die umgebende Leber ist in den meisten Fällen zirrhotisch verändert (DD: Metastasen in intakter Leber). Häufig lassen sich regressive Veränderungen wie Einblutungen und Verkalkungen sowie eine dorsale Schallabschwächung nachweisen.
- **MRT** (Abb. 7.22**c**) oder **CT**: zur Diagnosesicherung. Bei Kontrastmittelapplikation: **„Arterielle Hypervaskularisation“** (sehr schnelle Anreicherung von Kontrastmittel in der arteriellen Phase) mit raschem Auswaschen des Kontrastmittels (**Auswaschphänomen**) und relativer Kontrastumkehr zum umgebenden Leberparenchym (gilt bei Patienten mit Leberzirrhose als ausreichend sicherer Nachweis eines HCC!)
- **Staging:** CT-Thorax, weitere Untersuchungen (Röntgen-Thorax, Skelettszintigrafie und CCT bei entsprechenden Symptomen.

LERNTIPP !

Merken Sie sich **AFP** als den **typischen Tumormarker** für das hepatozelluläre Karzinom!

PRAXIS Die Sonografie- oder CT-gesteuerte Feinnadelbiopsie karzinomverdächtiger Areale wird bei kurativ operablem Befund kontrovers diskutiert: Wegen der relativ großen Gefahr von Impfmetastasen kann eine Operation auch ohne histologische Diagnosesicherung durchgeführt werden bzw. sollte sogar eher darauf verzichtet werden.

Stadieneinteilung: Siehe Tab. 7.24.

Therapie: Ziel ist möglichst eine **kurative Therapie**, Optionen dafür sind:

- **operative Tumorresektion**: Das Resektionsausmaß ist abhängig von der Lokalisation und Ausdehnung des Tumors: Leberteilresektion oder (in Einzelfällen) als totale Hepatektomie mit anschließender **Lebertransplantation**.
- **Kleinere, inoperable Tumoren** können durch **lokal ablative Therapieverfahren** wie Radiofrequenzablation, perkutane Ethanolinjektion oder die transarterielle (über A. hepatica eingeführter Katheter) Chemoembolisation verkleinert bzw. ggf. auch kurativ behandelt werden.

Während die palliative konventionelle Chemotherapie keine lebensverlängernde Wirkung zeigt, lässt sich durch die systemische Gabe von **Multi-Tyrosinkinaseinhibitoren** (z. B. Sunitinib oder Sorafenib) eine Lebensverlängerung erzielen.

Prognose und Prophylaxe: Die Prognose des HCC ist **schlecht** (mittlere Überlebenszeit: 4–12 Monate). Prophylaktisch sind der Schutz vor Hepatitis-B/C-Infektion (z. B. Hepatitis-B-Impfung, Safer Sex) sowie regelmäßige Kontrolluntersuchungen und

Tab. 7.24 **Stadieneinteilung des hepatozellulären Karzinoms** (nach UICC, 2017)

Stadium	TNM-Klassifikation	Beschreibung
IA	T 1a N0 M0	solitärer Tumor (≤ 2 cm in größter Ausdehnung) mit/ohne Gefäßinvasion (T 1a)
IB	T 1b N0 M0	solitärer Tumor (> 2 cm in größter Ausdehnung) ohne Gefäßinvasion (T 1b)
II	T 2 N0 M0	▪ solitärer Tumor (> 2 cm in größter Ausdehnung) mit Gefäßinvasion *oder* ▪ multiple Tumoren (keiner > 5 cm in größter Ausdehnung) (T 2)
IIIA	T 3 N0 M0	multiple Tumoren (> 5 cm in größter Ausdehnung) (T 3)
IIIB	T 4 N0 M0	▪ Tumor(en) mit Beteiligung größerer Äste der Portal- oder Lebervenen, direkte Invasion von Nachbarorganen (eingeschlossen: Zwerchfell; ausgeschlossen: Gallenblase) *oder* ▪ Tumor(en) mit Perforation des viszeralen Peritoneums (T 4)
IVA	jedes T N1 M0	regionäre Lymphknotenmetastasen
IVB	jedes T jedes N M1	Fernmetastasen

rechtzeitige Therapie bei Hepatitis B, Hepatitis C und Hämochromatose entscheidend.

Da Frühsymptome fehlen, sollten bei **Risikopatienten** (Leberzirrhose, chronisch-aktive Hepatitis) **regelmäßige** (halbjährliche) **Screeninguntersuchungen** (Sonografie und AFP-Bestimmung) durchgeführt werden.

PRÜFUNGSHIGHLIGHTS

Hepatozelluläres Karzinom (HCC)

- **!** Risikofaktor Nr. 1: **Leberzirrhose**
- **!!! AFP** ist der typische Tumormarker
- **! Histologie:** Befund bei pseudoglandulärem Typ
- **!** Verzicht auf Biopsie bei potenziell kurativem Tumorbefund
- **! Kontrastmittel-CT/MRT:** Hinweise auf HCC: arterielle Hypervaskularisation mit raschem Auswaschen des KM und relativer Kontrastumkehr
- **!** Therapieoptionen
- **!!** Mittels **Chemoembolisation** (arterieller Katheter über A. hepatica) kann der Tumor verkleinert werden.
- **! Screeninguntersuchung** bei Risikopatienten (z. B. bekannte Leberzirrhose): **Abdomensonografie**.

Angiosarkom der Leber

Das Angiosarkom der Leber ist ein **seltener** maligner, häufig multizentrischer, mesenchymaler Lebertumor, der aus **Blutgefäßschlingen** mit **atypischem Endothel** besteht. Als bekannter Risikofaktor gilt die Exposition gegenüber Vinylchlorid, Arsen oder Thorotrast. Das Angiosarkom tritt i. d. R. zwischen dem 50. und 60. Lebensjahr auf. Männer sind häufiger betroffen als Frauen. **Klinisch** klagen die Patienten über Schmerzen im rechten Oberbauch und allgemeine Tumorzeichen. **Therapie** der Wahl ist die Tumorresektion oder Lebertransplantation. Die **Prognose** ist **schlecht**, ohne kurative Therapie versterben die Patienten i. d. R. innerhalb der ersten 6 Monate nach Diagnosestellung.

Hepatoblastom

DEFINITION Maligner embryonaler Lebertumor.

Das Hepatoblastom ist der häufigste primäre Lebertumor im **Kindesalter** mit einem Häufigkeitsgipfel im 2. Lebensjahr. Die Tumoren wachsen solitär und sind bevorzugt im rechten Leberlappen lokalisiert. Hämatogene Metastasen entstehen v. a. in der Lunge, seltener im Knochen. Im Gegensatz zum hepatozellulären Karzinom stellt eine Hepatitis-B-Infektion keinen Risikofaktor für die Tumorentstehung dar. Hepatoblastome werden in einen **epithelialen** und einen **epithelial-mesenchymalen** Subtyp unterteilt. Aufgrund ihres embryonalen Ursprungs können sie zu einer Erhöhung des α-Fetoproteins führen.

Lebermetastasen

Epidemiologie und Ätiologie: Metastasen sind die **häufigsten malignen** Tumoren der **Leber** (ca. 20-mal so häufig wie das primäre Leberzellkarzinom). Sie treten oft multipel auf. Die Primärtumoren befinden sich am häufigsten im **Gastrointestinaltrakt** (v. a. kolorektales Karzinom, Magen- und Pankreaskarzinom). Über den Systemkreislauf metastasieren v. a. das Bronchial- und Mammakarzinom und maligne Melanome in die Leber.

Klinik: meist asymptomatisch.

Diagnostik: im Vordergrund stehen **Sonografie**, **CT** und **MRT**. Lebermetastasen imponieren sonografisch als runde bis polyzyklische Herde, die echoreich oder auch echoarm sein können. Die Binnenstruktur ist meist inhomogen. Häufig findet sich ein echoarmer Randsaum (target sign) oder bei großen Metastasen eine zentrale, echoarme Nekrose (bulls eye sign) Sie lassen sich gut vom umgebenden Leberparenchym abgrenzen und treten häufig multipel auf. **Abb. 7.23** zeigt die CT-Aufnahme einer solitären Lebermetastase im rechten Leberlappen. Die MRT bietet (v. a. unter Einsatz gewebsspezifischer Kontrastmittel) gegenüber der CT eine noch deutlich erhöhte Detektionsrate.

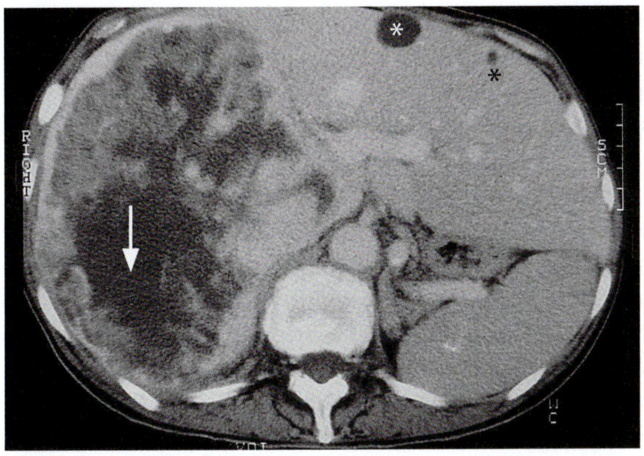

Abb. 7.23 **CT-Befund einer Lebermetastase.** Im rechten Leberlappen erkennt man eine große Metastase mit zentraler Nekrose (Pfeil). Die restliche Leber ist vergrößert. Als Nebenbefund bestehen 2 Zysten (*). [aus Henne-Bruns et al., Duale Reihe Chirurgie, Thieme, 2012]

Makroskopisch imponieren Lebermetastasen prinzipiell als weißliche Knoten, Melanommetastasen sind pigmentiert. Von der Art der Metastasenverteilung lässt sich grob auf den Primärtumor rückschließen:

- wenige und große Knoten: Kolonkarzinom
- viele kleine Knoten: Bronchial- und Mammakarzinom
- viele kleine, schwarze Knoten: malignes Melanom.

Therapie: richtet sich nach Art und Stadium der Grunderkrankung. **Lebermetastasen** bei sanierbarem Primärtumor und Ausschluss weiterer Organmetastasen (Ausnahme: vereinzelte, resezierbare Lungenmetastasen) können unter kurativen Gesichtspunkten **reseziert** werden (z. B. Metastasen eines Kolon- oder Bronchialkarzinoms). **Multiple, nicht kurativ resektable Lebermetastasen** werden **palliativ** mit einer systemischen Chemotherapie oder dem Einsatz lokal ablativer Verfahren (S. 134) behandelt. Die Prognose hängt entscheidend vom zugrunde liegenden Primärtumor ab.

PRÜFUNGSHIGHLIGHTS

Lebermetastasen:

- ! **sonografischer Befund:** Echoreiche oder echoarme Rundherde, bei großen Metastasen zentrale, echoarme Nekrose (bulls eye sign).
- ! Lebermetastasen eines **malignen Melanoms** zeigen sich makroskopisch mit vielen kleinen schwarzen Knoten.
- ! Lebermetastasen wie eine **solitäre Metastase** im Segment VI kann man durch Resektion des Segments VI **kurativ** resezieren.

7.15 Durchblutungsstörungen der Leber

7.15.1 Störungen der Blutzufuhr

Anämischer Leberinfarkt: Er entsteht durch einen **thrombotischen Verschluss** in der **A. hepatica**. Da das sauerstoffarme Pfortaderblut nicht zur Versorgung der Leber ausreicht, kommt es im Versorgungsgebiet der Arterie zu einem umschriebenen Untergang des Leberparenchyms. Makroskopisch findet sich ein umschriebenes **subkapsulär gelegenes hellgelbes Infarktareal**, das von einem breiten hämorrhagischen Randsaum umgeben ist (Abb. 7.24).

Schockleber: Die Schockleber entsteht auf dem Boden einer gestörten hepatischen Blutversorgung bei anhaltendem Kreislaufschock. Nach dem Prinzip der letzten Wiese gehen zunächst die läppchenzentralen Parenchymabschnitte zugrunde.

Prähepatische Pfortaderthrombose: Eine Pfortaderthrombose kann **im Rahmen entzündlicher Erkrankungen** (z. B. Pankreatitis, Nabelvenenentzündung, Thrombophlebitis migrans, Cholangitis), **bei raumfordernden Prozessen** der Umgebung (z. B. Pankreastumor, Lebertumor) oder **bei Vorliegen einer Thrombophilie** entstehen. Entwickelt sich der Pfortaderverschluss langsam, kann die Erkrankung lange Zeit symptomlos verlaufen. Durch Ausbildung von Kollateralkreisläufen kommt es im Verlauf zur Entwicklung von Ösophagusvarizen, Rektumvarizen und einem Caput medusae. Ein akuter Pfortaderverschluss führt rasch zu portaler Hypertension, Splenomegalie und hämorrhagischer Dünndarminfarzierung. Die ausreichende Durchblutung der Leber selbst wird durch Pfortaderthrombosen meist nicht gefährdet.

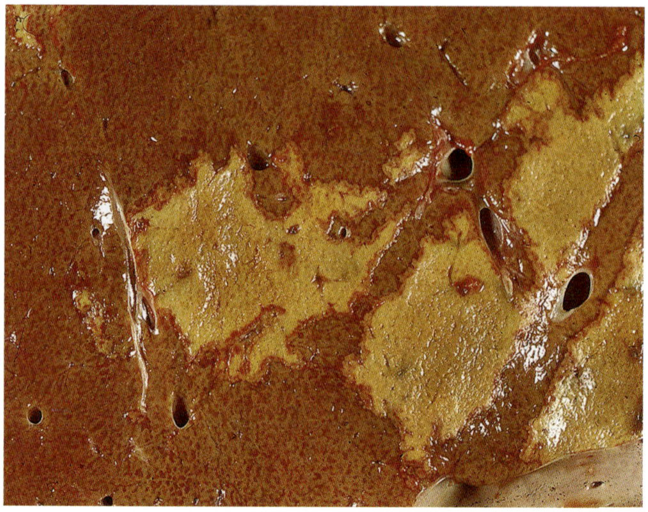

Abb. 7.24 Anämischer Leberinfarkt mit lehmgelber Infarktzone und hämorrhagischem Randsaum. [aus Riede, Werner, Schaefer, Allgemeine und spezielle Pathologie, Thieme, 2004]

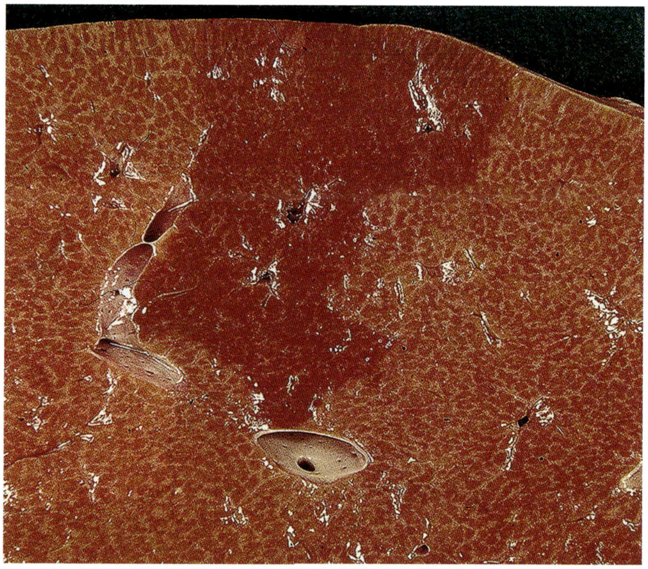

Abb. 7.25 Zahn-Infarkt der Leber. [aus Riede, Werner, Schaefer, Allgemeine und spezielle Pathologie, Thieme 2004]

7.15.2 Störung des intrahepatischen Blutflusses

Intrahepatische Pfortaderthrombose (Zahn-Infarkt): Ein isolierter intrahepatischer Pfortaderastverschluss hat keine Auswirkungen auf die Durchblutung der Leber. Erst wenn der intrahepatische Pfortaderastverschluss mit einem verminderten arteriellen Blutzufluss (z. B. bei Kreislaufinsuffizienz) einhergeht, entwickelt sich ein hämorrhagischer Leberinfarkt. Aufgrund des verminderten arteriellen Blutflusses ist die Parenchymdurchblutung verlangsamt, und es kommt zu einem Rückstau des Blutes mit Atrophie der Leberzellen. Es entsteht ein sog. **Zahn-Infarkt** (Pseudoinfarkt, Abb. 7.25). Makroskopisch imponiert der Zahn-Infarkt durch einen **keilförmigen dunkelroten Herd** im Leberparenchym, dessen Spitze auf den verschlossenen Pfortaderast zeigt. Histologisch zeigt sich eine hochgradige passive Hyperämie mit Dilatation der Sinusoide und Atrophie der Leberzellbalken. Parenchymnekrosen sind selten.

Tab. 7.25 **Makroskopische und histologische Befunde bei Stauungsleber**

Typ	makroskopische Befunde	histologische Befunde
akute Stauungsleber	▪ vergrößerte, dunkelrote Leber mit abgerundeten Leberrändern ▪ Schnittfläche: rote, punktförmige Bereiche, die durch die blutgefüllten Zentralvenen und erweiterten Sinusoide entstehen	▪ geweitete Zentralvenen und blutgefüllte Sinusoide ▪ druckbedingte Verschmälerung der Hepatozytenbälkchen
subakute Stauungsleber	▪ vergrößerte, dunkelrote Leber mit abgerundeten Leberrändern ▪ Schnittfläche: Die dunkelroten Stauungsstraßen und eine gelbbraune Verfettung des angrenzenden Leberparenchyms verleihen der Leber den typischen Aspekt der „**Herbstlaubleber**"	▪ zusätzlich **hypoxische Verfettung** mit beginnender Nekrotisierung des läppchenzentralen Leberparenchyms
chronische Stauungsleber	▪ dunkelrot, geschrumpfte Leber mit deutlich verhärteter Konsistenz und verdickter Kapsel ▪ Schnittfläche: Die dunklen rotblauen Stauungsstraßen verleihen der Leber den typischen Aspekt der „**Muskatnussleber**" (Abb. 7.26)	▪ **Stauungsinduration** durch zunehmende Fibrosierung im Bereich der zentral- und sublobulären Venen und Sinusoiden ▪ **Cirrhose cardiaque:** im Spätstadium kommt es durch Ausbildung venovenöser bzw. portoportaler Bindegewebssepten zum klassischen Bild der Leberzirrhose

Peliosis hepatis: Dabei finden sich **blutgefüllte Zysten im Leberparenchym**, die mit den Sinusoiden in Verbindung stehen. Die Zysten entstehen entweder durch einen Untergang von Parenchymgewebe (parenchymatöser Typ ohne Endothelauskleidung der Zyste) oder durch eine Aussackung der Zentralvenen (phlebektatische Typ mit Endothelauskleidung der Zyste). Eine Peliosis hepatis entwickelt sich typischerweise im Rahmen einer Therapie mit **oralen Kontrazeptiva** und **anabolen Steroiden** oder durch eine Infektion mit **Bartonella henselae** (Erreger der Katzenkratzkrankheit).

Venookklusive Erkrankung (Venenverschlusskrankheit): Durchblutungsstörung der Leber durch einen progredienten Verschluss kleiner und mittelgroßer intrahepatischer Venen. Pathogenetisch liegt den Gefäßverschlüssen eine **entzündliche Schädigung der Endothelzellen** zugrunde, die mit einer Fibrin- oder Thrombenbildung einhergeht. Im weiteren Verlauf kommt es zu einer **stenosierenden Intimafibrose**, die zu einer vollständigen Gefäßobliteration führen kann. In den Industrieländern wird die venookklusive Erkrankung v. a. durch eine **Strahlentherapie** oder eine **immunsuppressive** bzw. **zytostatische Behandlung** ausgelöst. Endemisch kommt die venookklusive Erkankung im Mittleren Osten vor, wo sie nach Genuss von Pyrrolizidinalkaloiden auftritt.

7.15.3 Störungen des Blutabflusses (Stauungsleber)

DEFINITION Passive venöse Hyperämie der Leber durch Blutrückstau.

Ätiologie:
- Rechtsherzinsuffizienz
- konstriktive Perikarditis
- postsinusoidale Abflussstörung im Rahmen eines Budd-Chiari-Syndroms (s. u.).

Pathogenese: Abhängig vom zeitlichen Verlauf werden eine akute, subakute und chronische Stauungsleber unterschieden. Während die sichtbaren Veränderungen der akuten Stauungsleber auf der ausgeprägten Blutstauung in der Leber beruhen, kommen bei der subakuten und chronischen Stauungsleber Veränderungen durch Hypoxie in den läppchenzentralen Regionen („**Prinzip der letzten Wiese**") hinzu.

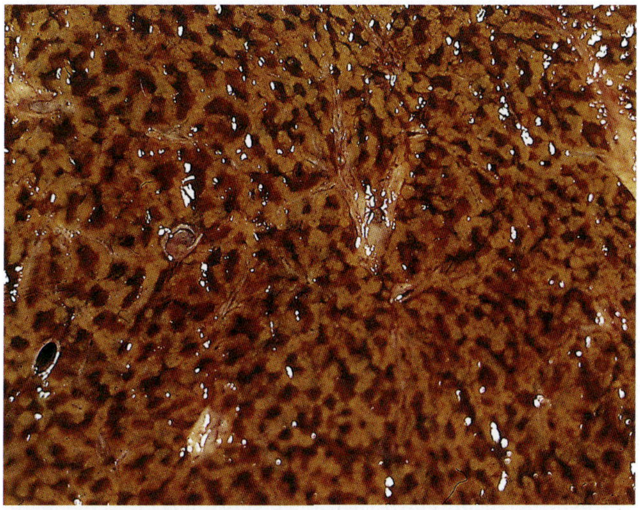

Abb. 7.26 **Muskatnussleber.** [aus Riede, Werner, Schaefer, Allgemeine und spezielle Pathologie, Thieme 2004]

Pathologie: Die makroskopischen und histologischen Befunde bei Stauungsleber zeigt **Tab. 7.25**.

Budd-Chiari-Syndrom: Das Budd-Chiari-Syndrom entsteht durch einen inkompletten oder kompletten **Verschluss der großen Lebervenen**. Die Erkrankung ist sehr selten und tritt v. a. zwischen dem 20. und 30. Lebensjahr auf. Am häufigsten ist der Lebervenenverschluss **thrombotisch** bedingt:
- hämatologische Erkrankungen (z. B. myeloproliferatives Syndrom, Sichelzellanämie)
- neoplastische Erkrankungen (z. B. Leberzellkarzinom, Lebermetastasen, Nierenzellkarzinom mit Kavathrombose)
- entzündliche Erkrankungen (z. B. Leberabszess, Kollagenosen)
- traumatische Leberschädigung.

Auch hormonelle Veränderungen (Einnahme **oraler Kontrazeptiva** oder **anaboler Steroide** bzw. Schwangerschaft) oder die **Radiotherapie** können zu einem Budd-Chiari-Syndrom führen. Klinisch stehen die Symptome der **portalen Hypertension** mit Abdominalschmerzen, Hepatosplenomegalie und Stauungszeichen (Ösophagusvarizenblutung, Aszites) im Vordergrund.

PRÜFUNGSHIGHLIGHTS

– ! makroskopischer Befund einer Muskatnussleber.

8 Gallenblase und Gallenwege

8.1 Grundlagen

8.1.1 Anatomie

Die Gallenblase befindet sich unterhalb des rechten Leberlappens in einer Grube im Bereich des Segments V. Sie besteht aus Fundus, Korpus und Kollum und ist größtenteils mit Peritoneum überzogen (Ausnahme ist die Verwachsungsfläche mit der Leber). Die Gallenblase ist über den Ductus cysticus mit dem Ductus choledochus verbunden.

Arteriell wird die Gallenblase über einen Ast der A. hepatica dextra, die **A. cystica**, versorgt, deren Lage und Ursprung allerdings stark variieren kann. Das venöse Blut fließt über die Vv. cysticae in die Pfortader. Der Lymphabfluss erfolgt über die Lymphknoten an der Leberpforte zu den Nodi lymphoidei coeliaci im Bereich des Truncus coeliacus.

Besonders wichtig ist die Kenntnis der großen **Lagevariabilität** von A. cystica (**Abb. 8.1**) und Ductus cysticus (**Abb. 8.2**) im sog. Calot-Dreieck. Dieses wird durch den Ductus hepaticus communis, den Ductus cysticus sowie den pfortennahen Leberrand begrenzt.

Die nervale Versorgung erfolgt über den vegetativen Plexus hepaticus (aus dem Plexus coeliacus) und sorgt zusammen mit hormonellen Faktoren für die Kontraktion der Gallenblase und die Erschlaffung des Sphinktersystems. Der N. phrenicus bzw. sensible Fasern im Plexus hepaticus versorgen die Gallenblase sensibel (→ Schmerzprojektion in die rechte Schulter)

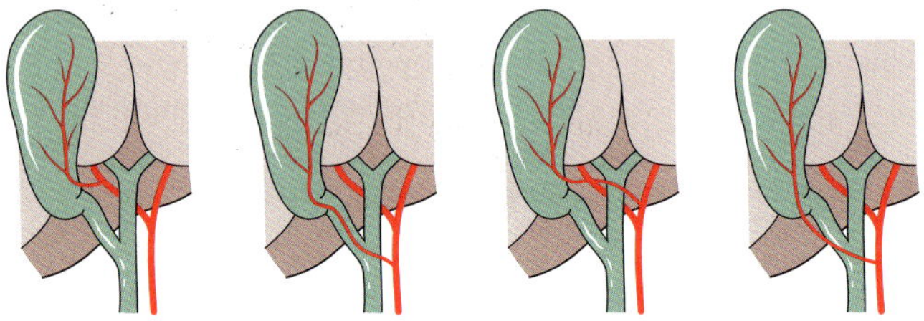

Abb. 8.1 Lagevarianten der A. cystica. [aus Schumpelick et al., Kurzlehrbuch Chirurgie, Thieme, 2010]

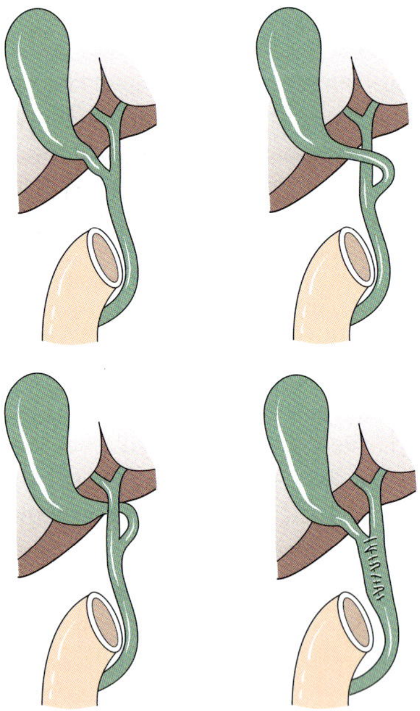

Abb. 8.2 Lagevarianten des Ductus cysticus. [aus Schumpelick et al., Kurzlehrbuch Chirurgie, Thieme, 2010]

8.1.2 Aufgaben der Gallenblase und der Gallenflüssigkeit

Die Gallenblase ist für die **Speicherung, Eindickung** und die **bedarfsgerechte Sezernierung der Gallenflüssigkeit** in den Darm verantwortlich. Die in den Darm sezernierte Gallenflüssigkeit hat eine wichtige Funktion für die **Verdauung** und **Absorption der Nahrungsfette**. Gallensäuren **emulgieren die Fette** und machen sie so für die fettspaltenden Enzyme aus dem Pankreas (Lipasen) zugänglich. Die lipophilen Abbauprodukte werden anschließend unter Beteiligung von Gallensäuren in **Mizellen** eingebaut und können in dieser Form von der Darmschleimhaut absorbiert werden.

8.1.3 Diagnostik

Klinische Zeichen: Bei bestimmten Erkrankungen der Gallenblase und der Gallenwege lassen sich in der klinischen Untersuchung 2 charakteristische klinische Zeichen nachweisen.

Murphy-Zeichen: Während der Patient tief einatmet, wird die Gallenblase unterhalb des rechten Rippenbogens mit mehreren Fingern palpiert. Ein plötzliches **Stoppen der Einatmung** spricht für eine **Cholezystitis** (S. 144); der Druck der entzündeten Gallenblase gegen die palpierenden Finger wird vom Patienten als sehr schmerzhaft empfunden. Seltener wird das Murphy-Zeichen bei Cholezystolithiasis beobachtet.

Courvoisier-Zeichen: Als Courvoisier-Zeichen wird die Kombination aus einer **tastbaren prall-elastischen**, **nichtschmerzhaften Gallenblase** und einem **Verschlussikterus** bezeichnet. Ein positives Courvoisier-Zeichen findet sich typischerweise bei einem

Verschluss des Ductus choledochus durch ein **Pankreaskopfkarzinom** im Bereich der Papille. Seltenere Ursachen sind ein Gallengangskarzinom, Metastasen bzw. Lymphome im Lig. hepatoduodenale oder eine Pankreaspseudozyste.

> **LERNTIPP** !
>
> **Courvoisier-Zeichen:** prall-elastisch tastbare Gallenblase ohne Schmerzen und Ikterus.

Bildgebende Diagnostik:

- **Sonografie:** Standarduntersuchung. Sie ermöglicht den Nachweis von Störungen des Galleabflusses (Steine, Tumoren), Entzündungen der Gallenblase (Cholezystitis: verdickte Gallenblasenwand mit Dreischichtung der Wand) und ihre Komplikationen (Gallenblasenhydrops, Gallenblasenempyem). Die Darstellung der intrahepatischen Gallenwege, die parallel zu den Pfortaderästen verlaufen, gelingt i. d. R. nur, wenn die Gallenwege aufgrund einer Abflussstörung erweitert sind. Man spricht dann vom **Doppelflintenphänomen** (Pfortaderast und Gallenweg nebeneinander).
- **Endosonografie:** Darstellung von Veränderungen des Ductus choledochus. Mittel der Wahl zum lokalen Staging von Gallengangskarzinomen.
- **endoskopische retrograde Cholangiopankreatikografie** (ERCP): sehr sensitive Methode zum Nachweis von Gallengangserkrankungen mit Möglichkeit zur direkten therapeutischen Intervention (z. B. Papillotomie und Steinextraktion, Einlage biliärer Drainagen und Stents). Ist die Durchführung einer ERCP nicht möglich (Z. n. Billroth-II-Operation), kann alternativ die perkutane transhepatische Cholangiografie (PTC) eingesetzt werden.
- **MR-Cholangiopankreatikografie** (MRCP): erlaubt die präziseste Diagnostik. Indikationen: V. a. eine Abflussbehinderung in den Gallenwegen oder im Pankreasgang ohne primär geplante Therapie mittels ERCP.

8.1.4 Operationsverfahren an der Gallenblase und den Gallenwegen

Konventionelle Cholezystektomie

Indikation:

Absolute Indikation für die Entfernung der Gallenblase sind neben der **akuten Cholezystitis** die **Gallenblasenperforation** (Notfallindikation!), ein **Gallenblasenempyem**, ein **Gallensteinileus** (Dünndarmileus und Luft in den Gallenwegen), **biliodigestive Fisteln** und ein Verschluss des Gallengangs bei einem Steinleiden ohne Erfolg der konventionellen Therapie.

Relative Indikationen: symptomatische Cholelithiasis, Polypen, Dyskinesien und Papillomatosen der Gallenblase, Dauerausscheider von Typhusbakterien sowie Patienten nach einer chologenen Pankreatitis. Bei asymptomatischen Steinleiden ist ein abwartendes Vorgehen gerechtfertigt.

Zugang: i. d. R. **rechtsseitiger Rippenbogenrandschnitt**, evtl. mit Erweiterung nach rechts oder links, Alternativen: **Transrektalschnitt** (Schnitt längs durch den M. rectus abdominis), Schrägschnitt senkrecht zum Rippenbogen oder mediane Oberbauchlaparotomie.

Vorgehen: Präparation von Ductus choledochus, Ductus hepaticus communis, Ductus cysticus und A. cystica (im Lig. hepatoduodenale), Durchtrennen von **Ductus cysticus** und **A. cystica**, Entfernung der Gallenblase aus dem Leberbett.

Komplikationen: In < 0,1 % der Fälle kommt es zu operationsbedingten Komplikationen wie Gallengangsverletzungen, Blutungen, Abszessbildung oder Insuffizienzen des Zystikusstumpfes.

Postcholezystektomie-Syndrom: Neuerliches Auftreten der Beschwerden nach Entfernung der Gallenblase. Die ursprünglichen Beschwerden können entweder trotz Operation persistieren (z. B. Vernarbungen, Adhäsionen) oder postoperativ neu aufgetreten sein. Persistierende Beschwerden müssen in jedem Fall mittels ERCP abgeklärt werden, allerdings ist nur bei ca. der Hälfte der Patienten eine organische Ursache zu finden. Differenzialdiagnostisch müssen Erkrankungen anderer Organe ausgeschlossen werden (z. B. gastroduodenaler Ulkus, Pankreatitis, Reizdarmsyndrom). Insgesamt ist das Syndrom umstritten, da bei korrekter präoperativer Diagnose und Durchführung der Cholezystektomie postoperativ keine Beschwerden auftreten sollten.

Postoperatives Management: Die Magensonde kann sofort entfernt werden. Bereits am Tag der Operation darf der Patient Tee zu sich nehmen, am nächsten Tag leichte Kost. Eine spezielle Diät ist nicht notwendig. Der stationäre Aufenthalt beträgt zwischen 3 und 5 Tagen, wenn keine Komplikationen auftreten oder Begleiterkrankungen vorliegen.

Prognose: Die Operationsletalität liegt deutlich unter 0,1 %. Postoperativ sind durch die Entfernung der Gallenblase **keinerlei funktionelle Nachteile** zu erwarten. Die dauerhafte Heilung eines Steinleidens wird in mehr als 99 % der Fälle erreicht.

Laparoskopische Cholezystektomie

Die laparoskopische Entfernung der Gallenblase geht mit geringeren postoperativen Schmerzen, einem besseren kosmetischen Ergebnis (kleinere Narben), einer schnelleren Erholung des Patienten, einem kürzeren stationären Aufenthalt und früherer Arbeitsfähigkeit einher. Daher werden heutzutage 8 von 10 Cholezystektomien in dieser Technik durchgeführt.

Kontraindikationen:

Absolut kontraindiziert sind laparoskopische Operationen allerdings bei Karzinomverdacht, schweren Begleiterkrankungen (z. B. Herz- und Lungenerkrankungen, die eine Erhöhung des intraabdominellen Drucks durch das Pneumoperitoneum nicht zulassen, Blutgerinnungsstörungen) und begleitender Pankreatitis.

Relative Kontraindikationen sind ein Gallenblasenempyem, Vernarbungen nach chronischer Entzündung bzw. eine Schrumpfgallenblase oder ein Mirizzi-Syndrom, endoskopisch nicht entfernbare Gallengangskonkremente sowie Rezidiveingriffe im Oberbauch (evtl. narbige Strukturen).

Vorbereitung: Neben den allgemeinen Operationsvorbereitungen (entsprechend der konventionellen Cholzystektomie) müssen insbesondere die o. g. Kontraindikationen ausgeschlossen werden. Der Patient muss des Weiteren darüber aufgeklärt werden, dass intraoperativ u. U. eine Konversion zu einer Laparotomie notwendig werden kann.

OP-TECHNIK

Vorgehen: Anlegen eines **Pneumoperitoneums**, Platzierung der Optik und der Arbeitstrokare, Fassen des Gallenblasenfundus und Aufspannen des **Calot-Dreiecks**, Darstellen und Clippen von A. cystica und Ductus cysticus, Freipräparieren der Gallenblase aus dem Leberbett und Entfernung mittels Bergebeutel aus dem Abdomen. Bei schwierigen Verhältnissen oder Komplikationen wird eine Laparotomie erforderlich (präoperative Aufklärung).

Komplikationen und Prognose: Postoperatives Vorgehen, Prognose und Komplikationen entsprechen weitgehend denen der konventionellen Operation (s. o.).

Weitere Operationsverfahren

OP-TECHNIK

Choledochotomie und Choledochusrevision: Eröffnung des Ductus choledochus in Längsrichtung und Entfernung der Konkremente. Indiziert ist die Choledochusrevision, wenn Gallensteine endoskopisch nicht entfernt werden konnten. Nach Eingriffen an den Gallengängen (→ Ödementwicklung mit passagerer Abflussstörung der Galle) kann eine sog. **T-Drainage** eingelegt werden, die die vorübergehende Ableitung der Galle nach außen gewährleistet.

Biliodigestive Anastomose: chirurgische Verbindung zwischen Gallenwegen und Dünndarm. Das Verfahren der Wahl ist die Hepatiko- oder Choledochojejunostomie mit Roux-Y-Anastomose. Hierbei wird das Jejunum 20–30 cm distal des Treitz-Bandes durchtrennt und das aborale Ende anschließend blind verschlossen und mit dem abgesetzten Gallengangsstumpf in End-zu-Seit-Technik anastomosiert. Das orale Ende wird ca. 40 cm distal der Gallenwegsanastomose in einer End-Zu-Seit-(Roux-Y-)Technik mit dem Jejunum verbunden, sodass die Nahrungspassage wiederhergestellt ist. Dieses Verfahren dient z. B. der Galleableitung im Rahmen einer Pankreaskopfresektion oder als palliative Gallenwegsdrainage (s. u.).

Komplikationen der Operation sind z. B. die Entwicklung einer **Cholangitis**, die Folge eines postoperativ gestörten Galleabflusses ist, bzw. eine Stenose im Bereich der Anastomose sowie Verletzungen der A. hepatica oder V. portae.

Palliative Gallenwegsdrainage: zur Gallenableitung bei nicht radikal operablen extrahepatischen Stenosen, um die Beschwerden – insbesondere den quälenden Juckreiz – zu lindern und damit die Lebensqualität des Patienten zu verbessern. Drainagemethoden sind
- ERCP und transtumorale Einlage eines Pigtail-Katheters
- perkutane transhepatische (Cholangio-)Drainage (PT[C]D)
- biliodigestive Anastomose.

PRÜFUNGSHIGHLIGHTS

- **!! Courvoisier-Zeichen**
- **! sonografischer Befund Cholezystitis**: verdickte Gallenblasenwand mit Schichtung der Wand.
- **biliodigestive Anastomose:**
  - ! Die Galle wird direkt in das Jejunum geleitet.
  - ! Eine häufige Komplikation ist die Cholangitis, die infolge des gestörten Galleabflusses auftritt.

8.2 Fehlbildungen der extrahepatischen Gallenwege

LERNTIPP !

Die Gallengangsatresie führt bereits kurz nach der Geburt zu Beschwerden beim Neugeborenen, weshalb sie im Pädiatrieskript ausführlich besprochen wird. Sie sollten sich aber jetzt schon vornehmen, das Krankheitsbild genauer zu lernen, da das IMPP gerne Fragen dazu stellt.

Hierzu zählen folgende Erkrankungen:

- **Gallengangsatresie**: entweder als komplette Atresie oder als Hypoplasie der extra- oder intrahepatischen Gallenwege. Typischerweise kommt es kurz nach der Geburt zum progredienten Ikterus. Die Gallengangsatresie ist die häufigste Ursache einer neonatalen Cholestase. Histologisch erkennt man eine ausgeprägte periportale Duktulusproliferation und eine intrakanalikuläre Cholestase. Anstelle der Gallengänge lassen sich nur mehr Bindegewebsstränge oder Gallengangsüberreste nachweisen. Nach Diagnosestellung sollte eine extrahepatische Gallengangsatresie unbedingt vor Ende des 2. Lebensmonats operativ mittels **Hepatoportoenterostomie nach Kasai** behoben werden. Ohne Lebertransplantation ist die Prognose ungünstig (Cholangitis → biliäre Zirrhose → portale Hypertonie → chronisches Leberversagen).
- **Gallengangszysten**: Die Inzidenz beträgt etwa 1:15 000. Am häufigsten sind der Ductus choledochus und der Ductus hepaticus betroffen. Gallengangszysten äußern sich meist schon im frühen Säuglingsalter mit Ikterus, acholischen Stühlen und schmerzhaftem Oberbauch. Meist bestehen gleichzeitig auch Missbildungen des Ductus pancreaticus. Diagnose mittels Sonografie (echoleere Struktur), MRCP/ERCP bzw. intraoperativer Cholangiografie. Therapie der Wahl ist die chirurgische Rekonstruktion.
- **Caroli-Syndrom**: angeborene, fokale Erweiterung der intrahepatischen Gallenwege, die oft auch mit Fehlbildungen in anderen Organen (z. B. Nieren- oder extrahepatische Gallengangszysten) assoziiert ist. Es können sich Gallensteine mit rezidivierenden Entzündungen und Koliken ausbilden. Aufgrund des hohen Entartungsrisikos sollte die Fehlbildung mittels Hemihepatektomie entfernt werden.
- **Alagille-Syndrom**: Hypoplasie der intrahepatischen interlobulären Gallengänge und weitere assoziierte Fehlbildungen (z. B. Augenfehlbildung, Gesichtsdysmorphie, Skelettanomalie, Herzvitien). Sehr seltene Differenzialdiagnose der Gallengangsatresie, autosomal-dominanter Erbgang.

PRÜFUNGSHIGHLIGHTS

Gallengangsatresie:
- ! Klinik: progredienter Ikterus mit dunklem Urin, hellem Stuhl, Hepatomegalie und direkter Hyperbilirubinämie
- ! Histo-Bild: Gallengangproliferation, intrakanalikuläre Cholestase, periportale Fibrose
- ! Differenzialdiagnose: Alagille-Syndrom
- ! Hepatoportojejunostomie nach Kasai im frühen Säuglingsalter
- ! Entwicklung einer biliären Zirrhose bei fehlender rechtzeitiger Behandlung.

8.3 Cholelithiasis

DEFINITION Konkremente in der Gallenblase (Cholezystolithiasis) oder im Gallengangssystem (Choledocholithiasis). Befinden sich viele kleine Gallensteine in der Gallenblase, spricht man von Sludge (Gallengrieß).

Epidemiologie: Frauen sind etwa doppelt so häufig betroffen wie Männer (Prävalenz bei Frauen: ca. 15 %, bei Männer ca. 7,5 %). Die Häufigkeit nimmt mit dem Alter zu. In 15–30 % d. F. liegen die Steine sowohl in der Gallenblase als auch in den Gallengängen.

Ätiologie: Grundlage der Cholelithiasis ist eine **Ausfällung wasserunlöslicher Gallenbestandteile**. Hauptort der Steinbildung ist die Gallenblase. Steine in den Gallengängen sind i. d. R. die Folge einer Steinwanderung aus der Gallenblase. Eine De-novo-Steinbildung in den Gallengängen ist selten. Die häufigste Steinart sind Cholesterinsteine (50 %). Seltener sind Bilirubin-(Pigment-) Steine (20 %) und gemischte Cholesterin-Pigment-Steine.

Pathophysiologie der Steinbildung:
Cholesterinsteine: Das unlösliche Cholesterin der Gallenflüssigkeit kann nur in Anwesenheit konjugierter Gallensäuren und Phospholipide durch Mizellenbildung in Lösung gehalten werden. Das physiologische Konzentrationsverhältnis von Cholesterin, Phospholipiden und Gallensäuren beträgt 5:25:70. Verschiebt sich dieses Konzentrationsverhältnis zugunsten des Cholesterins, ist die Galle mit **Cholesterin übersättigt** und das Cholesterin fällt aus. Ursachen: **erhöhte Cholesterinkonzentration** oder **verminderte Konzentration der Lösungsvermittler** (Gallensäureverlust-Syndrom).

Bilirubin-Pigmentsteine: Sie bestehen hauptsächlich aus unkonjugiertem Bilirubin. Abhängig von ihrer Farbe und Konsistenz werden schwarze, harte Pigmentsteine und braune, weichbröcklige Pigmentsteine unterschieden:

- **schwarze Bilirubinsteine:** die Folge einer erhöhten Konzentration des **unkonjugierten Bilirubins** in der Blasengalle. Ursächlich ist in den meisten Fällen eine chronische Hämolyse, seltener eine Leberzirrhose mit verminderter Kapazität zur Bilirubinkonjugation.
- **braune Pigmentsteine:** entstehen durch bakterielle Dekonjugation des **konjugierten Bilirubins**. Voraussetzung für die Bildung brauner Pigmentsteine ist demnach eine bakterielle Besiedlung der Gallenflüssigkeit (unsterile Galle). Als Grunderkrankung liegt praktisch immer eine Gallengangsstriktur vor.

In etwa 20 % der Fälle kommt es durch entzündliche Prozesse zu einer Steinverkalkung.

Steindifferenzierung: Cholesterin- und Bilirubin-(Pigment-)Steine sind in der **Röntgenaufnahme** nicht schattengebend (Ausnahme: Verkalkung). Kalkhaltige Steine lassen sich in ca. 60 % der Fälle auf Grund der Schattengebung nachweisen. Eine **sonografische** oder **computertomografische Differenzierung** gelingt durch die Lokalisation der Steine: Während Cholesterinsteine in der Gallenblase schweben, sedimentieren Pigmentsteine auf den Gallenblasenboden.

Risikofaktoren: Prädisponierende Faktoren für die Cholelithiasis sind weibliches Geschlecht, Schwangerschaft, Adipositas, cholesterinreiche, ballaststoffarme Ernährung, höheres Alter und hereditäre Faktoren (sog. Gallensteinfamilien).

LERNTIPP !

Die **Risikofaktoren** kann man sich ganz leicht merken, nämlich anhand der „**6 F**": **f**emale (weiblich), **f**ertile (fruchtbar), **f**at (übergewichtig), **f**ourty (40 Jahre), **f**amiliy (familiäre Veranlagung), **f**air (blond, hellhäutig).

Weitere Risikofaktoren sind das **Gallensäureverlust-Syndrom** (S. 51) und die **Einnahme clofibrathaltiger Arzneimittel**. Begünstigt wird die Steinbildung durch eine **Hypomotilität der Gallenblase**, die zu einer längeren Verweildauer der Galle und zu einer unvollständigen Gallenblasenentleerung führt.

Klinik:
Cholezystolithiasis: 75 % der Gallenblasensteinträger bleiben **symptomlos** (stumme Gallensteine). Bei etwa 25 % der Steinträger kommt es im Verlauf der Steinerkrankung zu Symptomen (symptomatische Gallensteine). Häufig leiden die Patienten an **unspezifischen dyspeptischen Beschwerden** mit Druck- und Völlegefühl, Meteorismus und Nahrungsmittelunverträglichkeiten. Leitsymptom des Gallensteinleidens ist die **Gallenkolik**. Sie wird durch eine Steinpassage oder Steineinklemmung im Bereich des Ductus cysticus ausgelöst. Typisch für die Gallenkolik sind krampfartige Schmerzen im rechten Oberbauch, die in den Rücken oder die rechte Schulter ausstrahlen. Der häufigste Auslöser sind **fettreiche Mahlzeiten**. Die Schmerzen dauern typischerweise länger als 15 min und können mehrere Stunden anhalten. Häufig leiden die Patienten unter vegetativen Begleitsymptomen wie **Übelkeit** und **Erbrechen**.

Choledocholithiasis: Choledochussteine verlegen häufig die Papilla Vateri („impaktierter Stein") und werden dann mit **Gallenkoliken** und **intermittierendem Stauungsikterus** symptomatisch. Häufig tritt auch Erbrechen auf.

Komplikationen: Die typischen Komplikationen des Gallensteinleidens zeigt **Tab. 8.1**.

LERNTIPP !

Gallensteine können zu Infektionen führen (Cholezystitis, Cholangitis, biliäre Pankreatitis), Perforationen oder – wenn der Ductus cysticus verschlossen ist – einen Gallenblasenhydrops auslösen. Wenn sie in den Darm gelangen, können sie einen Ileus verursachen.

Diagnostik:

- **Anamnese:** Risikofaktoren? Symptome wie Gallenkolik oder Ikterus in der Vergangenheit?
- **klinische Untersuchung:** Druckdolenz unterhalb des rechten Rippenbogens und ein **positives Murphy-Zeichen** bei Cholezystolithiasis
- **Labor:** normale Laborwerte bei Cholezystolithiasis, Anstieg der Cholestaseparameter (S. 104) bei Choledocholithiasis, erhöhte Entzündungsparameter bei akuter Cholezystitis; ein Anstieg der Lipase spricht für eine akute Pankreatitis.
- **Sonografie:** sicherste Nachweismethode und Methode der Wahl bei Verdacht auf Erkrankungen des Gallensystems
  - **Cholezystolithiasis:** echoreicher, bogenförmiger Reflex im Gallenblasenlumen mit dorsalem Schallschatten (**Abb. 8.3**)
  - **Choledocholithiasis:** Erweiterung des Ductus choledochus (> 7 mm bzw. > 10 mm nach Cholezystektomie) und der intrahepatischen Gallenwege (indirekter Steinnachweis). Mit

Tab. 8.1 **Komplikationen der Cholelithiasis**

Komplikation	Auslöser, Symptome und Komplikationen
akute Cholezystitis und Cholangitis	▪ **Auslöser:** Steineinklemmung (häufig Gallenblasenhals, Ductus cysticus) mit mechanisch-irritativer Schleimhautschädigung und sekundärer bakterieller Besiedlung ▪ **Symptome:** Fieber, Schmerzen im rechten Oberbauch mit Abwehrspannung, erhöhte Entzündungsparameter, bei Cholangitis auch Ikterus
Gallenblasenhydrops	▪ **Auslöser:** Zystikusverschluss ▪ **Symptome:** prall gefüllte Gallenblase, die mit unspezifischen Symptomen (Druckgefühl im rechten Oberbauch) einhergeht ▪ **Komplikation:** Entwicklung einer akuten Cholezystitis
chronisch-rezidivierende Cholezystitis	▪ Folgezustand rezidivierender Cholezystitiden ▪ **Symptome:** häufig asymptomatisch, ggf. dyspeptische Beschwerden ▪ **Komplikation:** Entwicklung einer Porzellangallenblase und eines Gallenblasenkarzinoms
Steinperforation	▪ Perforation in den **Darmtrakt**: Gallensteinileus (Aerobilie, Dünndarmileus) ▪ Perforation in die **freie Bauchhöhle**: Peritonitis ▪ **gedeckte** Perforation: subhepatische Abszessbildung
Mirizzi-Syndrom	▪ **Auslöser:** Kompression des Ductus hepaticus communis durch einen großen Gallenblasenhalsstein ▪ **Symptome:** Verschlussikterus ▪ wichtige Differenzialdiagnose: Pankreaskopfkarzinom
Choledocholithiasis	**Auslöser:** Steinabgang in den Ductus choledochus bei Cholezystolithiasis (seltener De-novo-Bildung) **Komplikationen:** ▪ **Verschlussikterus**: Ikterus und Anstieg der Cholestaseparameter durch Verschluss des Gallengangs mit Abflussstörung ▪ **akute Cholangitis**: Charcot-Trias (hohes Fieber, rechtsseitige Oberbauchschmerzen, Ikterus) ▪ **biliäre Pankreatitis**: Auslöser ist eine Steineinklemmung an der Papilla Vateri; Leitsymptome sind akute heftigste Schmerzen im mittleren Oberbauch mit gürtelförmiger Ausstrahlung und ein Anstieg der Pankreasenzyme. ▪ **sekundäre biliäre Zirrhose**: Endstadium einer rezidivierenden Cholangitis

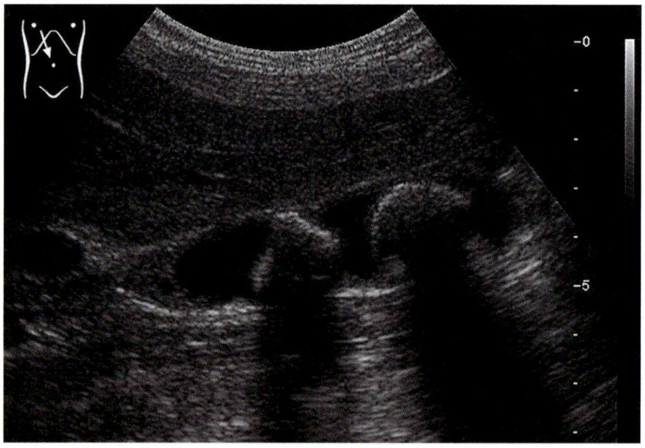

Abb. 8.3 **Sonografische Befunde bei Cholezystolithiasis.** Große Gallensteine mit deutlichem Schallschatten. [aus Seitz, Schuler, Rettenmaier, Klinische Sonographie und sonographische Differenzialdiagnose, Thieme 2007]

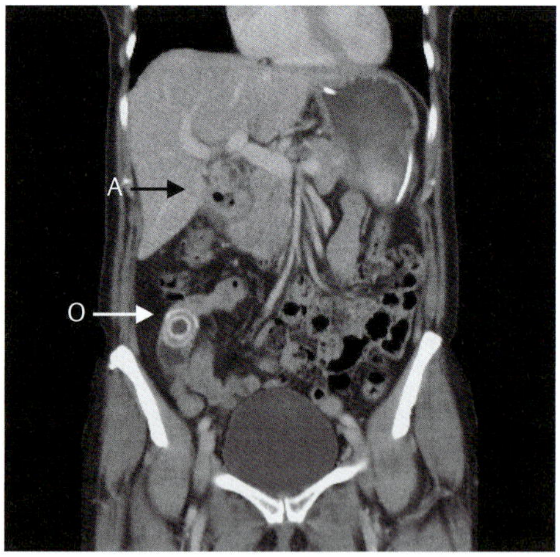

Abb. 8.4 **Aerobilie (A) und Ileus (O) nach Durchbruch eines Gallenblasensteins in das Duodenum.** [aus Henne-Bruns et al., Duale Reihe Chirurgie, Thieme, 2012]

der **Endosonografie** lassen sich die Steine noch besser nachweisen (fehlende Darmgasüberlagerung).

- **Adomenübersichtsaufnahme:** Nachweis verkalkter Gallensteine (ca. 20 %) und Nachweis einer **Steinperforation**. Perforiert der Stein in den Darm, zeigt sich Luft in den Gallenwegen (**Aerobilie**) und ggf. ein Dünndarmileus (**Gallensteinileus**) (Abb. 8.4). Eine freie Perforation imponiert durch eine subphrenische Luftsichel.

Methode der Wahl zum Nachweis einer Choledocholithiasis ist – neben der **Endosonografie** (s. o.) – die **endoskopische retrograde Cholangio(pankreatiko)grafie** (**ERC[P]**, Abb. 8.5). Falls eine ERCP technisch nicht durchführbar ist (Stenosen der ableitenden Gallenwege, Z. n. Billroth-II-Operation), kann alternativ eine perkutane transhepatische Cholangiografie (PTC) durchgeführt werden. In letzter Zeit gewinnt die **MRCP** mit 3-dimensionaler Gangdarstellung zunehmend an Bedeutung.

LERNTIPP !

Wenn Sie klinisch den Verdacht auf ein Gallensteinleiden haben (anhaltende Oberbauchschmerzen nach fettigem Essen, Schmerzausstrahlung in die Schulter, Druckschmerzen am rechten Rippenbogen, unauffälliges Labor), sollten Sie als Nächstes unbedingt eine Oberbauchsonografie durchführen.

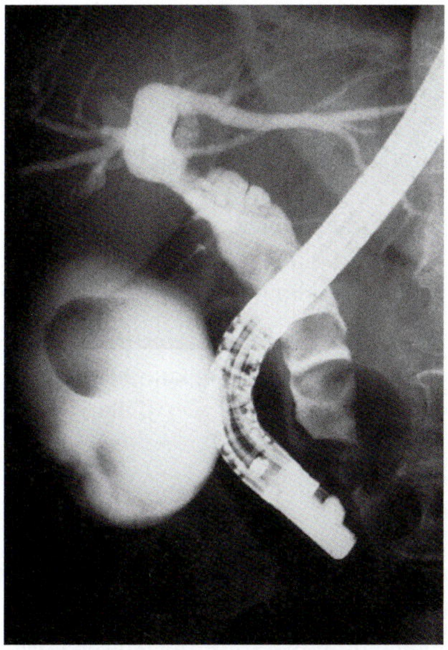

Abb. 8.5 ERCP bei Choledocholithiasis. Erweiterter Ductus choledochus mit großen Konkrementen. [aus Greten, Rinninger, Greten, Innere Medizin, Thieme, 2010]

PRAXIS Der Vorteil der ERCP liegt in der Möglichkeit der direkten therapeutischen Intervention durch Papillotomie und Steinextraktion.

Differenzialdiagnosen:

- **Cholezystolithiasis:** Bei unspezifischen Oberbauchbeschwerden müssen andere Ursachen einer Dyspepsie (S. 14) ausgeschlossen werden. Eine Gallenkolik imponiert häufig als akutes Abdomen. Wichtige Differenzialdiagnosen des Kolikschmerzes sind insbesondere die Nieren- oder Harnleiterkolik und der mechanische Ileus.
- **Choledocholithiasis:** alle Ursachen eines cholestatischen Verschlussikterus (S. 102).

Therapie: Therapieindikationen sind:

- symptomatische Cholezystolithiasis
- Komplikationen der Cholezystolithiasis (Cholezystitis, Gallenblasenempyem, Perforation, maligne Entartung, Gallensteinileus)
- Choledocholithiasis
- rezidivierende biliäre Pankreatitis.

PRAXIS Während die asymptomatische Cholezystolithiasis nicht therapiebedürftig ist, sollte eine Choledocholithiasis immer behandelt werden. Die Komplikationsrate der unbehandelten Choledocholithiasis ist sehr hoch.

Therapie der Gallenkolik:

- 24-stündige Nahrungskarenz
- Spasmolyse: **Butylscopolamin** (Buscopan) initial in einer Dosis von 20 mg langsam intravenös als Bolus, anschließend Infusion mit Butylscopolamin oder die sublinguale Gabe von Nitroglycerin. Buscopan ist übrigens ein peripheres Parasympatholytikum, d. h., es ist nicht zentralgängig (keine sedierende Nebenwirkung).
- Schmerztherapie: zunächst **Metamizol**, bei zu geringer Wirkung Pethidin.

PRAXIS **Morphin** ist bei der Gallenkolik **kontraindiziert**, da es zu einem Spasmus des Sphinkter Oddi führt.

Therapie der Cholezystolithiasis: Die Standardtherapie der **symptomatischen Cholezystolithiasis** ist die **elektive laparoskopische Cholezystektomie** (S. 139). Eine konventionelle Operation ist nur selten erforderlich (z. B. nach mehrfachen Oberbauchoperationen, nach Gallenblasenperforation oder bei schweren kardiopulmonalen Vorerkrankungen). Vor Durchführung einer Cholezystektomie sollten gleichzeitig vorliegende Steine in den Gallenwegen mittels ERCP ausgeschlossen bzw. nachgewiesen und entfernt werden.

Eine konservative Behandlung von Gallenblasensteinen durch **orale Litholyse** oder **extrakorporale Stoßwellenlithotripsie** (ESWL) ist nur selten indiziert, und zwar bei Kontraindikationen für eine operative Steinentfernung oder auf ausdrücklichen Patientenwunsch. Die Rezidivquote ist bei beiden Methoden sehr hoch. Voraussetzungen für eine orale Lyse oder eine ESWL sind:

- Vorliegen weniger (1–3) unverkalkter komplikationsloser Cholesterinsteine mit einem Durchmesser < 30 mm
- frei durchgängiger Ductus cysticus (Nachweis mittels ERCP)
- kontraktionsfähige Gallenblase (sonografischer Kontraktionsnachweis vor und 1 h nach Einnahme einer Reizmahlzeit).

Für die **orale Litholyse** werden **Ursodesoxycholsäure** und **Chenodesoxycholsäure** eingesetzt. Sie können kleine Cholesterinsteine auflösen und führen über eine Hemmung der HMG-CoA-Reduktase zu einer verminderten hepatischen Cholesterinsynthese. Nach erfolgreicher Lyse sollte die Therapie noch weitere 3 Monate fortgesetzt werden (Senkung der Lithogenität der Galle). Die maximale Therapiedauer beträgt 18 Monate.

Bei der **extrakorporalen Stoßwellenlithotripsie** (ESWL) werden die Steine zertrümmert. Anschließend wird der Spontanabgang abgewartet (**Cave:** Auslösung von Koliken). Die ESWL sollte immer mit einer **oralen Litholyse kombiniert** werden.

Therapie der Choledocholithiasis: Die Choledocholithiasis wird interventionell therapiert. Goldstandard ist die **endoskopische retrograde Cholangiopankreatikografie** (ERCP) mit **Papillotomie** und **retrograder endoskopischer Steinextraktion**. Im beschwerdefreien Intervall schließt sich eine Cholezystektomie an. Bei großen, nicht extrahierbaren Steinen kann vor der ERCP eine Steinzertrümmerung mittels **perkutaner Stoßwellenlithotripsie** oder **intraduktaler elektrohydraulischer Lithotripsie** (EHL) durchgeführt werden. Die kleinen Konkremente können anschließend durch endoskopische Steinextraktion entfernt werden. Ist eine endoskopische Steinentfernung nicht möglich, kann eine perkutane transhepatische Steinextraktion durchgeführt werden.

Prognose: Die Cholezystolithiasis kann durch eine Cholezystektomie geheilt werden. In seltenen Fällen (ca. 10 %) kann es im Anschluss an die operative Therapie zu einem **Postcholezystektomie-Syndrom** (S. 139) mit Persistenz bzw. Wiederauftreten der Beschwerden kommen. Die wichtigste Rezidivprophylaxe nach interventioneller Therapie einer Choledocholithiasis ist die operative Cholezystektomie, da hiermit der Steinbildungsort entfernt wird (**Abb. 8.6**).

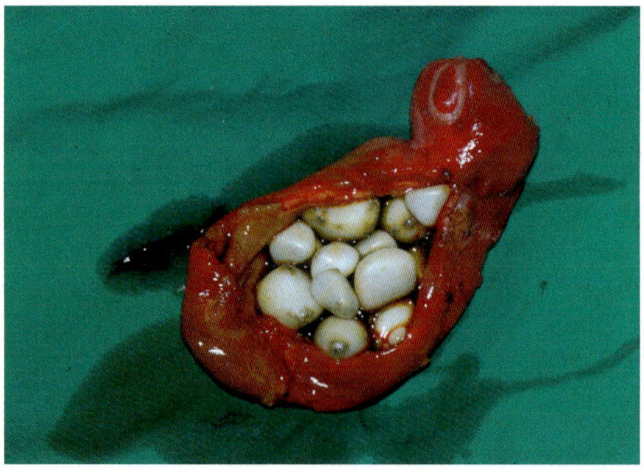

Abb. 8.6 **OP-Präparat einer mit Gallensteinen gefüllten Gallenblase.** [aus Henne-Bruns et al., Duale Reihe Chirurgie, Thieme, 2012]

PRÜFUNGSHIGHLIGHTS

Cholelithiasis

- **!** Kann sich als Gallenblasenhydrops mit Sludge-Phänomen zeigen.
- **!** Methode der Wahl zum Nachweis von Gallenblasensteinen ist die Sonografie.
- **!** Wenn ein adipöser Patient mit Diabetes mellitus Typ II und einer Hyperlipoproteinämie Gallensteine hat, dann handelt es sich wahrscheinlich um **Cholesterinsteine**.
- **!** Die Ursache schwarzer Bilirubinsteine ist in den meisten Fällen eine **chronische Hämolyse**.
- **! Risikofaktoren**: weibliches Geschlecht, Adipositas, cholesterinreiche Ernährung, Alter über 40, hereditäre Faktoren
- **! Klinik** der Cholezystolithiasis: nach fettreichen Mahlzeiten Schmerzen im rechten Oberbauch, die in die rechte Schulter ausstrahlen, Schmerzdauer länger als 15 min, Übelkeit
- **!** Eine **Gallenkolik** kann Symptom einer Cholezystolithiasis oder einer Choledocholithiasis sein.
- **! Klinik** bei impaktiertem Stein im Ductus choledochus: geht mit kolikartigen Oberbauchschmerzen und Erbrechen einher.
- **!** Ein Anstieg der Cholesteraseparameter und kolikartige, rechtsseitige Oberbauchschmerzen sprechen für eine **Choledocholithiasis**. Methode der Wahl zum Nachweis ist die **ERCP**.
- **! Mirizzi-Syndrom**: Kompression des Ductus hepaticus communis durch einen großen Gallenblasenhalsstein
- **!** Die **endoskopisch-retrograde Cholangiografie** (ERC) wird zur Steinentfernung in der Regel mit einer **Gallengangssphinkterotomie** (Papillotomie) kombiniert.
- **!** Neben der Endosonografie, die die höchste Sensitivität für den Nachweis präpapillärer Gallengangskonkremente hat, ist die nichtinvasive **MRCP** (Magnetresonanz-Cholangiopankreatikografie) zum Nachweis bzw. Ausschluss einer Choledocholithiasis am besten geeignet.
- **!** Indikationen zur Cholezystektomie sind u. a. eine Perforation der Gallenblase sowie rezidivierende biliäre Pankreatitiden.
- **! Chenodesoxycholsäure** verändert die Lithogenität der Galle.

8.4 Cholezystitis

DEFINITION Akute bzw. chronische Entzündung der Gallenblase unterschiedlicher Ätiologie.

Epidemiologie: Die Häufigkeit der Cholezystitis korreliert mit der Prävalenz der Cholezystolithiasis (S. 141). Insgesamt liegt die Inzidenz bei ca. 250/100 000.

Ätiologie und Pathogenese: Der akuten Cholezystitis liegt in über 90 % eine Cholezystolithiasis zugrunde (kalkulöse Cholezystitis), die durch eine **mechanische Irritation** der Gallenblasenschleimhaut zu einer **primär abakteriellen Entzündung** der Gallenblase führt. Drucknekrosen und Ischämie schädigen die Schleimhaut. Die **Keimbesiedlung** erfolgt **sekundär** durch Keimaszension aus dem Duodenum oder hämatogene bzw. lymphogene Ausbreitung. Eine akute Cholezystitis ohne Steine (akalkulöse Cholezystitis, Stress-Cholezystitis) ist selten. Sie entsteht i. d. R. auf dem Boden einer Durchblutungsstörung mit konsekutiver Stase in den Gallenwegen (z. B. postoperativ, Polytrauma, Verbrennung, Massentransfusion, Sepsis). Eine Sonderform ist die Cholezystitis bei **Salmonellen-Dauerausscheidern**. Eine chronische Cholezystitis entwickelt sich als Folgezustand rezidivierender Cholezystitiden.

Klinik: Eine **akute Cholezystitis** äußert sich klinisch durch **Schmerzen** und **Abwehrspannung im rechten Oberbauch** sowie **Fieber**. Die Gallenblase ist äußerst druckdolent. Wie bei der Cholezystolithiasis strahlen die **Schmerzen** typischerweise **zwischen die Schulterblätter** aus. Typische Begleitsymptome sind Übelkeit und Erbrechen. Die **chronische Cholezystitis** verläuft i. d. R. **asymptomatisch**. Gelegentlich leiden die Patienten unter uncharakteristischen dyspeptischen Beschwerden, besonders nach Genuss fetter Speisen (Übelkeit, Völlegefühl, Aufstoßen, Erbrechen).

Komplikationen:

- **akute Cholezystitis:**
  - **Gallenblasenempyem:** Klinik: Oberbauchperitonitis mit Abwehrspannung, palpable Resistenz und hohes Fieber mit Schüttelfrost. Es besteht die Gefahr eines septischen Schocks.
  - **gangränöse Cholezystitis** (Gallenblasengangrän) und **Gallenblasenperforation**: Am häufigsten ist die **gedeckte Perforation mit Abszessbildung** oder die Perforation in das Duodenum, die bei Steineinklemmung zu einem **Gallensteinileus** führen kann. Bei Perforation in die freie Bauchhöhle entwickelt sich eine gallige Peritonitis mit hoher Letalität.
- **chronische Cholezystitis:**
  - **Porzellangallenblase**: Kalkablagerungen in der Gallenblasenwand (gut sichtbar in der Abdomenübersichtsaufnahme).
  - **Gallenblasenkarzinom**: wichtigste Spätkomplikation der Porzellangallenblase.

Diagnostik: Die **akute Cholezystitis** kann sich bei der klinischen Untersuchung durch eine tastbare, druckdolente Resistenz unter dem rechten Rippenbogen zeigen. Typisch sind eine **lokale Abwehrspannung** und ein positives **Murphy-Zeichen** (S. 138). Im Labor findet sich **eine Erhöhung von γ-GT, AP** und **Entzündungsparametern** (CRP, BSG, Leukozytose). **Cave:** Bei älteren Patienten kann die Leukozytose fehlen. Auch eine **chronische Cholezystitis** kann palpatorisch durch eine Druckdolenz und ein positives Murphy-Zeichen auffallen. Die Entzündungsparameter sind i. d. R. kaum erhöht.

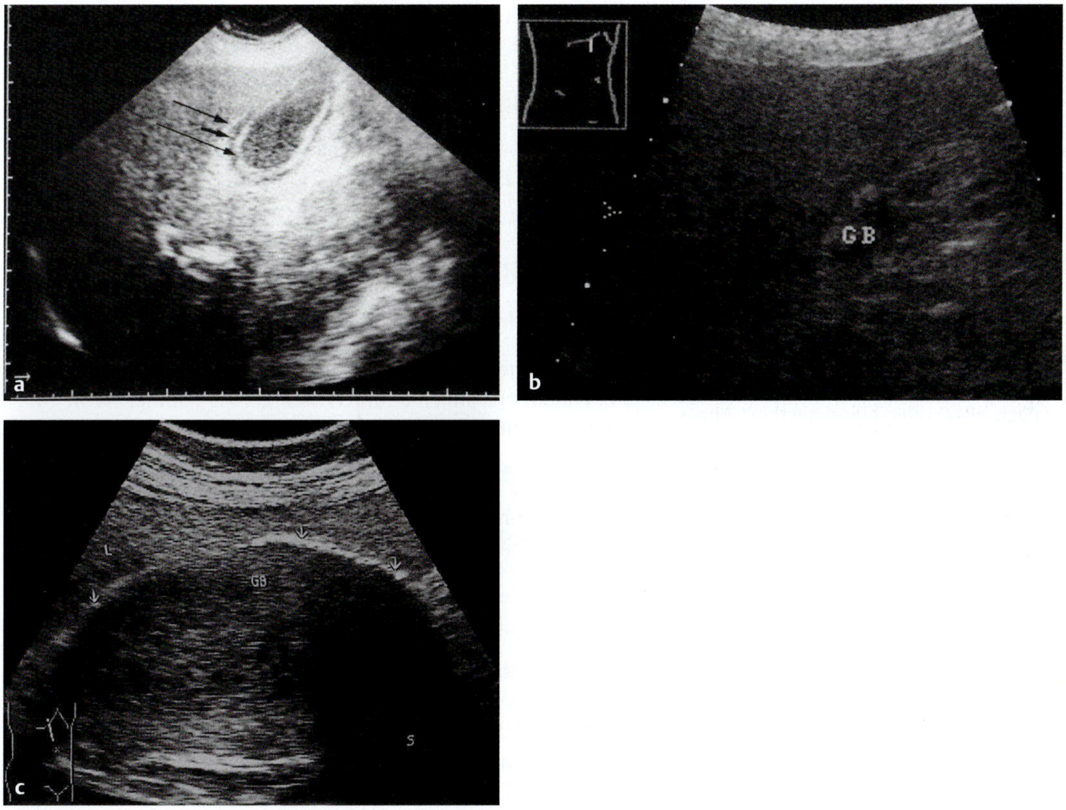

Abb. 8.7 **Sonografie bei Cholezystitis. a** Akute Cholezystitis mit typischer Dreischichtung der verdickten Gallenblasenwand. **b** Schrumpfgallenblase (GB). **c** Porzellangallenblase mit Wandkalk (Pfeile) und Schallschatten (S). [a: aus Reiser, Kuhn, Debus, Duale Reihe Radiologie, Thieme, 2017; b: aus Schmidt, Görg, Kursbuch Ultraschall, Thieme, 2008; c: aus Schmidt, Görg, Kursbuch Ultraschall, Thieme, 2015]

Sonografie: Methode der Wahl zum Nachweis einer Cholezystitis und ihrer Komplikationen:

- **akute Cholezystitis:** ödematös verdickte (> 4 mm), **3-schichtige Gallenblasenwand** (**Abb. 8.7a**), percholezystisches Ödem, oft auch Konkremente
- **Gallenblasenempyem:** vergrößerte, mit echoreichem, grobkörnigem Material (Eiter) gefüllte Gallenblase
- **gedeckte Steinperforation:**
  - **Abszess:** echoarme, unscharf begrenzte Raumforderung im Leberbett
  - **Aerobilie** mit Gallensteinileus: zeigt sich sonografisch durch helle Reflexe mit Schallschatten in den Gallenwegen und in der Leber
- **chronische Cholezystitis:** deutlich verkleinerte, narbig geschrumpfte Gallenblase ohne Lumen (**Schrumpfgallenblase**, **Abb. 8.7b**)
- **Porzellangallenblase**: Kalkeinlagerungen in der Gallenblasenwand als großer, bogiger, ventral gelegener Reflex mit breitem homogenem Schallschatten (**Abb. 8.7c**).

Weitere Methoden:

- **CT** in diagnostisch unklaren Fällen, zudem Nachweis von Abszessen und Perforationen und Ausschluss eines Tumors.
- **Abdomenübersichtsaufnahme**: zum Nachweis von Komplikationen, wie Steinperforation in das Duodenum (→ Aerobilie) oder in die freie Bauchhöhle (→ subphrenische Luftsichel).

Differenzialdiagnosen: Die akute Cholezystitis gehört zu den wichtigen Differenzialdiagnosen des akuten Abdomens (S. 10). Bei einer chronischen Cholezystitis muss v. a. das Vorliegen eines Gallenblasenkarzinoms ausgeschlossen werden.

Therapie: Therapie der Wahl bei akuter Cholezystitis ist die frühzeitige **operative Cholezystektomie** (S. 139), die innerhalb von 72 h nach stationärer Aufnahme des Patienten durchgeführt wird. In dieser Zeit sollten die Patienten durch Volumen- und Elektrolytausgleich klinisch stabilisiert werden. Wichtig ist eine **konsequente Nahrungskarenz**, um die Gallenblase zu entlasten. Komplikationen der Cholezystitis (Empyem, Perforation, Gangrän, Sepsis) verlangen eine sofortige **Notfall-Cholezystektomie**. Auch die chronische Cholezystitis wird primär operiert.

Zur **Schmerztherapie** werden nichtspasmogene Analgetika eingesetzt. Sofort nach Abnahme der Blutkulturen sollte eine **systemische Antibiose** mit gallengängigen Antibiotika (z. B. Ampicillin/Sulbactam oder die Kombination aus Ceftriaxon und Metronidazol,) eingeleitet werden.

Eine **interventionelle Therapie** ist nur bei Patienten mit hohem Operationsrisiko indiziert. Methode der Wahl ist die Cholezystostomie mit perkutaner Drainage der Gallenblase mithilfe eines Pigtail-Katheters.

Prognose: Nach Cholezystektomie sind die Patienten geheilt.

PRÜFUNGSHIGHLIGHTS

- ! Typisch ist die Schmerzausstrahlung **zwischen die Schulterblätter**.
- ! Methode der Wahl zum Nachweis einer Cholezystitis ist die **Sonografie**.
- ! Ein typisches sonografisches Zeichen einer Cholezystitis ist die **Dreischichtung** der verdickten **Gallenblasenwand**.
- ! Im Rahmen eines Polytraumes kann es zu einer akalkulösen **Stress-Cholezystitis** mit möglicher Gallenblasenperforation kommen.
- ! Die chronische Cholezystitis wird primär operiert (Porzellangallenblase!)
- ! Bei akuter Cholezystitis sollte eine **systemische Antibiotikatherapie** (z.B mit Ceftriaxon) eingeleitet werden.

8.5 Akute Cholangitis

DEFINITION Akute Entzündung der Gallenwege unterschiedlicher Genese.

Ätiologie und Pathogenese: Die Cholangitis entwickelt sich am häufigsten auf dem Boden einer **Choledocholithiasis mit bakterieller Besiedlung der Gallenwege** im Rahmen einer hämatogenen oder lymphogenen Ausbreitung. Anders als bei der Cholezystitis handelt es sich bei der Cholangitis um eine **primär bakterielle Entzündung** (häufigster Erreger sind physiologische Darmkeime wie E. coli). Seltenere Ursachen sind benigne Gallengangsstrikturen (häufig iatrogen nach ERCP oder biliodigestiver Anastomose), die primär sklerosierende Cholangitis, das Gallengangskarzinom oder die Papillenstenose (entzündlich, maligne, posttraumatisch, hypertroph).

Klinik: Die typischen Symptome der akuten Cholangitis bilden die **Charcot-Trias**: hohes Fieber (> 38 °C) mit Schüttelfrost, rechtsseitige Oberbauchschmerzen und intermittierender Ikterus.

Komplikationen: **Cholangiosepsis** (Notfall!) und **Leberabszess**; bei chronischem Gallengangsverschluss kann sich eine sekundäre biliäre Zirrhose entwickeln.

Diagnostik: Bei der klinischen Untersuchung zeigt sich die Cholangitis häufig durch eine **schmerzhaft vergrößerte, tastbare Gallenblase** und eine **Hepatomegalie**. Im Blut lässt sich eine Erhöhung der Entzündungs- und Cholestaseparameter nachweisen. Die Transaminasen sind nur mäßig erhöht.

In der (**Endo-**)**Sonografie** zeigen sich **erweiterte** intra- und extrahepatische **Gallenwege** mit intraluminalem echoreichem Material (Eiter). Eventuell gelingt der Nachweis von Gallengangskonkrementen. Insbesondere die Endosonografie hilft bei der Abgrenzung von tumorösen Prozessen (Gallengangs- oder Pankreaskarzinom). Ein **Leberabszess** imponiert durch eine **echoarme, unscharf begrenzte Raumforderung** im Leberbett. Der präziseste Nachweis von Erkrankungen der Gallenwege gelingt mithilfe der **MR-Cholangiopankreatografie** (MRCP). Sie ist allerdings nur dann indiziert, wenn primär keine Therapie mittels ERCP beabsichtigt wird.

Diagnostische **Methode der Wahl** zum Nachweis einer Cholangitis und der zugrunde liegenden Choledocholithiasis ist die **ERCP**. Ist diese technisch nicht möglich, kann alternativ eine PTC durchgeführt werden.

Differenzialdiagnosen: **akute Cholezystitis**, **Hepatitis** und **Pankreatitis**. Primär nichteitrige chronische Gallenwegserkrankungen können durch typische Laborbefunde (antimitochondriale Autoantikörper bei primär biliärer Zirrhose) oder typische Befunde in der ERCP („Perlschnurbild" bei primär sklerosierender Cholangitis) abgegrenzt werden.

Therapie: Therapie der Wahl ist die sofortige Beseitigung des Abflusshindernisses durch eine notfallmäßige **Papillotomie und Steinextraktion** mittels ERCP. Liegt der Cholangitis eine Gallengangsstenose zugrunde, kann versucht werden, den Gallengang durch Stenteinlage offen zu halten.

Pharmakotherapeutisch wird die akute Cholangitis mit **Analgetika** und **Spasmolytika** behandelt. Vgl. Therapie der akuten Cholezystitis (S. 145). In jedem Fall muss sofort nach Abnahme der Blutkulturen eine antibiotische Therapie mit gallengängigen **Antibiotika** (z. B. Ampicillin/Sulbactam oder die Kombination aus Ceftriaxon und Metronidazol) begonnen werden.

Prognose Bei rascher Beseitigung des Abflusshindernisses ist die Prognose gut. Die Cholangiosepsis hat eine hohe Letalität.

PRÜFUNGSHIGHLIGHTS

- ! Häufigster Erreger einer Cholangitis sind physiologische Darmkeime wie **E. coli**.

8.6 Tumoren des Gallensystems

8.6.1 Gallenblasenkarzinom

Epidemiologie: selten, Inzidenz: ca. 2–3/100 000 Einwohner pro Jahr. Frauen erkranken deutlich häufiger als Männer (w:m = 4:1). Der Altersgipfel liegt jenseits des 70. Lebensjahres.

Ätiologie und Risikofaktoren: Als Risikofaktoren gelten die **Cholelithiasis** und die **chronische Cholezystitis** (insbesondere die Porzellangallenblase) – bei 95 % der Karzinompatienten lassen sich zeitgleich Gallensteine nachweisen. Des Weiteren wurde ein gehäuftes Auftreten von Gallenblasenkarzinomen bei Salmonellen-Dauerausscheidern in größeren Gallenblasenpolypen beobachtet.

Klinische Pathologie und Pathogenese: Gallenblasenkarzinome sind überwiegend papilläre oder tubuläre **Adenokarzinome** (90 %) unterschiedlichen Differenzierungsgrads. Ähnlich wie das kolorektale Karzinom folgt die Entstehung des Gallenblasenkarzinoms der **Adenom-Dysplasie-Karzinom-Sequenz**, der eine Akkumulation genetischer Mutationen (z. B. im Tumorsuppressorgen p53 und RAS-Onkogen) zugrunde liegt. Adenokarzinome können diffus-infiltrierend, polypoid-exophytisch oder knotig wachsen. Typisch für das Tumorwachstum sind eine Infiltration der Leber und des Ligamentum hepatoduodenale sowie das „Einziehen" der Gallenblase in die Leber. Plattenepithelkarzinome oder adenosquamatöse Karzinome der Gallenblase sind deutlich seltener.

Klinik: Das Gallenblasenkarzinom wird meist erst relativ **spät symptomatisch**. B-Symptomatik, Anämie, ein tastbarer Tumor oder ein Verschlussikterus weisen auf ein weit fortgeschrittenes Tumorstadium hin. Ummauert der Tumor den Gallengang, kann sich ein Courvoisier-Zeichen mit schmerzloser Gallenblasenvergrößerung und Ikterus entwickeln.

Metastasierung: Gallenblasenkarzinome metastasieren **frühzeitig lymphogen** in die Leberpforte (bei Diagnosestellung weisen die meisten Patienten Lymphknotenmetastasen auf) und infiltrieren **per continuitatem** das umgebende Lebergewebe und Nachbarstrukturen. **Hämatogene Metastasen** siedeln sich über die Pfortader in der Leber und anschließend über den Systemkreislauf in Lunge, Knochen, Niere, Nebenniere, Haut und Ovarien ab.

Diagnostik: Bei der **körperlichen Untersuchung** lässt sich häufig ein derber Tumor im rechten Oberbauch palpieren. Das **Labor** zeigt i. d. R. einen Anstieg der Cholestaseparameter.

Die Diagnose wird mithilfe bildgebender Verfahren und histologisch gestellt. In der **Sonografie** erkennt man eine irreguläre echoarme Struktur, die das Gallenblasenbett infiltriert, und eine Erweiterung der intrahepatischen Gallengänge. Die Gallenblasenwand ist verdickt, die Gallenblase häufig unregelmäßig verformt; im Lumen lassen sich häufig Steine nachweisen (**Abb. 8.8**). Ergänzend sollten eine **ERCP** (Alternative: perkutane transhepatische Cholangiografie), eine **Endosonografie** und eine **CT** durchgeführt werden. Die Tumorausdehnung kann am besten mithilfe der **MRCP** beurteilt werden.

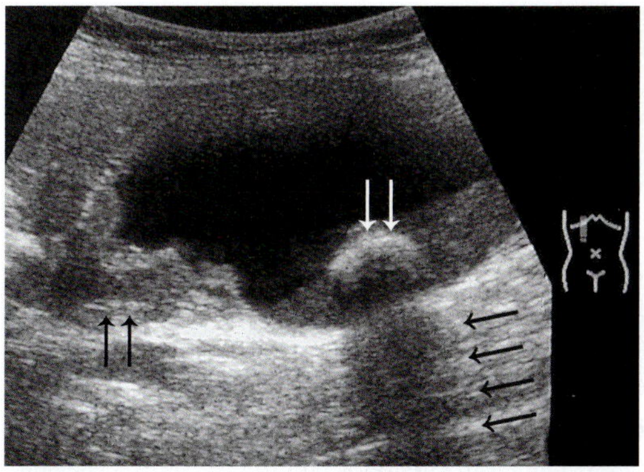

Abb. 8.8 **Gallenblasenkarzinom.** Neben dem Tumor (schwarzer Doppelpfeil), der auf das Lebergewebe übergreift, erkennt man auch einen Gallenblasenstein (weißer Doppelpfeil) mit Schallschatten (schwarze Pfeile). [aus Baenkler et al., Duale Reihe Innere Medizin, Thieme, 2012]

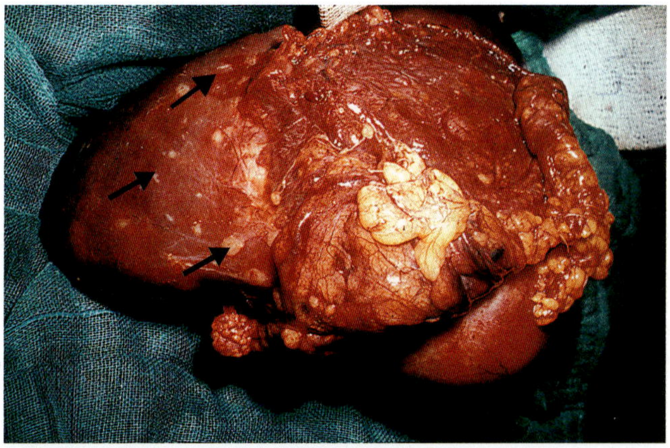

Abb. 8.9 **OP-Präparat bei Gallenblasenkarzinom mit Leberinfiltration (Pfeile).** [aus Henne-Bruns et al., Duale Reihe Chirurgie, Thieme, 2012]

Tab. 8.2 **Stadieneinteilung des Gallenblasenkarzinoms** (nach UICC, 2017)

Stadium	TNM-Klassifikation	Ausdehnung
0	Tis N0 M0	Carcinoma in situ (intraepithelial, keine Infiltration der Schleimhaut; Tis)
IA	T 1a N0 M0	Infiltration der Schleimhaut (T 1a)
IB	T 1b N0 M0	Infiltration der muskulären Wandschicht (T 1b)
IIA	T 2a N0 M0	Infiltration des perimuskulären Bindegewebes auf der peritonealen Seite, aber keine Ausbreitung jenseits der Serosa (T 2a)
IIB	T 2b N0 M0	Infiltration des perimuskulären Bindegewebes auf der Leberseite, aber keine Ausbreitung auf die Leber (T 2b)
IIIA	T 3 N0 M0	▪ Infiltration der Serosa (visz. Peritoneum) *und/oder* ▪ direkte Infiltration der Leber *und/oder* ▪ direkte Infiltration eines/r angrenzenden Nachbarorgan/-struktur (z. B. Magen, Duodenum, Kolon, Pankreas, extrahepatische Gallengänge, Omentum) (T 3)
IIIB	T 1/T 2/T 3 N1 M0	T 1, T 2 oder T 3 (s. o.), zusätzlich Metastasen in 1–3 regionären Nll. (N1)
IVA	T 4 N0/N1 M0	▪ Infiltration von V. portae oder A. hepatica *oder* ▪ Infiltration von ≥ 2 Nachbarorganen/-strukturen (T 4) ▪ zusätzlich ggf. N1 (s. o.)
IVB	jedes T N2 M0	T 1, T 2, T 3 oder T 4 (s. o.), zusätzlich Metastasen in ≥ 4 regionären Nll. (N2)
	jedes T jedes N M1	T 1, T 2, T 3 oder T 4 bzw. N0, N1 oder N2 (s. o.), zusätzlich Fernmetastasen (M1)

PRAXIS In einer durch chronische Entzündungen verdickten und mit Steinen gefüllten Gallenblase kann ein Karzinom leicht übersehen werden.

Stadieneinteilung: Siehe **Tab. 8.2**.

Differenzialdiagnosen: Oft ist es schwierig, ein Gallenblasenkarzinom von chronisch-entzündlichen Veränderungen oder Gallenblasenpolypen abzugrenzen. **Gallenblasenpolypen** sind gutartige Tumoren der Gallenblasenwand. Sie werden meist zufällig im Rahmen einer Oberbauchsonografie entdeckt und sollten wegen der Entartungsgefahr bei einer Größe > 1 cm oder Größenzunahme entfernt werden.

Differenzialdiagnostisch kommen ebenso alle anderen Ursachen einer extrahepatischen Cholestase in Betracht: z. B. **Mirizzi-Syndrom**, Pankreaskopf- oder Gallengangskarzinom, Pankreaspseudozysten, benigne oder maligne Papillenstenose, Gallengangssteine.

Therapie: Gallenblasenkarzinome sind bei Diagnose häufig bereits **inoperabel**. Eine **Cholezystektomie** ist nur beim **Carcinoma in situ** oder im Stadium **T 1 N0 M0** ausreichend. Bei fortgeschrittenen lokoregionalen Stadien muss erwogen werden, ob eine ausgedehntere Operation unter kurativer Zielsetzung überhaupt möglich ist oder ob sich die Erfolgschancen evtl. durch eine neoadjuvante Therapie (Chemo/Radio-Therapie) verbessern lassen:

OP-TECHNIK

- **T 1:** Entfernung von 2–3 cm des umgebenden Lebergewebes und Lymphadenektomie des Lig. hepatoduodenale bis zum Truncus coeliacus
- **T 2:** Entfernung der Lebersegmente IVb und V als zentrale Gallenblasenbettresektion, Lymphadenektomie wie bei T 1
- **T 3** und **T 4:** Bei Befall des rechten Leberlappens Leberteilresektion, Lymphadenektomie und evtl. Resektion weiterer infiltrierter Organe (z. B. rechte Kolonflexur). Sind beide Lappen befallen, ist das Karzinom meist inoperabel.

Abb. 8.9 zeigt ein ausgedehntes Gallenblasenkarzinom, das bereits die Leber infiltriert hat.

LERNPAKET 6

Ist der Tumor inoperabel, können **Galleabflussstörungen palliativ** behoben werden durch:
- Stenteinlage
- fotodynamische Therapie
- Anlage einer biliodigestiven Anastomose (S. 140)
- perkutane transhepatische Drainage.

Prognose: Die Prognose ist **schlecht**, da der Tumor i. d. R. in einem weit fortgeschrittenen Stadium entdeckt wird. Ohne R0-Resektion leben die meisten Patienten nur noch wenige Monate nach Diagnosestellung.

8.6.2 Gallengangskarzinom und Klatskin-Tumor

LERNTIPP !

Synonym:
- **Gallengangskarzinom:** cholangiozelluläres Karzinom (CCC), Cholangiokarzinom, hepatobiliäres Karzinom
- **Klatskin-Tumor:** Bifurkationskarzinom, Karzinom der Hepatikusgabel, perihiläres Karzinom

Epidemiologie: Die Inzidenz beträgt etwa 2–3/100 000 Einwohner pro Jahr. Die meisten Erkrankungen treten im 6. Lebensjahrzehnt auf.

Einteilung:
- **intrahepatische** Cholangiokarzinome
- **extrahepatische** Cholangiokarzinome mit Klatskin-Tumoren (Lokalisation am Zusammenschluss von linkem und rechtem Ductus hepaticus).

Ätiologie: Prädisponierende Faktoren sind die **primär sklerosierende Cholangitis**, parasitäre Gallenwegserkrankungen (z. B. Leberegel, die v. a. in Südostasien vorkommen), intrahepatische Gallensteine, Leberzysten und das Caroli-Syndrom.

Klinische Pathologie: Das CCC leitet sich von den extra- bzw. intrahepatischen Gallengängen ab. Beim Erwachsenen handelt es sich i. d. R. um gut differenzierte **Adenokarzinome** mit tubulär-papillären, gallengangähnlichen Strukturen und einem ausgeprägten fibrösen Stromagehalt (derb-weiße Schnittfläche). **Immunhistochemisch** kann in den schleimbildenden Tumorzellen das **Zytokeratin CK-19** nachgewiesen werden. Die Tumoren sind meistens klein, umrahmen das Gallengangslumen ringförmig und breiten sich langsam entlang der Gallenwege aus. Im Kindesalter handelt es sich i. d. R. um embryonale Rhabdomyosarkome.

Klinik: Gallengangskarzinome und Klatskin-Tumoren werden i. d. R. durch einen **schmerzlosen Verschlussikterus** und einen **Gewichtsverlust** symptomatisch. Typisch für das distale CCC ist das sog. **Courvoisier-Zeichen** (= schmerzloser Ikterus und tastbare Gallenblase).

LERNTIPP !

Das **Courvoisier-Zeichen** ist charakteristisch für **papillennahe Tumoren** wie das distale CCC, Papillen- oder Pankreaskopfkarzinome. Sie führen zu einem chronischen, langsam progredienten Choledochusverschluss, sodass sich die Gallenblasenwand an die Stauung adaptieren kann (DD: schmerzhafte Gallenblasenvergrößerung bei akuten Gangverschlüssen wie z. B. bei der Choledocholithiasis).

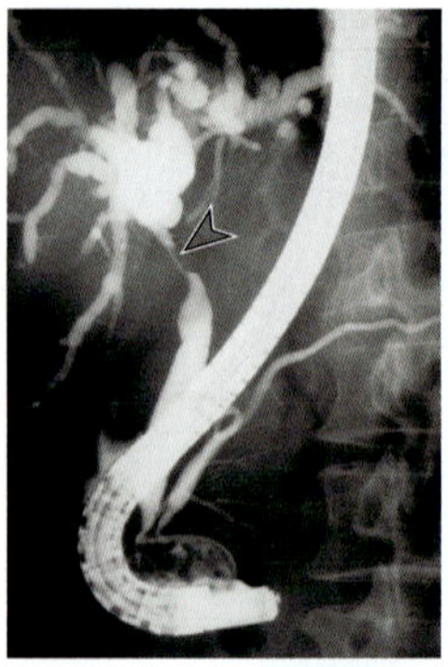

Abb. 8.10 **Cholangiozelluläres Karzinom (ERCP).** Der Ductus choledochus ist hochgradig stenosiert. [aus Greten, Rinninger, Greten, Innere Medizin, Thieme, 2010]

Diagnostik:
- **klinische Untersuchung:** Courvoisier-Zeichen
- **Labor:** i. d. R. Anstieg der Cholestaseparameter, **Tumormarker** ist **CA 19–9**.
- **Sonografie:** echoarme bis echogleiche Struktur, die diffus infiltrativ in die Umgebung wächst. Häufig sind zum Diagnosezeitpunkt bereits lokoregionale Metastasen und ein Aszites nachweisbar
- **ERCP** (Abb. 8.10): Füllungsdefekte, Stenose des Ductus choledochus und Dilatation des vorgeschalteten Gallesystems, außerdem: Möglichkeit zur therapeutischen Intervention
- **CT** und **MRT** (**MRCP**).

LERNTIPP !

Sie müssen an ein Gallengangskarzinom denken, wenn der Patient an einem schmerzlosen Ikterus leidet und in der letzten Zeit deutlich an Körpergewicht verloren hat.

Stadieneinteilung: Das intrahepatische Gallengangskarzinom wird anhand der **TNM-Klassifikation** eingeteilt (**Tab. 8.3**); Klatskin-Tumoren anhand ihrer Ausdehnung nach **Bismuth** (**Tab. 8.4**).

Differenzialdiagnosen: alle Ursachen einer **extrahepatischen Cholestase** (S. 102).

Therapie: Im Vordergrund steht die Operation des Tumors. Das Resektionsausmaß ist abhängig von der Tumorlokalisation:

OP-TECHNIK
- Bei **oberen** und **mittleren Gallengangskarzinomen** werden die extrahepatischen Gallenwege, die Gallenblase sowie die Lymphknoten des Lig. hepatoduodenale entfernt. Die Rekonstruktion erfolgt mittels Hepatikojejunostomie und Roux-Y-Schlinge. Bei Befall der Leber wird der Eingriff um eine Leberteilresektion erweitert. Alternativ kann bei Klatskin-Tumoren auch eine erweiterte Leberresektion (meist rechtsseitige Trisegmentektomie) mit Pfortaderteilresektion erfolgen.
- Bei **distalen Tumoren** wird eine **partielle Duodenopankreatektomie** nach **Whipple** (S. 151) durchgeführt.

Die meisten Gallengangskarzinome sind zum Diagnosezeitpunkt bereits inoperabel. Bei nichtresektablen Tumoren sind Palliativmaßnahmen zur besseren Gallenableitung (S. 148) indiziert.

Prognose: **ungünstig**. Ist keine R0-Resektion möglich, liegt die 5-Jahres-Überlebensrate < 5 %. Auch eine begleitende Chemo- oder Strahlentherapie bringt statistisch keinen Überlebensvorteil.

Tab. 8.3 **Stadieneinteilung des intrahepatische Gallengangskarzinoms** (nach UICC, 2017)

Stadium	TNM-Klassifikation	Beschreibung
0	Tis N0 M0	Carcinoma in situ (intraduktal; Tis)
IA	T 1a N0 M0	solitärer Tumor (≤ 5 cm in größter Ausdehnung) ohne Gefäßinvasion (T 1a)
IB	T 1b N0 M0	solitärer Tumor (> 5 cm in größter Ausdehnung) ohne Gefäßinvasion (T 1b)
II	T 2 N0 M0	▪ solitärer Tumor mit intrahepatischer Gefäßinvasion *oder* ▪ multiple Tumoren mit/ohne Gefäßinvasion (T 2)
IIIA	T 3 N0 M0	Perforation des viszeralen Peritoneums (T 3)
IIIB	T 4 N0 M0	direkte Infiltration von extrahepatischen Strukturen (T 4)
	jedes T N1 M0	T 1, T 2, T 3 oder T 4 (s. o.), zusätzlich regionäre Lymphknotenmetastasen (N1)
IV	jedes T jedes N M1	T 1, T 2, T 3 oder T 4 bzw. N0 oder N1 (s. o.), zusätzlich Fernmetastasen (M1)

Tab. 8.4 **Einteilung des Klatskin-Tumors nach Bismuth**

Typ	Ausdehnung
I	Tumor befällt den Ductus hepaticus communis, aber nicht die Hepatikusgabel[1]
II	Tumor befällt Hepatikusgabel
III	Tumor reicht bis an die Segmentabgänge heran (IIIa rechter Hepatikushauptast, IIIb linker Hepatikushauptast)
IV	Tumor dehnt sich bis auf die sekundären Segmentabgänge aus

[1] streng genommen kein Klatskin-Tumor

PRÜFUNGSHIGHLIGHTS

- **!** Das **Courvoisier-Zeichen** bezeichnet eine schmerzlose Gallenblasenvergrößerung in Verbindung mit einem Ikterus.
- **!** Ein Gallenblasenpolyp > 10 mm ist eine Indikation zur Cholezystektomie.
- **!** Ein prädisponierender Faktor ist die **primär sklerosierende Cholangitis**.
- **!** Pathologie: i. d. R. **Adenokarzinome** mit tubulär-papillären, gallengangähnlichen Strukturen und einem ausgeprägten fibrösen Stromagehalt
- **!** Tumormarker ist **CA 19–9**.

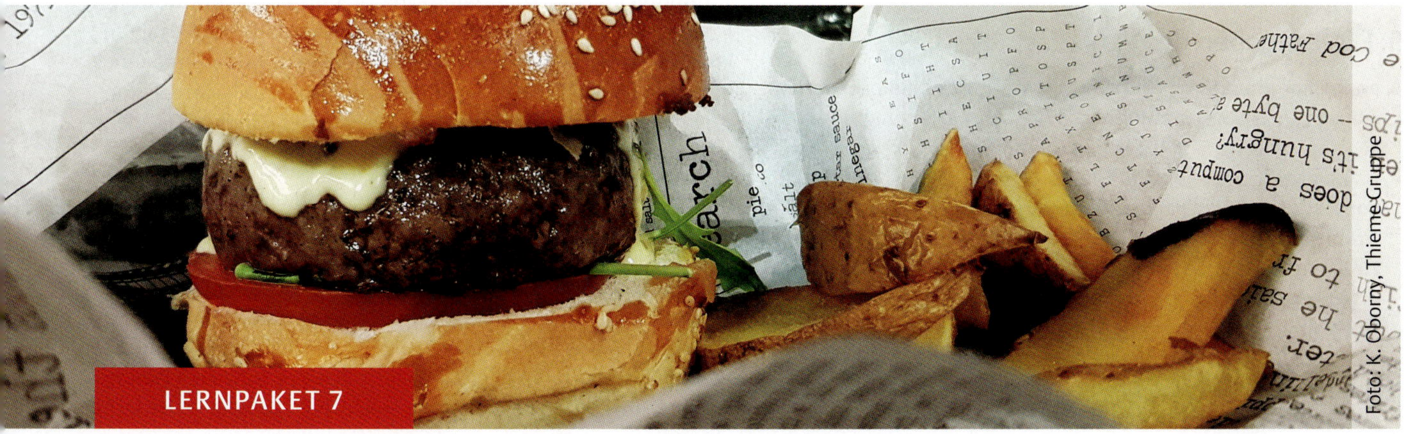

9 Pankreas

9.1 Grundlagen

9.1.1 Anatomie

Die Bauchspeicheldrüse liegt sekundär retroperitoneal in Höhe von LWK 1 und 2. Sie wird in **Caput** (Kopf), **Corpus** (Körper) und **Cauda** (Schwanz) eingeteilt. Der Pankreaskopf liegt dabei direkt dem Duodenum an (im „duodenalen C“). Der Körper **überkreuzt** die **A.** und **V. mesenterica superior** und der Schwanz erstreckt sich bis zum Milzhilus. Das Pankreas entwickelt sich aus einer ventralen und einer dorsalen Anlage, die jeweils ihren eigenen Ausführungsgang besitzen. Der Hauptausführungsgang aus der ventralen Pankreasanlage (**Ductus pancreaticus** bzw. Ductus wirsungianus) durchzieht das gesamte Organ und mündet in den meisten Fällen nach Vereinigung mit dem Ductus choledochus an der **Papilla Vateri**. Der Ductus pancreaticus accessorius (Ductus Santorini) aus der dorsalen Pankreasanlage verschmilzt i. d. R. mit dem Hauptausführungsgang.

Tab. 9.1 **Ursachen einer α-Amylase- bzw. Lipaseerhöhung bzw. -erniedrigung**

Ursachen	α-Amylase (nichtpankreasspezifisch)	Lipase (pankreasspezifisch)
akute Pankreatitis/Schub einer chronischen Pankreatitis	> 4-fache Erhöhung*	bis zu 80-fache Erhöhung*
post-ERCP	bis zu 3-fache Erhöhung*	bis zu 15-fache Erhöhung*
Pankreaspseudozyste	Wiederanstieg bzw. fehlender Abfall (normalerweise fällt die α-Amylase nach 2–5 Tagen ab)	Wiederanstieg bzw. fehlender Abfall (normalerweise fällt die Lipase nach 1–6 Wochen ab)
„falsch positive Werte“	bis zu 3-fache Erhöhung (z. B. bei akutem Abdomen, Ketoazidose), Makroamylase	bis zu 3-fache Erhöhung (Niereninsuffizienz, bestimmte Medikamente, akutes Abdomen, Ketoazidose)
fortgeschrittene chronische Pankreatitis/ Totalnekrose bei akuter Pankreatitis	Erniedrigung	Erniedrigung

* Werte können erheblich variieren

Gefäßversorgung: Das Pankreas wird sowohl aus der A. hepatica communis und der A. lienalis (beide aus dem Truncus coeliacus) als auch der A. mesenterica superior versorgt. Der venöse Abfluss erfolgt über die V. lienalis und die V. mesenterica superior in die V. portae. Die Lymphe wird parallel zu den Blutgefäßen in die lokalen und regionalen Lymphknoten drainiert.

Nervensystem: Die sympathischen Fasern entstammen dem Ganglion coeliacum und bewirken eine **Hemmung der Insulinsekretion**. Die parasympathische Versorgung erfolgt über die Rami coeliaci des Truncus vagalis posterior (Förderung der **Insulinsekretion**). Das Pankreas ist nicht sensibel innerviert.

9.1.2 Aufgaben des Pankreas

- **endokrine Funktion: Aufrechterhaltung der Glukose-Homöostase** durch Sezernierung von Glukagon (Erhöhung des Glukose-Spiegels im Blut), Insulin (Senkung des Glukose-Spiegels im Blut) bzw. Somatostatin (Hemmung der Insulin- und Glukagonsekretion). Das pankreatische Polypeptid hemmt die gastrointestinale Motilität, den Galleabfluss und die exokrine Pankreassekretion.
- **exokrine Funktion:** Sekretion von **Verdauungsenzymen**: α-Amylase (Stärkespaltung), Lipase (Triglyzeridspaltung), Exo- (Aminopeptidase, Carboxypeptidase A und B) und Endopeptidasen (Trypsin, Chymotrypsin, Elastase-1, Kallikrein) sowie Phospholipase A (Phospholipidspaltung).

9.1.3 Diagnostik

Labordiagnostik:

- **α-Amylase** und **Lipase**: Beide Enzyme werden bei einer Schädigung der Azinuszellen des Pankreas freigesetzt und erscheinen dann im Blut. Aber nur die **Lipase** ist **pankreasspezifisch**. Da die Enzymaktivitäten großen Schwankungen unterliegen, geben sie nur einen groben Hinweis auf den Schweregrad der Pankreasschädigung (Tab. 9.1).
- **Trypsin, Elastase-1, Phospholipase A:** z. T. sensitiver und spezifischer als Amylase und Lipase, werden aber nicht routinemäßig untersucht.

LERNTIPP !

Der aussagekräftigste Laborparameter für eine Pankreaserkrankung ist die Lipase, da sie pankreasspezifisch ist.

Funktionsdiagnostik: Die wichtigste Indikation für Funktionstests sind Symptome der fortgeschrittenen chronischen Pankreatitis, wie Gewichtsabnahme, Fettstuhl und Diarrhö.

- **endokrine Funktionsdiagnostik:** Glukosetoleranztest und Blutzuckertagesprofil
- **exokrine Funktionsdiagnostik:** s. Tab. 9.2.

Früher gängige Funktionstestungen wie die **Chymotrypsin-Bestimmung** im Stuhl (Interferenz mit therapeutisch substituierten Pankreasenzymen → Absetzen vor der Testung) oder der **Pankreolauryl-Test** sind in ihrer Durchführung umständlicher und nicht aussagekräftiger als die Bestimmung der Elastase-1-Konzentration im Stuhl. Sie werden daher in der Klinik nicht mehr angewendet.

Apparative Diagnostik: Die wichtigsten bildgebenden Methoden zur Beurteilung des Pankreas sind die **Sonografie**, die **Endosonografie**, die **endoskopische retrograde Pankreatikografie** (ERP) und die **MR-Cholangiopankreatikografie** (MRCP). Bei eingeschränkter sonografischer Beurteilbarkeit (Meteorismus, Adipositas), unklaren sonografischen Befunden und zum Staging bei Pankreaskarzinom ist die **CT** indiziert. Bei V. a. infizierte Pankreasnekrosen oder -pseudozysten sowie bei Malignitätsverdacht (Ausnahme: V. a. kurativ resektables Karzinom) ist eine endosonografisch oder CT-gezielte **Feinnadelpunktion** mit Keimnachweis und Zytologie indiziert.

PRÜFUNGSHIGHLIGHTS ✘

- ! Der aussagekräftigste Laborparameter für eine Pankreaserkrankung ist die **Lipase**.
- !! Methoden der **exokrinen Pankreasfunktionsdiagnostik**: Sekretin-Pankreozymin-Test, Bestimmung der **Elastase-1** im Stuhl, Stuhlfettbestimmung und Chymotrypsin-Bestimmung im Stuhl.
- !! Eine Elastase-1-Konzentration < 100 µg/g Stuhl spricht für eine **exokrine Pankreasinsuffizienz**.

Tab. 9.2 **Funktionstestungen der exokrinen Pankreasfunktion**

direkt/indirekt	Funktionstest
direkte (invasive) Funktionsprüfung	**Sekretin-Pankreozymin-Test** ▪ **Prinzip:** Sekretin stimuliert Pankreassaftsekretion; Pankreozymin stimuliert Sekretion der Vedauungsenzyme ▪ **Durchführung:** nach intravenöser Gabe von Sekretin und Pankreozymin wird das Pankreassekret per Duodenalsonde entnommen und auf seinen Gehalt an Wasser, Elektrolyten und Verdauungsenzymen untersucht ▪ **Vorteil:** sehr sensitiv und spezifisch, auch in der Frühphase aussagekräftig ▪ **Nachteil:** teuer, invasiv und zeitaufwendig ▪ **Indikation:** nur bei diagnostischer Unsicherheit
indirekte (nichtinvasive) Funktionsprüfung	**Bestimmung der Elastase-1 im Stuhl** ▪ **Prinzip:** Da die Elastase-1 nicht durch Darmenzyme gespalten wird, ist die Elastase-1-Konzentration im Stuhl ein indirektes Maß für die exokrine Kapazität des Pankreas ▪ Elastase-1-Konzentration < 100 µg/g Stuhl spricht für eine exokrine Pankreasinsuffizienz (Normwert: > 200 µg/g Stuhl) ▪ **Vorteil:** einfach durchführbar, keine Veränderung durch Pankreasenzymsubstitution, daher gut geeignet zur Verlaufskontrolle unter Therapie ▪ **Nachteil:** falsch positive Ergebnisse bei Diarrhö, in der Frühphase nicht aussagekräftig ▪ **Indikation:** Screening-Methode zum Nachweis einer exokrinen Pankreasinsuffizienz, Verlaufskontrolle
	Stuhlfettbestimmung ▪ **Prinzip:** Eine erniedrigte Lipasekonzentration führt zu einer verminderten Fettresorption und erhöhten Fettausscheidung mit dem Stuhl ▪ **Vorteil:** einfach durchführbar; die Bestimmung des Stuhlfettgehalts gibt einen guten Anhalt für die Funktion des exokrinen Pankreas ▪ **Nachteil:** in der Frühphase nicht aussagekräftig ▪ **Indikation:** V. a. exokrine Pankreasinsuffizienz ▪ **Auswertung:** ein Stuhlfettgehalt > 7 g/Tag (Steatorrhö) spricht für eine exokrine Pankreasinsuffizienz

9.1.4 Operationsverfahren am Pankreas

Whipple-Operation

Synonym: klassische partielle Duodenopankreatektomie, (Kausch-) Whipple-Operation

Indikation: Die Operation wird in den **Frühstadien eines Pankreaskopfkarzinoms ohne Befall von Nachbarorganen** durchgeführt. Durch die Nähe zu den Gefäßen, die Lage im Retroperitoneum und das aggressive Wachstum des Pankreaskarzinoms werden die Tumoren sehr rasch inoperabel. Jedoch zeigen Daten, dass auch Kombinationsoperationen mit Gefäßresektionen für den Patienten von Vorteil sind, sofern ein postoperativer R0-Status erreicht werden kann.

OP-TECHNIK

Vorgehen: Der **distale Magen** (Billroth-II-Resektion), die **Gallenblase** inklusive des **Ductus choledochus**, das **Duodenum** und der **Pankreaskopf** werden en bloc entfernt und die regionalen, intra- und retroperitoneal gelegenen Lymphknoten mitgenommen (**Abb. 9.1**). Anschließend wird die Nahrungspassage rekonstruiert, wozu klassischerweise 2 Jejunalschlingen verwendet werden. Eine Schlinge wird dabei mit dem Magen und die andere mit dem Rest-Pankreas und dem Gallengang bzw. in einer Seit-zu-Seit-Anastomose mit der ersten Schlinge verbunden (Braun'sche Fußpunktanastomose). Alternativ kann auch das Pankreas mit der Magenhinterwand anastomosiert werden.

Perioperativ wird z. T. die Gabe des Somatostatinanalogons Octreotid zur **Sekretionshemmung** des **Pankreas** empfohlen.

Komplikation und Prognose: Die wichtigste Komplikation der Operation ist die **Insuffizienz der pankreatointestinalen Anastomose.** Die Operationsletalität liegt < 5 %, die 5-Jahres-Überlebensrate nach erfolgreichem Eingriff jedoch nur zwischen 3 und 25 %.

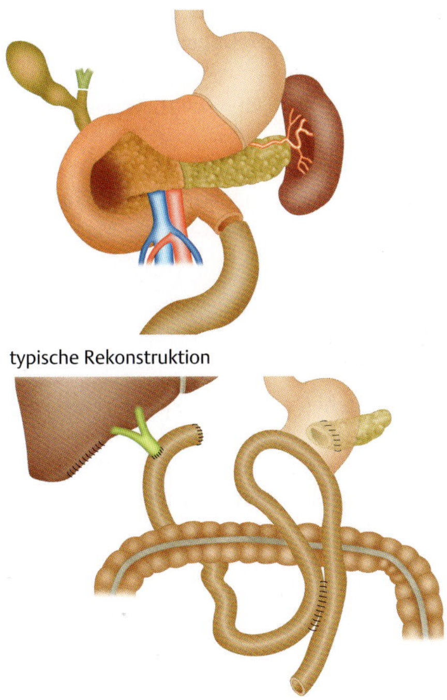

Abb. 9.1 **Whipple-OP.** [aus Hirner, Weise, Chirurgie, Thieme, 2008]

LERNPAKET 7

Varianten der Whipple-Operation

OP-TECHNIK

- **Pylorus-erhaltende Duodenopankreatektomie** (nach Traverso und Longmire): Absetzen des Duodenums erst 2 cm nach dem Pylorus. Indikation: Standardtherapie des Pankreaskopfkarzinoms. Typische postoperative Komplikation ist eine prolongierte Magenentleerungsstörung.
- **Pankreaslinksresektion**: Entfernung von Pankreaskörper und -schwanz sowie der Milz. Indikationen: zystische Tumoren und duktale Karzinome in einem frühen Stadium (meist Zufallsbefund). Bei benignen Befunden kann auch eine milzerhaltend operiert werden.
- **totale Pankreatektomie**: Erweiterung der klassischen oder pyloruserhaltenden Whipple-OP: Entfernung des gesamten Pankreas mit oder ohne Milz. Indikation: evtl. bei weit ausgedehnten Karzinomen oder bei intraduktaler papillär muzinöser Neoplasie (heute selten durchgeführt).

OP-Verfahren mit palliativer Zielsetzung

OP-TECHNIK

- **Stenteinlage** und **Sekretableitung:** vorübergehende endoskopische Ableitung nach außen (perkutane transhepatische Cholangiodrainage, PTCD) oder nach innen (z. B. Yamakawa-Prothese).
- **Anlage von Anastomosen:**
  - biliodigestive Anastomose (S. 140)
  - Gastrojejunostomie bei Magenausgangsstenosen.
- **Schmerztherapie:** Ablation des Plexus coeliacus.

PRÜFUNGSHIGHLIGHTS

- **Klassische Whipple-Operation**:
  - !! En-bloc-Entfernung des **distalen Magens**, der **Gallenblase** mit **Ductus choledochus**, des **Duodenums**, des **Pankreaskopfs** und der regionalen, intra- und retroperitoneal gelegenen Lymphknoten
  - ! Die wichtigste Komplikation ist die Insuffizienz der pankreatointestinalen Anastomose.
  - ! Die Operationsletalität liegt < 5 %.
- ! Pylorus-erhaltende Operation nach Longmire-Traverso: Typische postoperative Komplikation ist die **prolongierte Magenentleerungsstörung**.

9.2 Pankreasfehlbildungen

Die typischen Fehlbildungen gehen auf eine gestörte Verschmelzung der beiden Pankreasanlagen zurück:

- **Pancreas divisum**: fehlende Verschmelzung der beiden Pankreasgänge, die oft ohne klinische Relevanz bleibt. Bei einer Abflussbehinderung ist die endoskopische Spaltung indiziert.
- **Pancreas anulare**: zirkuläre Einengung des Duodenums (meist Pars descendens) durch einen rudimentären Pankreasanteil. Bei Beschwerden ist eine Duodenojejunostomie (Bypass-Operation) indiziert, eine primäre Resektion oder Spaltung ist wegen der Gefahr einer Stenose i. d. R. nicht indiziert.
- **ektopes Pankreas**: gelegentlich als Zufallsbefund in verschiedenen Organen (z. B. Magen, Jejunum, Milzhilus) ohne jeden Krankheitswert.
- **Pankreasagenesie**: fehlende Anlage der ventralen und/oder dorsalen Anlage. Kinder mit kompletter Fehlanlage versterben meist kurz nach der Geburt.
- **Pankreashypoplasie**: Die Hypoplasie betrifft nur die kleinen Ausführungsgänge, also weder die Insel noch die großen Ausführungsgänge.

9.3 Akute Pankreatitis

DEFINITION Akute Entzündung der Bauchspeicheldrüse, die durch eine Selbstandauung des Organs bei vorzeitiger Aktivierung der Pankreasenzyme (Autolyse) entsteht.

Epidemiologie: In Mitteleuropa erkranken etwa 15–20/100 000 Einwohner pro Jahr.

Ätiologie:

- **Cholelithiasis** (ca. 55 %) mit Steineinklemmung im Bereich der Papilla Vateri (biliäre Pankreatitis)
- **chronischer Alkoholmissbrauch** (ca. 30 %)
- seltener: Pancreas divisum, Traumata, iatrogene Schädigung durch **ERCP**, **Medikamente** (z. B. Tetrazykline, L-Asparaginase, Amiodaron, Steroide, Azathioprin, Furosemid und Thiazide), Infektionen (Mumps, Hepatitis, HIV), primärer **Hyperparathyreoidismus**, **Hypertriglyzeridämie**, zystische Fibrose, Autoimmunpankreatitis (AIP) und hereditäre Pankreatitis.

Klassische Auslöser einer akuten Pankreatitis sind **Alkoholexzesse** und voluminöse, **fettreiche Speisen**.

LERNTIPP !

Abdominelle Beschwerden und eine erhöhte Lipase im Serum nach einem Fahrradunfall (Sturz auf die Lenkstange) sollten als Erstes an eine **traumatische, akute Pankreatitis** denken lassen. Durch den Sturz auf die Lenkstange kann es zu einer Verletzung des Pankreasgewebes mit konsekutiv gestörtem Sekretabfluss kommen. Die Folge ist eine Aktivierung der Verdauungsenzyme bereits im Bereich des Pankreas mit entzündlicher Reaktion (Autodigestion).

Pathogenese: Die akute Pankreatitis beginnt mit einer **ödematösen Schwellung** des Pankreasgewebes durch Einwirkung unterschiedlicher Noxen (Stadium der interstitiell-ödematösen akuten Pankreatitis). Zellschäden führen zur unkontrollierten Freisetzung von Pankreasenzymen, die durch frühzeitige intrapankreatische Aktivierung eine Selbstandauung des Organs (**Autodigestion** bzw. Autolyse) verursachen. Die Mechanismen der Zellschädigung sind sehr unterschiedlich:

- Sekretstau im Pankreasgang
- Pankreasödem mit Mikrozirkulationsstörungen und lokaler Azidose
- Änderungen der Sekretzusammensetzung, die zu einer Schädigung der Zellen führen (z. B. bei Alkoholexzess, eiweiß- und fettreicher Ernährung, Hyperparathyreoidismus)
- primäre Azinusschädigung (Medikamente, ERCP, Infektionen).

Eine Schlüsselfunktion nimmt Trypsinogen bzw. **Trypsin** ein, da es wesentlich an der Aktivierung weiterer Enzyme (z. B. Phospholipase A, Elastase, Kallikrein) beteiligt ist. Sistiert die Schädigung im interstitiell-ödematösen Stadium, verläuft die Erkrankung milde und heilt i. d. R. folgenlos aus.

Greift der Entzündungsprozess dagegen auf das umgebende Fettgewebe über, kommt es zur **Einschmelzung des Fettgewebes** mit Ausbildung von **Kolliquationsnekrosen**. Kalzium bindet an die freigesetzten Fettsäuren (Verseifung) und lagert sich als **Kalkspritzer** im Gewebe ab. Die Nekrosen können sich ausweiten und zu sog. **Nekrosestraßen** im Retroperitonealraum führen (Stadium der akut nekrotisierenden Pankreatitis). In ausgeprägten Fällen kann es zu einer **Einblutung** in die Nekrosen kommen (Stadium der hämorrhagisch-nekrotisierenden Pankreatitis).

Klinik: Leitsymptom der akuten Pankreatitis ist der plötzlich auftretende, **heftigste Schmerz** im mittleren **Oberbauch**, der häufig **gürtelförmig** in die **Flanken und den Rücken** ausstrahlt. Häufige Begleitsymptome sind Übelkeit und Erbrechen, Fieber und eine Gesichtsrötung. Typisch ist eine elastische Bauchdeckenspannung („**Gummibauch**"), die durch eine mäßige Abwehrspannung in Kombination mit Meteorismus entsteht. Durch eine Reizung des Peritoneums und der Pleura entwickeln sich **Reizergüsse** (Aszites, Pleuraerguss). Bei etwa der Hälfte der Patienten wird eine **Hypotonie** beobachtet. Sie entsteht durch Flüssigkeitsverluste (Blutungen, Erbrechen), Flüssigkeitsverschiebungen in die Bauchhöhe (Aszites) oder den Darm (Ileus) und Freisetzung vasoaktiver Substanzen. Bei Gallengangskompression durch den ödematös vergrößerten Pankreaskopf oder Verlegung des Gallengangs durch Steine entwickelt sich ein **Ikterus**. Bläuliche Flecken im Bereich des Nabels (**Cullen-Zeichen**) oder der Flanken (**Grey-Turner-Zeichen**) weisen auf eine hämorrhagische Einblutung in die Nekrosezonen hin und sind mit einer schlechten Prognose assoziiert.

LERNTIPP !

Die **prall-elastische Bauchdecke** (**Gummibauch**!) ist typisch für die akute Pankreatitis!

Komplikationen: Bei der akuten Pankreatitis werden lokale und systemische Komplikationen unterschieden (**Tab. 9.3**).

Diagnostik:

LERNTIPP !

Wenn plötzlich heftigste gürtelförmige Bauchschmerzen nach Alkoholkonsum auftreten, sollten Sie sofort an eine akute Pankreatitis denken!

Das IMPP beschrieb bislang immer ganz klassische Fälle: Ein Patient wird mit heftigsten epigastrischen Schmerzen, die plötzlich aufgetreten sind und sich später diffus über das Abdomen ausbreiten, in die Klinik eingeliefert. Er ist kaltschweißig, hypoton und tachykard, sein Abdomen prall-elastisch (Gummibauch!) und die Darmgeräusche spärlich. In der Anamnese ist ein vorangegangener Alkoholkonsum, manchmal auch nur indirekt (z. B. Feier mit Freunden), beschrieben. Im Labor sind die Entzündungswerte erhöht, typisch für die Pankreatitis ist die Lipaseerhöhung.

Die Kombination aus **typischer Anamnese** (chronischer Alkoholismus, ggf. bekanntes Gallengangssteinleiden), Auslösern (Alkoholexzess und fettreiche Nahrung) und Klinik mit **Oberbauchschmerzen, Übelkeit** und **Erbrechen** liefert die ersten Hinweise. In der klinischen Untersuchung lassen sich der typische „Gummibauch" und spärliche bis fehlende Darmgeräusche (→ Hinweis auf einen Sub-/Ileus) nachweisen. Die Diagnose der akuten Pankreatitis wird mithilfe der Labordiagnostik und der Bildgebung gesichert. Im **Labor** zeigen sich typischerweise folgende Veränderungen:

- **Pankreasenzyme:** starker Anstieg der Lipase und der α-Amylase (in der Praxis genügt Lipase-Bestimmung, da zusätzliche Amylase-Bestimmung keinen wesentlichen Vorteil gegenüber der alleinigen Lipase-Bestimmung bringt). Ein Anstieg der Enzyme unter dem 3-Fachen der Norm ist nicht pankreatitisverdächtig. Bei fulminantem Verlauf können die Lipase und die α-Amylase jedoch im Verlauf wieder normal sein (Zellen bereits zerstört → keine Enzymsynthese/-freisetzung mehr).
- **Blutbild:** Leukozytose (**Cave:** Leukozytensturz bei Sepsis), Thrombozytopenie bei beginnender Sepsis, Anstieg des Hämoglobins und Hämatokrits durch Plasmaverluste,
- **Entzündungsparameter:** CRP ↑, Serum-Ca^{2+} ↓ (Ausnahme: Pankreatitis durch primären Hyperparathyreoidismus → Serum-Ca^{2+} trotz schwerer akuter Pankreatitis ggf. normal oder erhöht)
- Anstieg der Retentionsparameter (Harnstoff und Kreatinin) als Hinweis auf ein akutes Nierenversagen
- erhöhte Cholestaseparameter bei biliärer Genese
- Blutgasanalyse mit metabolischer Azidose bei respiratorischer Insuffizienz
- Gerinnungsparameter: Quick-Wert, Thrombozyten, Antithrombin III und Fibrinogen ↓, Auftreten von Fibrinogenspaltprodukten (→ DIC).

PRAXIS Hinweise auf einen **schweren** (**häufig nekrotisierenden**) **Verlauf** liefern ein ausgeprägter **CRP-Anstieg** (> 120 mg/l), eine **Hypokalzämie** (< 2 mmol/l), eine **LDH-Erhöhung**, eine **Hyperglykämie** und ein **Laktat-Anstieg**.

Die Höhe der Lipase und der α-Amylase korrelieren dagegen nicht mit dem Schweregrad der Pankreatitis.

Tab. 9.3 **Komplikationen der akuten Pankreatitis**

lokal/systemisch	Komplikationen
lokal	▪ bakterielle Infektionen von Nekrosen mit Gefahr der Sepsis ▪ Entwicklung von Strikturen im Pankreasgang oder im Gallengang mit rezidivierenden Pankreatitiden ▪ Abszessbildung im Pankreas ▪ Ausbildung von Pseudozysten (**Tab. 9.4**) ▪ Übergang in eine chronische Pankreatitis (S. 155)
systemisch	▪ Kreislaufschock durch Volumenmangel (Blutungen aus arrodierten Gefäßen, Flüssigkeitssequestration in den Retroperitonealraum (bis zu 10 l/Tag!), Aszites, Erbrechen, Ileus) und Freisetzung vasoaktiver Substanzen ▪ septischer Schock durch Übertritt von Darmkeimen ins Blut (durch Nekrosen oder bei paralytischem Ileus) ▪ Verbrauchskoagulopathie und Gefahr des Multiorganversagens (akutes Nieren- und Leberversagen, ARDS) ▪ Gefäßarrosion mit akuter Blutung in die Bauchhöhle ▪ Pfortader- und Milzvenenthrombose ▪ paralytischer Ileus (Folge der peritonitischen Reizung) ▪ Stoffwechselentgleisung mit Hypokalzämie, Hypokaliämie (**Cave:** Herzrhythmusstörungen) und Hyperglykämie ▪ Fistelbildung durch Arrosion von Dünn- und Dickdarm ▪ endokrine Pankreasinsuffizienz mit Entwicklung eines Insulinmangeldiabetes

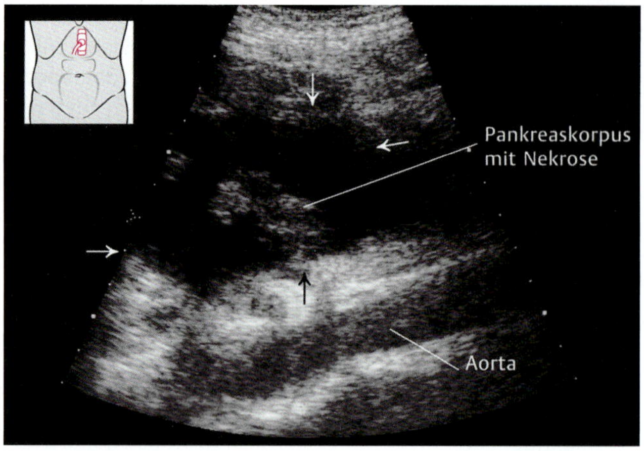

Abb. 9.2 Akute Pankreatitis. Sonografie. Die Pfeile kennzeichnen das Entzündungsausmaß. [aus Delorme, Debus, Duale Reihe Sonografie, Thieme, 2012]

In 30 % der Fälle lassen sich EKG-Veränderungen nachweisen, die einem Hinterwandinfarkt ähneln. Die **transabdominelle Oberbauchsonografie** eignet sich v. a. zum Nachweis/Ausschluss von (ursächlichen) Gallensteinen und zur täglichen Verlaufskontrolle. Die Beurteilung des Pankreas ist allerdings häufig aufgrund schlechter Schallbedingungen durch den begleitenden Meteorismus erschwert (→ besser: **Endosonografie**).

Der typische Befund bei akuter Pankreatitis ist ein **vergrößertes Pankreas mit aufgelockerter Struktur** und **unscharfer Begrenzung**. Echoarme Areale weisen auf das Vorliegen von Nekrosen hin (Abb. 9.2). Häufig sind **peripankreatische Flüssigkeit**, Aszites, Pleuraergüsse, Abszesse, Pseudozysten und erweiterte Gallengänge bei Choledocholithiasis.

Die Kontrastmittel-verstärkte **CT** ist v. a. bei unklaren sonografischen Befunden und zur Verlaufskontrolle bei schwerer Pankreatitis indiziert. Typische Befunde sind eine **unregelmäßige Organbegrenzung** und eine **inhomogene Gewebestruktur**. Nichtperfundierte Areale entsprechen Nekrosezonen. Fettgewebsnekrosen imponieren durch eine Verwischung der Organgrenzen, eine **Gasbildung im Gewebe** weist auf eine **bakterielle Superinfektion** hin. Ein Pankreasabszess zeigt sich als abgekapselte Flüssigkeitsansammlung mit Lufteinschlüssen mit Kontrastmittelaufnahme in der Wand.

PRAXIS Die Kontrastmittel-verstärkte CT ist die sicherste und sensitivste Methode, eine nekrotisierende Pankreatitis nachzuweisen.

LERNTIPP !

Prägen Sie sich den CT-Befund bei einer akuten Pankreatitis gut ein. Verinnerlichen Sie dabei insbesondere, wie ein ödematös aufgetriebenes Pankreas aussieht!

Im **Röntgen-Thorax** zeigen sich begleitende Pleuraergüsse, eine basale Pneumonie, Atelektasen und ein linksseitiger Zwerchfellhochstand. Bei schwerem Verlauf und Entwicklung eines ARDS findet sich u. U. eine bilaterale diffuse Verschattung. Bei akutem Schub einer chronischen Pankreatitis können in der **Abdomenübersichtsaufnahme** im Stehen evtl. ein (Sub-)Ileus (Spiegelbildung) und Verkalkungen des Pankreas nachgewiesen werden.

Über eine CT- oder ultraschallgesteuerte **Feinnadelpunktion** verdächtiger Areale kann Pankreasgewebe zur bakeriologischen und zytologischen Diagnostik bei V. a. infizierte Nekrosen gewonnen werden. Eine **ERC** ist bei V. a. eine biliäre Pankreatitis indiziert (nur ERC → Pankreasgänge nicht darstellen). Hier kann in der gleichen Sitzung eine Papillotomie zur Beseitigung eines Papillensteins durchgeführt werden (s. u.). Der Gallefluss kann auch mittels **MRCP** sicher nachgewiesen werden.

Einteilung (Atlanta-Klassifikation): Die Einteilung der akuten Pankreatitis erfolgt anhand klinischer, laborchemischer und bildgebender (CT-Scoring) Parameter.
- Eine leichte Pankreatitis geht mit **leichten** bis mäßigen **Schmerzen** und **geringer abdomineller Symptomatik** einher. Im Labor findet sich ein Enzymanstieg, das CRP steigt nicht über 10 mg/dl an. Sonografie und CT zeigen ein Pankreasödem ohne oder mit nur **leichter Parenchymschädigung**.
- Die schwere Pankreatitis manifestiert sich durch **starke Schmerzen** und das Auftreten lokaler und systemischer **Komplikationen** (Tab. 9.3). Im Labor finden sich alle Parameter, die auf einen schweren Verlauf hinweisen (ausgeprägter **CRP-Anstieg > 12 mg/dl**, **Hypokalzämie < 2 mmol/l**, LDH- und Laktat-Anstieg, Hyperglykämie). Sonografisch oder computertomografisch lassen sich Nekrosen (ggf. mit Einblutung) nachweisen.

Differenzialdiagnosen: andere Ursachen des akuten Abdomens.

Therapie:

Allgemeinmaßnahmen:
- **intensivmedizinische Betreuung**: d. h., **kontinuierliche Überwachung** von Blutdruck, Puls und ZVD, CRP, Lipase, Kalzium, Glukose, Blutbild, BGA, Kreatinin und Gerinnungsparametern sowie **Flüssigkeits-** (**hoher Flüssigkeitsbedarf!**) und **Elektrolytbilanzierung** (insbesondere K^+ und Ca^{2+})
- **Nahrungskarenz**:
  - bei Schmerzen durch Essen/Trinken: orale Nahrungs- und Flüssigkeitskarenz einhalten
  - Wiederaufnahme der enteralen Ernährung (keine Fette) bei Schmerzfreiheit
  - Einlegen einer Duodenalsonde, wenn die orale Nahrungsaufnahme nach 48 h noch nicht möglich sein sollte
- Einlegen einer **Magensonde** bei rezidivierendem Erbrechen und (Sub-)Ileus
- **Glukosesubstitution** bei Hypoglykämie
- Ausgleichen einer metabolischen Azidose.

Pharmakotherapie:
- **Stressulkusprophylaxe** mit PPI
- Schmerztherapie mit **Metamizol**, alternativ Pethidin (bei anhaltenden Schmerzen Anlage eines Periduralkatheters)
- **systemischen Antibiose**
  - bei infizierten Nekrosen, Sepsis, Abszessbildung: Imipenem oder Ciprofloxacin in Kombination mit Metronidazol
  - bei biliärer Pankreatitis: Einsatz gallengängiger Antibiotika (z. B. Ampicillin/Sulbactam oder die Kombination aus Ceftriaxon und Metronidazol).

Vermeidung und Therapie systemischer Komplikationen:
- **Prophylaxe eines akuten Nierenversagens:** Reicht die Flüssigkeitssubstitution nicht aus, sollte die Diurese durch Schleifendiuretika gesteigert werden. Bei Versagen dieser Maßnahmen muss eine Hämofiltration oder eine Hämodialyse durchgeführt werden.
- **Therapie der respiratorischen Insuffizienz:** O_2-Gabe, evtl. endotracheale Intubation und maschinelle Beatmung
- Prophylaxe einer DIC und einer Thrombose
- Schocktherapie.

PRAXIS Bei sterilen Nekrosen steht die (maximal) konservative Behandlung an erster Stelle.

Interventionelle Therapie:
- **biliäre Pankreatitis:** Ergeben sich in der Sonografie (erweiterte Gallenwege) oder laborchemisch (Erhöhung der Cholestaseparameter ALT, AST, AP, γGT) Hinweise auf das Vorliegen einer biliären Pankreatitis, ist eine sofortige **ERCP** mit Papillotomie und Steinentfernung indiziert!
- **Pankreaspseudozysten:** Die Hälfte der Pseudozysten bei akuter Pankreatitis bildet sich spontan zurück. Behandlungsindikationen sind eine Wachstumsprogredienz und symptomatische Zysten (Therapie s. **Tab. 9.4**).
- **Pankreasabszess:** Punktionsdrainage und Spülung.
- **infizierte Nekrosen/Pseudozysten:** endoskopische transgastrale Drainage bzw. Nekrosektomie.

Operative Therapie: Wegen hoher Letalität wird heutzutage nur noch im Notfall operiert! **Indikationen** sind das Auftreten von **Komplikationen** unter adäquater intensivmedizinischer Therapie (Gefahr des Multiorganversagens).

OP-TECHNIK

Ziel der Operation ist es, das nekrotische Material auszuräumen, Abszesse und infiziertes Gewebe zu spülen und große Flüssigkeitsansammlungen abzuleiten. Grundsätzlich stehen dafür folgende Verfahren zur Verfügung:
- **offenes Verfahren**: Nach der ersten Ausräumung und Spülung wird die Bauchdecke entweder mit sterilem Material abgedeckt, ein Laparostoma eingebracht oder ein Reißverschluss zum **temporären Verschluss** eingenäht. Alle 1–2 Tage wird erneut operiert, gespült und die Nekrosen entfernt, bis die Wundverhältnisse sauber sind (**Etappenlavage**). Nach erfolgreicher Therapie wird die Bauchdecke wieder verschlossen.
- **geschlossenes Verfahren**: Bei lokal begrenzten Nekrosen kann nach der ersten Behandlung die Bauchdecke nach Einbringen von Spül- und Ableitungskathetern verschlossen werden. Die Spülung erfolgt postoperativ kontinuierlich über die Drainagen.
- **minimalinvasive Verfahren**: videoassistierte retroperitoneale Drainage (VARD) als komplikationsarmes Verfahren zur lokalen Nekrosektomie.

Prognose: Die biliäre und die alkoholtoxische Pankreatitis haben nach erfolgreicher Sanierung der Gallenwege bzw. Alkoholkarenz eine gute Prognose. Die Letalität hängt wesentlich vom Schweregrad der Erkrankung ab (ödematöse Pankreatitis ca.1 %, hämorrhagische nekrotisierende Pankreatitis ca. 80–100 %).

PRÜFUNGSHIGHLIGHTS

Akute Pankreatitis
- !!! **Ätiologie:** Die **Cholelithiasis** ist die häufigste Ursache für eine akute (dann: biliäre) Pankreatitis, **chronischer Alkoholmissbrauch** die zweithäufigste. Seltener hingegen ist eine traumatische, akute Pankreatitis.
- **Klinik:**
  - !! Typisch sind **heftigste gürtelförmige Bauchschmerzen** nach **Alkoholkonsum.**
  - !! **prall-elastische Bauchdeckenspannung** (Gummibauch), spärliche Darmgeräusche
- **Labor:**
  - !!! Erhöhung der Entzündungsparameter (CRP-Anstieg, Leukozytose), der **Lipase** und der Amylase
  - ! Ein **CRP-Anstieg** (> 120 mg/l) ist ein Hinweise auf einen **schweren** (häufig nekrotisierenden) **Verlauf**.
  - ! Die gleichzeitige Bestimmung der Amylase zur Lipase bringt keinen Vorteil gegenüber der alleinigen Bestimmung der Lipase.
  - ! Eine Erhöhung der Cholestaseparameter bei einer akuten Pankreatitis spricht für eine biliäre Genese.
- **Bildgebende Verfahren:**
  - ! Oberbauchsonografie, Endosonografie, Röntgen-Thorax, MRCP, KM-CT
  - !!! CT-Befund (peripankreatische Flüssigkeit!)
  - ! Ein Pankreasabszess ist im CT als abgekapselte Flüssigkeitsansammlung mit Lufteinschlüssen sowie Kontrastmittelaufnahme in der Wand nachweisbar.
- **Therapie:**
  - ! **Allgemeinmaßnahme:** Flüssigkeitssubstitution (Volumen- und Elektrolytsubstitution)
  - ! **Metamizolgabe** bei krampfartigen Schmerzen
  - !! Bei V. a. eine **biliäre Pankreatitis** ist eine sofortige ERCP mit **Papillotomie** indiziert.
  - ! Bei **sterilen Nekrosen** steht die **konservative Behandlung** an erster Stelle.

9.4 Chronische Pankreatitis

DEFINITION Chronisch-progrediente oder chronisch-rezidivierende Entzündung der Bauchspeicheldrüse, die durch eine irreversible Schädigung des Organs zu einer exokrinen und endokrinen Pankreasinsuffizienz führen kann.

Epidemiologie: Die Inzidenz beträgt etwa 8/100 000/Jahr. Betroffen sind v. a. Männer zwischen dem 30. und 50. Lebensjahr.

Ätiologie:
- **chronischer Alkohol-** und/oder **Nikotinabusus** (80–90 %)
- selten: **obstruktive Pankreatitis** durch Verlegung des Pankreasgangs (z. B. Pankreasgangsteine, Eiweißpräzipitate, Strikturen, Vernarbung, Tumoren) oder der Papille (Papillenstenose)
- sehr selten: hereditäre oder autoimmune Pankreatitis (AIP), Medikamente (S. 152), Mukoviszidose, Hämochromatose, primärer Hyperparathyreoidismus, Hyperlipidämie und chronische Eiweißmangelernährung (Kwashiokor).

Pathogenese: Die alkoholtoxische chronische Pankreatitis beruht auf der **direkt toxischen Wirkung des Alkohols** und seiner Abbauprodukte und einer **veränderten Zusammensetzung des Pankreassekrets** (u. a. erhöhter Eiweißgehalt) mit erhöhter Viskosität. Hierdurch wird die Ausbildung von Proteinplaques in den Pankreasgängen gefördert, die verkalken und die Pankreasausführungsgänge einengen können. Die Folge ist ein Sekretstau im Pankreasgangsystem.

Einteilung: erfolgt anhand der **morphologischen Veränderungen** des Pankreasparenchyms. Pathologische Kennzeichen sind fokale Nekrosen mit segmentaler oder diffuser Fibrosierung. In den Pankreasausführungsgängen finden sich Eiweißpräzipitate und Kalziumoxalatsteine. Unterschieden werden
- chronische Pankreatitis mit fokaler Nekrose
- chronische Pankreatitis mit segmentaler oder diffuser Fibrose
- chronisch kalzifizierende Pankreatitis.

LERNPAKET 7

Tab. 9.4 **Pankreaspseudozysten**

	Erläuterung
Definition	solitär oder multiple intra- oder peripankreatische Höhlenbildung, die mit dem Pankreasgang in Verbindung steht
Ätiologie	Sie entstehen durch einen Trypsin-induzierten Gewebezerfall und/oder Sekretaustritt aus eröffneten Pankreasgängen, meist als Folge einer chronischen oder akuten nekrotisierenden Pankreatitis. Die Zystenflüssigkeit enthält Pankreasenzyme in hoher Konzentration. Eine spontane Rückbildung ist häufig.
Klinik	Oberbauchschmerzen, Übelkeit, Erbrechen und Gewichtsverlust
Komplikationen	▪ Gallengangskompression: Ikterus, Schmerzen ▪ Kompression des Duodenums: Duodenalstenose mit Übelkeit, Erbrechen, Völlegefühl und Appetitlosigkeit ▪ Penetration in den Magen-Darm-Trakt: retroperitoneale Fistelbildung ▪ Perforation in die Bauchhöhle: pankreatogener Aszites ▪ Milzvenenthrombose: portale Hypertension ▪ Arrosionsblutungen aus der A. lienalis und der A. gastroduodenalis: hypovolämischer Schock ▪ Einblutungen in die Zyste ▪ Abszessbildung: hohes Fieber, Sepsis
Sonografie	echofreie Raumforderung
DD zur echten Zyste	Im Gegensatz zu echten Zysten besitzen Pseudozysten **keine** Endothelauskleidung. Im Pankreas gelegene Zysten werden von einer Wand aus fibrosiertem Pankreasgewebe umgeben. Bei den extrapankreatischen Zysten wird die Wand durch die Pankreasoberfläche, die Magenhinterwand oder andere Organe gebildet.
Therapie	▪ Indikation: symptomatische Pankreaspseudozysten ▪ Verfahren (abhängig von Lage/Komplikationen): – endoskopische zystogastrische Drainage mit Doppel-J-Katheter – Sonografie-gesteuerte Drainage – operative Drainage (Zystojejunostomie in Roux-Y-Technik) – Pankreasteilresektion des zystentragenden Abschnittes

Klinik: In etwa 10 % der Fälle verläuft eine chronische Pankreatitis asymptomatisch. Ansonsten findet sich als Leitsymptom der **rezidivierende** oder (seltener) **persistierende, starke Schmerz**, der initial oft **plötzlich** auftritt, in der Tiefe des **Oberbauches** empfunden wird und **gürtelförmig in den Rücken** ausstrahlen kann. Die Schmerzen dauern i. d. R. Stunden bis Tage und werden durch Nahrungsaufnahme ausgelöst. Die Angst vor den Schmerzen führt bei vielen Patienten zu einem **Nahrungsverzicht mit progredientem Gewichtsverlust**. Typische Symptome sind auch eine **Nahrungsintoleranz** (v. a. gegen fettreiche Nahrung), die mit Dyspepsie und Erbrechen einhergeht. Alkoholexzesse oder andere schädigende Substanzen können zu einem akuten Schub führen, der in seiner Symptomatik der akuten Pankreatitis (S. 153) gleicht.

Die Schmerzen nehmen im Verlauf der Erkrankung kontinuierlich ab, im Spätstadium („ausgebranntes Pankreas") verschwinden sie vollständig. Typisch für das Spätstadium (Parenchymverlust von > 90 %) ist die Entwicklung einer **irreversiblen exokrinen und endokrinen Pankreasinsuffizienz**. Die Symptome der exokrinen Pankreasinsuffizienz sind auf die Maldigestion (S. 50) zurückzuführen: Gewichtsabnahme, Steatorrhö, Meteorismus, Diarrhö und Vitaminmangelerscheinungen. Die endokrine Pankreasinsuffizienz ist durch die Entwicklung eines Insulinmangeldiabetes (**pankreopriver Diabetes mellitus**) gekennzeichnet, der mit einer ausgeprägten **Hypoglykämieneigung** verbunden ist, da nicht nur die Synthese von Insulin, sondern auch von Glukagon gestört ist. Bemerkbar macht sich die Hypoglykämie insbesondere bei strenger diätetischer Einstellung und Insulingabe. Auch Alkoholkonsum erhöht die Hypoglykämieneigung des Patienten (Hemmung der hepatischen Glukoneogenese und reduzierte Wahrnehmung der Hypoglykämie-Symptome im Rausch).

LERNTIPP !

Wenn eine exokrine Pankreasinsuffizienz eintritt, ist das Pankreas schon weitestgehend zerstört (ca. 90 %).

Komplikationen:
- Entwicklung chronisch **therapieresistenter Schmerzen**, die zu einem Analgetikabusus und einer Opiatabhängigkeit führen können
- Ausbildung von **Pankreaspseudozysten** (Tab. 9.4)
- Abszess- und Fistelbildung
- **Pfortader- und Milzvenenthrombose**: Entwicklung einer portalen Hypertension (S. 120) mit ihren Komplikationen
- Spätkomplikation: **maligne Entartung** zum Pankreaskarzinom.

Diagnostik:
- **Zeichen des chronischen Alkoholismus** (Anamnese, Kachexie oder Leberhautzeichen (S. 103))
- **Palpation:** evtl. Schmerzen im mittleren und linken **Oberbauch**, tastbare Resistenz bei Pankreaspseudozysten, Splenomegalie bei Milzvenen- und Pfortaderthrombose

PRAXIS Die Ursache muss immer ausfindig gemacht werden, um therapierbare Diagnosen nicht zu übersehen. Bei Patienten < 20 Jahren sollte immer eine hereditäre Pankreatitis ausgeschlossen werden.

- **Labor:**
  - mäßige **Erhöhung** der **Amylase**- und **Lipasewerte**, deutliche Erhöhung im akuten Schub, mit zunehmendem fibrotischem Umbau des Pankreas auch fehlender Enzymanstieg im akuten Schub

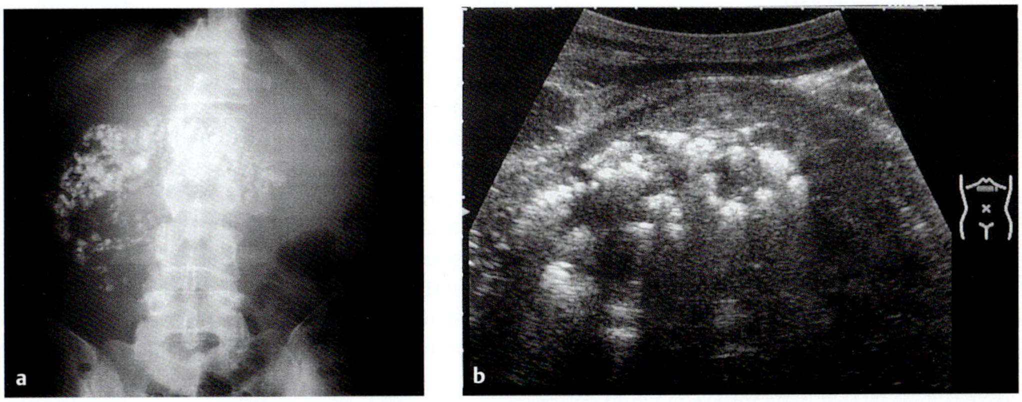

Abb. 9.3 **Befunde bei chronisch kalzifizierender Pankreatitis.** **a** Ausgedehnte Verkalkungen in der Abdomenübersichtsaufnahme. **b** Vergrößertes Pankreas mit diffusen Verkalkungen und Schallschatten in der Sonografie. [aus Baenkler et al., Duale Reihe Innere Medizin, Thieme, 2012]

- Anstieg der **Cholestaseparameter** bei Galleabflussstörung (Pankreaspseudozysten, entzündliche Pankreaskopfschwellung)
- **pathologische Glukosetoleranztest**: Zeichen der **endokrinen Pankreasinsuffizienz**
- **Funktionstests** (Tab. 9.2): zum Nachweis einer **exokrinen Pankreasinsuffizienz** (z. B. die Bestimmung der Elastase-1 im Stuhl).

- **bildgebende Diagnostik:**
  - **Verkalkungen** (Abb. 9.3)**:** Nachweis mittels (Endo-)Sonografie, Abdomenübersichtsaufnahme, CT
  - **Pseudozysten:** Nachweis mittels (Endo-)Sonografie oder CT
  - **Gangunregelmäßigkeiten** (Stenosierungen, Verplumpung) und intraluminale **Konkremente**: Nachweis mittels ERCP/MRCP.
- endosonografisch gesteuerte **Feinnadelpunktion**: zur Abgrenzung von einem Pankreaskarzinom.

PRAXIS ERCP/MRCP waren eine Zeitlang die sensitivsten Methoden zum Nachweis einer chronischen Pankreatitis, heute ist es die **Endosonografie**.

Differenzialdiagnosen: Oberbauchschmerzen anderer Genese, z. B. Dyspepsie (S. 14), akute Pankreatitis, Pankreaskarzinom.

Therapie:

Kausale Therapie: Die wichtigsten kausalen Maßnahmen sind die **Alkohol- sowie Nikotinkarenz** und die endoskopische **Beseitigung einer Gangobstruktion** bei obstruktiver Pankreatitis. Hierdurch kann die Pankreatitis zum Stillstand kommen und die Schmerzen können gebessert werden.

Symptomatische Therapie:

- Therapie des akuten Schubs (S. 154)
- **Schmerztherapie:** Eine **Beseitigung der Obstruktion** oder der **Zysten** führt in 50 % der Fälle zu einer Besserung der Schmerzen. Die medikamentöse Schmerztherapie erfolgt nach dem Stufenschema der WHO (s. Skript Anästhesie). Allerdings sollten ggf. Maßnahmen zur Senkung des Abhängigkeitsrisikos ergriffen werden. Bei Schmerzpersistenz und fehlender kausaler Therapiemöglichkeit bzw. zur Senkung des Analgetikabedarfs empfiehlt sich eine CT-gesteuerte **Blockade des Plexus coeliacus**. Therapieresistente Schmerzen stellen eine OP-Indikation dar.
- **Therapie der exokrinen Pankreasinsuffizienz:**
  - **Substitution der Pankreasenzyme:** Die Dosis der Lipase muss an die Nahrungsmenge angepasst werden. Ziele der Substitutionstherapie sind eine Gewichtszunahme, eine Reduktion des Stuhlgewichts auf < 350 g/Tag und eine Senkung der Steatorrhö auf < 15 g/Tag.
  - **Diät:** Umstellung der Ernährung auf eine kohlenhydratreiche, fettarme Kost, die auf viele kleine Mahlzeiten verteilt wird. Einsatz mittelkettiger Triglyzeride, die lipaseunabhängig absorbiert werden können, und Gabe eines lipasereichen Enzympräparats
  - parenterale Substitution fettlöslicher Vitamine.
- **Therapie der endokrinen Pankreasinsuffizienz:**
  - Diabetes-Diät
  - **Insulinsubstitution**: Aufgrund der Hypoglykämieneigung (verminderte gegenregulatorische Glukagonsekretion), unregelmäßiger Mahlzeiten (Inappetenz, Alkoholabusus) und einer schwankenden Nahrungsabsorption (exokrine Pankreasinsuffizienz) sind häufig kleine, aber viele Gaben eines kurzwirksamen Insulins erforderlich.

Operative Therapie: Indikationen sind therapieresistente chronische Schmerzen, lokale Komplikationen (z. B. große symptomatische Pseudozysten nach erfolgloser Drainage), karzinomverdächtige Befunde und operable Tumoren.

Bei **chronischen Schmerzen** (durch die intraluminale Druckerhöhung) ist die erste Therapieoption die endoskopische Anlage eines Stents in den Ductus wirsungianus. Eine weitere Drainageoption ist die Anastomose des Dünndarms (in Roux-Y-Technik) mit dem Pankreasgangsystem, das longitudinal eröffnet wird (sog. longitudinale **Pankreatikojejunostomie** nach Puestow, **Abb. 9.4b**). Bei einer im Pankreasschwanz lokalisierten Entzündung besteht die Möglichkeit einer Kaudaresektion, ggf. mit einer Anastomose der Resektionsfläche mit einer Dünndarmschlinge (ebenfalls in Roux-Y-Technik, **Abb. 9.4a**). Bei dieser Operation muss oft zusätzlich eine Splenektomie durchgeführt werden, da aufgrund der entzündlichen Veränderungen intraoperative Gefäßverletzungen häufig sind.

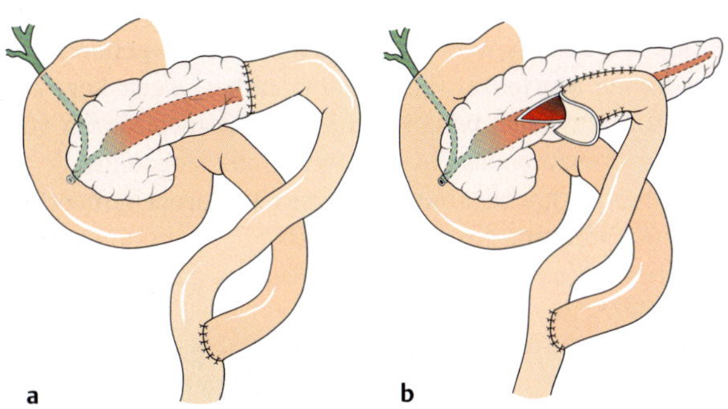

Abb. 9.4 **Pankreatikojejunostomie.** **a** Kaudaresektion und End-zu-End-Anastomose mit einer Roux-Y-Schlinge (nach Du Val). **b** Longitudinale Pankreatikojejunostomie nach Puestow. [aus Schumpelick et al., Kurzlehrbuch Chirurgie, Thieme, 2010]

Bei einer **Entzündung im Kopfbereich** oder biliärer bzw. **duodenaler Stenose** ist die duodenumerhaltende Pankreaskopfresektion oder eine (pyloruserhaltende) partielle Duodenopankreatektomie (Whipple-Operation) indiziert. Sind nur die Gallenwege betroffen, wird eine endoskopische Therapie oder eine Choledochojejunostomie (biliodigestive Anastomose) durchgeführt.

Bei einer **Milzvenenthrombose** ist nach Ausschluss anderer Ursachen einer portalen Hypertonie eine Splenektomie indiziert.

Prognose: Die Prognose ist wesentlich vom Fortbestehen des Alkoholabusus abhängig. Bei anhaltendem Alkoholkonsum kommt es i. d. R. zu einem vollständigen „Ausbrennen der Drüse" mit Entwicklung einer globalen Pankreasinsuffizienz. Die Letalität beträgt 30–40 % innerhalb von 10 Jahren.

PRÜFUNGSHIGHLIGHTS

Chronische Pankreatitis
- ! **Ätiologie: Alkohol-** und **Nikotinabusus**
- **Klinik:**
  - ! plötzlich auftretender, starker **Oberbauchschmerz** mit gürtelförmiger Ausstrahlung in den **Rücken**; Appetitlosigkeit, Schmerzen beim und Erbrechen nach dem Essen.
  - !! Patienten mit pankreoprivem Diabetes neigen zur **Hypoglykämie.**
  - ! Die **exokrine Pankreasinsuffizienz** tritt auf, wenn ca. **90 % des Pankreas zerstört** sind.
  - ! **Pankreaspseudozysten** können durch Kompression des Duodenums zu Übelkeit, Erbrechen und Appetitlosigkeit führen, in der Sonografie sind sie echoleere Strukturen.
- ! **Komplikationen:** Milzvenenthrombose, portale Hypertension mit Aszites und gastrointestinaler Blutung, Pankreaskarzinom
- **Diagnostik:**
  - ! **Labor:** Erhöhung der **Serumlipase**
  - ! **bildgebende Diagnostik:** Sinnvolle Methoden sind z. B. transabdominale Oberbauchsonografie, Endosonografie, MRCP und ERCP.
  - ! **Pseudozyste:** CT-Befund
- **Therapie:**
  - ! **diätetische Maßnahmen:** viele kleine Mahlzeiten, Gabe von mittelkettigen Fettsäuren, lipasereiches Enzympräparat, Substitution fettlöslicher Vitamine
  - !! **duodenumerhaltende Pankreaskopfresektion** bei duodenaler Stenose oder chronischer Entzündung im Pankreaskopfbereich.

9.5 Pankreasverletzungen

Aufgrund der retroperitonealen Lage des Pankreas sind Verletzungen selten (0,5–3 % aller Oberbauchtraumata), gehen aber mit einer **hohen Mortalität** (bis zu 90 %) einher. Meist liegt ein **massives** stumpfes oder penetrierendes Oberbauchtrauma vor. Die Pankreasverletzung wird in 4 Schweregrade eingeteilt:
- **Grad 1:** oberflächliche Kontusion, geringe Parenchymverletzung, keine Eröffnung des Gangsystems
- **Grad 2:** tiefer Einriss, Verletzung des Ductus pancreaticus im Körper- oder Schwanzbereich
- **Grad 3:** tiefer Einriss, Verletzung des Ductus pancreaticus im Kopfbereich
- **Grad 4:** tiefer Einriss, Verletzung des Ductus pancreaticus im Kopfbereich sowie Ruptur des Duodenums oder des Ductus choledochus.

Die **Diagnose** ist schwierig, da Laboruntersuchungen (Amylase, Lipase) nur eine geringe Spezifität haben, die Sonografie des Oberbauchs meist durch Luftüberlagerungen erschwert und selbst eine CT ist nicht immer wegweisend ist. Mittels ERCP können Gangverletzungen dargestellt werden. In der Regel wird die Diagnose im Rahmen einer explorativen Laparotomie gestellt (meist Polytrauma mit Verletzungen weiterer Organe).

Die **Therapie** hängt vom Ausmaß der Verletzung ab. Oft ist eine **Drainage** ausreichend, bei ausgeprägten Verletzungen können aber auch **Resektionen** (Korpus- und Schwanzresektion oder partielle Duodenopankreatektomie) notwendig sein. **Komplikationen** sind die Pankreatitis (im Kindesalter häufigste Pankreatitis-Ursache!) sowie die Ausbildung von Abszessen, Pseudozysten oder Fisteln.

9.6 Pankreastumoren

Generell lassen sich Karzinome des **exokrinen** und des **endokrinen Pankreas** unterscheiden; mesenchymale Tumoren sind vergleichsweise selten. Die exokrinen Pankreastumoren sind häufiger als ihre endokrinen Gegenstücke und machen etwa 10 % aller Neoplasien des Verdauungstraktes aus. Die endokrinen Tumoren werden im Skript Endokrines System besprochen. Der häufigste Tumor der Bauchspeicheldrüse ist das Pankreaskarzinom.

Benigne Tumoren wie das Adenom oder das Zystadenom sind sehr selten. Adenome werden durch eine komplette Resektion des betroffenen Pankreasabschnittes entfernt, da es sich potenziell um ein Low-grade-Karzinom handeln könnte.

Folgende Arten von **zystischen Pankreastumoren** werden unterschieden:
- seröses Zystadenom
- muzinöses Zystadenom → ggf. Entartung zum Zystadenokarzinom
- intraduktale papilläre muzinöse Neoplasie (IPMN): Stufen: Adenom-Typ (benigne), Borderline-Typ (Übergangsform) und IPMC (maligne); Einteilung nach Ursprung: Hauptgang-Typ (oft maligne) und Seitengang-Typ (eher benigne).

9.6.1 Pankreaskarzinom

Epidemiologie: Jährlich erkranken etwa 10/100 000 Einwohner an einem Pankreaskarzinom. Damit ist das Pankreaskarzinom nach dem Kolon- und dem Magenkarzinom der dritthäufigste Tumor im Bereich des Gastrointestinaltrakts. Männer sind etwa doppelt so häufig betroffen wie Frauen. Der Altersgipfel liegt im 7. Lebensjahrzehnt.

Ätiologie und Risikofaktoren: Zu den wichtigsten Risikofaktoren zählen **Rauchen**, die chronische Pankreatitis, ein erhöhter Fett- und Alkoholkonsum. Weitere prädisponierende Erkrankungen sind in Tab. 9.5 dargestellt.

LERNTIPP !

Rauchen und die chronische Pankreatitis sind typische Risikofaktoren!

Lokalisation:
- **Pankreaskopf** inkl. Befall des Proc. uncinatus: häufigste Lokalisation (75 %)
- Pankreaskörper
- Pankreasschwanz.

Tab. 9.5 **Prädisponierende Erkrankungen für die Entwicklung eines Pankreaskarzinoms**

Syndrom	Gendefekt und Beschreibung	Risikoerhöhung
Peutz-Jeghers-Syndrom	Defekt des STK11-Gens, Hamartome im Gastrointestinaltrakt, Pigmentation der Mundschleimhaut und perioral	> 100-fach erhöht
hereditäre Pankreatitis	Defekt des PRSS 1-Gens (kationisches Trypsinogen-Gen)	85-fach erhöht
familiäres Pankreaskarzinom	kein Genlocus bekannt, Definition über folgende Kriterien: ▪ mind. 2 Verwandte 1. Grades erkrankt ▪ mind. 2 Verwandte 2. Grades, davon eine Person < 50 Jahren, erkrankt	ca. 40-fach erhöht, wenn ein Verwandter 1. Grades betroffen ist
familiäres Mamma- und Ovarialkarzinom	BRCA2-Mutation, erhöhtes Risiko der Entwicklung eines Pankreas-, Mamma- und/oder Ovarialkarzinoms	5-fach erhöht
FAMMM-Syndrom	Auftreten von multiplen, zum Teil dysplastischen Nävi, ≥ 1 malignes Melanom (kutan oder intraokular) und Pankreaskarzinom	12 % der Betroffenen entwickeln ein Pankreaskarzinom

Klinische Pathologie: Das Pankreaskarzinom entwickelt sich aus den exokrinen Pankreasanteilen (Adenokarzinom):

- **duktale Adenokarzinome** (ca. 75 %): Sie haben ihren Ursprung im Epithel der kleinen Pankreasgänge und sind histologisch durch atypische, aber i. d. R. gut differenzierte Drüsenstrukturen mit Schleimproduktion charakterisiert (**Abb. 9.5**). Die Tumorzellen sind kubisch und haben einen runden Zellkern mit prominentem Nukleolus. Histologische Varianten sind
  - adenosquamatöses Karzinom (Mischung aus atypischen Drüsen und Plattenepithelstrukturen)
  - muzinös-nichtzystisches Karzinom (ausgeprägte Schleimbildung mit Siegelringzellen)
  - anaplastisches Karzinom (polymorphe, ungeordnet liegende Zellen).
- **azinäre Adenokarzinome** und **Zystadenokarzinome** (< 1 %).

Makroskopisch zeigt der Tumor eine derbe Konsistenz und graugelbe Farbe mit vielen Ulzera und Nekrosen. Die Entwicklung des duktalen Adenomkarzinoms folgt ähnlich wie die des Kolonkarzinoms einem mehrstufigen Tumorprogressionsmodell, dem eine Akkumulation verschiedener Genmutationen zugrunde liegt (Aktivierung des Onkogens K-RAS und Inaktivierung der Tumorsuppressorgene p53, p16 und DPC 4). Typische präneoplastische Entwicklungsschritte umfassen:

- muzinöse Gangzellhyperplasie (PanIN1A)
- duktale papilläre Hyperplasie (PanIN1B)
- duktale papilläre Hyperplasie mit mäßiger intraepithelialer Neoplasie (PanIN2)
- schwere duktale intraepitheliale Neoplasie (PanIN3).

Klinik: Frühsymptome fehlen. Mit Fortschreiten der Erkrankung klagen die Patienten häufig über unspezifische Beschwerden wie Ober- und Mittelbauchschmerzen mit gürtelförmiger Ausstrahlung in den Rücken und eine generelle Inappetenz, die an eine chronische Pankreatitis erinnern. Schmerzloser **Ikterus**, massiver **Gewichtsverlust**, ein tastbarer Tumor oder paraneoplastische Symptome wie die Thrombophlebitis migrans et saltans oder rezidivierende Phlebothrombosen sind typische Zeichen eines fortgeschrittenen Pankreaskarzinoms. Komplikationen des lokal-infiltrativen Wachstums sind die Pylorus- bzw. Duodenalstenose und die Obstruktion von Blutgefäßen und Gallengängen (Cholestase). Starke, häufig **therapieresistente Rückenschmerzen** deuten auf eine **Infiltration** des **Plexus coeliacus** hin und sprechen für ein ausgedehntes, inoperables Tumorstadium.

Beim **Pankreaskopfkarzinom** kommt es relativ früh zu einem **Courvoisier-Zeichen** (Verschlussikterus mit schmerzloser Gallenblasenvergrößerung).

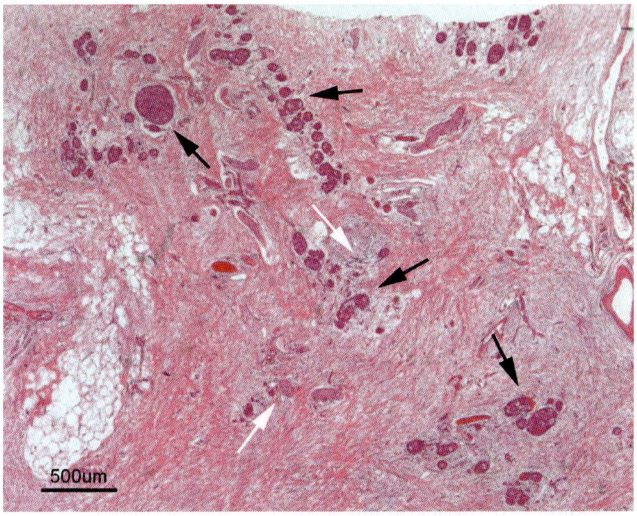

Abb. 9.5 **Duktales Pankreaskarzinom**. Der Befund ähnelt einer chronischen Pankreatitis. Die Drüsenkörper sind atrophisch. Die schwarzen Pfeile deuten auf die Inselorgane, die weißen auf kleine Karzinomausläufer. [aus Krams et al., Kurzlehrbuch Pathologie, Thieme, 2013]

LERNTIPP !

Typische Klinik bei einem Patienten mit Pankreaskopfkarzinom: gelbes Hautkolorit und gelbe Skleren, Gewichtsverlust und positives Courvoisier-Zeichen, in der Anamnese oft auch Nikotin- und Alkoholabusus.

Metastasierung: **Lymphogen** metastasiert das Pankreaskarzinom in die peripankreatischen Lymphknoten und in die Lymphknoten im Ligamentum hepatoduodenale bzw. entlang der A. mesenterica superior. **Hämatogene** Metastasen finden sich in Leber, Lunge und Peritoneum.

LERNTIPP !

Hämatogen metastasiert das Pankreaskarzinom am häufigsten in die Leber.

Diagnostik:

- **Labor:**
  - Erhöhung der Amylase und der Lipase als Hinweis auf eine Begleitpankreatitis
  - **Tumormarker** (**CEA**, **CA 19–9**, mutiertes K-ras-Gen): ausschließlich zur Verlaufskontrolle

LERNTIPP !

CA 19–9 eignet sich zur postoperativen Verlaufskontrolle.

- **Endosonografie**: Methode der Wahl in der **Früherkennung**. Befund: meistens als echoarme Struktur mit feinen Ausläufern in die Umgebung und umschriebenen Einschmelzungen (häufig allerdings nur schwer darstellbar). Die Organkontur erscheint verwaschen und unregelmäßig, der Pankreasgang ist meist erweitert, die prästenotischen Gallengänge sind dilatiert.
- **ERCP** (Abb. 9.6): Nachweis von Gangveränderungen (Gangabbrüche, Stenosen und prästenotische Dilatationen), Entnahme von Biopsien bzw. Pankreassekret zur weiteren Untersuchung. Befund: Bei Tumoren im Kopfbereich lässt sich häufig das sog. **„Double-Duct-Sign"** nachweisen (= kompressionsbedingte Aufweitung von Gallen- und Pankreasgang).
- **MRCP:** Alternative zur ERCP
- **„One-Stop-Shop"-MRT** (= Kombination von MRCP und 3D-MR-Angiografie): ebenfalls Alternative zur ERCP, sehr sicherer Nachweis von Tumor, Gangveränderungen und Gefäßabbrüchen
- **CT:** Eine zystisch-solide Vergrößerung des Pankreaskopfes mit Erweiterung des Ductus pancreaticus ist ein Hinweis auf ein Pankreaskopfkarzinom.
- **PET-CT** mit Fluorodesoxyglukose: zum Nachweis kleinster Tumoren.

LERNTIPP !

Sie müssen radiologisch nicht unbedingt topfit sein. In der Prüfung kann es evtl. sogar reichen, wenn Sie wissen, dass das „Double-Duct-Sign" bei Pankreaskopfkarzinomen vorkommt – auch wenn Sie die Strukturen in der dazugehörigen Abbildung nicht sicher zuordnen können.

Staging: Zum Nachweis der Tumorausdehnung und zur Beurteilung der Operabilität wird eine **CT** bzw. **MRT des Abdomens** durchgeführt. Angiografie bzw. MRT-Angiografie können ergänzend zur Darstellung der zöliakalen und mesenterialen Gefäße (Tumorinfiltration?) zum Einsatz kommen. Außerdem **Röntgen-Thorax-Aufnahme** zum Nachweis von Lungenmetastasen.

PRAXIS Auf eine Sonografie- oder CT-gesteuerte Feinnadelbiopsie sollte bei potenziell resektablen Tumoren wegen der großen Gefahr der Tumorzellverschleppung verzichtet werden.

Stadieneinteilung: s. Tab. 9.6.

Differenzialdiagnosen:

- **chronische Pankreatitis**: Da das Pankreaskarzinom häufig mit einer Begleitpankreatitis einhergeht, fällt v. a. die klinische Unterscheidung schwer.
- Papillenkarzinom, Pankreasadenom, Tumoren des endokrinen Pankreas.

Tab. 9.6 **Stadieneinteilung des Pankreaskarzinoms** (UICC, 2017)

Stadium	TNM-Klassifikation	Beschreibung
0	Tis N0 M0	Carcinoma in situ (Tis)
IA	T 1 N0 M0	Tumor ≤ 2 cm in größter Ausdehnung[1] (T 1)
IB	T 2 N0 M0	Tumor > 2 cm, aber < 4 cm in größter Ausdehnung[1] (T 2)
IIA	T 3 N0 M0	Tumor > 4 cm in größter Ausdehnung[1] (T 3)
IIB	T 1/T 2/T 3 N1 M0	T 1, T 2 oder T 3 (s. o.), zusätzlich Metastasen in 1–3 regionären Nll. (N1)
III	T 1/T 2/T 3 N2 M0	T 1, T 2 oder T 3 (s. o.), zusätzlich Metastasen in ≥ 4 regionären Nll. (N2)
	T 4 jedes N M0	Infiltration von Truncus coeliacus, A. mesenterica sup. und/oder A. hepatica communis (T 4)
IV	jedes T jedes N M1	Fernmetastasen (M1)

[1] Invasion des peripankreatischen Weichgewebes miteingeschlossen

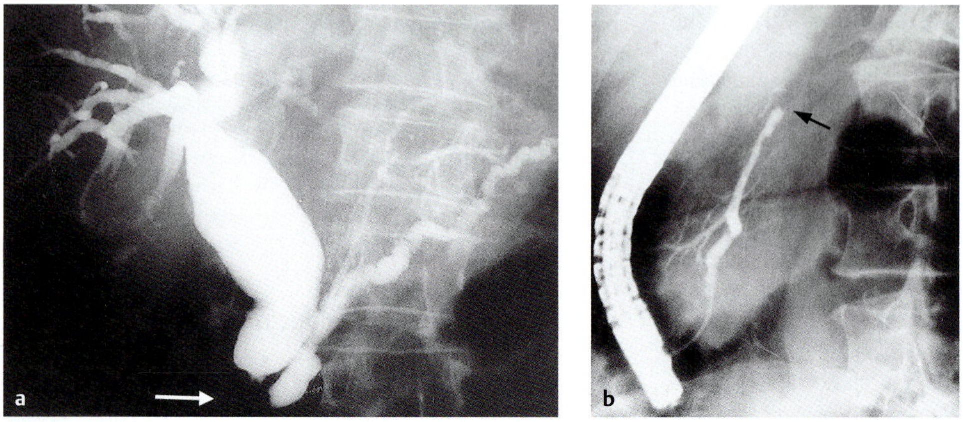

Abb. 9.6 **ERCP bei Pankreaskarzinom. a** Karzinom im Bereich der Papille mit Obstruktion und Dilatation der Pankreasgänge. **b** Gangabbruch im Pankreaskörper. [aus Henne-Bruns et al., Duale Reihe Chirurgie, Thieme, 2012]

Therapie: Die einzig kurative Therapieoption ist die **operative Tumorresektion** (nur bei 10–20 % der Patienten möglich). In den meisten Fällen liegen zum Diagnosezeitpunkt bereits Metastasen vor (= inoperables Tumorstadium). Bei einem lokalisierten Pankreaskopfkarzinom ist eine **pyloruserhaltende** subtotale Duodenopankreatektomie mit Lymphadenektomie bzw. die klassische **Operation nach Whipple** (S. 151) Therapie der Wahl. Bei einem operablen Pankreasschwanzkarzinom erfolgt eine Resektion des linksseitigen Pankreas (S. 152) mit Splenektomie.

Ein **neoadjuvantes Downstaging** (sequenzielle Chemo- und Radiochemotherapie) zur Tumorverkleinerung und Erzielung einer sekundären R0-Resektion kann bei Patienten mit lokal fortgeschrittenen, primär inoperablen Tumoren versucht werden.

Eine **adjuvante Chemotherapie** mit modifiziertem FOLFORINOX-Schema (ggf. Gemcitabin oder 5-FU/Folinsäure) kann die Überlebenswahrscheinlichkeit verbessern, eine neoadjuvante Therapie wird bei primär resektablen Tumoren derzeit nicht empfohlen.

Konservative Behandlungsmaßnahmen nach der Operation sind:

- mehrere kleine Mahlzeiten über den Tag verteilen
- Substitution von Pankreasenzymen zu den Mahlzeiten (zum Ausgleich der exokrinen Pankreasinsuffizienz)
- Anpassung der Insulintherapie (häufige Gaben eines kurzwirksamen Insulins)
- Substitution von fettlöslichen Vitaminen (A, D, E, K).

Palliativmaßnahmen: Eine palliative **Chemotherapie** (Gemcitabin, ggf. plus Erlotinib bzw. nab-Paclitaxel, oder FOLFIRINOX-Protokoll = Fluoruracil, Folinsäure, Irinotectan und Oxaliplatin) kann bei jüngeren Patienten in gutem Allgemeinzustand und Behandlungswunsch eine geringfügige Verlängerung der Überlebenszeit bringen. Bei Cholestase wird versucht, den Galleabfluss durch Einlage von **Drainagen** oder **Stents** oder Anlage einer biliodigestiven Anastomose sicherzustellen. Eine Magenausgangs- oder Duodenalstenose kann endoskopisch mittels Stentimplantation oder operativ durch Gastroenterostomie behoben werden. Bei starken **therapierefraktären Tumorschmerzen** stellen die **Blockade das Ganglion coeliacum** oder die palliative **Bestrahlung** eine Therapieoption dar.

Prognose: sehr schlecht, da Pankreaskarzinome oft bereits in den symptomfreien Frühstadien lymphogen metastasieren. Bei Diagnosestellung sind daher oft bereits Metastasen vorhanden. Pankreaskopfkarzinome gehen noch mit einer relativ besseren Prognose einher, da sie früher symptomatisch werden. 90 % der Pankreaskarzinompatienten sterben im ersten Jahr nach Diagnosestellung. Durch die palliative Behandlung kann die Überlebenszeit geringfügig verlängert werden; die mittlere Überlebenszeit beträgt dennoch nur 8–12 Monate.

9.6.2 Papillenkarzinom

Papillenkarzinome gehen von der Schleimhaut der Papille (duktales Adenokarzinom), dem peripapillären Duodenum oder dem distalen Ductus choledochus aus und wölben sich als kleiner Tumor ins Lumen des Duodenums vor. Das Papillenkarzinom ist vergleichsweise **selten** (< 1 % aller Pankreaskarzinome) und unterscheidet sich vor allem in seiner Klinik und Prognose von anderweitig lokalisierten Pankreaskarzinomen. Da es schon **früh** durch einen **cholestatischen Ikterus** oder ein **Courvoisier-Zeichen** symptomatisch wird, erfolgt die Diagnose (ERCP, MRCP, CT) häufig noch rechtzeitig. Die 5-Jahres-Überlebensrate nach der Radikaloperation (Whipple-OP) beträgt daher immerhin 30 %.

PRÜFUNGSHIGHLIGHTS

Pankreaskarzinom

- !! **Ätiologie: Rauchen**, prädisponierende Erkrankungen: Peutz-Jeghers-Syndrom, hereditäre Pankreatitis, familiäres Mamma- und Ovarialkarzinom, FAMMM-Syndrom
- ! Der hereditären Pankreatitis liegt meist ein Defekt im Gen für das **kationische Trypsinogen** zugrunde.
- ! **Histologie** des duktalen Adenokarzinoms
- !! **Klinik bei Pankreaskopfkarzinom:** Ikterus, Gewichtsverlust, Courvoisier-Zeichen.
- !! Metastasierung: **hämatogen** am häufigsten in die **Leber**
- **Diagnostik:**
  - ! **„Double-Duct-Sign"** im CT
  - !! Tumormarker: **CA 19–9** eignet sich zur postoperativen Verlaufskontrolle.
  - !! Raumforderung im Pankreaskopf mit Erweiterung des **Ductus pancreaticus** spricht für Pankreaskopfkarzinom.
- ! **TNM-Klassifikation** des Pankreaskarzinoms
- **Therapie:**
  - ! **Operation nach Whipple:** klassische Therapie der Wahl bei lokalisiertem Pankreaskopfkarzinom → **pyloruserhaltende** subtotale Duodenopankreatektomie mit Lymphadenektomie
  - ! keine **neoadjuvante Therapie** bei primär resektablen Tumoren
  - ! postoperative **diätetische Maßnahmen**: viele kleine Mahlzeiten, Substitution fettlöslicher Vitamine, Anpassung der Insulintherapie, adaptierte Pankreasenzymsubstitution
  - !! Bei therapierefraktären Tumorschmerzen kommt eine **Ganglion-coeliacum-Blockade** infrage.
- ! **Prognose:** u. a. aufgrund von frühzeitigen lymphogenen Metastasen sehr schlecht.

Papillenkarzinom

- ! **Courvoisier-Zeichen** als Hinweis auf ein Karzinom der Papillenregion

10 Milz

10.1 Grundlagen

10.1.1 Anatomie

Topografie: Die Milz liegt im linken Oberbauch in Höhe der 9.–11. Rippe in enger Beziehung zu Zwerchfell, Magen, linker Niere und Pankreasschwanz. Sie wiegt zwischen 150 und 200 g und misst etwa 11 × 7 × 4 cm. Die Milz ist durch die Ligg. lienorenale, phrenicosplenicum und gastrosplenicum fixiert. Bei bis zu 30 % aller Personen finden sich Nebenmilzen, welche sich meist in der Nähe des Milzhilus befinden und bei Milzresektionen im Rahmen von hämatologischen Erkrankungen ebenso entfernt werden müssen.

Gefäßversorgung und Lymphabfluss: Die Milz wird über die A. splenica (= A. lienalis) mit ihren verschiedenen segmentalen Endarterien versorgt. Der venöse Abfluss erfolgt über die V. splencia (V. lienalis), die zusammen mit der V. mesenterica superior die V. portae bildet. Der Anteil der Milzvene am portalen Blutfluss beträgt etwa 30 %. Die Lymphe wird in die hilären Nodi lymphoidei splenici drainiert.

Nervensystem: Die sympathischen Fasern verlaufen aus dem Ganglion coeliacum über die Rami splenici zur Milz. Die Funktion besteht vermutlich u. a. in einer Modulation der Immunantwort.

10.1.2 Diagnostik

- Anamnese und klinische Untersuchung
- Sonografie: wichtigste Untersuchung (insbesondere bei Bauchtrauma!) zur Beurteilung von Größe, Lage, Binnenstruktur und Verletzungen.
- Abdomenübersichtsaufnahme: Zwerchfellhochstand und Verlagerung der Nachbarorgane bei Splenomegalie
- CT: v. a. im Rahmen von hämatologischen Erkrankungen
- Szintigrafie: Funktionsdiagnostik sowie präoperative Lokalisation eventueller Nebenmilzen.

10.2 Milzruptur

Epidemiologie: Bei bis zu 60 % der Patienten mit einem stumpfen Bauchtrauma ist mit einer Beteiligung der Milz zu rechnen. Speziell beim polytraumatisierten Patienten ist die Milzruptur die häufigste intraabdominelle Beteiligung (nicht infolge der anderen Verletzungen übersehen!).

Ätiologie: Ursache ist meist ein **stumpfes Trauma** im Abdominal- oder linken Thorakalbereich (z. B. Motorradunfall). Perforierende Verletzungen sind deutlich seltener. **Indirekte** Gewalteinwirkungen (Dezelerationstrauma durch Sicherheitsgurt oder Sturz aus großer Höhe) können ebenfalls zu einer Verletzung der Milz führen. In seltenen Fällen (hämatologische Erkrankung wie Malaria, infektiöse Mononukleose, Sepsis) kann eine vorgeschädigte Milz **spontan** rupturieren.

Einteilung: Nach dem **Schweregrad** (Abb. 10.1) unterscheidet man:

- Grad 1: isolierter Kapselriss bzw. subkapsuläres Hämatom
- Grad 2: oberflächlicher Parenchym- und Kapseleinriss
- Grad 3: tiefer Parenchym- und Kapseleinriss mit Segmentgefäßblutung
- Grad 4: Organfragmentierung oder Gefäßstielabriss
- Grad 5: Organberstung oder -abriss im Milzhilus.

Nach dem **zeitlichen Ablauf** unterscheidet man folgende Formen:

- **einzeitige (akute) Milzruptur**: kombinierter Kapsel- und Parenchymeinriss
- **2-zeitige Milzruptur**: initial lediglich Parenchymeinriss, die Kapsel hat der Verletzung primär standgehalten. Nach einem symptomfreien Intervall von > 48 h (bis zu einigen Tagen/Wochen) kommt es nach einem Bagatelltrauma zum Kapselriss und damit zur Blutung.
  Die **chronische (okkulte) Milzruptur** ist eine Sonderform der 2-zeitigen Milzruptur, die durch Verwachsungen und Adhäsionen geprägt ist und Monate bis Jahre nach der Verletzung mit einer Blutung einhergeht. Die Diagnose ist aufgrund der fehlenden Nähe zum Unfallereignis schwierig (DD Herzinfarkt, Lungenembolie etc.).

Klinik: **Diffuse Schmerzen** im linken Oberbauch. Abhängig von der Menge des Blutverlusts kommt es zu Zeichen des hypovolämischen Schocks (Blässe, arterielle Hypotonie und Tachykardie) sowie zu Peritonismus mit ausgeprägter Abwehrspannung. Durch Reizung des N. phrenicus als Folge des intraabdominellen Hämatoms können Schmerzen in der linken Schulter auftreten. Dieses sog. **Kehr-Zeichen** lässt sich durch Kopftieflagerung provozieren.

Diagnostik: Entscheidend für die Diagnose sind Anamnese (Unfallhergang?), klinische Untersuchung (Prellmarken? Rippenfrakturen? Auslösen des Kehr-Zeichens bei Kopftieflagerung) und die Sonografie (auch im Intervall wegen der Möglichkeit einer zweizeitigen Milzruptur). Laborveränderungen (Hb-Abfall, Leuko- und Thrombozytose) sind unspezifisch und relativ spät erkennbar.

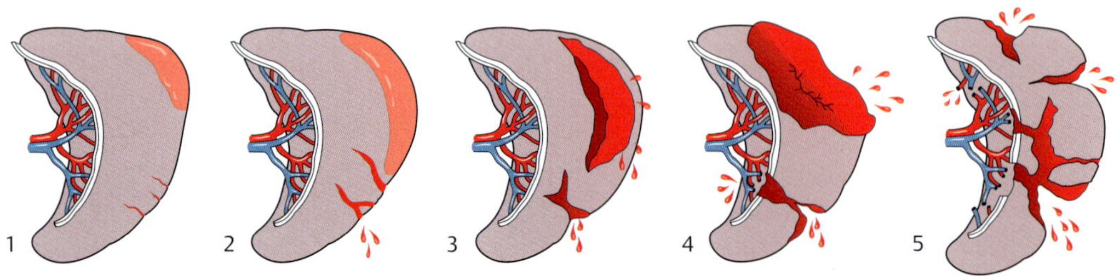

Abb. 10.1 **Schweregrade der Milzverletzungen.** [aus Schumpelick et al., Kurzlehrbuch Chirurgie, Thieme, 2010]

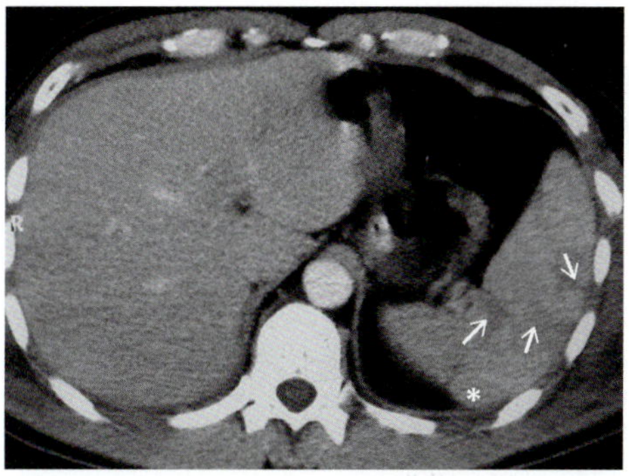

Abb. 10.2 **Milzriss in der Abdomen-CT.** Man erkennt ein dorsales subkapsuläres Milzhämatom (*) und hypodense Parenchymrisse (Pfeile). [aus Oestmann, Radiologie, Thieme, 2005]

Typische **Sonografie**-Befunde sind Doppelkonturen an der Milzkapsel (subkapsuläres Hämatom), freie Flüssigkeit (Douglas-Raum, perilienal, perihepatisch, unter dem Zwerchfell) und die fehlende Abgrenzbarkeit von der Umgebung. Kann eine Milzruptur sonografisch nicht sicher ausgeschlossen werden, ist eine **CT**-Aufnahme indiziert (Abb. 10.2). In der Abdomenübersichtsaufnahme lassen sich indirekte Zeichen nachweisen: unscharfer Milzschatten, Zwerchfellhochstand. Eine subphrenische Luftsichel tritt nur bei Perforation eines Hohlorgans auf.

LERNTIPP !

Nach einem linkseitigen Thoraxtrauma, insbesondere wenn auch die Rippen gebrochen sind, müssen Sie immer eine Milzruptur in Betracht ziehen. Denken Sie auch an eine zweizeitige Ruptur: Hinweise sind neu aufgetretene Bauchschmerzen und Schockzeichen nach einem kürzlich erlittenen Bauchtrauma! Bei entsprechendem Verdacht müssen Sie immer eine Oberbauchsonografie veranlassen und dabei nach freier Flüssigkeit Ausschau halten!

Therapie: Die Therapie richtet sich nach dem Ausmaß der Verletzung:

- **Grad 1:** stationäre Überwachung über mindestens 10 Tage, regelmäßige sonografische Kontrollen. Sport ist nach 3 Monaten wieder erlaubt.
- **Grad 2 und 3:** Ein Milzerhalt wird operativ angestrebt: lokale Blutstillung durch Naht oder Koagulation, Netzkompression
- **Grad 4:** Teil- bzw. Segmentresektion oder Splenektomie
- **Grad 5:** Splenektomie (s. u.).

Prognose: Die Prognose hängt wesentlich von den Begleitverletzungen, dem Alter des Patienten und dem Blutverlust ab. Die Mortalität liegt je nach Quelle zwischen 5 und 15 %.

PRÜFUNGSHIGHLIGHTS

Grundlagen

– ! Bei V. a. eine Milzverletzung wird zur Abklärung zunächst eine **Sonografie** durchgeführt.

Milzruptur

– !! **CT**-Befund.
– ! **Definition** einer 2-zeitigen Milzruptur.
– ! Eine spontane (nicht traumatische) **Milzruptur** kann als Komplikation **bei infektiöser Mononukleose** (Pfeiffer'sches Drüsenfieber) auftreten.

10.3 Splenektomie

DEFINITION Operative Entfernung der Milz.

Indikationen: Die Splenektomie wird bei ausgeprägten **Milzverletzungen** (Notfallindikation), bei bestimmten **Tumoroperationen** (z. B. Pankreatektomie), bei der portalen Hypertension im Rahmen eines proximalen splenorenalen Shunts (**Linton-Shunt**) oder im Rahmen von hämatologischen Systemerkrankungen durchgeführt.

Kontraindikationen: Splenektomien sollten nach Möglichkeit nicht vor dem 6. Lebensjahr durchgeführt werden, da infektiöse Komplikationen in dieser Altersgruppe mit einer hohen Letalität verbunden sind.

Vorbereitung: Rund 3–4 Wochen vor einem elektiven Eingriff sollten die Patienten zur Vermeidung einer bakteriellen Sepsis (**OPSI**, s. u.) **gegen Pneumokokken, Haemophilus influenzae Typ b und Meningokokken** geimpft werden. Bei einer sehr großen Milz kann präoperativ eine (radiologisch gesteuerte) Embolisation der A. splenica versucht werden. Da intraoperativ speziell bei großen Milzen mit einem **starken Blutverlust** zu rechnen ist, müssen stets ausreichend Blutkonserven zur Verfügung stehen und eine Anämie rechtzeitig korrigiert werden (hohe Erythrozytenspeicherung in der Milz). Eine Thrombozytopenie und eine Thrombozytose müssen ebenso behandelt werden.

OP-TECHNIK

Vorgehen:

Offene Splenektomie: Zugangswege:
– linksseitiger Rippenbogenrandschnitt: bei elektiven Eingriffen
– mediane Laparotomie (keine Laparoskopie) bei notfallmäßigen Eingriffen (schnellste Methode) oder großer Milz (bessere Übersicht)
– Kostoumbilikalschnitt bei extremer Splenomegalie.

Anschließend werden die Bursa omentalis eröffnet, der Milzhilus dargestellt, die A. und V. splenica (lienalis) aufgesucht und ligiert. Lig. lienocolicum und Lig. phrenicosplenicum werden danach komplett durchtrennt, die Gefäße im Lig. gastrolienale (Vasa gastricae breves) aufgesucht und ebenfalls unterbunden. Die Milz kann jetzt stumpf mobilisiert und entfernt werden.

Laparoskopische Splenektomie: wird zunehmend für elektive Eingriffe favorisiert, wenn die Milz normal groß ist.

Organerhaltende OP: Teilresektionen können unter Verwendung von Nahtklammergeräten, Fibrinkleber, Kollagenvlies oder Laserkoagulation durchgeführt werden.

Postoperatives Management: Am ersten postoperativen Tag erfolgt eine reine Infusionstherapie mit direkt beginnendem, langsamem Kostaufbau. Eine postoperative Antibiotikaprophylaxe kann mit Amoxicillin und Clavulansäure erfolgen. Die Drainage wird am 2.–3. Tag entfernt. Bei fehlender Triplevakzinierung sollte diese 10–14 Tage postoperativ nachgeholt werden.

Prognose: Die Letalität beträgt bei elektiven Eingriffen 1–5 %, bei Notfalleingriffen 10–15 %.

Komplikationen und postoperative Veränderungen: Die größte akute Gefahr geht von einer **Blutung** aus dem Milzbett aus. Verletzungen der Nachbarorgane (Pankreas, Magen, Kolon) können u. U. zur Fistelbildung führen. Zu den häufigsten Komplikationen gehören **subphrenische Abszesse** sowie Beeinträchtigungen der Atmungsorgane (Atelektasen, Pneumonie, Pleuraerguss). Falls Nebenmilzen übersehen werden, kann es speziell bei hämatologischen Erkrankungen zu einem Rezidiv kommen.

OPSI (overwhelming post splenectomy infection): **fulminante bakterielle Sepsis**, die i. d. R. innerhalb der ersten Jahre nach einer Splenektomie auftritt. Meist sind Pneumokokken ursächlich, seltener Haemophilus influenzae und Neisseria meningitidis. Die Letalität liegt bei 70–80 %, die Inzidenz bei 1 % aller nichtgeimpften Patienten (Kinder > Erwachsene). Die **Impfung gegen Pneumokokken** ist daher **obligat**. Risikopersonen (Kinder und immunsupprimierte Patienten) sollten auch gegen andere potenzielle Erreger geimpft werden und evtl. eine Langzeit-Antibiotika-Prophylaxe erhalten.

PRAXIS Denken Sie an die Pneumokokkenimpfung! Bei elektiven Operationen sollten die Patienten 3–4 Wochen vor dem Eingriff geimpft werden, bei einer Notfall-OP möglichst bis zu 2 Wochen nach der OP.

Weitere postoperative Veränderungen sind:

- **Infektanfälligkeit:** verminderte Bildung von Immunglobulinen. Infektprophylaxe durch präoperative Impfungen gegen Pneumokokken, Haemophilus influenzae Typ b und Meningokokken. Auffrischimpfung nach 5 Jahren. Jährliche Influenza-Impfung.
- Thrombozytose: vorübergehender Anstieg der Thrombozyten mit der Gefahr einer Thrombose. Bei 400 000–1 000 000 Thrombozyten/µl sollte eine prophylaktische Thrombozytenaggregationshemmung mit ASS (100 mg/d) erfolgen. Die Thrombozyten sind aber oft in ihrer Funktion eingeschränkt.
- **Howell-Jolly-Körper** (Abb. 10.3): Kernreste in Erythrozyten. Die (noch) kernhaltigen Erythrozyten (normalerweise sind Erythrozyten ja kernlos) können nicht mehr herausgefiltert werden. Fehlen Howell-Jolly-Körperchen nach einer Splenektomie, liegt vermutlich eine Nebenmilz vor, nach der gefahndet werden muss.

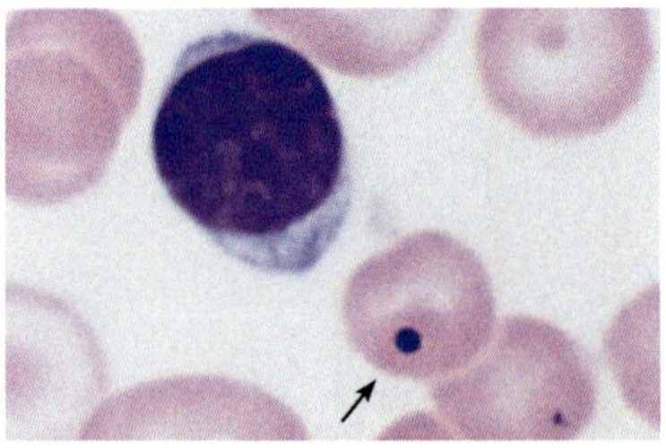

Abb. 10.3 **Howell-Jolly-Körperchen.** Typische Erythrozyteneinschlüsse nach Splenektomie (Pfeil). Daneben befindet sich ein Lymphozyt. [aus Haferlach, Engels, Diem Taschenatlas der Hämatologie, Thieme, 2019]

LERNTIPP !

Patienten ohne Milz
- sind vermehrt anfällig für Infekte, da weniger Immunglobuline gebildet werden,
- haben lebenslang das erhöhte Risiko einer Sepsis (Maximalform: OPSI)
- zeigen eine Thrombozytose (Filterfunktion der Milz fehlt)
- haben Kernreste in den Erythrozyten (Filterfunktion der Milz fehlt).

PRÜFUNGSHIGHLIGHTS

- ! Bei instabilen **Notfallpatienten** sollte die Splenektomie mittels **Laparotomie** erfolgen.
- !! **postoperative Veränderungen** nach Splenektomie.
- ! Fehlen Howell-Jolly-Körperchen nach einer Splenektomie, sollte man nach **Nebenmilzen** suchen.
- !! Vor einem elektiven Eingriff sollten die Patienten gegen **Pneumokokken, Neisseria meningitidis und Haemophilus influenzae Typ b geimpft** werden.
- !! Eine jährliche **Influenza-Impfung** wird empfohlen.
- ! Vorübergehende **Thrombozytose** mit **Thrombosegefahr** nach Splenektomie
- ! **Nach Splenektomie** postoperative Antibiotikaprophylaxe mit **Amoxicillin** und **Clavulansäure**.

11 Bauchwand und Peritoneum

11.1 Anatomie

11.1.1 Bauchwand

Bauchmuskeln:

- vorderer Bauchmuskel: M. rectus abdominis
- seitliche Bauchmuskeln (3-schichtig): M. obliquus externus abdominis, M. obliquus internus abdominis (mit M. cremaster) und M. transversus abdominis.
- hintere Bauchmuskeln: M. quadratus lumborum und M. psoas major.

Die **Rektusscheide** wird aus den Aponeurosen der seitlichen Bauchmuskeln und den Faszien der Bauchwand (Fascia transversalis innen und Fascia abdominalis superficialis außen) gebildet. Sie verhindert ein Auseinanderweichen des M. rectus abdominis bei Anspannung. Die vorderen Bauchmuskeln sind durch einen Sehnenstreifen zwischen Xiphoid und Symphyse getrennt (sog. Linea alba).

Leistenkanal (Abb. 11.1): Er verbindet die innere mit der äußeren Bauchwand und wird durch folgende Strukturen gebildet:

- Dach (kranial): Unterrand Mm. obliquus internus und transversus abdominis
- Boden (kaudal): Lig. inguinale
- Vorderwand (ventral): Aponeurose des M. obliquus externus abdominis
- Hinterwand (dorsal): Fascia transversalis.

Er zieht von seiner **inneren Öffnung** (Anulus inguinalis profundus, innerer Leistenring) von lateral, dorsal und kranial nach medial, ventral und kaudal zum **äußeren Leistenring** (Anulus ingui-

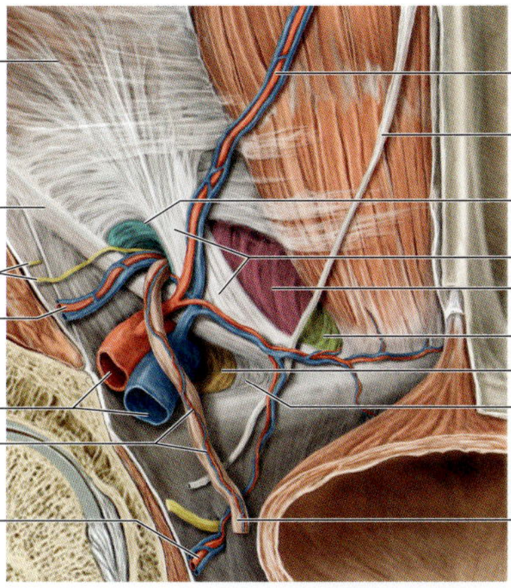

Abb. 11.1 **Anatomie der Leistenregion.** Ansicht von innen. 1 Vasa epigastrica. 2 Plica umbilicalis medialis. 3 Fossa inguinalis lateralis (Anulus inguinalis profundus). 4 Lig. interfoveolare. 5 Fossa inguinale mediale (Hesselbach-Dreieck). 6 Fossa supravesicalis. 7 Anulus femoralis. 8 Lig. pectineum (= Cooper-Band). 9 Ductus deferens. 10 Vasa obturatoria. 11 A. und V. ductus deferentis. 12 A. und V. femoralis. 13 A. und V. testiculares. 14 N. genitofemoralis. 15 Lig. inguinale. 16 M. transversus abdominis. [aus Schünke M, Schulte E, Schumacher U. Prometheus. LernAtlas der Anatomie. Innere Organe. Illustrationen von M. Voll und K. Wesker. 5. Aufl. Stuttgart: Thieme; 2018]

nalis superficialis). Beim Mann verläuft der Samenstrang, bei der Frau das Lig. rotundum (Lig. teres uteri) durch den Leistenkanal.

Einteilung der Bauchwand: Die Bauchwand wird in 9 Regionen eingeteilt: 2 horizontale Linien (am unteren Ende des Rippenbogens und auf Höhe der Spinae iliacae anteriores) teilen die Bauchwand in Oberbauch (Epigastrium), Mittelbauch (Mesogastrium) und Unterbauch (Hypogastrium). Der seitliche Rand der Mm. recti abdomini bildet die vertikale Linie. Klinisch ist die Einteilung in 4 Quadranten (mit dem Nabel als Schnittpunkt) verbreitet.

11.1.2 Peritoneum

Die intraperitoneal gelegenen Organe werden vom Peritoneum viscerale überzogen, die Bauchwand wird durch das Peritoneum parietale ausgekleidet. Die Gleitfähigkeit zwischen den verschiedenen Organen wird durch wenige Milliliter Transsudat ermöglicht. Das Peritoneum parietale ist schmerzempfindlich. An der Unterseite des Zwerchfells wird es durch den **N. phrenicus**, sonst durch die sensiblen Fasern der segmentalen Nerven (**Nn. spinales**) versorgt. Das Peritoneum viscerale wird von viszeroafferenten Fasern versorgt.

Topografie: Abhängig von ihrer Beziehung zum Peritoneum liegen die Bauch- und Beckenorgane entweder intra-, retro- oder extraperitoneal.

- **intraperitoneal**: Das Organ liegt innerhalb der Peritonealhöhle und ist komplett von Peritoneum viscerale überzogen. Mit der Rückwand der Bauchhöhle ist es über ebenfalls von Peritoneum überzogenen Bindegewebsplatten verbunden (Vorsilbe „Meso-").
  - **Cavitas peritonealis abdominalis:** Magen, Teil des Duodenums, Jejunum, Ileum, Colon transversum und sigmoideum, Leber, Milz
  - **Cavitas peritonealis pelvis:** Uterus, Tuben, Ovarien
- **retroperitoneal:** Das Organ ist ventral von Peritoneum parietale überzogen und liegt entweder primär im Retroperitoneum oder wurde im Laufe der Embryonalentwicklung sekundär dorthin verlagert.
  - **primär retroperitoneal:** Niere, Nebenniere, Ureter, Harnblase
  - **sekundär retroperitoneal:** Pankreas, Teil des Duodenums, Colon ascendens und descendens.
- **extraperitoneal:** Das Organ hat keinen Bezug mehr zum Peritoneum, z. B. Prostata.

11.2 Hernien

LERNTIPP !

Nach den Hernien wurden in den letzten Examina zwar nicht so viele Fragen gestellt, trotzdem sind sie ein sehr häufiges Krankheitsbild, das u. U. zu schwerwiegenden Komplikationen führen kann. Die Leistenhernie ist sogar der häufigste Grund, aus dem Kinder operiert werden müssen. Sie ist damit das „tägliche Brot" eines Kinderchirurgen!

11.2.1 Grundlagen

DEFINITION Ausstülpungen des Peritoneum parietale durch erworbene oder angeborene Lücken in der Bauchwand (= **Bruchpforte**). Der **Bruchsack** (= peritoneale Ausstülpung) besteht aus Peritoneum, der **Inhalt** ist variabel und kann je nach Lokalisation Netz, Darm (Dünn- und Dickdarm), Adnexe und andere Organe enthalten.

Formen:

- **komplette** Hernie (**Abb. 11.2a**): Eingeweide befinden sich vollständig im Bruchsack
- **inkomplette** Hernie (**Abb. 11.2c**): Eingeweide befinden sich nur teilweise im Bruchsack (Darmwandhernie, sog. Richter-Hernie)
- **Littré-Hernie**: Meckel-Divertikel im Bruchsack
- **Gleithernie** (**Abb. 11.2b**): enthält Organabschnitte, die einseitig mit dem Retroperitoneum verwachsen sind, damit also nicht vollständig mit Peritoneum überzogen sind (z. B. Colon ascendens, Zäkum, Colon descendens)
- **Prolaps:** Vorfall der intraabdominellen Organe durch eine Lücke im Peritoneum (falsche Hernie, Hernia spuria, kein peritonealer Bruchsack).

Nach der Lokalisation unterscheidet man **äußere Hernien**, bei denen sich das Peritoneum nach außen stülpt, wie beispielsweise bei der Leistenhernie (direkt, indirekt), der Femoralhernie, Hernien an der Bauchwand oder am Beckenboden, von **inneren Hernien**.

Epidemiologie: häufigstes chirurgisches Krankheitsbild, das bei etwa 2–4 % der europäischen Bevölkerung vorkommt. Hernien können angeboren (präformierter Bruchsack) oder erworben (Bindegewebsschwäche) sein.

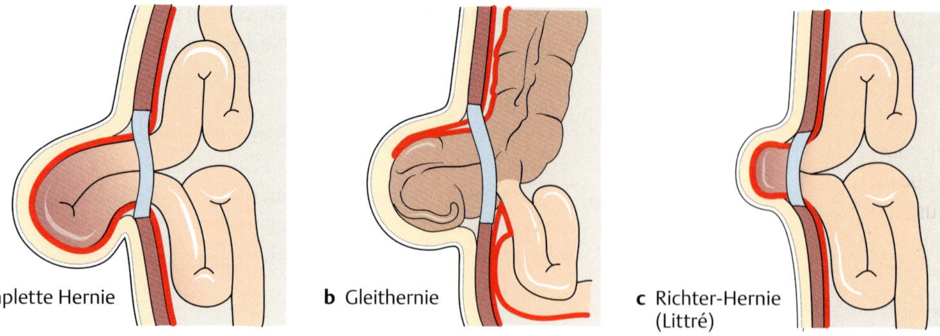

Abb. 11.2 **Formen von Leistenhernien.** [aus Schumpelick et al., Kurzlehrbuch Chirurgie, Thieme, 2010]

Ätiologie: Die Entstehung von Hernien wird durch einen **erhöhten intraabdominellen Druck** begünstigt: chronische Obstipation, Husten, Blasenentleerungsstörung (z. B. bei Prostatahyperplasie), Schwangerschaft, körperlicher Belastung, Trauma, Bindegewebsschwäche.

Klinik: Hernien können sich entweder spontan zurückziehen bzw. manuell zurückdrängen lassen (sog. **reponible Hernien**) oder **irreponibel** sein. Typischerweise klagen die Patienten über ein Ziehen oder Stechen im Bereich der Bruchpforte. Die Schmerzen können auch ausstrahlen und verstärken sich, sobald Organteile durch die Bruchpforte hindurchtreten. Das häufigste Symptom ist jedoch die schmerzlose „Beule".

Komplikation – Inkarzeration: Die größte Gefahr besteht in einer Einklemmung (**Inkarzeration**) von Darmabschnitten. Sie ist besonders groß, wenn Hernien nicht mehr reponiert werden können. **Pathomorphologisch** kommt es zur venösen Stauung mit einem Ödem der Darmwand und schließlich zu einer arteriellen Durchblutungsstörung. In der Folge entwickelt sich eine **Darmwandgangrän**, die schließlich zu einem Ileus oder Darmwandperforationen mit Peritonitis und Sepsis führen kann.

Die **klinische Symptomatik** besteht aus starken Schmerzen, Übelkeit, Erbrechen sowie ggf. einem Ileus, Peritonismus, Schock (Gefäßstrangulation) und Sepsis. Der Bruch ist als prall-elastischer Tumor tastbar.

Die Darmwandanteile können entweder **teilweise** (Richter-Hernie) **oder vollständig eingeklemmt** werden (komplette Inkarzeration, z. B. bei zunehmender Füllung der prolabierten Darmschlinge). Bei der kompletten Inkarzeration kommt es zu Passagestopp und Darmwandischämie. Weitere Formen sind

- die **elastische Einklemmung**, bei der der prolabierte Darm trotz Nachlassens des intraabdominellen Drucks nicht spontan zurückgleitet,
- die **retrograde Einklemmung** durch mehrfaches Abknicken von Dünndarm und Mesenterium und
- die **Netzeinklemmung** mit Einklemmung des Omentum majus.

Diagnostik:

- **Inspektion** (evtl. unter Provokation durch Pressen) und **Palpation** der häufigsten Prädilektionsstellen, wichtig ist im Anschluss auch die Palpation der Gegenseite und weiterer Bruchstellen
- **Auskultation:** bei großen Hernien sind evtl. Darmgeräusche hörbar
- **Sonografie:** zur Bestätigung der Verdachtsdiagnose.

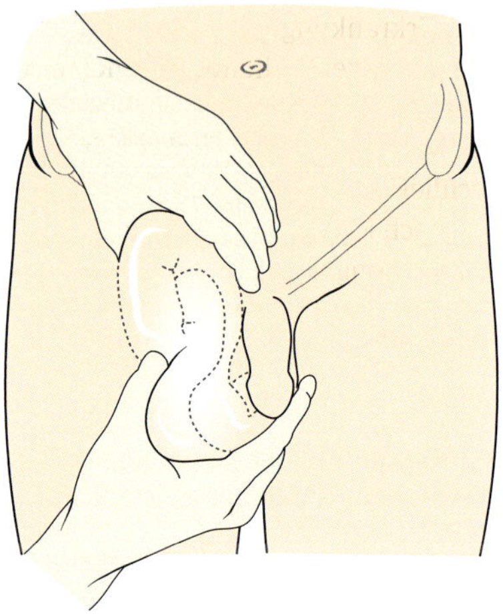

Abb. 11.3 **Manuelle Reposition eines Leistenbruchs.** Wichtig ist, dass der Patient ausreichend schmerzfrei und die Bauchdecke entspannt ist (z. B. Beine anziehen, warmes Wasser). Zur Reposition schient der Chirurg die Bruchlücke mit einer Hand und massiert den Bruchsack gefühlvoll mit melkenden Bewegungen. [aus Schumpelick et al., Kurzlehrbuch Chirurgie, Thieme, 2010]

Therapie der Inkarzeration: Innerhalb der ersten Stunden nach Inkarzeration kann eine **manuelle Reposition** (Taxis) versucht werden (**Abb. 11.3**). Danach besteht die Gefahr der Darmperforation. Nach gelungener Reposition muss die Hernie innerhalb von 24–48 h operativ versorgt werden.

Wird die manuelle Reposition nicht adäquat durchgeführt, besteht die Gefahr einer Reposition en bloc oder **Pseudoreposition**. Die Hernie ist nur scheinbar reponiert, die Darmschlinge aber trotzdem noch eingeklemmt. Klinisch persistieren die Inkarzerationsbeschwerden.

Ist die manuelle Reposition erfolglos, muss der Bruch direkt **operativ reponiert** werden: Freilegen des Bruchs, Beurteilen der Vitalität, Erweitern der Bruchlücke und ggf. Resektion nekrotischer Darmschlingen. Evtl. auch Second-look-Operation bei großflächiger Inkarzeration.

PRAXIS Bei einer Inkarzeration innerhalb der ersten 12 h manuelle Reposition versuchen
→ wenn erfolgreich, anschließende OP
→ wenn nicht erfolgreich → sofortige OP!

11.2.2 Epigastrische Hernie

Synonym: Hernia epigastrica, Hernia lineae albae, Hernia ventralis.

Epigastrische Hernien machen etwa 3 % aller Hernien aus. Die **Bruchpforte** liegt in der **Linea alba** zwischen Nabel und Xiphoid. Der Bruchsack enthält meist präperitoneales Fettgewebe. Wird dabei zusätzlich Peritoneum ausgestülpt, entsteht eine echte Hernie.

Klinisch bestehen unspezifische Oberbauchbeschwerden, die sich unter Bewegung oder Anspannung (Pressen, Husten) verstärken können. Epigastrische Hernien können zudem gleichzeitig an verschiedenen Stellen vorkommen.

Diagnostisch stehen Anamnese und klinische Untersuchung (**Cave:** bei adipösen Patienten erschwert) im Vordergrund. Zudem müssen andere Oberbauch-Erkrankungen wie Magenulzera, Erkrankungen der Gallenblase oder der Gallenwege oder eine Pankreatitis ausgeschlossen werden

Die **Operation** ist bei Beschwerden indiziert. Dabei wird der Bruchsack reponiert und anschließend die Faszienlücke mittels Raffung oder Fasziendopplung (nach Mayo) oder bei großen Brüchen durch Kunststoff-Netz Verstärkung verschlossen.

11.2.3 Nabelhernie

Synonym: Nabelbruch

Epidemiologie: Nabelhernien machen ca. 9 % aller Hernien aus. Im Erwachsenalter treten sie bevorzugt bei Frauen zwischen dem 40. und 50. Lebensjahr auf.

Ätiopathogenese: entweder **angeboren** (Rückbildung bis zum 2. Lebensjahr in 98 % der Fälle) oder **erworben**. Beim Neugeborenen können pulmonale Infekte, vermehrtes Schreien bzw. Husten (starke Bauchpresse) oder Passagestörungen des Darmes die Hernienentwicklung begünstigen. Bei Erwachsenen sind Gravidität, körperliche Belastung, Aszites und Adipositas prädisponierende Faktoren.

Die **Bruchpforte** bilden zirkuläre Faserzüge der Bauchwandaponeurose um den Nabel (Anulus umbilicalis). Im **Bruchsack** sind je nach Größe Netzteile oder Dünn- und Dickdarmschlingen enthalten.

Klinik: Im Bereich des Bauchnabels ist ein Bruchsack tastbar, bei größeren Hernien auch sichtbar. Infolge der Adhäsionen und Verwachsungen sind Nabelhernien oftmals schwer zu reponieren. Es können unterschiedlich ausgeprägte Schmerzen in diesem Bereich bestehen.

Diagnostik: klinische Untersuchung.

Differenzialdiagnosen:

- Omphalozele oder eine Gastroschisis bei Neugeborenen
- Paraumbilikalhernie beim Erwachsenen (Lücke außerhalb des Nabelrings).

Therapie: **Im Kindesalter** kann eine **spontane Rückbildung** abgewartet werden (Ausnahme: sehr große Hernien). **Beim Erwachsenen** besteht immer eine **Operationsindikation**, da eine spontane Rückbildung nicht zu erwarten ist und zudem Inkarzerationen drohen. Der Bruchsack wird dabei von der Nabelhaut gelöst, reponiert und die Bruchpforte durch eine quere Naht (nach Spitzy) verschlossen. Bei großen Hernien erfolgt ein Faszienverschluss mit Bauchdeckenverstärkung durch ein Kunststoff-Netz.

Prognose: Es kommt in bis zu 30 % zu Rezidiven (v. a. bei reinen Nahtverfahren). Die Letalität einer Inkarzeration liegt bei bis zu 20 %.

11.2.4 Leistenhernie

Synonym: Leistenbruch, Inguinalhernie, Hernia inguinalis

DEFINITION Angeborene oder erworbene Hernie **oberhalb des Leistenbandes** (Lig. inguinale). Unterschieden wird zwischen indirektem und direktem Leistenbruch:
- **direkter Leistenbruch**: Die Bruchpforte befindet sich medial der epigastrischen Gefäße in der Fossa inguinalis medialis (Hesselbach-Dreieck). Der Bruchsack liegt beim Jungen medial des Samenstrangs. Am äußeren Leistenring tritt der Bruch nach außen.
- **indirekter Leistenbruch**: Die Bruchpforte liegt lateral der epigastrischen Gefäße. Der Bruch verläuft vom inneren Leistenring durch den Leistenkanal zum äußeren Leistenring. Der Bruchsack liegt beim Jungen also im Samenstrang. Er kann bis ins Skrotum bzw. beim Mädchen in die großen Labien ziehen.

Epidemiologie: Leistenhernien sind die **häufigsten Hernien** (75 %) und treten v. a. bei Kindern im 1. Lebensjahr auf. Häufigkeitsgipfel außerdem im jungen Erwachsenenalter und zwischen dem 55. und 75. Lebensjahr. Männer sind 8-mal häufiger betroffen als Frauen. ⅔ der Brüche sind indirekte Hernien, in 10–15 % der Fälle treten sie beidseits auf.

Ätiologie: Die **indirekte Leistenhernie** kann erworben oder angeboren sein. Sie ist die häufigste Hernienform beim **Kind**. Der angeborenen Form liegt eine **nicht vollständige Obliteration des Processus vaginalis** nach dem Descensus des Hodens zugrunde. Beim Jungen ist die rechte Seite häufiger betroffen (rechts späterer Deszensus). Die erworbenen Hernien entstehen infolge einer Erweiterung des inneren Leistenrings.

Die **direkte Leistenhernie** dagegen ist immer erworben und Ausdruck einer Bindegewebsschwäche der Fascia transversalis.

Klinik: Schmerzen und Schwellungen in der Leistengegend, wobei das Ausmaß der Beschwerden nicht von der Größe der Hernie abhängig ist. Kommt es zu einer Inkarzeration, kann eine Ileus-Symptomatik (S. 89) auftreten. Bei Säuglingen kann eine längere Unruhe und Schreien auf eine Inkarzeration hinweisen. Die Inkarzerationsgefahr ist übrigens umso größer, je jünger der Patient ist.

Die Leistenhernie kann je nach Größe in verschiedene Stadien eingeteilt werden:

- **Hernia incipiens**: Vorwölbung des Bruchsacks in den Leistenkanal
- **Hernia completa**: Bruchsack liegt am äußeren Leistenring
- **Hernia scrotalis** beim Mann: Bruchsack reicht bis in den Hodensack
- **Hernia labialis** bei der Frau: Hernie reicht bis in die Labien.

Beim Mädchen kann das **Ovar** im Bruchsack enthalten sein, beim Jungen findet sich i. d. R. **Darm** als Bruchinhalt.

PRAXIS Die angeborenen Leistenbrüche sind typisch bei Kindern und auf einen nicht vollständig obliterierten Proc. vaginalis zurückzuführen. Denken Sie bei Mädchen daran, dass das Ovar im Bruchsack enthalten sein kann.

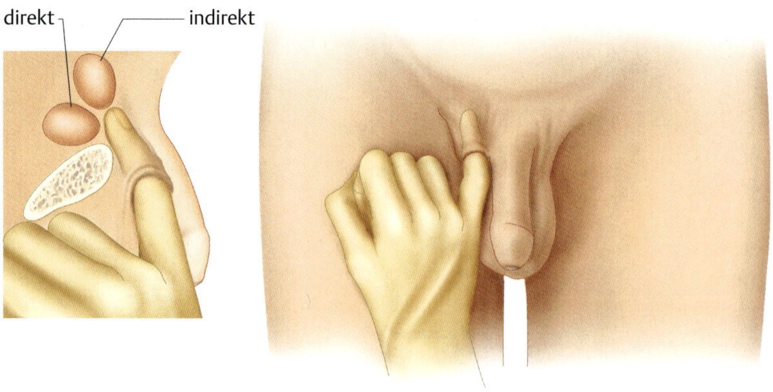

Abb. 11.4 Palpation des Leistenkanals. Der Untersucher fährt dabei mit dem Kleinfinger durch die Leisten- bzw. Skrotalhaut und weiter über den äußeren Leistenring in den Leistenkanal. Der innere Leistenring befindet sich jetzt an der Spitze des Fingers. Der Patient wird gebeten, zu pressen oder zu husten. Die Hernie ist jetzt für den Untersucher als Vorwölbung tastbar. [aus Füeßl, Middeke, Duale Reihe Anamnese und klinische Untersuchung, Thieme, 2018]

Diagnostik: Die Diagnose wird **klinisch** gestellt (Abb. 11.4 a). Am besten gelingt die Diagnose beim stehenden Patienten. Da Hernien auch beidseitig auftreten können, muss **immer eine Untersuchung der Gegenseite** erfolgen. Die Palpation des Leistenkanals erfolgt unter Provokation (pressen, husten). Eine Unterscheidung zwischen indirektem und direktem Leisten- oder Schenkelbruch ist durch die sog. **3-Finger-Regel** möglich. Der Untersucher legt hierfür seinen Handteller von hinten auf die Spina iliaca anterior superior. Anhand der Lage der Finger unterscheiden sich die Bruchformen: Der Zeigefinger markiert einen direkten, der Mittelfinger einen indirekten Leistenbruch, der Ringfinger den Verlauf des Schenkelbruchs.

Differenzialdiagnosen: Bei Jungen müssen ein akutes Skrotum und eine Hydrozele abgegrenzt werden. Dies gelingt mittels Diaphanoskopie (rötliches Aufleuchten bei Hydrozele) oder Sonografie.

Therapie: Als aktueller Leitsatz gilt: Leistenhernien sollten elektiv operiert werden. Nur bei asymptomatischen Hernien älterer Männer kann auch unter engmaschiger Kontrolle abgewartet werden („watchful waiting“). Das Vorgehen bei Inkarzeration wird im Abschnitt Hernien-Grundlagen (S. 166) besprochen. Eine irreponible Inkarzeration ist eine absolute und dringliche Operationsindikation. Bei einer unkomplizierten Leistenhernie wird der Eingriff innerhalb der nächsten Tage geplant. Die **Operation** kann grundsätzlich in Lokalanästhesie durchgeführt werden, sonst erfolgt sie in Vollnarkose.

LERNTIPP !

Wichtig: Leistenhernien operiert man speziell bei Kindern immer! Bei einer unkomplizierten Hernie kann man elektiv vorgehen, also den Eingriff einige Tage nach der Diagnosestellung planen. Bei einer Inkarzeration muss man unbedingt sofort operieren, insbesondere wenn die Hernie nicht zu reponieren ist, da die eingeklemmten Organe sonst nekrotisch werden.

OP-TECHNIK

Offene Technik: Hautschnitt etwa 2 cm oberhalb des Leistenbandes, Darstellung des Anulus inguinalis superficialis und Durchtrennung der Externusaponeurose. Dann wird der Bruchsack aufgesucht, eröffnet und der Inhalt reponiert. Der Bruchsack wird anschließend abgetragen und mit einer Naht verschlossen. Für den Verschluss gibt es unterschiedliche Methoden (s. u.). Dabei verbleiben Samenstrang bzw. Lig. rotundum aber immer im Leistenkanal und werden in aller Regel durch die Externusaponeurose nach vorne gedeckt. Ins Subkutangewebe verlagert (vor die Externusaponeurose, Methode nach Kirschner) werden sie nur bei sehr engem Leistenkanal (Gefahr der Druckschädigung).

Die gebräuchlichen Verfahren sind:

- **Rekonstruktion nach Shouldice:** Die Fascia transversalis wird durchtrennt und gedoppelt wieder vernäht. Der M. obliquus internus und der M. transversus werden wie bei Bassini an das Leistenband angenäht.
- **Rekonstruktion nach Lichtenstein**: Die Hinterwand des Leistenkanals wird durch die spannungsfreie Implantation eines (nichtresorbierbaren) Polypropylennetzes unterhalb der Externusaponeurose verstärkt. Die Fixierung erfolgt am Leistenband und am M. obliquus internus, dem Samenstrang wird der Durchtritt im Bereich des inneren Leistenringes durch einen Schlitz im Netz ermöglicht.
- **Rekonstruktion nach Bassini:** Der M. obliquus internus und der M. transversus sowie die Fascia transversalis werden an der Innenfläche des Leistenbandes fixiert.
- **Rekonstruktion nach McVay/Lotheissen**: Der M. obliquus internus, M. transversus sowie die Fascia transversalia werden an das Cooper-Ligament (Fortsetzung des Lig. lacunare) genäht.

Laparoskopie: Als Alternative zu den offenen Verfahren besteht die Möglichkeit eines **laparoskopischen Vorgehens**:

- **transabdominale präperitoneale Technik (TAPP):** Anlage eines Pneumoperitoneums und Einbringen von Trokaren umbilikal in den linken und rechten Unterbauch. Das Peritoneum wird inzidiert und der Bruchsack aus dem Leistenkanal reponiert. Anschließend wird ein Kunststoffnetz präperitoneal eingelegt. Nachteilig ist hier die Gefahr der Verletzung von intraperitonealen Organen, Vorteil die gute Übersicht und die Möglichkeit zur Behandlung beidseitiger Hernien.
- **total extraperitoneale Technik (TEP):** Das Peritoneum wird hierbei nicht eröffnet. Ein Trokar wird zwischen dem M. rectus abdominis und dem hinteren Blatt der Rektusscheide eingeführt. Dann wird vor dem Peritoneum stumpf Raum geschaffen, in den ein 2. Trokar mit einem aufblasbaren Ballon eingebracht wird. Weitere Trokare werden unter Sicht eingebracht. Anschließend wird der Bruchsack präpariert und wiederum ein Netz eingelegt. Im Gegensatz zur TAPP ist die Übersicht schlechter, die Gefahr einer Verletzung intraperitonealer Strukturen bei dieser Technik jedoch kleiner.

Postoperativ: Die vorsichtige Mobilisation ist noch am Tag der Operation möglich. Bei der offenen Operation sollten sich die Patienten 2–3 Wochen, bei der laparoskopischen 10 Tage lang schonen (keine Belastungen). Schwere Lasten dürfen einige Wochen lang nicht gehoben werden.

Komplikationen: Selten kann es im Rahmen der Operation zu Verletzungen von Ducutus deferens oder Vasa spermatica mit folgender Atrophie oder Nekrose des Hodens, Femoralgefäße oder des N. femoralis kommen. Weitere Komplikationen sind Wundinfektionen und chronische Schmerzen.

Prognose: Rezidive sind in bis zu 10 % der Fälle möglich. Am geringsten sind die Rezidivraten bei Techniken mit Netzeinlage (0,5–8 %).

PRÜFUNGSHIGHLIGHTS

- ! Die Palpation des Leistenkanals erfolgt unter Provokation (Pressen, Husten).
- ! Die **inkarzerierte irreponible Hernie** ist eine dringliche und **vitale OP-Indikation**.
- !! Bei **unkomplizierter Leistenhernie** kann **elektiv** operiert werden.

11.2.5 Femoralhernie

Synonym: Schenkelhernie, Hernia femoralis, Hernia cruralis, Merozele

DEFINITION Erworbene Hernie mit Bruchpforte in der Lacuna vasorum (unterhalb des Leistenbandes). Der Bruchsack verläuft dabei medial der Gefäße und tritt am Hiatus saphenus nach außen.

Epidemiologie: Frauen sind 3-mal häufiger betroffen als Männer. Der Häufigkeitsgipfel liegt über dem 50. Lebensjahr. Meist tritt die Schenkelhernie bei adipösen Patienten auf.

Klinik: oft nicht sichtbar, Inkarzeration bei bis zu 40 % der Patienten.

Diagnostik: In der klinischen Untersuchung ist unterhalb des Leistenbandes eine Schwellung tastbar (medial der Gefäße). Bei Einklemmung kann diese nicht weggedrückt werden. In der Sonografie lässt sie häufig Darminhalt in der Hernie nachweisen. Oft wird die Diagnose erst im Rahmen einer Laparotomie bei einem mechanischen Ileus gestellt.

Therapie: Die Femoralhernie wird **operativ** versorgt. Der Zugang erfolgt dabei entweder von krural (femoral) oder von inguinal. Der Inhalt wird reponiert, der Brucksack abgetragen und die Ränder adapiert. Die Bruchpforte wird durch eine Naht des Leistenbandes an das Lig. pubicum verschlossen. Auch Femoralhernien können entsprechend den Leistenhernien laparoskopisch versorgt werden. **Komplikationen** der Operation sind Thrombosen (häufige Gefäßkompression).

Prognose: Rezidive treten in bis zu 10 % der Fälle auf.

PRÜFUNGSHIGHLIGHTS

- ! Eine nicht wegdrückbare Schwellung am medialen Oberschenkel unterhalb des Leistenbandes spricht für eine eingeklemmte Schenkelhernie.

11.2.6 Narbenhernie

Narbenhernien entstehen **nach abdominellen Verletzungen** oder **Operationen** (v. a. nach Laparotomie). Als begünstigende Faktoren gelten u. a. Adipositas, Eiweiß- und Faktor-VIII-Mangel, eine Peritonitis, Erkrankungen, die zu einem erhöhten intraabdominellen Druck führen (z. B. Asthma bronchiale), Steroidtherapie, Aszites, Anämie, Wundinfektionen und Rezidiveingriffe.

Die Diagnose wird anhand von Anamnese, klinischer Untersuchung (Pressversuch) und Sonografie gestellt. Therapeutisch ist die **operative Revision** mit Einlage eines Kunststoffnetzes angezeigt, da kleine Hernien meist zur Einklemmung neigen und große Hernien für den Patienten störend sind. Durch die Implantation eines Kunststoffnetzes wird die Bauchdecke verstärkt und das Risiko eines erneuten Narbenbruches im Vergleich zur alleinigen Naht deutlich gesenkt. Bei großen Hernien kann durch das Kunststoffnetz die verbleibende Bruchlücke spannungsfrei überbrückt werden. Die operative Versorgung sollte jedoch frühestens 6 Monate nach dem ersten Eingriff erfolgen.

LERNTIPP !

Zeigt sich klinisch ein Narbenbruch mit prall-elastisch palpablen Dünndarmschlingen bei Z. n. medianer Laparotomie in Kombination mit starken Schmerzen, Peritonismuszeichen, auskultatorisch plätschernder Peristaltik sowie (fremd)anamnestisch beschriebenem Stuhlverhalt, ist eine **inkarzerierte Narbenhernie** die wahrscheinlichste Diagnose.

Die komplette Inkarzeration eines Darmabschnitts stellt die schwerwiegendste Komplikation einer Hernie dar. Die Einklemmung führt zunächst zu einer venösen Stauung, zu einem Darmwandödem und schließlich zu einer arteriellen Durchblutungsstörung bis hin zur Darmgangrän. Eine **Inkarzeration** stellt immer eine **dringende OP-Indikation** dar!

11.2.7 Weitere Hernienformen

- **Rektusdiastase**: Auseinanderweichen der Rektusmuskulatur im Bereich der Linea alba. Sie ist also keine Hernie im Sinne der Definition, da ein peritonealer Bruchsack und eine Bruchpforte fehlen. Beschwerden und Komplikationen sind selten. Die operative Therapie besteht in einer Adaptation der Rektusscheide, ist jedoch nur selten notwendig.
- **Spieghel-Hernie**: Die Bruchpforte sind präformierte Lücken im Bereich der Linea semilunaris Spiegheli (lateraler Rand der Rektusscheide). Die Hernien treten meist in Höhe der Linea arcuata aus. Die Diagnose ist schwierig zu stellen. Meist klagen die Patienten über lokalisierte Schmerzen. Da Inkarzerationen häufig sind, erfolgt eine operative Versorgung mit Abtragung, Naht der Aponeurose und ggf. Netzverstärkung.
- **Hernia lumbalis:** Seltene Hernie im Lumbaldreieck (Trigonum lumbale Petiti) zwischen der 12. Rippe und dem M. obliquus externus. Symptome sind bewegungsabhängige Schmerzen im Lumbalbereich.
- **Hernia obturatoria**: Der Bruchsack verläuft durch das Foramen obturatorium (Beckenbodenhernie). Die Reizung des N. obturatorius führt zu Schmerzen im Oberschenkel, die sich beim Pressen oder Husten verstärken. Meistens sind Frauen betroffen.
- **Hernia ischiadica:** Der Bruch verläuft durch das Foramen ischiadicum majus oder minus.
- **Hernia perinealis**: Der Bruchsack tritt vor oder hinter dem M. transversus perineus profundus oder dem M. levator ani durch den Beckenboden.
- **innere Hernien**: Verlagerung und Einklemmung von Darmteilen in intraperitoneale Strukturen. Typische Lokalisationen sind Bursa omentalis, Flexura duodenojejunalis, Mesokolon, Zäkum oder Colon sigmoideum. Die Diagnose wird oft erst intraoperativ bei Versorgung eines symptomatischen Ileus gestellt.

PRÜFUNGSHIGHLIGHTS

- !! Versorgung großer Narbenhernien durch spannungsfreie Implantation eines Kunststoffnetzes.
- ! **inkarzerierte Narbenhernie**.

11.3 Erkrankungen des Peritoneums

11.3.1 Peritonitis

Zur Peritonitis siehe Abschnitt Akutes (S. 90) Abdomen.

11.3.2 Peritonealkarzinose

DEFINITION Disseminierte peritoneale Metastasierung verschiedener Karzinome.

Ätiologie: häufig bei Ovarial- oder Siegelringkarzinomen des Magens und seltener bei Pankreaskarzinom, kolorektalem Karzinom oder Siegelringkarzinomen von Mamma oder Appendix.

Klinik und Diagnostik:

- Verdauungsstörungen
- Ileus
- hämorrhagischer Aszites
- Infiltration der abdominalen Organe.

Diagnostisch wegweisend ist die sonografiegesteuerte Aszitespunktion (→ Zytologie und Tumormarker). Zum Staging wird eine CT-Aufnahme angefertigt. Gegebenenfalls ist eine diagnostische Laparoskopie mit Biopsieentnahme und Peritoneallavage angezeigt.

Therapie und Prognose: Bei isolierter Peritonealkarzinose ohne weitere systemische Metastasierung kann eine **kurative Resektion** (sog. zytoreduktive Chirurgie, totale parietale Peritonektomie; häufig nicht möglich) in Kombination mit einer **intraoperativen intraperitonealen Chemotherapie** (sog. HIPEC hypertherme intraperitoneale Chemotherapie) durchgeführt werden. Palliative Maßnahmen umfassen die operative Verkleinerung des Tumors sowie die operative Versorgung von Komplikationen (z. B. Ileus). Die Prognose ist schlecht.

11.3.3 Pseudomyxoma peritonei

Synonym: Gallertbauch

DEFINITION Massive Schleimansammlung mit Tumorzellen im Intraperitonealraum durch Ruptur oder Metastasierung intraperitonealer muzinöser Tumoren (z. B. Mukozele der Appendix, Kystome der Appendix oder des Ovars, Zystadenokarzinom des Ovars).

Die klinische Symptomatik wird durch die Schleimansammlungen bestimmt: Blähbauch, schleimiger Aszites, Schmerzen, Übelkeit sowie Schleimansammlung in Hodensack oder Leistenkanal. Diagnostische Methoden sind die Sonografie, CT und Histologie. Die Therapie besteht in der vollständigen Resektion des Pseudomyxoms, häufig müssen benachbarte Organe mitgenommen werden. Eine kombinierte hypertherme, intraperitoneale Chemotherapie kann angedacht werden. Die Prognose ist abhängig vom Ausmaß der Resektion und der Dignität der Tumorzellen.

Sachverzeichnis

A

B

C

D

E